Norbert Schmacke (Hrsg.)

Gesundheit und Demokratie
Von der Utopie der sozialen Medizin

Norbert Schmacke (Hrsg.)

Gesundheit und Demokratie

Von der Utopie der sozialen Medizin

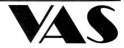

Die Deutsche Bibliothek – CIP-Einheitsaufnahme

Gesundheit und Demokratie : Von der Utopie der sozialen Medizin ;
[Hans-Ulrich Deppe zum 60. Geburtstag] / Norbert Schmacke (Hrsg.) –
Frankfurt/Main : VAS, 1999

(Psychosoziale Aspekte in der Medizin : Gesundheitspolitik)
ISBN 3-88864-273-6

Herstellung und Vertrieb: VAS, Kurfürstenstraße 18, 60486 Frankfurt
Vertrieb für die Schweiz: Verlag Hans Huber, Marktgasse 59, CH-3000 Bern 9

Printed in Germany · ISBN 3-88864-273-6

Hans-Ulrich Deppe zum 60. Geburtstag

Inhalt

Statt eines Schlußworts

Statt eines Vorworts

Norbert Schmacke

Zur Einbindung der Medizin in den gesellschaftlichen Wandel

Daß es eine rein naturwissenschaftlich definierte Medizin nicht geben kann, daß die Gesundheit der Menschen von den gesellschaftlichen Rahmenbedingungen stärker abhängt als von den Leistungen des Gesundheitssystems, daß die Ärzteschaft sich zu allen Zeiten gleichermaßen dem individuellen Schicksal ihrer Patienten verpflichtet gefühlt hat, wie sie sich in höchst ambivalenter Weise in gesellschaftliche Entscheidungsprozesse hat einbinden lassen: um ein immer genaueres Verstehen derartiger Zusammenhänge waren Reformer des Gesundheitswesens zu allen Zeiten bemüht. Die Fiktion einer wertfreien, rein biologisch definierten Medizin stellt demgegenüber eine opportune Rückzugsposition der etablierten Medizin in Phasen öffentlicher Auseinandersetzung dar — so offenkundig in der Restaurationsphase der Bundesrepublik Deutschland, als wachsender Wohlstand und ein massiv expandierendes kuratives Gesundheitswesen alle Überlegungen in puncto soziale Ungleichheit von Gesundheitschancen für kurze Zeit anachronistisch erscheinen ließ.

Die Dethematisierung der sozialen Dimension der Medizin hatte freilich zugleich massive gesellschaftliche Ursachen. Das Schweigen der Eliten über die konkrete Verantwortung der Ärzteschaft für die Verbrechen des Nationalsozialismus wurde bis zum Aufkommen der Studentenbewegung mit dem Deutungsmuster durchgehalten, man könne die Vergangenheit als Mißbrauch der reinen Lehre der Medizin durch den deutschen Nationalsozialismus und mit der Theorie der schwarzen Schafe erklären. Der Verweis auf die Indienstnahme der Medizin durch den Staatssozialismus schien zudem Grund genug, die soziale Frage für das Gesundheitswesen als historisch überholt zu betrachten. Nicht aus den universitären Lehrstühlen, sondern aus der gesellschaftlichen Auseinandersetzung heraus, die von „aufmuckenden" Studenten ab Mitte der sechziger Jahre provoziert wurde, begann dann Schritt für Schritt die kritische Beschäftigung mit der sozialen Geschichte des Gesundheitswesens in Deutschland zwischen Kaiserreich, Weimarer Republik, Hitlerdiktatur und Nachfolgestaaten in Ost und West. Das Aufdecken der verschütteten Traditionen in ihren vorbildlichen wie erschreckenden Dimensionen kann keineswegs als abgeschlossen betrachtet werden, wenn auch die Quellenlage der deutschen Entwicklung und deren Interpretation sowie die Rezeption gesundheitsrelevanter angloamerikanischer und anderer fremdsprachiger Literatur heute unvergleichlich besser ist als in den siebziger und achtziger Jahren.

Die wachsende soziale Ungleichheit zwischen den Ländern des Globus wie innerhalb der Nationen und die Dynamik der Entwicklung in den Biowissenschaften lassen die Frage aufkommen, welchen Nutzen unser gewachsenes Verständnis der Zusammenhänge von sozialer Entwicklung und Gesundheit wie Krankheit im Alltag und in der Politikentwicklung hat. Sicher ist wohl vor allem, daß die Beschäftigung mit der eigenen Geschichte und den sozialen Voraussetzungen von Krankheit und Gesundheit unverzichtbare Voraussetzung für reflektiertes gesundheitsbezogenes Handeln ist. Wenn seit einigen Jahren „Public Health" ein fest eingeführter Begriff im gesundheitspolitischen wie fachlichen Jargon geworden ist, so spiegelt sich hierin nicht zuletzt auch wieder, wie gebrochen die deutsche Tradition der Gesundheitswissenschaften, der Sozialhygiene und der Sozialmedizin ist. Immer noch ringen die um Prävention, Gesundheitsschutz und Gesundheitsförderung bemühten Ansätze in unserem Gesundheitssystem um einen angemessenen Platz. Die kurative Medizin bindet Ressourcen und Aufmerksamkeit in einem unverhältnismäßigen Umfang. Bis dato wird die Krise des Gesundheitssystems ganz überwiegend als Krise der Finanzierung von kurativen Leistungen gesehen, während die Disparitäten von Prävention, Kuration und Rehabilitation im wesentlichen unverändert hingenommen werden.

Die hier versammelten Beiträge sind Hans-Ulrich Deppe zu seinem sechzigsten Geburtstag gewidmet. Deppe hat seit Mitte der sechziger Jahre zu denen gehört, die nach der beklemmenden Phase des gesellschaftlichen Schweigens in der Nachkriegszeit an der Reflexion des Zusammenhangs von gesellschaftlicher Entwicklung und Gesundheit gearbeitet haben. Exemplarisch hierfür seien genannt seine Virchow-Rezeption, die Beschäftigung mit der NS-Medizin, das Bekanntmachen von nordamerikanischen Public Health- und Medizinsoziologie-Pionieren wie George Rosen und Talcott Parsons, das Aufzeigen der Wurzeln der heutigen Arbeitsmedizin, und last not least sein stetiges Fragen, wie wissenschaftliche Erkenntnisse in den Politikprozeß einfließen können. Hans-Ulrich Deppe war einer der ersten, der vor der seit geraumer Zeit modischen Übernahme mikroökonomischer Glaubenssätze in das Arsenal der Gesundheitspolitik gewarnt und das Solidaritätsprinzip in der Krankenversorgung wie das Sozialstaatsprinzip in der Gesellschaft als entscheidende historische Errungenschaften herausgestellt hat.

Um Fortschritt geht es in den ersten Beiträgen dieses Bandes. Die Medizin wird wie keine andere akademische Disziplin vom Fortschrittsglauben getragen. Allzu einleuchtend wirken die Beispiele der Erfolgsgeschichte medizinischer Forschung in der Nach-Penicillin-Ära, und medizinischer Fortschritt ist eine Alltagserfahrung geworden.

Klaus Dörner zeigt auf, daß dem Fortschrittsparadigma der Medizin eine gefährliche Radikalität innewohnt, da das grenzenlose Versprechen der Beseitigung von Leiden immer in die Irre führen muß, wenn nicht das Leben mit Krankheit und Behinderung als dem Leben unmittelbar zugehörig gedacht wird. Im Extremfall führt die Utopie der Beseitigung von Krankheit und Behinderung zur Tötung von Patienten. Die Lehre kann nach Dörner nur sein, jedes Gesundheits- und Sozialsystem immer vom Schwächsten her zu konzipieren und damit allen Versuchungen zur Wiedererrichtung sozialdarwinistischer Denk- und Handlungsmuster entgegenzuwirken.

Volkmar Sigusch analysiert den Wissenschaftsfetisch in der expandierenden Medizin der Gegenwart und macht klar, daß es nicht in erster Linie die Auswüchse oder Skandale der heutigen Megamedizin sind, welche nachdenklich stimmen müssen, sondern die Normalität des Medizinalltags und die latente Bereitschaft der Medizin, den Kranken als Störer zu betrachten. Auch wenn die Deutungsmacht der Medizin brüchiger geworden ist, so geht doch von der phantastischen Wissenschaftsmaschinerie eine Faszination aus, der sich niemand entziehen kann. Die operative Rekonstruktion von Idealvorstellungen wird zur Metapher einer sich grenzenlos wähnenden Medizin, welche die Reflexion psychosozialer Zusammenhänge von Gesundheit und Krankheit erneut an den Rand des Geschehens drängen könnte.

Heinz-Harald Abholz beschreibt die gültigen Regularien, welche die Aufnahme des medizinischen Fortschritts in das Leistungsgeschehen der gesetzlichen Krankenversicherung garantieren sollen. Er kommt zu dem Ergebnis, daß — im scheinbaren Gegensatz zur Ökonomisierung des Gesundheitswesens — bis heute die im zuständigen Bundesausschuß vertretene Ärzteschaft es verstanden hat, ihre Definitionsmacht ganz überwiegend berufspolitisch zu nutzen, daß damit zugleich Fortschritt häufig auf die Umsetzung technischer Errungenschaften reduziert wird und das Ziel einer qualitätsgesicherten Allgemeinmedizin nicht ins Blickfeld gerückt ist. Danach bleibt ungelöst, wie Patientenorientierung und ökonomische Partialinteressen im Sinne einer integrierten Versorgung besser auszubalancieren sind.

Die Aufmerksamkeit für die (industrielle) Arbeitswelt und deren gesundheitsschädigenden Potentiale gehörte untrennbar zum Selbstverständnis der kritischen Medizin im Gefolge der Studentenbewegung. Eingefordert wurden vor allem zeitgemäße Arbeitsschutzgesetze. Große Erwartungen richteten sich auf die neu entstehende Arbeitsmedizin, die — anders als im Arbeitssicherheitsgesetz von 1973 dann festgelegt — eindeutig den Arbeitnehmerinnen und Arbeitnehmern und ihren betrieblichen Interessenvertretungen verpflichtet sein sollte. Diese hohen Erwartungen konnten nicht eingelöst werden, mit dem Diskurs um die betriebliche Gesundheitsförderung kam aber das „alte" Thema der Mitbestimmung wieder auf die Tagesordnung von Gesellschaft und Betrieben.

Heidrun Kaupen-Haas weist der Debatte um Arbeitsmedizin und Industriegesellschaft einen Platz in der Wissenschaftsgeschichte wie in der momentanen Forschungslandschaft von Public Health zu. Arbeitsmedizin wurde stets im Rahmen industrieller Verwertungszusammenhänge funktionalisiert. Heute vollzieht sich ein Paradigmenwechsel von der verhaltensorientierten, ergonomisch ausgerichteten und aus der industriellen Arbeitswelt entstammenden Arbeitsmedizin zu einer „Erblehre" neuen Typs: mit den Genomanalysen steht die Vision der definitiven Selektion belastbarer Arbeitnehmerinnen und Arbeitnehmer am Horizont; eine Denkumkehr wird eingeleitet, unabhängig von der Frage, wie realistisch derartige Konzepte sind. Arbeitsschutz erscheint diesem Denken gewissermaßen als anachronistisch.

Gine Elsner präsentiert anhand eines autobiographischen Berichtes ein Stück Wissenschafts- und Politikgeschichte, wobei sie ihre mit Hans-Ulrich Deppe über weite Strecken gemeinsame Orientierung — so auch im Bereich von Industriearbeit und Medizin — zur Leitschnur nimmt. Es wird deutlich, welche Impulse von den ab 1970 „neuen" psychosozialen Grundlagenfächern der Medizinerausbildung ausgehen konnten und wie Wissenschaftsverständnis und politisches Engagement als zugehörig verstanden werden. Gewissermaßen beiläufig verdeutlicht der Beitrag, daß die Demokratisierung der Geschlechterwelt unvollendet ist: die systematische Benachteiligung von Wissenschaftlerinnen findet eben auch einen bezeichnenden Niederschlag in linguistischen „Lehrstücken".

Horst Schmitthenner und *Hans-Jürgen Urban* stehen mit ihrem Beitrag in der Tradition des Großprojekts „Humanisierung der Arbeitswelt". Sie weisen auf die Möglichkeiten der Entfaltung betrieblicher Gesundheitspotentiale hin. Sie betonen die Bedeutung einer arbeitnehmerorientierten Arbeitsschutzgesetzgebung, da nur so die Einrede- und Mitbestimmungsmöglichkeit für Beschäftigte und ihre Interessenverbände gesichert werden können. Sie sehen hierin zudem einen wichtigen Gegenpol zur momentanen Standorthysterie und zu kurzsichtigen Shareholder-value-Strategien. Betriebliche Gesundheitsförderung muß weit stärker als heute integraler Bestandteil des Arbeitsschutzes werden, wobei die neueren Konzepte von Gesundheitsförderung zugleich auch den Gewerkschaften erhebliche Lernprozesse abfordern. Mitbestimmung ist in diesem Lichte alles andere als ein Thema von gestern.

Uwe Lenhardt und *Rolf Rosenbrock* verorten die moderne arbeitsplatzbezogene Gesundheitsförderung im System betrieblicher Organisationsentwicklung. Eine stark klinisch orientierte Betriebsmedizin hat damit im Feld des betrieblichen Gesundheitsschutzes ihre Steuerungsfunktion weithin eingebüßt. Der Glaube, betriebliche Gesundheitsförderung über das Ökonomiekalkül hoffähig machen zu können, erweist sich den Autoren zufolge als wenig tragfähig, da — einer alten Erfahrung aus anderen Feldern der Gesundheitspolitik folgend — bei einer rein betriebswirtschaftlichen Berechnung der Nettoeffekt von gesundheitsfördernden Maßnahmen immer schwer nachweisbar sein wird. Auch Lenhardt und Rosenbrock belegen, daß Mitbestimmung in diesem Diskurs de facto eine Aufwertung erfährt, so sich innerhalb der betrieblichen Eigenlogik Partizipationsprozesse durchsetzen lassen.

Rainer Müller reflektiert die Rolle der Betriebsärzte vor dem theoretischen Ansatz von „Public Health in Private Company". Die seit 1973 deutlich größer gewordene Gruppe der Betriebsärzte sollte Gesundheitsschutz über die Verhinderung individueller Schädigung hinaus zum Ziel erheben, gesundheitsverträgliche Arbeitsverhältnisse einfordern. Die klinische Sozialisation der Ärzte, so Müllers Hauptargument, wird derartigen Anforderungen prinzipiell nicht gerecht, heute weniger denn je, da Gesundheitsschutz kompetente Kommunikation mit allen Akteuren im Betrieb erfordert. Der notwendige Paradigmenwechsel in der Weiterbildung von Betriebsärzten steht aus.

Die entwickelten Gesundheits- und Sozialsysteme in den reichen Nationen dieser Erde sind nicht zuletzt Resultat der sozialen Kämpfe seit dem letzten Drittel des 19. Jahrhunderts. Soziale Sicherung und Gesundheit wurden aus dem Feld der Zufälligkeit herausgeführt und in unterschiedlichen beitrags- und steuerfinanzierten Formen zu Bürgerrechten neuen Typs. Damit schien eines der Ziele der sozialen Medizin, die Beseitigung offenkundiger Ungleichheit in der sozialen und gesundheitlichen Versorgung, weitgehend erfüllt zu sein. Mit der neuen Stufe der Globalisierung der Märkte seit Ende der achtziger Jahre geraten diese historischen Errungenschaften in Gefahr; zugleich öffnet sich jenseits der nationalen Perspektive der Blick noch deutlicher auf die schier unglaublichen sozialen Ungleichheiten zwischen den Nationen auf diesem Globus.

Vicente Navarro begründet die Notwendigkeit der Entmystifizierung des Begriffs Globalisierung, soweit hiermit nichts anderes transportiert wird als das nackte ökonomische Kalkül des Kapitals. Er erinnert an Frank Roosevelts Satz, daß „self-interest" nichts anderes sei als „bad morals" und daß dies letztlich auch „bad economics" zur Folge habe. Navarro schließt an: „bad morals" resultieren auch in „poor public health". Um den Dammbruch durch den modernen, jetzt konkurrenzlos agierenden Kapitalismus zu verhindern, kommt es für Public Health Exponenten darauf an, den Zusammenhang von Einkommenssituation wie sozialen Bindungen mit den Gesundheitschancen noch besser als heute zu verstehen: Aufklärung über den Zusammenhang von Macht und Gesundheit tut not.

Giovanni Berlinguer beschreibt die großen Etappen gesellschaftlicher Einflüsse auf die Gesundheit der Völker und schichtet dabei die Seuchenzüge, die ökologischen Risiken, die „legalen" Bedrohungen durch Rauchen und Suchtstoffe und Gewalt in ihrer historischen Entwicklung voneinander ab. Er definiert Globalisierung im Sinne einer „healthy public policy" gesundheitsorientiert: Menschen aller Nationen haben Anspruch auf gleiche Gesundheitschancen. Berlinguer fordert, daß gerade die großen internationalen Organisationen wie die UN, die WHO und NGO's weit stärker als heute den Skandal anprangern müssen, daß im Gefolge der weltwirtschaftlichen Interessenverflechtungen weite Bereiche der Weltbevölkerung wissentlich gesundheitsschädigenden Massenrisiken ausgesetzt werden.

Julian Tudor Hart bilanziert die negativen Effekte des momentanen Globalisierungsprozesses auf die bestehenden Gesundheitssysteme. Er wirft die Frage auf, inwieweit die entwickelten nationalen Gesundheitssysteme umgekehrt Keimzellen einer neuen, humanen und demokratischen Gesellschaftsordnung sein können. Eine bevölkerungsbezogene Gesundheitspolitik als Förderung des sozialen Kapitals versteht er nicht zuletzt als wichtigen Beitrag zur Schaffung von sozialem Frieden. Hart setzt darauf, daß eine gleichzeitige Orientierung auf den individuellen wie gesellschaftlichen Vorteil der Investitionen in Gesundheit den kurzsichtigen ökonomistischen Gesellschaftsentwurf konterkarieren kann.

Heiko Waller stellt das Ergebnis seiner Untersuchung gesundheitsbezogener kommunaler Projekte aus den USA vor, die in der bundesrepublikanischen Tradition als kompensatorische Angebote der Gemeinwesenarbeit verstanden werden können, in den USA aber als fester Bestandteil der sozialen Sicherung in Erscheinung treten, da Ansprüche aus Versicherungen und sozialstaatlicher Gesetzgebung ungleich schwächer ausgeprägt sind als in vielen europäischen Staaten. Wallers Studie zeigt, daß ein besseres Verständnis dieser Basisansätze den Blick auf die hiesigen Ansätze sozialkompensatorischer Versorgung parallel zum traditionellen Versorgungssystem schärfen hilft.

Volker Wanek untersucht die theoretischen Grundpositionen namhafter Vertreter des sogenannten dritten Weges der Sozialpolitik. Er bezweifelt, daß der von Soziologen wie Habermas, Beck und Giddens propagierte dritte Weg von ausreichend gesicherten Befunden ausgeht. So sieht Wanek keine empirische Basis, von einer generellen Entmündigung des Bürgers durch den Sozialstaat oder einer ökonomischen Überforderung der gesellschaftlichen Ressourcen durch sozialstaatliche Verpflichtungen zu sprechen. Gerade angesichts des Grundproblems der Massenerwerbslosigkeit plädiert er dafür, die historischen Errungenschaften des Sozialstaats keinesfalls als überholt zu betrachten.

Skandalöse Mißstände in der Psychiatrie und das Fehlen eines psychosomatischen Krankheitsverständnisses und Versorgungskonzeptes waren Hauptthemen der Kritischen Medizin der sechziger und siebziger Jahre. Im Rahmen einer großen gesellschaftlichen Debatte konnte ein Wandel gegenüber psychiatrischen und psychosozialen Grundfragen durchgesetzt werden; erhebliche materielle Ressourcen wurden freigesetzt, um infrastrukturelle Defizite zu beseitigen. Gleichwohl wurde bereits in den achtziger Jahren deutlich, daß Grundforderungen der Psychiatrie-Enquete-Kommission nach wie vor der Realisierung harren.

Jochen Jordan beschreibt als Zeitzeuge und Akteur die Entwicklung der psychosomatischen Medizin in der Bundesrepublik Deutschland nach 1945. Es wird deutlich, wie mächtig auch hier der Einfluß des Nationalsozialismus gewesen ist. Gewöhnlicher Schulenstreit, eine lange Phase der Orientierung am Klassifikationsschema ärztlicher Diagnostik wie enorme Anpassungsleistungen an die etablierte Medizin sind für Jordan Charakteristika der Etappen im Aufbau der mittlerweile anerkannten psychosomatischen Medizin. Jordan weist nach, daß gleichwohl von einem Entwurf einer in das Versorgungssystem tatsächlich integrierten psychosomatischen Medizin nicht die Rede sein kann.

Hendrik van den Bussche stellt die Ergebnisse einer empirischen Untersuchung zur Qualität der ambulanten palliativen Versorgung von Krebspatienten vor. Ein Hauptbefund ist, daß auch nach einer langen Phase wissenschaftlicher wie öffentlicher Debatten die Qualität der Schmerzbehandlung weit unterhalb des Möglichen bleibt, da die allgemeinmedizinische Versorgung und die Kooperation zwischen Hausärzten und Spezialisten strukturelle Defizite aufweisen. Die Studie wirft ein Schlaglicht auf die Schattenseiten des insgesamt hoch entwickelten Gesundheitssystems: In einer als typisch einzustufenden Hierarchie der Wertschätzungen von gesundheitlichen Problemlagen bleiben vitale Bereiche der Versorgung großer Patientengruppen unzureichend gelöst.

Alf Trojan berichtet von der mehrjährigen wissenschaftlich begleiteten Praxis der Hamburger Ärztekammer, die Zusammenarbeit mit Selbsthilfegruppen im Gesundheitsbereich zu entwickeln. Als zukunftsweisendes Element zeigt sich dabei die Herausarbeitung der Patientenerwartungen an die Ärzteschaft und das Versorgungssystem. Patienten bekommen eine Stimme, prägen die zweite Seite der Münze Qualitätssicherung und gewinnen schrittweise Einfluß auf die Gestalt der Versorgungslandschaft — so sehr dies heute auch immer noch auf dem Goodwill der Akteure und nicht auf rechtlichen Ansprüchen basiert.

Erich Wulff — Pionier der westdeutschen Sozialpsychiatrie — blickt zurück auf die Ära der Verwahrpsychiatrie mit ihrer systematischen Fälschung der Dokumentation von Patientenkarrieren und nutzt dies als Hintergrundfolie für eine kritische Einschätzung der heutigen Bemühungen um Qualitätssicherung in der Psychiatrie. Festlegen von Standards der Therapie, so Wulff, ist nicht nur ein Mittel zur Qualitätsverbesserung, sondern führt auch zur vollständigen Berechenbarkeit der Psychiatrie und kann unter ungünstigen ökonomischen Bedingungen eine perfekte Grundlage zur Rationierung von Leistungen werden.

Eine große Gruppe von Ärztinnen und Ärzten entdeckte im Gefolge der kritischen Medizin zwei Betätigungsfelder: die Opposition in den rigide standespolitisch durchbauten Ärztekammern im Institutionenbereich und die Beteiligung an Bürgerbewegungen, vor allem der Friedensbewegung, im außerinstitutionellen gesellschaftlichen Raum. Ärzteopposition wurde plötzlich Realität, die vielbeschworene Einheit der Ärzteschaft in der Gesundheits- und Gesellschaftspolitik wurde demokratisch aufgelöst. Im Zusammenhang mit einem Blick auf die aktuelle gesundheitspolitische Debatte in England und Schweden wird deutlich, daß in den Zukunftsoptionen die Frage der Integration der verschiedenen Dienstleistungen in überschaubaren Regionen eine wichtiger werdende Rolle spielt. Dies bleibt eine Aufgabe des öffentlichen und politisch legitimierten Diskurses.

Winfried Beck schlägt den Bogen von der „Medicinischen Reform" von 1848 über die sozialistische Ärztebewegung der Weimarer Republik bis zur Ärzteopposition in der Bundesrepublik Deutschland. Gewerkschaftliches Engagement, Aufbau von alternativen Listen für die Ärztekammerwahlen und Unterstützung der Friedensbewegung sind die entscheidenden Schritte seit den siebziger Jahren. Im Verein demokratischer Ärztinnen und Ärzte fanden viele Kritiker des korporatistischen ärztlichen Selbstverwaltungsdenkens eine Orientierung. Beck stellt abschließend ein neues Modell der Politiksteuerung und Leistungsbestimmung für das Gesundheitswesen vor, welches Patientenperspektive und Vielfalt der gesundheitsbezogenen Fachberufe angemessener berücksichtigt als das heutige sogenannte pluralistische Gesundheitswesen.

Udo Schagen bereichert die aktuelle Debatte um die Rolle allgemeinärztlich qualifizierter Ärzte zur Sicherstellung der hausärztlichen Versorgung durch einen Blick in die DDR-Geschichte. Dort war ganz im Sinne des Fortschrittsglaubens realsozialistischer Provenienz Ende der vierziger Jahre der klassische Hausarzt als historisch überholte Lösung für komplexe ambulante Versorgungsprobleme betrachtet worden, ehe ab 1961 stufenweise ein neuer Facharzt für Allgemeinmedizin als eigenständiger Qualifizierungsweg für hausärztliche Versorgung entwickelt wurde. Entsprechend ist die Gruppe der Fachärztinnen und Fachärzte für Allgemeinmedizin in den neuen Bundesländern deutlich stärker vertreten als in den Ländern der alten Bundesrepublik.

Thomas Gerlinger und *Klaus Stegmüller* weisen darauf hin, daß seit einigen Jahren nach einer langen Phase standespolitischer ärztlicher Hegemonie im Gefolge des Kassenarztrechts von 1955 ärztliche Interessenvertretung wieder kontrovers diskutiert wird und daß die ökonomischen Sachwalter der niedergelassenen Ärzte, die Kassenärztlichen Vereinigungen, einen deutlichen Vertrauensverlust erlitten haben. Sie kommen zu der Schlußfolgerung, daß hinter dieser Binnendifferenzierung der Interessenlagen eine grundlegende Krise steckt: Die Ärzteschaft als Profession hat es bis heute nicht verstanden, sich mehrheitlich auf ein neues Konzept für ein modernes und als gerecht empfundenes Gesundheitswesen zu verständigen, das mehr vorsieht, als Finanzierungslücken durch Privatisierung von Leistungen zu decken.

Walter Baumann befragt eines der von der christlich-liberalen Koalition ins Spiel gebrachten Elemente der Steuerung der Ressourcen in der ambulanten Versorgung, die Einführung von Regelleistungsvolumina auf seine Zukunftsträchtigkeit. Motiv für die Entwicklung dieses Abrechnungsmodells war der Wunsch, arztgruppenbezogen berechenbare Einkommen zu planen, um den Slalomkurs der heutigen Abrechnungspolitik zu beenden. Da die Kriterien bedarfsgerechter Versorgung im Sozialgesetzbuch V das übergeordnete Prinzip für die Politikentwicklung bleiben, stellt die honorarpolitisch interessante Variante der Regelleistungsvolumina für Baumann keinesfalls die Lösung der Grundproblematik dar, nämlich zwischen den zu beteiligenden Akteuren ein Konzept für eine qualitätsgesicherte ambulante Versorgung im Rahmen der gesetzlichen Krankenversicherung auszuhandeln.

Steve Iliffe schildert die Situation in der ambulanten Versorgung in England nach Ablösung der Thatcher-Ära, in der sicher geglaubte Errungenschaften des National Health Service in Frage gestellt worden waren. Er macht darauf aufmerksam, daß die hoch geschätzte Konsumentenorientierung unter neoliberalen Rahmenbedingungen auch ein trefflicher Vorwand für die Abschaffung von Regelleistungen sein kann. Evidence Based Medicine, „die große Idee der 90er", so Iliffes zweiter Hinweis, kann unter ungünstigen Voraussetzungen zu einem neuen Reduktionismus des therapeutischen Denkens führen; er plädiert dafür, stärker als bisher den Ansatz von patientenzentrierter und gemeindeorientierter Medizin zu verfolgen. Drittens entmystifiziert Iliffe das Modell der Steuerung der Ressourcen durch Verbände niedergelassener Ärzte; dieses Fundholding entbehrt des Elements öffentlicher Kontrolle. Der National Health Service, fast ein Nationalheiligtum in Großbritannien, steht — bei völlig anderer Tradition und Struktur — am Ende der 90er Jahre in ähnlicher Weise wie das deutsche System vor ungelösten Grundfragen der Prioritätensetzung und Ressourcensteuerung.

Kai Michelsen skizziert Trends in der schwedischen Gesundheits- und Sozialpolitik. Schweden galt lange Zeit als Vorbild der sozialdemokratisch geprägten Gesundheitssysteme, vor dem Zusammenbruch der sozialistischen Länder oft als „dritter Weg zwischen Sozialismus und Kapitalismus" bezeichnet. Anfang der 90er Jahre zeigte sich auch dieses Modell als krisenanfällig und wurde von neoliberalen Ordnungsvorstellungen getroffen. Diese Phase scheint heute wieder überwunden zu sein, wenngleich das schwedische Sozialsystem deutlichen Veränderungen unterzogen wurde. Schweden hat sich aber offenbar auf

Grundprinzipien wie integrierte Versorgung in der Region und öffentliche Kontrolle der Mittelvergabe verständigen können. In dem überwiegend steuerfinanzierten System zeichnet sich ein fruchtbarer politischer Wettbewerb der Regionen ab, der sich deutlich abhebt von dem Marktmodell des Anbieterwettbewerbs.

Politische Opposition in der Endphase der „formierten Gesellschaft" und Kritik an der eigenen Ausbildung wie der Patientenversorgung waren die Triebfedern der Kritischen Medizin in den sechziger Jahren. Viele Autorinnen und Autoren des vorliegenden Bandes stammen aus dieser Generation, die den jüngeren heute als gealterte 68er erscheinen. *Hans Georg Güse* und *Norbert Schmacke* nehmen am Ende der Beiträge in Form eines offenen Briefes den Dialog mit der heutigen Generation von Medizinstudentinnen und -studenten auf. Sie tun dies, indem sie ihre eigene Geschichte kritisch betrachten und die Hoffnung äußern, daß es nach vielen gescheiterten Versuchen morgen gelingen möge, die Ausbildung der Ärzteschaft in einen Entwurf patientenorientierter Versorgung einzupassen. Eine derart sensibilisierte Ärzteschaft bleibt Teil der Utopie einer sozialen Medizin.

1. Teil:
Fortschrittsglaube und Medizin

Klaus Dörner

Prädiktive Medizin

Die Utopie einer leidensfreien Gesellschaft

Daß die Medizin prädiktiv sein will, ist nichts Neues. Sie hat immer schon beansprucht, prädiktiv, also vorhersagend, zu sein, zumindest seit sie sich auf das naturwissenschaftliche Denkmodell reduziert und leidende Menschen dem Experiment unterworfen hat, um auf diesem Wege therapeutisch oder präventiv Voraussagen zu machen. So sind die Heilsversprechungen der Medizin zustande gekommen. Sie waren immer dann von einer besonders großen, auf Rettung der Gesellschaft abzielenden und kritiklosen Begeisterung der Ärzte getragen, wenn die Gesellschaft sich in einer Krise befand und daher besonders anfällig für Heilsversprechungen war. Wenn besonders viele Menschen als leidend oder als überflüssig angesehen wurden, pflegte die Medizin zum Ausdruck zu bringen: Wenn Ihr uns nur die notwendigen Mittel und die Macht gebt, werden wir zwar jetzt noch nicht, jedoch in Kürze soweit sein, die Leidenden zu heilen, Euch von den Überflüssigen präventiv zu befreien und Euch so eine leidensfreie Gesellschaft in Aussicht zu stellen.

Nun könnte man darüber zur Tagesordnung übergehen, weil es sich historisch herausgestellt hat, daß die Mediziner von ihren Heilsversprechungen regelhaft nur wenig einlösen konnten. Und schon jetzt mehren sich die Anzeichen, daß dies auch für die heutige genetische Entwicklungsphase der Medizin zutreffen wird. Es kommt hinzu, daß die Medizin sich in Wellen entwickelt. Für einige Jahrzehnte sucht man für Krankheiten und Störungen eher psychosoziale Erklärungen, während in der Folge für eine ähnlich lange Periode genetisch-konstitutionelle Erklärungen Konjunktur haben. Diese historisierende Sicht ist hilfreich, damit wir nicht hoffnungslos werden, sondern souverän und handlungsfähig bleiben. Dennoch gereicht diese Einsicht keineswegs zur Beruhigung.

Denn erstens schneiden die genetisch-konstitutionellen Erklärungsmuster schärfer in das Normengefüge der Gesellschaft als psychosoziale Erklärungen, zweitens waren die letzten drei genetisch-konstitutionellen Wellen (die Zeit um 1900, die Nazizeit und die Gegenwart) aggressiver als je zuvor, was die Versprechen einer leidensfreien Gesellschaft und was das Lebensrecht der Schwachen und „Überflüssigen" angeht. Drittens gibt es Anzeichen, daß diese drei Wellen nachhaltige Folgeschäden hinterlassen haben und hinterlassen werden, so daß die Gefahr einer sich ausbreitenden Medikokratie tatsächlich besteht. Viertens gehen die letzten drei Wellen regelhaft mit einem Rationalisierungs- und Ökonomisierungsschub einher, der gegenwärtig so durchgreifend ist, daß er auch die ethische Reflexion weitgehend in seinen Dienst zu stellen vermag, wie nicht nur der heutige Bioethik-Diskurs zeigt. Dieser setzt sich nämlich dem Verdacht aus, unter Ausklammerung der gesamtgesellschaftlichen Situation nur noch von Prinzipien mittlerer Reichweite aus einseitig technisch-genetischen Problemlösungen zur Akzeptanz zu verhelfen. Selbst der scheinbar unverdächtige Begriff „Lebensqualität" wird zunehmend auf seine zunächst nur schwer zu entdeckende Absicht hin entfaltet, noch die letzten qualitativen Bestände im menschlichen Leben und Leiden (so die Würde des Menschen) meßbar und ökonomisch verrechenbar zu machen. Fünftens kommt zur gegenwärtigen genetisch-konstitutionellen Welle noch ein Umstand hinzu, der früher nicht so deutlich ausgeprägt war: Gerade durch die Erfolge der Medizin bei der Behandlung von Akutkrankheiten wird das Heer der alten Menschen und damit auch der Alterskranken sowie der chronisch Kranken größer und löst mal mehr in der Gesellschaft, mal mehr in der Medizin panische Ängste vor einer Epidemie solcher unheilbarer Kranker aus, einer Epidemie, die uns angeblich zu überschwemmen droht und uns sowohl ökonomisch als auch moralisch überfordern könnte, wenn die Gesellschaft sich nicht mehr in der Lage sähe, hinreichend viel Geld einerseits und moralische, psychosoziale Zuwendung andererseits aufzubringen.

Rettung, so wird von seiten der Medizin argumentiert, könnte in dieser Notlage nur die medizinische Wissenschaft bringen, wenn sie denn nur großzügiger und bedenkenloser forschen dürfte, um die nun erforderlichen Heilungsmöglichkeiten schneller zu finden. Insofern sollen die neuen ethischen Konzepte den Forschungsspielraum ausweiten. So haben Helmchen und andere (1995) in ihrer Schrift „Dürfen Ärzte mit Demenzkranken forschen?" gefordert, um auch an Nichteinwilligungsfähigen forschen zu dürfen, es solle im Rechtsinstitut der Betreuung einen Wirkungskreis der Beforschung geben und es solle das Forschungsverbot an geschlossen untergebrachten Menschen aufgehoben werden. Zudem appellieren sie an die heute lebenden Dementen, sie sollten gewissermaßen als Gegenleistung für die finanziellen und moralischen Opfer, welche die Gesellschaft ihnen bringt, ihrerseits ein Solidaritätsopfer für die Dementen der nächsten Generation bringen, indem sie sich beforschen lassen. Solche in Deutschland einstweilen noch zurückhaltenden Bestrebungen, den wertrationalen durch den zweckrationalen Umgang mit Menschen zu ersetzen, finden ihre Ergänzung, wenn von der Arbeitsverwaltung — zunächst noch hinter vorgehaltener Hand — geäußert wird, die Millionen Langzeitarbeitslosen, also die dauerhaft „Überflüssigen", seien inzwischen als psychisch Kranke anzusehen.

Die bisherigen Überlegungen sollten gezeigt haben, daß es weder zweckmäßig noch möglich ist, die gegenwärtige prädiktiv-genetische Medizin nur aus sich selbst heraus zu bewerten, schon gar nicht in Form von Ja/Nein-Urteilen. Der jeweilige Zustand der Medizin ist vielmehr nur aus seinem gesamtgesellschaftlichen Zusammenhang heraus zu verstehen. Jeder Gesellschaft ist das Wechselspiel zwischen Ökonomie und Sozialem eigen, genauer das Wechselspiel zwischen zwei Dynamiken: der Ökonomisierung des Sozialen und der Sozialisierung der Ökonomie. Eine Reduzierung auf die eine oder andere Seite ist gleichermaßen zerstörerisch für die Gesellschaft. Da nun unzweifelhaft heute das Gleichgewicht aus dem Ruder gelaufen ist, und zwar zugunsten der Ökonomisierung des Sozialen, die prädiktiv-genetische Lage der Medizin diesen Umstand aber genau spiegelt, soll im folgenden ein Weg aufgezeigt werden, auf dem die genetische Vereinseitigung der heutigen Medizin wieder in ihren eigentlichen sozialen Auftrag einzubetten ist.

Der folgende *„ethische Imperativ"* steht am Beginn dieses Weges:

- Wenn erstens die Marktwirtschaft unstreitig der ethischen Norm folgt, sich am jeweils Stärksten zu orientieren und zu investieren, wo es sich am meisten lohnt,

- wenn zweitens jede einzelne ethische Norm sich gesamtgesellschaftlich legitimieren muß,

- wenn drittens jede einzelne ethische Norm, um sich nicht zu verabsolutieren und dadurch mörderisch zu werden, eine komplementäre Gegennorm haben muß, damit diese beiden sich wechselseitig in Schach halten können und

- wenn viertens dieses um so mehr in einer pluralistischen Gesellschaft gilt,

- dann gilt fünftens für den nichtökonomischen, nämlich sozialen Bereich, zu dem auch die Medizin gehört, folgende ethische Norm:

> *Handle so, daß Du in Deinem Verantwortungsbereich mit dem Einsatz all Deiner stets zu geringen Ressourcen an Tragfähigkeit, Passivität, Zeit, Kraft, Manpower, Aufmerksamkeit und Liebe stets beim jeweils Schwächsten beginnst, bei dem es sich am wenigsten lohnt.*

Pragmatischer hat das die „Lebenshilfe" ähnlich ausgedrückt: „Es muß das Prinzip gelten: Je mehr ein Leben gefährdet oder geschädigt ist, um so mehr bedarf es der Hilfe, Unterstützung, der Schutzrechte und nicht zuletzt der mitmenschlichen Begleitung" (Stellungnahme der „Lebenshilfe" zur Sterbebegleitungs-Richtlinie der Bundesärztekammer/22.9.97).

Der Sinn dieser ethischen Norm dürfte einleuchten: beginne ich beim Vorletzten, habe ich den Letzten abgeschrieben, werde ihn nie wieder erreichen können. Beginne ich beim Aussichtsreichsten, wie es mir das ökonomische, wohl auch das bioethische Denken nahelegt, arbeite ich mich dann zu den immer weniger Aussichtsreichen vor, geht mir irgendwann die Tragfähigkeit und die Kraft aus. Irgendwann bleibt ein „irrationaler Rest" übrig, den ich nur noch abschreiben oder abschaffen kann. Gleichwohl wird jeder mit Recht sagen, daß kein Mensch diese ethische Norm zu Lebzeiten aus eigener Kraft für sich allein mehr als einmal am Tag befolgen kann. Wollen wir dennoch ihre Wirksamkeit stärken, was zur Zeit notwendig ist, hilft nur der indirekte Weg ihrer besseren Institutionalisierung, d.h. ihrer Berücksichtigung und Verankerung in den historischen, kulturellen, religiösen und philosophischen Diskursen unserer Gesellschaft. Einige Beispiele dafür sind in der von Wollenschläger und anderen (1996) besorgten Aufsatzsammlung „Kieselsteine" zu finden. Die folgenden Ausführungen beschränken sich auf zwei Diskurse: zunächst auf ein Beispiel für eine vom Schwächsten ausgehende Geschichtsbetrachtung und abschließend auf ein Beispiel für eine vom Schwächsten ausgehende philosophische Reflexion der Medizin.

Wenn ich die Geschichte einer Gesellschaft als die Geschichte der Beziehungen zwischen Starken und Schwachen auffasse, wenn ich also auch noch die Schwächsten einer Gesellschaft nicht — wie üblich — ausgrenze, sondern sie als historische Subjekte berücksichtige, also selbst die etwa 10 Prozent der Gesellschaft wahrnehme, von denen das aufstrebende Proletariat des 19. Jahrhunderts sich noch als dem „Lumpenproletariat" distanziert hat, komme ich erst zu einer vollständigen Geschichtsbetrachtung. Dann beginnt etwa die Neuzeit um 1500 nicht nur mit der Reformation und der Entdeckung Amerikas, sondern auch mit der panischen Angst der Bürger vor der in ihren Augen sich epidemisch vermehrenden Zahl der Armen, von denen sie sich ökonomisch und moralisch überfordert glaubten. Zur Problematisierung wählten sie gesamteuropäisch zeitgleich — von Portugal bis Polen und von Italien bis England — eine Rationalisierungsmaßnahme: Sie unterschieden zwischen den kranken und den gesunden Armen, also zwischen den guten und den schlechten Armen, weil letztere ja auch hätten arbeiten können. Für die ersteren schufen sie Institutionen, aus denen in der Folge das Krankenhauswesen entstand, für die letzteren pädagogische Institutionen, wodurch die Tradition der Zucht- und Arbeitshäuser entstand. Seither ist Helfen und Herrschen kaum zu unterscheiden.

Der Beginn der Moderne um 1800 beginnt auch damit, daß die vernünftigen Bürger sich von der in ihren Augen steigenden Flut der Unvernünftigen bedroht sahen. Wieder teilten sie die Flut in zwei Gruppen, in die leistungsunfähigen Unvernünftigen, für die sie das Netz sozialer Institutionen schufen, wie es im Grundsatz heute noch besteht, während sie für die leistungsfähigen Unvernünftigen das zunehmend flächendeckende Netz von Fabriken erdachten, wo mit dem Mittel des freien Arbeitsvertrages aus Zwangsarbeit die viel effektivere Arbeit unter Selbstzwang wurde. Seither kann man das Argument der „Selbstbestimmung" auf der formalen Ebene zur Herstellung eines größeren, gesellschaftlich wirksamen Zwangs nutzen.

Um 1900 waren es im Zeitalter des Kolonialismus, Imperialismus und der Eugenik die „Erbkranken" und die „Fremdrassigen", von deren als dramatisch erlebtem Anwachsen sich die Starken, die Bürger, ökonomisch und moralisch überfordert fühlten. Aufgrund der inzwischen erfolgten weitgehenden Medizinierung der sozialen Frage waren die jetzt greifenden Maßnahmen die Geschlechterachse in den Institutionen sowie Sterilisierung und Eugenik im freien gesellschaftlichen Raum, wodurch die leidensfreie Gesellschaft planbar erschien. Die Nationalsozialisten entwickelten hieraus das Totalitätskonzept der „Endlösung der sozialen Frage" mittels Kombination von Heilen und Vernichten.

Heute, am Ende des zwanzigsten Jahrhunderts, ist es die „Flut der chronisch Kranken und Alterskranken", die „Flut der Unheilbaren", oder — unter Einbeziehung der Langzeitarbeitslosen — die „Flut der Überflüssigen", durch die sich die Starken ökonomisch und moralisch überfordert fühlen. Zu den Maßnahmen der Problemlösung gehört heute einerseits der Glaube an einen noch zu beschleunigenden medizinischen Fortschritt (Gentechnik, Hirnpharmaka, Hirnoperationen, Forschung an Nicht-Einwilligungsfähigen), andererseits aber auch die ethisch definierte Verkürzung der Lebensspanne. Dadurch haben beeinträchtigte Embryonen und Neugeborene schlechtere Chancen, zum Leben zu kommen, während am Ende des Lebens auf verschiedenen Wegen der Zeitpunkt des Todes vorverlagert wird (aktive oder indirekte Sterbehilfe, Behandlungsabbruch auch schon vor Beginn des Sterbens, Hirntod-Definition oder Aberkennung der Würde des Menschen für Menschen im Wachkoma). Am konsequentesten argumentieren darüber hinaus diejenigen harten Bioethiker, die nicht mehr Menschen als Menschen Würde und Lebensrecht zubilligen, sondern nur noch einer Teilgruppe, die aufgrund rationaler Eigenschaften den Status von Personen erhalten.

All diese Umdefinitionen und ökonomisch-rationalen Strategien sehen sich freilich schon wieder zunehmend in Frage gestellt, besonders gut ablesbar am Einstellungswandel gegenüber dem Hirntod. Zwanzig Jahre lang war die ganze Welt (außer Hans Jonas) gedankenlos begeistert von diesem Konstrukt zur Legitimierung der Transplantation, während jetzt Jahr für Jahr besser gesehen werden kann, was wir uns dafür einhandeln. Die von mir vorgeschlagene Ethik, die vom Standpunkt des jeweils Schwächsten ausgeht, läßt sich also an beobachtbaren Entwicklungstrends als durchaus wirksam nachweisen.

Nach dieser historischen folgt eine philosophische Flankierung und Stabilisierung derjenigen Medizinethik, die die Perspektive des jeweils Schwächsten übernimmt. Ausgangspunkt ist die Anerkennung der banalen Tatsache, daß Medizin zunächst aus sozialen Beziehungen zwischen Menschen besteht, bevor diese Menschen zu handeln beginnen. Daraus ergibt sich zwingend ein beziehungswissenschaftliches Konzept der Medizin, wie es Victor von Weizsäcker und Thure von Uexküll vorgedacht haben: Medizinisches Handeln ist in die medizinische Beziehung einzubetten, um es vor seinen eigenen gefährlichen bis tödlichen Konsequenzen zu schützen. Dieser Ansatz wird nachfolgend in fünf sozialanthropologischen Sätzen erläutert und im Licht der Philosophie von Emmanuel Lévinas (1992) interpretiert. Seine Philosophie hat am konsequentesten sowohl den Holocaust durchlitten als auch in der Begegnung mit dem Schwächsten ihren Ausgangspunkt gefunden:

1. Menschen kommen nur in der beziehungsstiftenden und bedeutungszusprechenden Mehrzahl vor, wobei es sich grundsätzlich immer um Beziehungen zwischen stärkeren und schwächeren Menschen handelt. Der Mensch in der Einzahl, als Individuum, ist demgegenüber eine künstliche Abstraktion. Vom Menschen in der Einzahl zu sprechen ist nur im Schutz einer grundsätzlichen Pluralität und Sozialität unschädlich und erlaubt.

Während der Eine als Individuum den Anderen sich aneignen oder vernichten kann, wozu er aber zuvor schon von der Beziehung abstrahiert haben muß, beginnt diese vorgängige Beziehung zwischen Menschen mit dem Blick ins nackte, ungeschützte, leidende Gesicht des Anderen als Ausdruck seiner Schwäche, wodurch ich einerseits den unendlichen Abstand, die unaufhebbare Trennung vom Anderen in seiner Andersartigkeit, Fremdheit und Würde anerkenne und mich andererseits ihm aussetze, in seinen Dienst trete, Verantwortung für ihn übernehme. Indem der Andere so in mein Selbst eintritt, zerstört er meine abstrakte, aneignende Identität, konstituiert aber zugleich meine sittliche Identität für den Anderen. Um den Blick in das Antlitz des Anderen zu vermeiden, haben die Nazis, nicht zuletzt die Nazi-Ärzte, die anonymen Methoden des Tötens (Vergasen, Verhungernlassen, Luminal-Schema) erfunden. Immer muß zwischen Arzt und Patient zunächst die Trennung, der auszuhaltende Abstand gefunden werden, bevor auch Nähe möglich wird. Diese Reihenfolge ist nicht umkehrbar; sonst wird daraus Aneignung. Vom Einen, vom Arzt her, ist die Beziehung stets asymmetrisch: er ist dem Anderen ausgesetzt und in dessen Dienst eingesetzt.

Das Dem-Anderen-Ausgeliefertsein wird in seinem moralisch immer überfordernden Verpflichtungsgehalt gemildert durch die Figur des Dritten. Erst dadurch weitet sich die dyadische, hermetische Beziehung zwischen Arzt und Patient zum sozialen, politischen Raum, wird Vergleich, Bewußtsein und Gerechtigkeit Thema. Die medizinische Ursituation besteht ohnehin nicht aus zwei, sondern aus drei Personen: dem Patienten, dem Arzt und dem Angehörigen. Jede dieser drei Personen ist unersetzbares, einzigartiges Subjekt, zugleich Vertreter ihrer Gruppe. Die Psychiatrie versucht seit einigen Jahren, dieses zu beherzigen und sich über „trialogische Gruppen" und „Trialog-Foren" zu konstituieren. Ein weiterer Schritt zur Beziehungsmedizin besteht im Folgenden: In dem Maße, in dem die chronisch Kranken in der Arzt-Patient-Beziehung von der Ausnahme zum Regelfall werden, haben inzwischen alle Chronisch-Kranken-Gruppen Selbsthilfegruppen gebildet, die ihre Interessen zunehmend in die eigenen Hände nehmen. Dadurch wird die traditionell vertikale Beziehung zwischen Arzt und Patient zur Chance einer horizontalen Begegnung auf derselben Ebene. Ich halte dieses für die folgen- und chancenreichste Neuerung in der Medizin in diesem Jahrhundert.

2. *Menschen gestalten ihr Verhältnis zum anderen und zu sich selbst grundsätzlich leidend. Nur im Schutz dieses Rahmens ist auch die notwendige Glücksorientierung der Menschen unschädlich und gerechtfertigt.*

Vor jeder eigenen Intention und Aktivität erfahre, erleide ich das nackte, ungeschützte Gesicht des Anderen leiblich, sinnlich, sensibel, verletzbar, in abgründiger Passivität bis zum Atmen, zum Herzschlag. Angst ist ursprünglich Fremden-Angst. So ist meine Ego-Subjektivität aufgebrochen, im Kern verletzt, dem Anderen unterworfen, „Geisel des Anderen", wie Lévinas sagt: Du sollst mich nicht töten — Du sollst mich in meinem Sterben nicht allein lassen — Du sollst Deines Bruders Hüter sein. Und: Ich erfahre meinen Tod im Tod des Anderen.

Das ist der moralische Rahmen, der auch den Arzt schützt, wenn er — notwendig am Glück und an der Begeisterung der Selbstbehauptung und Selbstverwirklichung orientiert — objektivierende Eingriffe des Therapierens oder des Forschens vornimmt, die in sich gewalttätig, aneignend und vernichtend sind. Derselbe Schutz des das Leben des Anderen leidend Ertragens kommt freilich auch dem Embryo zu, dem Menschen im Wachkoma, der sein Lebenwollen signalisiert, und auch den Angehörigen eines hirntot genannten Menschen, für die dieser Mensch lebendige Beziehungen signalisiert und bedeutet, insofern er Anderer und sittliches Subjekt ist. All dies hat unendlichen Vorrang vor der endlichen, rationalen wissenschaftlichen Aussage.

3. *Menschen haben grundsätzlich Würde, während Sachen ein Wert zugemessen wird, ein Begriff, der seine Herkunft aus der Ökonomie nie verlieren kann. Nur im Schutz der grundsätzlichen Würde des Menschen ist es gerechtfertigt, Menschen z.B. unter dem Leistungsaspekt auch einen Wert beizumessen.*

Zur Würde des Menschen gehört nicht nur seine Selbstzweckhaftigkeit, sondern diese ist wieder konstituiert in seiner Bedeutung für den Anderen. Das „Ich bin" beinhaltet nicht nur das An-sich-gebunden-Sein, sondern auch das Wagnis, dieses Sich dem Anderen auszusetzen, sich auf Ihn einzulassen und damit die eigene sittliche Freiheit. Statt ihrer einseitigen Verabsolutierung des Selbstbestimmungsrechts hätten die Richter des Bundesgerichtshofes in ihrem Kemptener Urteil, in dem sie den Arzt und den Sohn einer Frau im Wachkoma vom Vorwurf des Tötens durch Verhungernlassen entlasteten, dies berücksichtigen müssen. Sie hätten diesen Würdebegriff zumindest bei ihren

„allgemeinen Wertvorstellungen" bedenken müssen, statt mit dem Argument der „pluralistischen Gesellschaft" alles zu relativieren; zu schweigen davon, daß sie die Würde der Pflegenden dieser Frau im Wachkoma nicht geachtet haben, als sie es zuließen, die Pflegenden — durch Vorenthaltung der Sondenernährung — zu Tötenden zu bestimmen. Die Bundesärztekammer hat in ihren Grundsätzen zur ärztlichen Sterbebegleitung das Recht auf Behandlung, Pflege und Zuwendung ausdrücklich auch für Patienten mit sogenanntem Wachkoma als geboten bezeichnet. Erst der Ausfall weiterer Vitalfunktionen kann danach die Entscheidung rechtfertigen, „auf den Einsatz substituierender technischer Hilfsmittel zu verzichten" — wobei diese Feststellung eigentlich überflüssig ist, weil der Wachkoma-Patient dann ein Sterbender wäre.

Ähnlich gefährdet ist die auf der unendlichen Trennung zwischen mir und dem Anderen beruhende Würde des Anderen im Verstehensprozeß: Das „Ich verstehe Dich" macht den Anderen zum Objekt des Verstehens, ist aneignend. Verstehen kommt aber etymologisch aus der Handwerkersprache: „Ich verstehe mich auf etwas." Verstehen ist also nur reflexiv möglich und erlaubt: „In der Beziehung mit Dir bist Du es, durch den ich mich besser auf Dich verstehe". Eine verständige Medizin kann also beziehungsphilosophisch, aber auch lerntheoretisch nur darin bestehen, eine Beziehung so zu gestalten, daß dadurch, daß ich mich besser verstehe, auch der Andere sich besser versteht. Alles andere wäre Aneignung, würde die Andersartigkeit und Würde des Anderen wegrationalisieren, wäre Verrat am dienenden Auftrag der Medizin. Je selbstverständlicher ich diese Achtung des Anderen leben kann, desto eher kann ich den verwertenden „Pannwitz-Blick" (Dörner 1993), den Primo Levi als Auschwitzhäftling beschrieben hat, vermeiden und im medizinischen Alltag gleichwohl stets notwendige Wertungen von Menschen rechtfertigen, wie etwa eine Krank- oder Gesundschreibung, ohne daß dabei „lebensunwertes Leben" denkmöglich würde.

4. Menschen sind grundsätzlich handelnde Subjekte. Nur im Rahmen dieses Schutzes ist es möglich und erlaubt, sie auch als Objekte, z.B. als biologische Materie, wahrzunehmen und zu behandeln.

Wie ich schon als Kind aus den Bildern der anderen Menschen zu meinem Selbstbild komme, so ist das Gesicht des Anderen, dem ich mich passiv aussetze, Anruf, Sprechen, das mich in Sprache einsetzt, mich antwortend, verantwortend und zum sittlich handelnden Subjekt macht.

Mit dem Tätigsein, mit dem ändernden Handeln ist es ähnlich wie mit dem Verstehen. Es ist möglich und erlaubt, Sachen zu ändern, nicht aber Menschen. Ich habe als Arzt meine Beziehung mit Patienten oder mit Angehörigen so zu gestalten, daß ich mich vom Anderen ändern lasse, daß ich mich so ändere, daß der Andere Raum, Zeit, Gelegenheit findet, sich ebenfalls zu ändern. So ist es mein passives Ausgesetztsein, meine Beschämung durch den Anderen, meine Scham, woraus sich, wenn das Fleisch des Anderen Wort wird, wenn das Sagen zum Gesagten wird, rationale Begründungen ergeben können, die mich legitimieren, den Anderen im Schutz dieser seiner vorgängigen Anerkennung auch zum Objekt von Diagnose, Therapie oder Forschung zu machen. Der Arzt als Forscher ist somit vom Arzt als Therapeuten nicht zu trennen.

5. *Menschen leben in Alltagstraditionen, haben gegenüber den Tieren eine „exzentrische Position". Sie finden den für sie notwendigen Halt dadurch, daß sie sich in dreifacher Hinsicht überschreiten, transzendieren: in Richtung auf den Anderen (Verantwortung), auf die Welt (Vergegenständlichung) und auf die vergangene und zukünftige Zeit (Perspektive). Sie gewinnen ihren Halt von den Entwürfen, als die sie gemacht werden oder die sie sich machen. Diese drei Transzendierungsrichtungen haben Kulturen bisher stets als ihre Religion zusammengefaßt. Nur im Rahmen dieses Schutzes ist es möglich und unschädlich, daß Menschen stets danach streben, sich so rational wie möglich zu begründen und sich selbstzubestimmen.*

Dies also handelt von der Dialektik zwischen Selbst- und Fremdbestimmtheit des Menschen. Autonomie ist nur auf dem Umweg über sittliche Heteronomie durch und für den Anderen zu haben. Je mehr der Andere leiblich lebender Mensch und nicht abstraktes Individuum ist, je ungeschützter und leidender das Gesicht des Anderen und je mehr der Patient krank, in der Krise oder an der Grenze des Todes ist, desto ambivalenter und suggestibler ist er, desto weniger lebt er in der rationalen Selbstbestimmung, ist jede Einwilligung fraglich, mutmaßlich fremdbestimmt. Je formaler das Selbstbestimmungsrecht gesehen wird, desto eher kann daraus z.B. das Recht auf erbgesunden Nachwuchs abgeleitet werden. Das Verbot des Klonens, so argumentierte unlängst das medizinethische Beratungsgremium für die Bundesregierung, sei nur damit zu begründen, daß die Unverfügbarkeit des Zufallsprinzips in der menschlichen Reproduktion das schützenswerte höhere Gut sei. In der ambivalenten und suggestiblen Grenzsituation des Menschen in der Nähe des Todes heißt das für den Arzt, daß sein Rückzug auf das nur formale Selbstbestimmungsrecht des Patienten Verrat an seiner Verantwortung für den Anderen und damit an seiner sittlichen Heteronomie durch ihn bedeutet; er läßt ihn für sich allein. Statt dessen bedeutet in solchen Situationen meine Verantwortung für ihn — in der Wahrung der Differenz — Stellvertretung, Substitution für ihn. Ich bin als Arzt dann Substitutionstherapeut für den Anderen — vor aller Intention, vor allem therapeutischen Handeln oder seiner Begrenzung. Nur im Rahmen dieses nicht paternalistischen, sondern brüderlichen oder geschwisterlichen Schutzes ist der Verweis auf rationale Selbstbestimmung und auf Entscheidungsbegründung legitim.

Zum Schluß sei noch einmal die Einbindung des ethischen Konzeptes vom Schwächsten her in den gesellschaftstheoretischen Diskurs in Erinnerung gerufen: Baumann (1992) hat in den letzten Jahren in „Dialektik der Ordnung" das Projekt der Moderne von 1800 bis in die jüngere Vergangenheit als den Versuch der Menschen beschrieben, alle Ambivalenzen durch Zweckrationalisierung restlos aufzulösen, um damit die leidensfreie Gesellschaft herzustellen. Daher sieht Baumann auch den Nationalsozialismus, die Nazi-Euthanasie, den Holocaust als Symptome dieses Modernisierungsprozesses. Dieses Projekt sei insofern gescheitert, als die Zahl der Ambivalenzen, also der Widersprüche, Fremdartigkeiten, irrationalen Restbestände und Leidenszustände, gerade aufgrund des Drucks, sie restlos wegzurationalisieren, sich eher vermehrt hat. Für den gegenwärtigen Übergang zu einer dann nicht mehr modern zu nennenden Gesellschaft sieht Baumann nur die Möglichkeit, Ambivalenzen zunächst einmal als zum gelebten Leben gehörend anzuerkennen, mit ihnen leben zu lernen, bevor man sich an die Arbeit ihrer Begrenzung macht.

Literatur

Baumann Z (1992) Dialektik der Ordnung. Die Moderne und der Holocaust. Europäische Verlagsanstalt, Hamburg

Bundesärztekammer (1998) Grundsätze der Bundesärztekammer zur ärztlichen Sterbebegleitung vom 11.9.1998. Deutsches Ärzteblatt 95: 1690-1691

Dörner K (1993) Tödliches Mitleid. Verlag Jakob van Hoddis, Gütersloh

Helmchen H (Hrsg.) (1995) Dürfen Ärzte mit Demenzkranken forschen? Thieme, Stuttgart

Lévinas E (1992) Jenseits des Seins oder anders als Sein geschieht. Alber-Reihe Philosophie, Freiburg

Wollenschläger M u.a. (1996) Kieselsteine. Verlag Jakob von Hoddis, Gütersloh

Volkmar Sigusch

Wissenschaft, Krankheit, Gesellschaft

Bemerkungen zur Logik der modernen Medizin

Hans-Ulrich Deppe, der wie ich Anfang der 70er Jahre an die Universität Frankfurt am Main berufen worden ist, um ein neugegründetes „Zentrum der Psychosozialen Grundlagen der Medizin" aufzubauen (vgl. Deppe 1998a), in dem die Disziplinen Medizinische Soziologie, Psychosoziale Arbeitsmedizin, Medizinische Psychologie und Sexualwissenschaft zusammengefaßt wurden, Uli Deppe, damals ein ebenso blutjunger wie engagierter Mann, war in den beinahe drei Jahrzehnten, die seither vergangen sind, immer in der Sache entschieden, wenn es darum ging, gegen die Praxis menschenverachtender und geldschneidender „lieber Kollegen" die Umrisse einer kritischen und sozialen Medizin wenigstens aufscheinen zu lassen. Und weil das so ist, möchte ich ihm zum 60. Geburtstag einige Gedanken widmen, die der Praxis einer rohen und bornierten Medizin ebenso zu widersprechen suchen wie sie sich dagegen stemmen, die Kritik der Politischen Ökonomie auf den Müllhaufen der Ideen zu werfen.

Wissenschaft als Fetisch

Als die Verblendungskraft der religiösen und politischen Fetische drastisch abnahm, trat der Wissensfetisch neben den Warenfetisch. Inzwischen hat er alle Fetische übertrumpft, die von der kritischen Philosophie im Anschluß an die Theorie vom „gegenständlichen Schein der gesellschaftlichen Charaktere der Arbeit" (Marx 1867, Seite 80) analysiert worden sind. Altmodisch gesprochen ist er der ideelle Gesamtfetisch; neumodisch gesprochen ist er der Mega-Fetisch, der all das verspricht, worauf die Gesellschaftsformation hinauswill: immer tiefer, exakter und perfekter, immer schneller, machtvoller und besser zerlegen ohne Rücksicht auf Mensch, Moral und Natur. Dabei sollte das, was die Aufklärung „Wissenschaft" nannte, den Glauben erschweren, wollte also Schwergläubigkeit sein. Tatsächlich aber hat Wissenschaft zur Leichtgläubigkeit geführt. Medizinprofessoren, die sich als Naturforscher mißverstehen, können der Öffentlichkeit jeden Unsinn als neueste Erkenntnis der Forschung einblasen.

Die Ordnung des Wissens, die Episteme, die das Leben unserer Vorfahren buchstäblich bestimmte, bildete sich im Übergang zum 18. Jahrhundert heraus. Damals, in den zwei bis drei Jahrzehnten vor und nach 1800, trat das selbstmächtige, organisierende Subjekt ins Zentrum des Wissens, ereignete sich ein epistemologischer Bruch. Vor dieser Schwellenzeit gab es kein erkenntnistheoretisches Bewußtsein vom Menschen als solchem. Die vorausgegangene Episteme isolierte kein spezifisches und eigenes Gebiet „des" Menschen. Deshalb sagt Foucault (1993, Seite 373): „Vor dem Ende des achtzehnten Jahrhunderts existierte der Mensch nicht." Erst jetzt traten Objekt-Bereiche und Subjekt-Vermögen ins Zentrum des Wissens, die uns epistemologisch noch vertraut sind, die aber wieder zurückzutreten scheinen: Arbeit und Arbeitskraft, Leben und Lebenskraft, Sprache und Sprachvermögen. Der Begriff des Lebens wurde „für die Anordnung der natürlichen Wesen unerläßlich" (ebd., Seite 282); die fundamentale Opposition von Leben und Tod, von Lebendigem und Nichtlebendigem tauchte auf; Biologie konnte entstehen. Das Organische wurde zum Lebendigen, das produziert, indem es wächst und sich reproduziert; das Anorganische wurde zum Nichtlebendigen, das unfruchtbar und bewegungslos mit dem Tod zusammenfällt. Zwei Jahrhunderte später sind die Oppositionen nicht mehr fundamental, weil Leben und Tod diversifiziert worden sind und durch Prozesse der Ent- und Verstofflichung ineinander übergehen.

Kein Zweifel mehr, der Status des Subjekts ist epiphänomenal. Es ist nicht Herr (und schon gar nicht Frau) im eigenen Haus und in den Systemen, kein Integral, geschweige denn Konstituens. Im Zentrum der System-, Bedeutungs- und Bewußtseinskonstitution stehen Objektive, die „Subjektivität", gedacht als allgemeines, „Personalität", gedacht als besonderes, und „Individualität", gedacht als einzelnes Selbstbewußtsein, deplacieren, in eine exzentrische Position zwingen. Die Gesellschaft, die jetzt ist, kann nicht mehr als konstituierende Leistung eines selbstmächtigen, selbstgewissen Subjekts oder als Resultat einer organisierenden Subjektivität im Sinne von Wille zur Macht, Wille zum Leben, Élan vital, Wille zum Wissen, semiotischem Vermögen, hermeneutischer und sinnverändernder Kraft, überhaupt geistig-sprachlicher Energeia begriffen werden. Dem Gang der Dinge und Diskurse ist heute kein Sinn des empirischen Subjekts, das schon Kants Denken als antiquiert behandelte, zu unterstellen. Die Prozesse und Mechanismen, die die Gesellschaft konstituieren und bewegen oder stillstellen, laufen in sich selbst, generieren sich durch sich selbst, beziehen sich auf sich selbst und können von Menschen nicht mehr unter Kontrolle gehalten werden, ob es nun um die Genese von Nachrichten und den Fluß von Informationen geht, um die Kontrolle von ABC-Waffen und Gen-Technologieprodukten oder um Kapitalbewegungen und Aktienkurse.

Die totalisierende Dimension des akkumulierten Wissens zur Selbstauslöschung und des Wissens zur Selbsterzeugung, dessen momentan publizierte

Realie Klon heißt, konnten oder wollten die Theoretiker der Entfremdung und Verdinglichung nicht voraussehen. Während die Kritische Theorie „sich trotz aller Erfahrung von der Verdinglichung, und gerade indem sie diese Erfahrung ausspricht, an der Idee der Gesellschaft als Subjekt" orientierte (Adorno 1969, Seite 44) und aus der „Erfahrung von der Verdinglichung" ein Argument für die Vernunft zu gewinnen suchte, immer wieder wie Marx hoffend, „daß die sich spaltende Gesellschaft kraft ihrer eigenen Dynamik in eine höhere: eine menschenwürdigere Form überführt werden könne" (Adorno 1962, Seite 231), gehören für die allermeisten Gesellschaftstheoretiker der Gegenwart Subjekt und Vernunft, Kritik und Mündigkeit zur Semantik der romantisch-klassischen Zeit. Sie denken Gesellschaft nicht mehr vom Subjekt her. So auch Luhmann (1997), dessen Systemtheorie in den hiesigen Sozialwissenschaften tonangebend ist.

Was die marxistische Orthodoxie vom Sozialismus immer behauptet hat, nämlich: daß er wissenschaftlich begründet sei, kann jetzt ironischerweise der Kapitalismus von sich behaupten. Wissen und Wissenschaft sind nicht nur eine direkte Produktivkraft, sondern vor allem als Informations- und Kommunikationsweise zur „Produktionsweise" geworden. Dadurch wurden viele Menschen zu Funktionären im Getriebe oder zum Ballast degradiert, der nicht mehr benötigt wird, weil die wissenden Maschinen schneller, komplexitätsmächtiger und exakter sind, jedenfalls nach den Maßstäben der subjektlosen Wissenschaft. Der alte Widerspruch von Geist und Macht, den Aufklärer bis heute beschwören, ist in sich zusammengebrochen, hat sich selbst korrumpiert. Gerade der wissenschaftliche Geist hat in den letzten Jahrhunderten nicht einfach nur Macht gehabt, vielleicht gelegentlich eine größere als das Kapital, das ohne ihn nicht zu seinen modernen Regimen der Akkumulation gekommen wäre. Er hat die Barbareien vorgedacht, geplant, organisiert und gerechtfertigt.

Medizin als Experiment

Inbegriff der Wissenschaftlichkeit ist das Experiment. „Was verstehen Sie unter 'wissenschaftlich'?", fragte der Philosoph Günther Anders (1982, Seite 238) in seinen „Ketzereien" einen Physiker, der die Schriften von Anders als unwissenschaftlich bezeichnet hatte. Der Physiker antwortete: „Daß wir die von jedermann nachprüfbaren Gesetze finden, die ausdrücken, welche, und zwar welche gleichen Effekte unter gleichen Voraussetzungen, also bei wiederholtem Experimentieren, jedermann erwarten darf und muß." Dieser Wahn, von dem sich die moderne Physik, soweit ich das beurteilen kann, längst distanziert hat, indem sie nicht mehr postuliert, gleiche Ursachen hätten gleiche Wirkungen, und indem sie mit imaginären Zeiten, Räumen und Zahlen operiert — dieser Wahn ist in der tonangebenden Körpermedizin immer noch

Methode. Sie experimentiert mit Menschen wie mit toten Dingen und ist verwirrt, wenn ihre Gleichungen nicht aufgehen. Daß wir ohne das, was wir Seele nennen, von dem, was wir Körper nennen, gar nichts erführen; daß die Seele ohne den Körper im doppelten Sinne metaphysisch wäre; daß das eine im anderen niedergeschlagen, repräsentiert ist; daß die erste Natur der Cartesianer ihrem Wirklichkeitsgrad nach die zweite ist — all das sind für die meisten Mediziner böhmische Dörfer. Am Beginn ihres Studiums zerlegen sie Leichen mit dem Messer, am Ende Organe mit dem Computertomographen. So wird der cartesianische Schnitt, hier Res extensa, dort Res cogitans, in ihren Kopf geschnitten. Und so halten sie sich, trotz des psychosozialen Beiwerks, mit dem sie seit kurzem behelligt werden, an die molekulargenetischen Hypothesen der letzten Cartesianer. Wäre es nicht objektiv beruhigend — ich fürchte, unterm Strich für uns alle —, wenn Gewalttätigkeit, Alkoholismus, Schizophrenie und Xenophobie, wenn Perversionen und Geschlechtsidentität organgenetisch bedingt wären? Könnten sie dann nicht epistemologisch leichter begriffen und technologisch besser gemanagt werden, als wenn sie auf eine undurchdringliche Weise irgendwie gesellschaftlich und kulturell konstruiert und psychosozial vermittelt sind?

Experimente am Menschen fallen aus keinem Rahmen, weil sie in der sich als (Natur-)Wissenschaft (miß-)verstehenden modernen Medizin gang und gäbe sind. Was also als Menschenexperiment bezeichnen, wenn die moderne Medizin als ganzes einen experimentellen Charakter hat? Nur die bewußt politisch motivierten Eingriffe? Oder auch die Erprobung neuer Wirkstoffe, wenn wir beispielsweise an die menschenverachtende Testung der ersten oralen Ovulationshemmer an etwa eintausend puertoricanischen Frauen denken (Kunz 1989)? Oder sollen wir das Einführen neuer Untersuchungstechniken als Menschenexperiment bezeichnen, Techniken, die immer tiefer in die Körper eindringen, die übergenau sind und sich auch noch bezahlt machen sollen, die zwar das Leben einzelner retten können, dafür aber Abertausende von Probanden zu Patienten machen und in eine vordem unbegründbare Verzweiflung stürzen? Oder sollen wir eine Liste jener sozialen Probleme zusammenstellen, gegen die heute medikamentös oder chirurgisch, jedenfalls somatologisch und somatisch zu Felde gezogen wird? Oder sollen wir herausarbeiten, wie durch das klassifikatorische Umwidmen von Krankheiten eine neue Behandlungstechnik legitimiert wird? Ich denke beispielsweise daran, daß süchtige Entwicklungen neuerdings als Zwangssyndrome mit Serotonin-Reuptake-Hemmern behandelt werden.

Oder sollen wir diskutieren, wie neue Technologien Leben und Tod neu definieren und die bisherigen, als natural angesehenen Grenzen des Körpergeschlechts, der Fortpflanzung, der Keimbahn oder der Generationenfolge überschreiten? So werden zum Beispiel die alten Naturzwänge und Naturschranken außer Kraft gesetzt, indem embryonale Eier oder Eierstöcke übertragen werden, so daß die Ei-Empfängerin ein Kind austrägt, dessen genetische Mutter nie geboren worden ist. Oder indem Frauen lange nach der Menopause Kinder gebären. Oder indem eine Großmutter das von ihrem Schwiegersohn befruchtete Ei ihrer Tochter austrägt, so daß sie ihr Enkelkind gebiert. Oder indem farbigen Frauen Eizellen von weißen Frauen eingepflanzt werden oder auch umgekehrt, was jedenfalls in Holland als „Laborverwechslung" schon vorgekommen ist. Oder indem Embryonen extrauterin geteilt werden, um die Chance für eine Gravidität zu verdoppeln. Oder indem Zwillinge oder Drillinge im Abstand von mehreren Jahren zur Welt kommen. Oder indem selektiv abgetrieben wird, weil Zwillinge oder das Geschlecht des Kindes oder der inzwischen ermittelte Erzeuger unerwünscht sind. Oder indem in einer Frau, die gemäß momentaner medizinischer Definition bereits tot ist, sich ein Kind entwickelt.

Heute kann eine Schwangere einen „Achtlingswurf" infolge hormoneller Behandlung, wie vor zwei Jahren von einem britischen Sensationsblatt angezettelt, in Erwartung einer Leistungsprämie so lange hinauszögern, bis keiner der Achtlinge mehr eine Überlebenschance hat. Individuen können heute ihre Keimzellen verkaufen oder verleihen und in vielen Ländern gleichzeitig tausend Leben produzieren lassen. Sie können sich aber auch vertrauensvoll an eine Keimzell-Agentur wenden und ein Kind aus einem Katalog mit attraktiven Spendern bestellen, wie es ihnen durch Versandhandel und Modejournale geläufig ist. Oder sie kaufen sich, weil doch überschaubarer, ein bereits geborenes Baby. Um für ein leukämiekrankes Kind einen Knochenmarkspender zu haben, kann eine Ersatzteilschwangerschaft durchführt werden, wie vor drei Jahren in den USA geschehen. Um den Bedarf an embryonalen Zellen zur Behandlung diverser Krankheiten vom Morbus Parkinson bis zum Diabetes mellitus zu decken, müßte allerdings die Anzahl der unter bestimmten medizinischen Kautelen vorgenommenen Abtreibungen gewaltig gesteigert werden, wie es immanent sowieso geboten ist: funktionelle Ausdifferenzierung der Abtreibung, Verwendung von Embryonen als Rohstoff, Selbstlegitimierung der Verstofflichung als humane Tat. Der ohnehin überlebte alte Tod kann aber auch dadurch überlistet werden, daß die bereits altmodisch Verstorbenen mit ihren eingefrorenen Keimzellen Leben ermöglichen, was britische Behörden kürzlich einer Witwe genehmigt haben.

Die In-vitro-Fertilisation knüpft neuartige und disperse Fortpflanzungs- und Familienbande, indem sie z.B. einen Samenspender, eine Eispenderin, eine Leihmutter und die zukünftigen „sozialen Eltern" trennend verbindet. Die Befruchtung könnte eigentlich ganz ins Labor verlegt und der vorgeburtlichen Diagnostik der Fortpflanzungsmediziner anvertraut werden, die bereits PID, das heißt Prä-Implantations-Diagnostik, anwenden, über einen einfachen Bluttest auf Mißbildungen verfügen und außerdem beinahe stündlich neue Gene entdecken, so daß ihnen eine Beratung zum Tode möglich ist. Erspart bliebe auf diese Weise der immer noch erschütternde Fetozid durch einen Stich ins Herz, sofern sich die Eltern ein medizinisch gesundes Kind wünschen, das sie angesichts des allgemeinen Standes der Technik und der ansonsten garantiert funktionstüchtigen Geräte, die sie erwerben, eigentlich auch verlangen können.

Immer effektiver führt eine neue Wissenschaft, genannt Bionik, Biologie und Technik, Fleisch und Elektronik, Lebendiges und Totes zusammen. Sie ist dem reinen Funktionalismus und dem reinen Utilitarismus verpflichtet. Ihre Phantasmagorien gehen in Gestalt von Androiden, High-tech-Untoten oder Replikanten in Filmen wie „Terminator", „Robocop" oder „Universal Soldier" kommerziell überaus erfolgreich um den Globus. Das Digitalisieren der analogen Welt, das Kopieren natürlicher Dinge und Prozesse sowie das Nanoisieren der Technologie ermöglichen der Wissenschaft bisher Unmögliches. Die alten Bioprothesen, Pumpen, Stents, Ventile, Schrittmacher usw. gehören angesichts der Nanotechnologie, der Cyberstick-Chirurgie und des Simulated Patient ins grobtechnische Jahrhundert. Heute werden Augen und Ohren, Arme und Beine, Netzhäute, Harnblasen und Schließmuskeln ersetzt und Gedanken körperlos auf den Computer übertragen. In der kalten Nehmer-Kultur können sich Menschen als warme Geber fühlen, indem sie als menschliches Ersatzteillager solidarisch funktionieren. Sie können weiterleben in mehreren Menschen als Dividuum, genannt Transplantat. Gelegentlich schlägt ein Herz innerhalb weniger Wochen mittels Reimplantation in drei Menschen. Werden Organe en bloque eingepflanzt, beispielsweise Herz und Lungen, kann der Empfänger sein überzählig gewordenes altes Herz an einen anderen Empfänger weitergeben. Man nennt das Domino-Transplantation. Stolz aber können alle sein, daß ein Mensch ohne eigene Arme und Beine bei der Olympiade der Körperbehinderten die 100 Meter in 11,6 Sekunden gelaufen ist.

Angesichts derartiger Grenzüberschreitungen und Umbrüche reicht es nicht, die gerade bekannt gewordenen oder zeitweilig hervorstechenden medizinischen Experimente zu kritisieren. Allzu schnell sind sich Seelenmediziner über deren Abscheulichkeit einig, ohne zu neuen Einsichten zu gelangen. Außerdem entsteht der Eindruck, es ginge um Auswüchse oder Entgleisungen, die abzustellen oder abzuwehren sind, insgesamt aber sei eigentlich der Zustand der Medizin ganz zufriedenstellend. Da das nicht der Fall ist und da die Medizin selbst experimentellen Charakter hat, muß sie einer grundsätzlichen Kritik unterzogen werden — und die kann nur gesellschafts- und kulturtheoretischer Art sein. Deshalb spreche ich von allgemeinen Installationen, die unser aller Empfinden, Denken und Handeln, also auch das der Experimentatoren, wesentlich bestimmen. Blicken Psychotherapeuten „nur" auf das Leiden des einzelnen, sehen Kritiker „nur" das immer noch anstößige Degradieren von Patienten zu Versuchsobjekten individueller Gewalt, übersehen sie das, was gang und gäbe ist. Reflektieren sie Prozesse wie den der gesellschaftlichen Verstofflichung nicht, macht sich die Kritik an einzelnen Formen fest und blendet den allgemeinen Zusammenhang aus, innerhalb dessen sie sich massenhaft realisieren. So sehr es dem Bedürfnis nach individueller Empörung entgegenkommt, einzelne abscheuliche Experimente und Verstofflichungen zu ächten, so sehr wird dadurch eine abscheuliche Art und Weise zu leben verdeckt: In den USA kostet die Verpackung der Waren so viel wie in ganz Indien die Grundversorgung mit Nahrungsmitteln. Einst hieß Leben emphatisch: kein platonischer Schatten, mehr als animalische Instinktreste, kein bloßer Gesellschaftsreflex, sondern Eigensinn. Jetzt und hier heißt Leben: Darstellung und Marketing möglichst bunter und flexibler Fraktale. An die Stelle von Leben und Tod ist insofern der Markt getreten, als er jene Einheit und jene Kontinuität herstellt, die vordem aus Transzendentialien wie Gott, Natur, Weltgeist oder Subjekt fließen sollten. Deshalb hat wohl „Sinnlosigkeit" allgemein um sich gegriffen; denn der Satz „Ich bin ein buntes und flexibles Fraktal" ist unlogisch, hat keinen „Sinn". Das Skandalöse aber am medizinischen Experimentator ist, daß er etwas wahr macht, was niemand wahrhaben will. Er nimmt andere Menschen als so belanglos, willenlos, bereits abgestorben und zu Stoff geworden, wie es zwar im Gang unseres Zivilisationsprozesses liegt, im Alltagsbewußtsein aber maskiert bleibt. Indem der Experimentator die Devise wahr macht, nach der der Mensch nur dann zählt und nur so viel, sofern und inwieweit er benutzbar ist, scheint sein individuelles Tun mit dem Vernichtungs-Charakter unserer Kultur identisch zu sein. Um so heftiger unser Aufschrei.

Krankheit als Objektiv

Eine andere These, die mir beim Blick auf die gegenwärtige Medizin wichtig zu sein scheint, lautet: Es gibt in unserer ökonomisch-experimentellen Tausch- und Wissensgesellschaft eine strategische Installation, ein akzidentelles Krankheitsobjektiv, durch das gesellschaftliche Mißstände als individuelle erscheinen und behandelt werden nach der Diskursdevise: Gestört, entgleist, gefährlich und destruktiv ist nicht die Gesellschaft, sondern das kranke Individuum.

Unter einem „Objektiv" verstehe ich eine gesellschaftliche Installation, in der sich materiell-diskursive Kulturtechniken, Symbole, Lebenspraktiken, Wirtschafts- und Wissensformen auf eine Weise vernetzen, die eine historisch neuartige Konstruktion von Wirklichkeit entstehen läßt. Da sich diese Installationen, einmal etabliert, aus sich selbst heraus generieren, imponieren sie in eher alltagssoziologischer Betrachtung als Sachzwänge, denen nichts Wirksames entgegengesetzt werden kann. In eher alltagspsychologischer und ethisch-rechtlicher Betrachtung erscheinen sie als Normalität und Normativität, die einzig in der Lage sind, Ordnung, Ruhe und Sicherheit zu garantieren. Im Anschluß an Foucault (z.B. 1978) könnte eine allgemein installierte Strategie „Dispositiv" genannt werden. An die Theoriestelle des Diskurses oder „événement discoursif", das bereits transsubjektiv ist, tritt in seiner Genealogie und Analytik der Macht das „dispositif". Darunter ist eine jeweils historisch spezifische Machtstrategie zur Integration von diskursiven (Aussage-formationen) und nichtdiskursiven Praktiken (Inhaltsformationen institutioneller, ökonomischer, sozialer, politischer usw. Art) zu verstehen, eine Integration von Innen (das Gleiche) und Außen (das Andere, das Schweigen). Die konkrete Gestalt des Dispositivs wird nicht philosophisch, sondern sozialgeschichtlich bestimmt. Weil ich die hinter diesem Theorem stehende Philosophie der Macht, die den Faden der Kritik der Politischen Ökonomie abreißen läßt, nicht mittransportieren möchte, spreche ich jedoch lieber von „Objektiven" als von „Dispositiven".

Das Objektiv der Krankheit, das in der zweiten Hälfte des 19. Jahrhunderts allgemein installiert wurde, erhob die Medizin nach Theologie, Jurisprudenz, Pädagogik usw. zu einer Deutungsmacht. Mentale, körperliche, soziale, politische oder sexuelle Abweichungen wurden nicht mehr oder nicht mehr überwiegend als Verbrechen gegen Gott, die Natur oder die Gesellschaft interpretiert, sondern als eine Krankheit oder Mißbildung des inzwischen entstandenen „bürgerlichen" Individuums, für die es nicht oder nicht ganz und gar zur Verantwortung zu ziehen war, die vielmehr verstanden und behandelt werden mußte. Wie es Objektive (oder Dispositive) so an sich haben, entging auch dem der Krankheit (und Gesundheit) keine und keiner, der irgendwie aus dem Rahmen fiel. Über Konstrukte wie Dégénérescence, moral insanity oder Entartung, die dem Krankheitsobjektiv entsprangen, wurden große Menschengruppen auf einen Schlag mit naturwissenschaftlich drapierten Begründungen humanitär und liberal diskreditiert und einer Zwangsbehandlung unterworfen.

Bei Frauen beispielsweise, die sich gegen den Patriarchalismus stemmten und um Emanzipation kämpften, wurden diverse geistig-seelische Störungen, eine abnorm große Klitoris oder der „falsche", nämlich männliche Orgasmus diagnostiziert, oder sie wurden einer Klitoridektomie unterzogen (vgl. Sigusch 1970). Personen, die politisch als Sozialisten, Revolutionäre oder Deserteure aufgefallen waren, attestierten namhafte Psychiater psychische Entartungen, „moralische" Krankheiten oder auch nur moralische „Verkommenheiten". Zur (Re-)Lektüre empfehle ich: „Diebstahl und socialistische Umtriebe seitens eines Gewohnheitsverbrechers — Moralischer Irrsinn oder moralische Verkommenheit?" (v. Krafft-Ebing 1884), „Psychopathie und Revolution" (Kahn 1919), „Psychiatrische Randbemerkungen zur Zeitgeschichte" (Kraepelin 1919), „Zur Psychopathologie der unerlaubten Entfernung" (Kleist & Wißmann 1920/21) oder „Forensische Begutachtung eines Spartakisten" (Hildebrandt 1920/21). Kein Wunder also, daß das „Große Schema" der „Einteilung der Geisteskrankheiten", das Emil Kraepelin im Namen des Deutschen Vereins für Psychiatrie im Mai 1920 auf dessen Jahresversammlung in Hamburg vorstellte, die einstimmig beschlossene Krankheitseinheit „Gesellschaftsfeinde" enthielt (vgl. Allgemeine Zeitschrift für Psychiatrie, 76. Band

1920/21, Seite 627). Kein Wunder auch, daß die Erfahrungen der Psychiatrie, die sie in geschlossenen Anstalten, in Kriegen und Revolutionen gesammelt hat, bis zur Gegenwart eingesetzt werden. Welche Funktion der „Psychotechnik für den Krieg" vom Ersten Weltkrieg an in diesem Jahrhundert zugekommen ist, kann beispielsweise in Riedessers (1984) gleichnamiger Abhandlung nachgelesen werden.

Viele Beispiele aus der jüngeren Zeit könnten angeführt werden, Beispiele, die zeigten, daß das Objektiv nicht nur weiterhin wirkmächtig ist, sondern daß auch weiterhin „therapeutische" Waffen schwersten Kalibers gegen Abweichende, Aufsässige und ansonsten angeblich Unbehandelbare angewandt werden — wie es zuletzt die Psychochirurgie exzessiv vorexerziert hat (Sigusch 1977, 1978 und 1984a). Indem Psychochirurgen nicht nur anboten, Rädelsführer, Krawallmacher und Terroristen am Gehirn zu operieren, sondern es auf Flugwaffenstützpunkten auch taten, gaben sie zugleich ein immer noch gegenwärtiges Beispiel für die offene politische Instrumentalisierung des Krankheitsobjektivs. Während in diesen Fällen das Über- oder Zurückspringen des Objektivs ins „rein" Politische nach übereinstimmender Meinung der Humanitären deletäre Auswirkungen hat wie bei der NS-Ideologie von der „entarteten" Kunst, erweist sich die Vorstellung, das Zurückdrängen des Krankheitsdiskurses könne Auffälligen Schutz bieten, als das, was sie immer war: eine Illusion. Im Augenblick könnte diese Täuschung am Umgang mit sog. Sexualtätern studiert werden. Ihnen wird von weiten Bevölkerungskreisen und einigen Experten als „Heilmaßnahme" nur noch die Kastration zugestanden, wodurch die Devise der 70er Jahre „Therapie statt Strafe" auf ihren historisch-objektiven Kern reduziert wird: Therapie-Strafe.

Virulent wie zu keiner Zeit in diesem Jahrhundert war der Krankheitsdiskurs in den 70er und 80er Jahren. Nach dem offenkundigen Versagen alter Beschwichtigungs- und Bewältigungsinstanzen wie Seelsorge, Strafjustiz und Erziehung gelang es der Medizin, die sich sogar anschickte, die Psychologie als Heilhilfskunde zu integrieren, den ebenso allgemeinen wie unüberprüfbaren Eindruck zu erwecken, die Not des Lebens wenn schon nicht beseitigen, so doch mildern zu können, und zwar in der ganzen Breite: vom Unbehagen an der Kultur bis hin zur innerfamiliären Destruktivität. So wurde Therapie bei uns tendenziell zum Leben und Leben tendenziell zur Therapie (Sigusch 1985 und 1990). Es fiel schwer, das eine vom anderen zu unterscheiden. Offenbar wurde in diesen Jahrzehnten, als so etwas wie eine Therapiegesellschaft entstand, allgemein gespürt, wie beschädigt unser aller Leben ist, wie sehr es in einer Tausch-, Wissens- und Verstofflichungs-Gesellschaft mit ihren Metamorphosen von Leben und Tod zur Disposition steht. Auf jeden Fall bewirkte das Krankheitsobjektiv eine Therapeutifizierung des Lebens, die weit über den Bereich der Heilkünste hinausreichte und einen Homo patiens produzierte, der sich zum Homo creator, Homo extinctor und Homo materia gesellte, die die Philosophie der Gegenwart beschrieben hatte. Seither sind viele Menschen von bestimmten Fremd- und Selbst-"Behandlungen" abhängig, so daß es viele paramedizinische Subkulturen gibt, die im Bannkreis der Schulmedizin verharren. Die Palette der „Behandlungen" reicht von Medikamenten, beispielsweise Antihypertensiva und Psychopharmaka, die massenhaft verordnet werden, über Selbsthilfegruppen und Verfahren wie die Fußzonenreflextherapie bis hin zum Frühstücksmüsli.

Gegenwärtig mehren sich jedoch allgemeine Zeichen, die für einen signifikanten Zerfall des Krankheits- und Therapieobjektivs sprechen. Die scheinbar selbstmächtige Deutungs-, Beschwichtigungs- und Reparaturmacht Medizin scheint an die Grenze ihrer historisch spezifischen Gültigkeit zu gelangen, wie sich jeden Tag auch an ihrer politischen Demontage ablesen läßt.

Tatsächlich wird der Therapiegesellschaft der 70er und frühen 80er Jahre gegenwärtig nicht nur aus politischem Grund der Kampf angesagt, sondern aus allgemeinem — unter dem Generalmotto der postfordistischen Marktgesellschaft mit ihrem Lean management und ihrer Lean production, das lautet: Selbstdisziplinierung und Selbstoptimierung. Das heißt, alle sollen sich gefälligst selbst gesund, flexibel, mobil und leistungsbereit halten. Ohne es zu ahnen, hat die kostensparende und entlastende Selbsthilfegruppenbewegung, die zu der übermächtigen und teuren Schulmedizin auf Distanz ging, diese Devise vorweggenommen. Setzt sie sich auch im Gesundheitswesen durch, dessen universitärer Teil im Augenblick offen und durchgreifend einer Evaluierung unter ökonomischen Kriterien und solchen der naturwissenschaftlichen Experimentalmedizin unterworfen wird, werden wir wieder den Sozialstatus eines Menschen verläßlich am Zustand seines Gebisses ablesen können und uns an Zeiten einer Klassenmedizin erinnern müssen, von denen einige zwischenzeitlich glaubten, sie gehörten für immer der Vergangenheit an (vgl. Deppe 1998b).

Daß Medizin und Psychologie auch in Zukunft scheinbar in der Lage sein werden, Millionen Gesellschaftsindividuen, die an den Verhältnissen und an sich leiden, zu beschwichtigen, ruhigzustellen, als angeblich somatisch Kranke zu verkörpern, ist fraglich geworden, weil die Deutungsmacht Medizin im Grunde spätestens seit den sog. Materialschlachten des Ersten Weltkrieges keine irgendwie überzeugenden Deutungen mehr geben kann, beispielsweise solche der sog. Gesellschaftsbiologie, und weil die Disziplinarmächte, wenngleich mit Überhängern und Überlappungen, immer dem Gang der Dinge angepaßt worden sind: vom Beichtstuhl zu den Asylen, vom Gefängnis zum Krankenhaus. Heute sind Ärzte, Psychologen und Psychotherapeuten unübersehbar und massenhaft mit sozialen und psychischen Problemen und Störungen konfrontiert (in der Kinder- und Jugendpsychiatrie nach meinem Einblick in etwa zwei Dritteln der „Fälle"), die nur dämpfend und zudeckend „behandelt" werden können, nicht aber „als solche", weil zwischen Gesellschaft und Therapie ein Hiatus klafft, weil eine Gesellschaft keine Krankheit ist, logischerweise also auch nicht behandelt werden kann.

Das Verblassen jener Strategien, die auf Psycho- und Soziotherapie setzten, dürfte zu einer Stärkung des Operationsobjektivs führen. Denn in ihm schießen seit langem wirkmächtige Tendenzen und Strukturimperative unanstößig zusammen. Inbegriff des Therapieobjektivs — selbstredend bis hinein in die Psychoanalyse — war in unserer Kultur des Zerlegens, Absonderns und Verzehrens, der Prothetisierung und der Plastizität durchgehend der experimentell-operative Eingriff. Folglich war der Chirurg auch immer der Inbegriff des „richtigen" Arztes. Indem er den Patienten und sich selbst notwendigerweise und zielgerichtet fragmentiert, zwingt er den Homo materia, der zu Stoff macht und totstellt, mit dem Homo extinctor, der auslöscht, in eine Synthese mit dem Homo creator, der allmächtig schöpft, und dem Homo patiens, der ohnmächtig leidet. Davon aber träumen alle Ärzte und Patienten und damit alle Gesellschaftsindividuen. Vielleicht sind aus diesem Grund in diesem Jahrhundert operative Eingriffe und zum Teil drastische Manipulationen am eigenen Leib bei uns zu einem psychisch ebenso bedeutsamen wie mittlerweile kulturell etablierten Modus geworden, die Not des Lebens wenigstens vorübergehend zu bannen.

Nicht nur die zahllosen „Selbstbeschädiger" und die, denen die Medizin (vgl. Roeder et al. 1995) seit den 30er Jahren allerlei Seltsames bescheinigt (Polysurgical addiction, Dysmorphophobie, Münchhausen-Syndrom, artefizielle Erkrankung, Koryphäen-Killer-Syndrom, Munchausen syndrome in proxy usw.), richten unter dem und mit dem Operationsobjektiv ihr Leben diskursiv-operativ ein und aus, sondern wir alle. Ich denke dabei nicht in erster Linie an die sich selbst als „Zivilisierungstechnik" anpreisende Hirnstereotaxie, sondern an Allerweltseingriffe: an die zahllosen Leistenbruchoperationen bei Männern oder Gebärmutteroperationen bei Frauen, die ärztlich nicht indiziert sind; an die Appendektomien bei jungen Mädchen, die nur psychoanalytisch zu verstehen sind; an die in die Hunderttausende gehenden Schönheitsoperationen, denen sich zunehmend auch Männer unterziehen; an die Eingriffe der Wiederherstellungs-Chirurgie, die auf der Grenze zwischen individueller Intention und medizinischer Indikation liegen; an die operative Rekonstruktion von Präputien bei Männern, die beschnitten worden waren, von Hymen bei Frauen, die wieder Jungfrauen sein wollen, und von Labien bei alten Frauen, deren alte Männer „pralle" Venuslippen wünschen; an die gynäkologischen Gewalteingriffe beim Vaginismus; an die Penisimplantationsoperationen und die Schwellkörper-Autoinjektions-Therapien bei Männern mit Erektionsstörungen, invasive Techniken, die heute alle anderen Therapien der Impotenz verdrängen (Sigusch 1997a).

Im Operationsobjektiv verschränken sich untrennbar kreative und verstofflichende, verlebendigende und totstellende, produktive und unproduktive allgemeine Tendenzen — wie in den meisten medizinischen Verstofflichungen und speziell Experimenten auch. Am deutlichsten zeigt wohl die Wiederherstellungs-Chirurgie beide Züge, wenn sie beispielsweise Patienten mit einem Down-Syndrom ein „menschliches Antlitz" konstruieren will. Irritiert sind wir, wenn wir hören, wie viele Menschen sich die Lippen, die Nase, die Zunge, den Bauchnabel, den Penis oder die Schamlippen durchstechen lassen, um Schmuckstücke zu tragen. „Piercing" heißt diese Leibestechnik. Entsetzt sind wir, wenn ein Mann den Frauenarzt ersucht, die Vagina „seiner" Frau nach den gleich mitgebrachten Maßen seines Penis zurechtzuschneidern, wie mir „aus der ärztlichen Praxis" berichtet wurde. Befremdet sind wir, wenn ein plastischer Chirurg im Beisein seiner im Wortsinn eigenen Frau ohne jede emotionale Bewegung in einer Talkshow schildert, wie er deren Gesicht nach seinen Vorstellungen von Schönheit geformt hat. Wir denken dann an Pygmalion, den legendären König von Kypros. Doch die Legende ist längst zur technologischen Wirklichkeit geworden.

Autodestruktion und Autopoiesis

Im Prozeß der Aufklärung und der Installation der ökonomisch-experimentellen Tausch- und Wissensgesellschaft sind immer mehr Menschen als degeneriert, entartet, gemeinschaftsgefährlich und lebensunwert stigmatisiert, zu Rohstoff und Ballast degradiert, als gesellschaftlich nutzlos und bedeutungslos totgestellt und dem Reich des Unbelebten zugeordnet worden. Dieser Prozeß geht seit den sog. Materialschlachten des Ersten Weltkrieges, seit Auschwitz und Hiroshima und seit den angedeuteten Grenzüberschreitungen mit Hilfe der Wissenschaften weit über das hinaus, was die klassische Philosophie seit Hegel und Marx mit den Begriffen Entfremdung, Vergegenständlichung, Verdinglichung, Reifikation oder Versachlichung zu fassen suchte. Diese Begriffe haben einen utopischen Gehalt. Sie gehören zu einer idealistischen Subjektphilosophie oder zu einer materialistischen Geschichtsphilosophie und sind von deren Optimismus tingiert. Wie der Begriff des Triebes seit Freud der Vernünftigkeit der Realität widerspricht, sie als herrschendes Prinzip denunziert und in sich, um es in Hegels und Adornos Sprache zu sagen, das Wunschbild der Verflüssigung des Festen, des Dinghaften ohne Rest bewahrt, so bewahren die Begriffe der Entfremdung und der Verdinglichung das Wunschbild der ungebrochenen Unmittelbarkeit des Subjekts in sich auf. Diese Konfrontationen binden die Begriffe an das, dem sie sich konfrontieren. Noch als Gegenbilder sind sie von all dem geprägt, dem sie widersprechen.

Während Marx noch an den Fortschritt durch Beherrschung der Natur glaubte und Adorno (1966, Seite 228) an die „Versöhnung von Geist und Natur", ist für Anders (1980a und b) das Buch der menschlichen Eigenliebe zugeschlagen. Die Menschen seien „antiquiert", weil sie sich das, was sie herstellen, nicht mehr vorstellen, weil sie mit ihren Vermögen das, was sie entfesselt haben, nicht mehr erreichen könnten. Seit der Revolutionierung des Homo faber zum Homo creator, der aus Natur Naturprodukte produziere, und zum Homo materia, der sich selbst, beginnend mit Auschwitz, in Rohstoff verwandele, ist für ihn Technik der „Weltzustand"; denn „die Technik ist nun zum Subjekt der Geschichte geworden" (1980b, Seite 9). Die Hoffnung auf Transgression und Revolution, von deren gesellschaftlicher „Naturgesetzlichkeit" Marx durchdrungen war, hat sich ebenso verflüchtigt wie die „Hoffnung auf die Auferstehung", die selbst Adorno (1966, Seite 371) noch nicht losgelassen hatte, obgleich er wie kein zweiter die transzendentale Allgemeinheit der Vernunft als Reflexionsform der Verdinglichung durchschaute.

Der Prozeß der Verdinglichung ist nicht mehr in einem Bereich der Gesellschaft zu lokalisieren. Marx hat zwar beschrieben, wie Beziehungen von Personen in Verhältnisse von Sachen transferiert werden, so daß tote Dinge ein Eigenleben führen und die Individuen nicht mehr voneinander, sondern von Abstraktionen abhängig sind — allerdings im wesentlichen more oeconomico, im Rahmen der Waren- und Tauschverhältnisse, nicht generell. Er konnte sich sogar die Selbstauflösung des Kapitals vorstellen, und zwar dann, wenn Wissenschaft und Technik zu einer direkten Produktivkraft würden. In diesem Fall sah er seine Werttheorie an die Grenze ihrer historischen Gültigkeit gelangen: Wenn „die unmittelbare Arbeit und ihre Quantität als das bestimmende Prinzip der Produktion" sowohl „quantitativ zu einer geringen Proportion herabgesetzt (wird), wie qualitativ als ein zwar unentbehrliches, aber subalternes Moment gegen die allgemeine wissenschaftliche Arbeit, technologische Anwendung der Naturwissenschaften nach der einen Seite, wie [gegen die] aus der gesellschaftlichen Gliederung in der Gesamtproduktion hervorgehende allgemeine Produktivkraft", dann arbeite das Kapital „an seiner eignen Auflösung als die Produktion beherrschende Form" (Marx 1857/58, Seite 587 f.). Dieser Fall ist nicht nur eingetreten, sondern übertroffen worden. Und „das Kapital" spottet realitätsgerechter als je zuvor in seiner Geschichte aller Theorien seiner Selbstauflösung.

Könnte als Elementarform des marxischen Kapitalismus die Ware mit dem Generalobjektiv Tausch bezeichnet werden, tritt in der „spätkapitalistischen", postfordistischen Gesellschaft nicht mehr übersehbar die Elementarform Wissen hinzu mit dem längst objektivierten Objektiv Ver- und Entstofflichung. So weit konnte es nur kommen, weil die Konstruktions- und Destruktionsprozesse der ökonomisch-experimentellen Tausch- und Wissensgesellschaft alle vorausgegangenen Grenzziehungen beseitigt oder in Frage gestellt haben. Indem der bisherigen Natur in immer kürzeren Abständen „naturale" Dinge und Vorgänge hinzugefügt werden, die in ihr gar nicht vorkommen (vom Element Hassium, genchirurgisch veränderten Pflanzen und ungeschlechtlich geklonten Säugetieren bis hin zu menschlichen „Retortenbabies" oder

Schwangerschaften außerhalb der „altnatürlichen" Fruchtbarkeitsperiode), wird beispielsweise die Grenze zwischen Natur- und Gesellschaftsprozeß niedergerissen. Dadurch werden die alten Begriffe und „Tat"-Sachen Leben und Tod, Natur und Gesellschaft ununterbrochen umkodiert, und die metaphorische Rede der kritischen Theoretiker von der „zweiten" Natur, die in Wahrheit die „erste" sei, ist zur Praxis der Sachzwänge geworden.

Das allgemeine, längst zur fest installierten Struktur gewordene Objektiv, das von der Marxschen Kritik der Politischen Ökonomie ebenso antizipiert wird wie von der Luhmannschen Systemtheorie angedeutet, von ihnen aber wegen ihres ökonomischen oder funktionalistischen Reduktionismus und wegen ihres Optimismus nicht begriffen werden kann, habe ich in ersten Versuchen eindimensional pessimistisch mit dem Wort Verstofflichung zu bezeichnen versucht (Sigusch 1984 b 1989). Heute denke ich, ein Terminus wie Hylomatie, in dem Worte des Lebens und des Todes, der Selbstbewegung, Raserei und Stillstellung (wie Stoff, Automation oder Manie) aufscheinen, ruft den Prozeß, der bezeichnet werden soll, dialektischer beim Namen, weil die Verstofflichung von Menschen mit der Entstofflichung von Dingen und die Entstofflichung von Menschen mit der Verstofflichung von Dingen einhergeht, weil es nicht nur abbauende, reduktive, totstellende und vernichtende, sondern auch aufbauende, vermehrende, erweiternde und lebensspendende Ver- und Entstofflichungen gibt und weil der mehrdimensional unschöne Neologismus Hylomatie das Neo-Logische, Auto-Matische, Insichselbstlaufende des Prozesses betont.

Eine Theorie der Hylomatie, auf die ich an anderer Stelle einen Ausblick gegeben habe (Sigusch 1997 b), müßte sowohl Theoreme der Autodestruktion, die vor allem Anders und Adorno entwickelt haben, wie Theoreme der Autopoiesis fortdenken, die vor allem Marx und Luhmann entfaltet haben. Denn Hylomatie ist beides: subjektlose Selbstvernichtung wie subjektlose Selbstfortsetzung, wobei deren einerseits produktiv-erhaltende, andererseits unproduktiv-vernichtende Mechanismen über die epistemische, ökonomische und diskursive Sphäre miteinander dialektisch vermittelt sind, aber „automatisch" ablaufen. Als sog. Sachzwänge, angeblich apriorische Dichotomien, angeblich gesichertes Wissen und angebliche wissenschaftliche Standards sind sie dem Willen der einzelnen Allgemeinen systematisch entzogen. Von den Menschen her gesehen, läuft Hylomatie vor allem auf Verstofflichung hinaus, indem ihnen einst zugesprochene Lebendigkeit, Beweglichkeit, Autonomie und Eigendynamik an die Dinge, nicht zuletzt an die Warendinge, übergehen, die jetzt ein „Eigenleben" führen. Von den Dingen her gesehen, läuft Hylomatie vor allem auf Entstofflichung hinaus, indem sie jetzt über Qualitäten verfügen wie „Liebreiz" (Marx), Sex appeal, Kommunikabilität, Kreativität, Reproduktivität und Destruktivität, die ihnen von den tonangebenden Vertretern der Subjektphilosophie abgesprochen worden sind. Hylomatie ist also zugleich eine Vermittlungskategorie — im Blick auf die erwähnten Theoreme und im Blick auf die Prozesse, die für die moderne Gesellschaft charakteristisch sind: unablässige Metamorphosen von Leben und Tod, durch die Lebendiges totgestellt und Totes verlebendigt wird, durch die Leben und Tod, Natur und Gesellschaft ineinander übergehen. Die Dialektik dieser Gesellschaft fängt die Kategorie der Ver- und Entstofflichung eher ein als die allzu „weiße" Kategorie Autopoiesis und die allzu „schwarze" Kategorie Autodestruktion.

Was tun?

Es ist entlastend und außerdem bequem, mit den herrschenden Objektiven und Strategien Frieden zu schließen: mit dem Wissens- und Wissenschaftsfetisch, der gegenwärtig an den Universitäten im Zuge der direktiven Ökonomisierung der Wissenschaften bis hin zur Abwicklung „unrentabler" Denkfabriken auf terminal erweiterter Stufenleiter sein (Un-)Wesen treibt; mit der perennierenden Suche nach den fixierbar dinghaften Ursachen einer Störung und damit mit dem ubiquitären somatiformen Denken, dem die meisten Patienten und Ärzte automatisch unterliegen; oder mit dem Furor operativus, der für das Objektiv der Krankheit charakteristisch ist. Für einige Medizinkritiker mag diese Annahme immer noch empörend und unangenehm sein. Es spricht aber alles dafür, daß sie insofern realistisch ist, als sie aus der Logik der Objektive resultiert, der die Mystifikation der Sachzwänge entspringt. Zu bedenken ist dabei, daß das, was in der Medizin geschieht, im wesentlichen nur ein Reflex auf gesellschaftliche Strukturen und Mechanismen ist. Manfrau könnte sogar die These wagen, daß im gesellschaftlichen Teilsystem Medizin die allgemeinen Parolen und Diskurse besonders hörig umgesetzt werden.

Wenn Operationalisierung, Somatisierung, Fragmentierung, Kalkulation, Fanatisierung und Verstofflichung allgemein sind, ist niemand durch eine kritische Haltung davor gefeit, sich selbst und andere experimentell zu behandeln. Selbstgerechtigkeit ist also ebenso naiv wie blind. Unter hiesigen Gesellschaftsbedingungen ist es eine Bedingung der Möglichkeit des Überlebens, diesen Objektiven und Mechanismen genüge zu tun. Ohne Ver- und Entstofflichung zerflösse alles, und die Menschen würden auf klassische Weise verrückt. Denn die Gesellschaft hält sich nicht trotz Hylomatie am „Leben", sondern durch sie. So wie sich das alte Subjekt und das alte Objekt, wie sich Menschen und Dinge untrennbar ineinandergeschoben haben, so wie die Dinge jetzt vorgängig sind und die alten Objekte erst so richtig zur Objektivität gemacht haben, wäre den Individuen eine Gesellschaft ohne Verstofflichung wahrscheinlich noch unerträglicher als eine mit Verstofflichung. Folglich ist Kritik in der Gefahr, nicht nur unnachsichtig, sondern auch, um es mit Marx zu sagen, borniert und roh zu sein.

Offenbar gibt es angesicht der Paradoxien und Widersprüche keinen anderen Weg, als in der Theorie radikal pessimistisch und konsequent zu sein, sollen die menschenverachtenden Strategien nicht unwidersprochen bleiben und wollen wir uns selbst nichts schenken, beispielsweise ein besseres Gewissen, weil wir kritisieren und im Einzelfall helfen. Zugleich aber müssen wir in der Praxis radikal optimistisch sein, inkonsequent und pragmatisch vorgehen, also darauf hoffen, daß wir medizinische Experimente und andere Verstofflichungen verhindern können, weil wir uns sonst um ein weiteres Mal selbst verstofflichten, einverstanden mit der Flucht von Menschen vor sich selbst und dem, was sie in der Welt angerichtet haben. Soll Kritik nicht auf dem Rücken von Patienten ausgetragen werden, muß die Realität so, wie sie nun einmal ist, zur Kenntnis genommen werden. Denn schließlich gibt es nicht nur unproduktive, totstellende Experimente und Verstofflichungen, zu denen die Psychochirurgie gehört, sondern auch produktive, verlebendigende, zu denen die Genochirurgie (Sigusch 1995) gezählt werden kann. So notwendig eine Kritik medizinischer Experimente ist, die die Mechanismen der Menschenflucht und Menschenvernichtung nicht nur in der psychosozialen Sphäre des Experimentators oder in der institutionellen Späre der Medizin sucht, so falsch ist ein Rigorismus, der die für uns, die globalen Nutznießer, erweiternde Seite der Prozesse der Ver- und Entstofflichung verschweigt. Es ist nicht nur eine verstofflichende Monstrosität, durch das Züchten körpereigener Knorpel als Unfallopfer wieder ein vorzeigbares Gesicht zu bekommen oder dank transplantierter Leichenteile, gentechnisch produzierter Medikamente und operativ implantierter Mikrochips am wie auch immer hylomatisch umkodierten Leben zum bleiben. Und es ist mehr als eine stoffliche Virtualität, in Internet-Zeiten sein Geschlecht, seinen Körper, seine Rasse oder andere Stigmata zumindest vorübergehend hinter sich lassen zu können. Es ist autodestruktive Autopoiesis, vor allem aber autopoietische Autodestruktion, wobei das „Auto" nicht auf selbstmächtige Subjekte bezogen werden kann, die darüber entscheiden würden, ob sie lieber der zerstörerischen Kreativität oder der kreativen Zerstörung ihren Tribut zu zahlen bereit sind.

Literatur

Adorno TW (1962) Über Statik und Dynamik als soziologische Kategorien. In: Horkheimer M & Adorno TW (Hrsg) Sociologica II. Europäische Verlagsanstalt, Frankfurt a.M. Seite 223 - 240

Adorno TW (1966) Negative Dialektik. Suhrkamp, Frankfurt a.M.

Adorno TW (1969) Einleitung. In: Adorno TW, Dahrendorf R, Pilot H, Albert H, Habermas J, Popper KR. Der Positivismusstreit in der deutschen Soziologie. Luchterhand, Darmstadt. Seite 7 - 79

Anders G (1980a) Die Antiquiertheit des Menschen, Bd. I. (Erstausgabe 1956). 5. Aufl. C.H. Beck, München

Anders G (1980b) Die Antiquiertheit des Menschen, Bd. II. C. H. Beck, München

Anders G (1982) Ketzereien. C. H. Beck, München

Deppe HU (1998a) 25 Jahre Medizinische Soziologie an der J.W. Goethe-Universität in Frankfurt a.m. Arbeitspapiere aus der Abteilung für Medizinische Soziologie, Nr. 18

Deppe HU (1998b) Wettbewerb heißt Selektion. Patientenversorgung im Krankenhaus zwischen ethischen und betriebswirtschaftlichen Kriterien. Frankfurter Rundschau, 16. März 1998, Seite 8

Foucault M (1978) Dispositive der Macht. Merve, Berlin

Foucault M (1993) Die Ordnung der Dinge. Eine Archäologie der Humanwissenschaften. 12. Aufl. Suhrkamp, Frankfurt a.M.

Hildebrandt K (1920/21) Forensische Begutachtung eines Spartakisten. Allg. Z. Psychiat. 76: 479 - 518

Kahn E (1919) Psychopathie und Revolution. Münch. Med. Wochenschr. 66: 96 8- 969

Kleist K, Wißmann F (1920/21) Zur Psychopathologie der unerlaubten Entfernung und verwandter Straftaten. Allg. Z. Psychiat. 76: 30 - 88

Kraepelin E (1919) Psychiatrische Randbemerkungen zur Zeitgeschichte. Süddtsch. Monatshefte 16: 171 - 183

Krafft-Ebing R von (1884) Diebstahl und socialistische Umtriebe seitens eines Gewohnheitsverbrechers. Moralischer Irrsinn oder moralische Verkommenheit? Friedreichs Bl. gerichtl. Med. 35: 216 - 223

Kunz G (1989) Medizinische Experimente mit der Antibabypille. Z. Sexualforsch. 2: 119 - 131

Luhmann N (1997) Die Gesellschaft der Gesellschaft. 2 Bde. Suhrkamp, Frankfurt a.M.

Marx K (1857/58) Grundrisse der Kritik der politischen Ökonomie (Rohentwurf). Europäische Verlagsanstalt, Frankfurt a.M. & Europa Verlag, Wien o. J. [1974]

Marx K (1867) Das Kapital. Kritik der politischen Ökonomie. Bd. I, Buch I. MEW, Bd. 23. Dietz, Berlin 1972

Riedesser P (1984) Psychotechnik für den Krieg. Ihre Funktion vom Ersten Weltkrieg bis zur Gegenwart. Mediatus 4 (5): 5 - 7

Roeder CH, Overbeck G & Müller T (1995) Psychoanalytische Theorien zur Hypochondrie. Psyche 49: 1068 - 1098

Sigusch V (1970) Exzitation und Orgasmus bei der Frau. Enke, Stuttgart

Sigusch V (1977) Medizinische Experimente am Menschen. Beiwerk zum Jb. krit. Med., Bd. 2 (Neuausgabe: Argument-Studienheft 12. Argument-Verlag, Berlin 1978)

Sigusch, V (1978) Begründung des abweichenden Abschlußvotums. Beilage zu Fülgraff G & Barbey I (Hrsg) Stereotaktische Hirnoperationen bei abweichendem Sexualverhalten. Abschlußbericht der Kommission beim BGA. Reimer, Berlin

Sigusch V (1984a) Psychochirurgische Eingriffe zur sozialen und politischen Kontrolle. In: Sigusch V, Vom Trieb und von der Liebe. Campus, Frankfurt a.M. Seite 116-128

Sigusch V (1984b) Die Mystifikation des Sexuellen. Campus, Frankfurt a.M.

Sigusch V (1985) Therapie und Politik. In: Sigusch V, Klein I, Gremliza HL (Hrsg) Sexualität konkret. 5. Aufl. Zweitausendeins, Frankfurt a.M. Seite 20-38

Sigusch V (1989) Kritik der disziplinierten Sexualität. Campus, Frankfurt a.M.

Sigusch V (1990) Anti-Moralia. Campus, Frankfurt a.M.

Sigusch V (1995) Geschlechtswechsel. Rotbuch, Hamburg

Sigusch V (1997a) (Hrsg) Sexuelle Störungen und ihre Behandlung. 2. Aufl. Thieme, Stuttgart

Sigusch V (1997b) Metamorphosen von Leben und Tod. Ausblick auf eine Theorie der Hylomatie. Psyche 51: 835-874

Heinz-Harald Abholz

Probleme des Transfers medizinischen Fortschritts in das System der Gesetzlichen Krankenversicherung (GKV)

Medizinischer Fortschritt dient der Verbesserung der Versorgung. Medizinischer Fortschritt deklariert sich aber auch nicht selten als solcher, um darüber ökonomische Interessen der Anbieter von realen oder vorgeblichen Fortschritten zu realisieren. Anbieter sind sowohl die Hersteller medizinischen Fortschritts als auch die Betreiber und Anwender von medizinischem Fortschritt, also die Ärzteschaft.

Die Kombination der dabei zum Tragen kommenden Motive — Fortschritt zur Verbesserung der Versorgung und ökonomische Interessen — machen ein zentrales Problem des Transfers medizinischen Fortschritts in das GKV-System aus. Dies gilt insbesondere bei endlichen Ressourcen.

Als Ausgangspunkt kann festgehalten werden, daß medizinischer Fortschritt nicht ungeprüft und unmittelbar in die Versorgung eingebracht werden kann — dies gilt für das GKV-System, aber auch für das der Privaten Krankenkassen (PKV)-System, was sich zu weiten Teilen an den Zulassungsbedingungen der GKV orientiert. Medizinischer Fortschritt bedarf der Zulassung und damit der Prüfung, ehe er für die Versicherten im Leistungsangebot umgesetzt werden darf.

Die Problematik stellte sich im wesentlichen für den ambulanten Bereich, gilt grundsätzlich aber auch für den stationären. Für den letzteren allerdings erlangte bislang die Fragestellung keine- hohe Relevanz, da die Kassen zu weiten Teilen mittels Tagessätzen oder Fallpauschalen honorieren, nicht aber die in diesem Zusammenhang erbrachten einzelnen Leistungen. Von daher blieb es den Krankenhäusern und dem ärztlichen Handeln überlassen, welche Methoden des Fortschritts hier im Krankenhaus zur Anwendung kommen und kamen.

Im Folgenden soll daher allein Bezug auf den ambulanten Bereich genommen werden.

Bevor aber über die „Zulassungsbedingungen" medizinischen Fortschritts im GKV-Bereich gesprochen werden kann, erscheint es notwendig, das deutsche Gesundheitssystem in seiner Einmaligkeit bezüglich der Steuerung des Systems in den Grundzügen darzustellen.

Steuerung im deutschen Gesundheitssystem

Das deutsche Gesundheitssystem ist in seinem Konzept einmalig auf der Welt: Es ist ein System des Aushandelns zwischen Leistungsanbietern (Ärzten etc.) und Leistungskäufern (Krankenkassen). Der Staat hat eine rahmengebende Funktion für die Leistungsbeschreibung und Leistungsbereiche. Grundsätzliche Regelungen zu den Verhandlungsbedingungen der Vertragspartner werden festgelegt. Nur für ganz seltene Fälle werden inhaltliche Vorgaben gemacht. Derartige seltene Vorgaben sind z.B.: Die Festlegung auf ein Früherkennungsprogramm (Gesundheitsuntersuchung) oder ein Krebsfrüherkennungsprogramm. Hierzu zählt auch die Festlegung der Zuständigkeit der Krankenkassen für den primärpräventiven Bereich (§ 20 SGB V) als auch deren Rücknahme vor zwei Jahren.

Halten wir fest: Einmalig und charakterisierend für das deutsche Gesundheitswesen ist, daß der Staat nur Rahmenbedingungen vorgibt und sich auf eine Aufsichtsfunktion über die Einhaltung dieser Rahmenbedingungen beschränkt. Alles andere, insbesondere jegliche Konkretion zu Themen der Versorgung, wird in Aushandlung der Vertragspartner — für den ambulanten Bereich Ärzteschaft und Krankenkassen — erbracht.

Die Grundidee bei dieser Aushandlung ist, daß vom finanziellen Interesse her konträre Positionen durch die Vertragspartner (Geldgeber und Geldnehmer) vertreten werden, die sich dann nur über eine inhaltliche Argumentation zu dem „vernünftigsten Weg" verhandeln lassen. Auf dem Hintergrund konträrer finanzieller Interessen — wenig Geld ausgeben wollen versus viel Geld haben wollen — würde eine reine Pattsituation entstehen. Aus dieser herauszukommen ist nur durch inhaltliche Argumentation möglich. So werden — so die Grundidee — Inhalte zum entscheidenden Moment bei Problemlösungen.

Das Modell ist gut in seiner Konzeption. Es hat aber über Jahrzehnte nicht besonders gut funktioniert, da die Ärzteseite immer mit den besseren, d.h. der Medizin-Entwicklung näheren Argumenten ausgestattet war und sehr wohl wußte, für welches Interesse welcher Gutachter gut war. Dank ihrer Autorität und den dazu mobilisierten ärztlichen Gutachtern konnte sich die Ärzteschaft faktisch immer durchsetzten. Es kann davon ausgegangen werden, daß bis Ende der 80er Jahre die Ärzteschaft alles das durchsetzen konnte, was sie durchsetzen wollte. Erst mit Beginn zunehmender Reflexion in bezug auf die Kostensituation — beginnend Anfang der 80er Jahre — begann die Kassenseite „medizinisch aufzurüsten": Zunehmend wurden beratende Ärzte eingestellt, die auch Sachverstand bezüglich der zu verhandelnden Dinge — so des medizinischen Fortschritts — mitbrachten. Mit der ersten Version des SGB V wurde zudem der „Medizinische Dienst der Krankenkassen" als Beratungsinstitution für Grundsatzfragen auch der Innovation für das GKV-System benannt. Das deutsche Modell des Aushandelns mit entscheidender Bedeutung des Sachargumentes wurde somit erst mit Ende der 80er Jahre wirklich realisiert.

Dabei sollte nicht übersehen werden, daß die Ärzteschaft weiterhin den besseren Zugang zu den Experten der Medizin besitzt und weiterhin deutliche Vorteile bei diesem Aushandlungsprozeß hat. Und dennoch sind die Aushandlungen zur Zulassung medizinischen Fortschritts für die Interessen der Ärzteschaft weitaus härter und dabei auf die sachliche Ebene fokussiert, als sie es 10 oder 15 Jahre zuvor noch waren.

Nicht unerwähnt bleiben soll, daß bis zu diesem Zeitpunkt immer von einem Aushandeln *der* Ärzteschaft mit *den* Krankenkassen gesprochen wurde. Dabei wurde suggeriert, daß auf beiden Seiten Einigkeit im Auftreten und in den Interessen besteht. Dies ist aber nicht so: Sowohl die Ärzteschaft hat unterschiedliche Interessen — sie ist in zahlreiche Fachgruppen aufgeteilt - als auch die Krankenkassen haben teilweise divergierende Interessen — insbesondere gilt dies im Zeitalter des Wettbewerbes der Krankenkassen untereinander, so wie es durch die SGB V Revisionen vorgegeben ist.

Mit diesen Unterschiedlichkeiten in den Interessen der beteiligten Krankenkassen einerseits und der Ärztegruppen andererseits wird der Verhandlungsprozeß nochmals politisch modifiziert: Auf politischer Ebene müssen Bündnisse geschlossen werden. Dabei werden dann nicht selten auch in Aushandlungen ganz unterschiedliche Inhalte miteinander in „Ausgleich" gebracht. Die Unterstützung bei der Einführung eines Mammographie-Screenings kann z.B. durch die Unterstützung der Einführung von Langzeit-Blutdruck-Messung zustande kommen. Oder es kann die Höher-Honorierung der Jugend-Vorsorge-Untersuchung gegen die Stillhalte-Politik bei dem Methadon-Programm ausgehandelt werden (Beispiele sind zufällig, aber treffend).

Für die Einheitlichkeit des Auftretens auf seiten der Kassen wie auf Seiten der Ärzteschaft spricht nicht nur die dadurch erreichte Durchsetzungsfähigkeit, sondern auch die durch das Sozialgesetzbuch vorgegebene Notwendigkeit zur Einigung. Wird diese nicht erreicht, so greift der Staat in die Entscheidung ein. Da dies im System der Selbstverwaltung auf keinen Fall gewünscht wird, besteht ein hoher Druck, Verhandlungslösungen der Vertragspartner zu finden.

Wie nun setzt sich dieses System der Regulierung in bezug auf die Einbringung medizinischen Fortschritts in das GKV-System durch?

Zulassung medizinischen Fortschritts

Über die Zulassung für jegliche Form medizinischen Fortschritts im ambulanten Bereich entscheidet der Bundesausschuß von Ärzten und Krankenkassen, ein paritätisch besetztes Gremium mit einem Vorsitzenden, der von der Politik benannt ist und in der Regel aus dem Kreis der Akteure im Gesundheitswesen, also den Krankenkassen, der Politik oder der Ärzteschaft, stammt. Aus dieser Zusammensetzung ergibt sich, daß bei Nicht-Einigung zwischen Krankenkassen und Ärzteschaft immer die Stimme des Vorsitzenden entscheidet.

Um die jeweils anstehenden inhaltlichen Entscheidungen treffen zu können, hat der Bundesausschuß zahlreiche Arbeitsausschüsse, welche die Entscheidung vorbereiten. Die Arbeitsausschüsse sind ebenfalls paritätisch, aber ohne eine sogenannte neutrale Person als Vorsitz zusammengesetzt. Hier wechselt der Vorsitz jährlich zwischen Krankenkassen und Ärzteschaft. Es gibt — in bezug auf den medizinischen Fortschritt — u.a. folgende Arbeitsausschüsse:

1. Ärztliche Behandlungsmethoden
   Dies betrifft neue Methoden der Diagnostik und Therapie

2. Prävention
   Dies betrifft die Kinderfrüherkennung, die Krebsfrüherkennung und die Gesundheitsuntersuchung

3. Mutterschaft
   Dies betrifft sämtliche Untersuchungen und Leistungen im Rahmen der Mutterschaft.

4. Heil- und Hilfsmittel
   Dies betrifft die Zulassung der Leistungen aus diesen Bereichen.

5. Arzneimittel

6. Qualitätssicherung

In diesen Ausschüssen wird nach dem folgenden Prinzip gearbeitet:

a) Neue, von einem der Vertragspartner als wesentlich empfundene Dinge werden per Antrag auf die Tagesordnung gebracht. Die Vertragspartner können hier selbst aktiv werden oder — über „Interessenten" angesprochen — entsprechende Themen, nämlich Verfahren bzw. Medikamente, auf die Tagesordnung zur Entscheidung bringen.

b) Die für die Verhandlung relevanten Informationen sollen mit entsprechender Literatur und Argumentation ausgestattet an alle Mitglieder des Ausschusses versandt werden. Vor einem Jahr ist hierzu ein Katalog von Fragen erarbeitet worden, der eine gewisse Formalisierung in den Anforderungen an die Antragsteller beinhaltet. Diese Fragen sind stark an den Bedingungen von „evidence based medicine" und den kanadischen Richtlinien zur Beurteilung von Studien-Evidence festgemacht.

c) Es findet eine Verhandlung zur Thematik statt, bei der unter Umständen schon Experten mit pro und contra-Position zum Antrag befragt werden können. Auch diese erhalten den formalisierten Fragekatalog zur Thematik. Meist ist zu diesem Zeitpunkt eine Entscheidung zu einem neuen Verfahren noch nicht möglich, so daß es im Rahmen der ersten Sitzung nur darum geht zu klären, welche Fragen mit entsprechendem wissenschaftlichem Material aufgearbeitet werden müßten bzw. welche Experten zusätzlich oder erstmalig geladen werden sollten.

d) Auf der vorgegebenen Sachebene wird dann entschieden, ob ein Verfahren zweckmäßig (mit Nutzen) und in Relation zum Nutzen mit vertretbarem Schaden ist. Danach wird die Wirtschaftlichkeit (insbesondere auch im Vergleich mit anderen Verfahren mit der gleichen Zielsetzung) geprüft. Die Frage der Wirtschaftlichkeit wird jedoch deutlich weniger explizit mit Festlegungen dessen, was eine Gesellschaft noch zu zahlen bereit ist, diskutiert. Dieses unterscheidet sich dann von anderen Ländern, die Fragen der Rationierung nicht tabuisiert haben.

Bei den Verhandlungen besteht die Absprache, als Bezugsrahmen eine Sachebene zu haben, wenn auch nicht selten allzu deutlich wird, daß hier sehr unterschiedliche ökonomische Interessen im Hintergrund bestehen. Besonders deutlich ist dies immer dann, wenn sehr eindeutige Veränderungen in den wirtschaftlichen Interessen von außen vorgegeben sind: So wurden bestimmte Verfahren, die inhaltlich schon entschieden waren (z.B. Einführung von Schmerzakupunktur und Langzeitblutdruckmessung), in dem Moment nicht mehr betrieben und auf sachlicher Ebene als verfrüht angesehen, als ärztliche Leistung unter ein Budget kamen, also von Ärzteseite gar kein Interesse an einer Ausweitung von Leistungen bestand. Für die Interessenlage der Krankenkassen gibt es ähnliche Beispiele.

Probleme bei der Regulierung medizinischen Fortschritts über den Bundesausschuß

Erzwungene Zulassungen. Ein Grundproblem ist, daß es die deutsche Ärzteschaft auch in der Hand hat, Entscheidungen zu ihren Gunsten — trotz der geschilderten Regularien — zu erzwingen: So ist das Verfahren der Routine-Schwangerschaftsbetreuung mittels Sonographie zwar erklärt als „Fortschritt" eingeführt worden. Wesentliches Ziel war jedoch nicht der Fortschritt für die Risiko-Schwangerschaften — für die anderen gibt es gar keinen Nutzen -, sondern die Chance zur Begrenzung der weiter ausufernden Zahl der Sonographien in der Schwangerschaft. Es ging also gar nicht um die Frage, ob Sonographie in der Schwangerschaft als generelle Vorsorgemaßnahme sinnvoll ist oder nicht — dies war zeitgleich durch internationale Studien als sicher mit „nein" zu beantworten. Gleiches gilt momentan für die Einführung einer Früherkennungsmammographie, die zwar sinnvoll ist, bleibt sie auf bestimmte Altersgruppen (ab 50 Jahre) beschränkt, jedoch auch schon als Notprogramm angesehen wird, die zahlreichen versteckten Mammographien (als „kurativ" deklariert) möglichst zu reduzieren. Diese werden nämlich gerade schwerpunktmäßig bei den „falschen Frauen", den jungen, durchgeführt.

Die Ärzteschaft hat es also in der Hand, durch das einfache Erbringen — in beiden Beispielen mit nicht zugelassener Indikation — Tatsachen zu schaffen, die zu einer Nachhinein-Regelung führen müssen.

Ein anderer Mechanismus ist die Erbringung von nicht „zugelassenen" Leistungen mittels Kostenerstattung. Dem Versicherten wird eine private Rechnung gestellt, die er bei der Krankenkasse — mit der neuen Fassung des SGB V für alle Versicherten möglich — dann wieder einlösen kann. Wird dies zu einem Massenproblem, so besteht von seiten der Krankenkassen — wegen der über diesen Weg höheren Kosten — ein großes Interesse, derartige Leistungen einzuführen bzw. sie über den Bundesausschuß generell und grundsätzlich ablehnen zu lassen.

Indikation ist in der Praxis kein wirksames Steuerungsinstrument. Zulassungen — wie die z.B. Schlafapnoe-Diagnostik —, die an Indikationen oder an Qualifikation gebunden sind, stellen keine Steuerung mit realer Auswirkung dar. Die Qualifikationen sind meist relativ leicht zu erreichen, die Indikationen werden nicht berücksichtigt, und zunehmend findet eine Ausweitung in einer Weise statt, die nicht mehr kontrollierbar ist. Dies betrifft auch z.B. sehr teuere diagnostische Verfahren wie Kernspintomographie oder die Einführung der PCR zur Diagnostik (spezielles, teures Laborverfahren) in Zusammenhang mit Hepatitis oder HIV-Infektion. Im therapeutischen Bereich — z.B. die Zulassung eines Alphainterferons bei Multipler Sklerose — gilt das gleiche: Die Indikationen zur Anwendung sind nicht mehr prüfbar bzw. werden nicht berücksichtigt, so daß davon auszugehen ist, daß es zu einer so massenhaften Anwendung kommen wird, daß die finanzielle Basis des GKV-Systems ernsthaft gefährdet wird.

Das Problem der Steuerung medizinischen Fortschritts besteht im wesentlichen darin, daß bei den Betreibern bzw. den Anwendern des Fortschritts in der Regel gleichzeitig ein finanzielles Interesse zur Ausweitung besteht, so daß hierüber — gestützt auch durch juristische Argumentationen — eine für den einzelnen und die Versichertenschaft insgesamt vernünftige medizinische Lösung nicht in Aussicht ist. Der Einklang von sachlichem Interesse an Innovation mit einem finanziellem Interesse macht also einen wesentlichen Anteil des Problems aus.

Probleme der Kompetenz. Andere Länder haben zur Prüfung von Nutzen und Schaden Institutionen mit hoher wissenschaftlicher Kompetenz installiert. Diese werden als „health-technology-assessment" Einrichtungen geführt und haben die Funktion der inhaltlichen Beratung zur Nutzen-, Schaden- und Kostendimension eines neuen Verfahrens. In Deutschland gibt es dies nur in Form des ehemaligen BGA (Bundesgesundheitsamt) für den Pharmakobereich, wobei die Zulassung hierfür dann nochmals aufgrund des Prüfungsauftrages nach Zweckmäßigkeit und Wirtschaftlichkeit endgültig erst vom Bundesausschuß für den GKV-Bereich bestätigt werden muß.

Bei allen technischen Verfahren im Bereich von Diagnostik und Therapie jedoch gibt es eine derartige Institution in Deutschland nicht, so daß die Arbeitsausschüsse selbst die Sachlage klären müssen. Dies ist bei der personellen Ausstattung grundsätzlich konzeptionell nicht im Ansatz zu erfüllen. Die eingangs geschilderte Interessenlage, die immer Einfluß nimmt auf inhaltliche Sichtung und Wichtung, ist ein weiteres Hinderungsmoment für eine gewissenhafte Prüfung wissenschaftlichen Fortschritts mit Relevanz für den GKV-Bereich. Dies schlägt sich selbstverständlich auch in den Parteilichkeiten von Gutachtern/Experten nieder — insbesondere, weil diese in Deutschland ganz vorwiegend nur klinisch, nicht aber klinisch-epidemiologisch denken können.

Was momentan also in den Arbeitsausschüssen geschieht, kann bestenfalls als Übergang angesehen werden. Manchmal dürfte es für einen Außenstehenden, insbesondere Ausländer, wie eine Hobby-Werkstatt wirken, bei der mit gutem Willen, aber laienhaft über Millionen und Milliarden entschieden wird.

Der politische Entscheidungsprozeß. Wie aber sieht es um den politischen Entscheidungsprozeß an sich aus? Kann dies weiterhin ein Bundesausschuß — letztlich die Stimme des Vorsitzenden (wenn auch so nie vorgekommen) — sein, der über den gesamten inhaltlichen Bereich der GKV-Entwicklung der Medizin per Zulassung entscheidet?

Was wären Alternativen innerhalb unseres Systems der Aushandlung zwischen Vertragspartnern? Hier sollen denkbare Alternativen aufgeführt werden:

a) Eine staatliche Behörde entscheidet: Vorteil wäre ein höherer Grad von demokratischer Legitimation. Der Nachteil bestünde in der Sprengung des bisherigen Systemes der Aushandlung zwischen den Vertragspartnern.

b) Größeres Anhörungsverfahren mit verpflichtender Berücksichtigung von Patientenverbänden, aber auch Lobbyisten?

Vorteil und Nachteil wage ich nicht abzuschätzen, neige aber zum Urteil, daß mehr Nachteile bestehen. Wenn man die damit induzierte Propaganda-Maschine sieht, die mit Sicherheit aufgebaut werden würde, um „Neues" —

und Gewinnbringendes — durchzubringen, ist ein Nachteil sowie die Unmöglichkeit rationaler Entscheidung auf diesem Hintergrund deutlich. Die Technik-Orientierung der Medizin würde zudem größer werden, da hier die größte Propaganda-Potenz zu vermuten sein dürfte.

c) Jetziges System unter gleichberechtigter Beteiligung der unter a) vorgeschlagenen staatlichen Behörde: Grundidee hierbei ist, daß damit die Versicherten sowie übergeordnete und ausgleichende Interessen der Bevölkerung stärker berücksichtigt werden.

Welcher Fortschritt?

Ein Problem aber wird nicht kleiner, sondern größer, wenn die hier angedachten oder ähnliche Verbesserungen zur Regulierung der Einführung medizinischen Fortschritts in das GKV-System realisiert werden würden: Die Diskrepanz zwischen medizinischem Fortschritt und dem, was — wahrscheinlich — ärztlicherseits für die Versorgung gebraucht wird. Was ist hier gemeint? Medizinischer Fortschritt wird heute — und anders ist dies kaum noch denkbar — beurteilt nach

a) Nähe zu einer naturwissenschaftlichen Erklärung;

b) rationalem und methodisch gutem Studienbeleg für die Effektivität einer Methode (bio-statische Ebene) und

c) ausreichend breiter Studienlage zum Nutzennachweis.

Dies sind an sich verteidigungswerte Ansätze, bei alleiniger Berücksichtigung jedoch bleibt das gesamte Feld außerhalb einer naturwissenschlich-statistisch orientierten Medizin mehr oder minder ausgespart. Dies gilt sowohl für die Homöopathie, Akupunktur, die Naturheilkunde und viele weitere Verfahren bis hin zur Irisdiagnostik. Grundsätzlich sind diese Verfahren auch mit einer bio-statistischen Methodik untersuchbar und damit im Nutzen auf dieser Ebene beurteilbar. Nur wird dies aus den unterschiedlichsten Gründen nicht gemacht und steht an dieser Stelle auch nicht im Zentrum der Argumentation.

Wenn der ärztliche Behandlungsauftrag darin besteht, das Beste für den Patienten zu tun, und nicht darin besteht, diagnostische und therapeutische Verfahren mit Nutzennachweis nur anzuwenden und ansonsten nichts zu tun, dann taucht hier ein Problem auf: viele Behandlungsprobleme finden eben keine rationale Therapie als Antwort, weil es diese nicht gibt, diese nicht untersucht ist, diese nicht vom Patienten vertragen oder diese nicht vom Patienten gewünscht wird. Insbesondere im ambulanten Bereich mit seinem deutlich von der stationären Versorgung sich unterscheidenden Spektrum von Diagnosen und Behandlungsanlässen ist dies ein qualitativ und quantitativ riesiges

Problem. Angesprochen ist hiermit auch das Problem der sogenannten Placebomedizin und deren Notwendigkeit. Führt die Prüfung medizinischen Fortschritts dazu, daß dieser Bereich nicht mehr bedient werden kann, so verarmt unsere ärztliche Behandlungsmöglichkeit entscheidend.

Und noch eine weiteres Problem besteht hier: Möglicherweise gibt es ja einen — über den Placeboeffekt hinausgehenden — wesentlichen Nutzen auch im Bereich außerhalb der Schulmedizin — nur wird hier nicht untersucht. Förderung von Forschung hat wenig Interessenten, so daß die Studienlage mager ist, was sich negativ in der „evidence" zu einer Methode niederschlägt. Die Forschung im Bereich der Laser-Medizin wird selbstverständlich weitaus mehr und breiter gefördert als die der Akupunktur bei der Behandlung von Sucht oder der „Effekt" von Sterbebegleitung durch den Hausarzt.

Das formal gleiche Problem besteht in bezug auf den gesamten nicht-technischen Bereich von Medizin: Hausärztliche betreuende Zuwendung bei Leiden, die nicht heilbar sind, und eine psychosomatische Grundbetreuung sowie die Psychotherapie an sich sind Bereiche, die zwar grundsätzlich in ihrem Nutzen durch Studien beurteilbar sind. Ein derartiger Nutzenbeleg mittels empirischer Studien ist aber aufgrund der Komplexität der Versorgungsaufgabe als auch der Versorgungsziele ein methodisch sehr schwieriges Unternehmen. Entsprechend häufig unterbleibt es; insbesondere auch, weil sich hierfür eher kein Forschungsförderer findet.

Es ist also nicht nur so, daß die sogenannte komplementären Verfahren an den Rand gedrängt sind, legt man zunehmend mehr Wert auf studiengestützten Nutzennachweis. Es geht vielmehr um den gesamten Kernbereich ärztlicher Tätigkeit in seiner Komplexität. Und hierbei ist es wiederum die Seite der Betreuung von einerseits psychosomatischen Störungen und andererseits der Begleitung des Kranken in seinem oft nicht heilbaren Leid, das durch „evidence based medicine" nur schwer — methodisch schwierig — untersuchbar ist und somit an den Rand gedrängt wird.

Daher wird jede der oben angesagten Regulierungen und Verfahren zur Einführung medizinischen Fortschritts in die GKV mit zu einem Kulturwandel der Medizin beitragen. Das westlich-vernünftige, naturwissenschaftlich-statistisch orientierte Denken wird mehr denn je das Feld bestimmen. Es sei denn, es werden intelligente Lösung dafür gefunden, auch den Bereich innerhalb des Fortschrittsparadigmas zu berücksichtigen, der „allein" auf Erfahrung, Plausibilität und dem Wunsch basiert, dem Patienten zu helfen und Mitleid zu zeigen.

2. Teil:
Arbeitswelt und Gesundheit

Heidrun Kaupen-Haas

Industrielle Pathogenität und Krankheit[1]

Wenn man das Verhältnis von Pathogenität und Krankheit thematisiert, ist die alte Frage nach Gewalt und Herrschaft in Gestalt des technischen Fortschritts berührt. In diesen Komplex gehört auch die Entwicklung der industriellen Arbeit. In der Sprache des historischen Materialismus geht es zum einen um die Einverleibung von „Naturkräften" als „Produktivkräfte", d.h. als Gegenstand industrieller Arbeit und als Gegenstand von Eigentum. So heißt es beispielsweise bei Antonio Gramsci (1992, Seite 482): *„Als Naturkraft existierte die Elektrizität auch vor ihrer Reduktion auf Produktivkraft, wirkte aber nicht in der Geschichte, war nicht historisches Element der menschlichen Geschichte."* Darüber hinaus muß der Prozeß der psycho-physischen Formierung aufgezeigt werden, insofern er ein notwendiges Seitenstück zur Herstellung von fungiblen ArbeiterInnen ist. Während Frederick Winslow Taylor den Prozeß der wissenschaftlichen Zurichtung noch in das drastische Bild vom „dressierten Gorilla" (Gramsci 1992, Seite 515) faßt, lassen sich im Laufe des 19. und 20. Jahrhunderts differenziertere Techniken aus dem Umfeld der Psychophysik erkennen (Heintz 1993). Der „dressierte Gorilla" war Leitbild für die sozialhygienischen Aspekte, die unter den Begriffen des „Amerikanismus" in Gestalt des „Fordismus" und „Taylorismus" in der westlichen Welt umgesetzt wurden (Gramsci 1992; Ebbinghaus 1984). Es ging dabei um die Dressur der „wilden" Natur des Menschen, was eine Disziplinierung von Sexualitäten (vgl. auch Bologna 1989), die „Vermännlichung" der Arbeitskraft und die Steigerung der „puritanischen" Wirkungen des technischen Fortschritts einschloß (Gramsci 1991). Die Drastik der Bildsprache sollte aber nicht über die subtileren Machttechniken hinwegtäuschen. Denn es zeigt sich, daß der Einsatz einer „technischen Maschine", die die Industrialisierung antreibt, einer anderen treibenden Kraft bedarf: nämlich einer „pädagogischen Maschine", die mit „unsichtbarer Hand" die industrielle Zurichtung des Menschen — seines Bewußtseins (Dreßen 1982) und seines Körpers — bewirkt.

Eine andere Seite dieser psycho-hygienischen Politik ist die Repression (Roth & Behrens 1974). Denn mit dem Verlust der Kolonien verlagerten sich die konstruierten Feindbilder von äußeren auf innere Feinde. Diese hatten — analog zu den „Wilden" in den deutschen Kolonien — sozusagen die Evolution

---

[1] überarbeitete Fassung der Einführung. In: Kaupen-Haas & Rothmaler (1995, Seite 9-14)

vom „Tier" zum „Menschen" nicht vollzogen. Die eugenische Variante des Industrialismus kommt hier ins Spiel. Das stigmatisierende Konstrukt des „inneren Feindes" soll die Abwehr von Ansprüchen bzw. Ausgrenzung legitimieren. Zu den „inneren Feinden" zählten z.b. Arme und Leistungsverweigerer (Dreßen 1986). Wie Gabriele Moser in „Sozialneurose und Psychohygiene. Entwicklung eines Deutungsmusters" aufzeigt, werden im Zusammenhang mit der arbeitsmedizinischen Beurteilung von Haftpflichtansprüchen der Berufserkrankten solche Feindbilder gegen AntragstellerInnen virulent, denen Betrug, Täuschung oder Simulation unterstellt wird (Moser 1995).

Psycho-Hygiene steht aber auch für ein pädagogisches Projekt zwischen Sozialwissenschaften und Naturwissenschaften im Prozeß der Industrialisierung. Dabei stellen sich die Einsätze der „pädagogischen Maschine" als „Schmieröl" für das Funktionieren der „technischen Maschinen" im einzelnen. Es zeigt sich, daß es ein Zusammenspiel von wissenschaftlichen und Anwendungsnormen als wesentlicher Bestandteil des pädagogischen Projekts in der Gesundheitsförderung und der arbeitsmedizinischen Krankheitsbewältigung gibt. In anderen Worten: das pädagogische Projekt ist von der Art, daß offene Repression und Gewalt in dem Maße in den Hintergrund rücken, wie die Arbeitersubjekte selbst sich den wissenschaftlich miterzeugten Gesundheitswerten und Normen unterstellen oder Maschinennormen unterstellt werden. Macht/Ohnmacht, Freiheit/Gehorsam sind die Namen dieser Unterwerfung; Renate Mayntz stellt Strukturveränderungen in großen technischen Systemen fest, nämlich die Ablösung von Hierarchien durch Netzwerke. Individuelle Selbstbestimmung wird dadurch nicht gesteigert. (Mayntz 1993)

Pathogenität und Krankheit im industriellen Bereich wird also weniger durch offene Repression als über disziplinierende Konzepte geregelt. Ein wesentliches Moment subjektiver Disziplinierungen erfolgt im Modus des Zugangs zur sozialen Sicherheit, die sich im Versicherungswesen institutionalisiert. Dazu gehört die Unfall-, Kranken- und Rentenversicherung. Dieser Bereich, insbesondere die Unfall- und Rentenversicherung wird von der Arbeitsmedizin entscheidend mitgestaltet. D.h., daß die Arbeitsmedizin als Umschlagplatz wissenschaftlich-technischer Normsetzungen den Zugang zu Versicherungsleistungen steuert. Untersuchungen zeigen, daß die arbeitsmedizinische Gestaltung im wesentlichen restriktiv praktiziert wird und durch Mißtrauen gegenüber ihrem Klientel geprägt ist (Vogel 1995). Ein schlagendes Beispiel für diese Haltung stellt die sogenannte Diagnose „Rentenneurose" dar. Wie im ersten Weltkrieg die Kriegsneurosen von den Psychiatern als „Hinterhältigkeit" und „Feigheit vor dem Feind" denunziert wurden, so konstruierten die Arbeits- und Versicherungsmediziner in der Folgezeit eine Entsprechung auf dem Felde der Rentenansprüche (s. Milles 1995, Andersen 1995, Manz 1995, Johanning 1995).

Im weiteren Verlauf der wissenschaftlich-technischen Entwicklung im 20. Jahrhundert verschiebt sich das arbeitsmedizinische Vorgehen: Während im 19. Jahrhundert die restriktiven Kriterien am Phänotyp des Arbeiters und seiner Verhaltensweisen gewonnen wurden, konzentriert sich im 20. Jahrhundert die Regulierungsmacht der Arbeitsmedizin mehr und mehr auf das naturwissenschaftlich-technische Konstrukt des Genotyps. Hierbei wird das Forschungskonzept der Genomanalyse zu einem brisanten Gegenstand arbeitsmedizinischer Diskussionen. Das professionelle Wissen ist von der Art, daß es das Paradigma der Erbbiologie bzw. der menschlichen Genomanalyse zu bestätigen scheint (Hien 1994 und 1995).

Soziale Sicherheit, die sich teilweise versicherungstechnisch materialisiert, ist eng mit den Begriffen „Risiko" und „Schutz" verknüpft. Die soziale Sicherheit in Form von Arbeits- und Versicherungsschutz verspricht, das Subjekt vor allen möglichen Gefahren zu schützen (vgl. Machtan 1992; Roth 1993).

Aber dieser Schutz verläuft nur in dieser einen Richtung. Das zeigt z.B. die Seuchenanalyse, die modellgebend für die Entwicklung des Arbeits- und Unfallschutzes war. Wie die Seuchen nach Schutz vor Ansteckung rufen, so bezieht sich die Suche nach bakteriellen Ansteckungsherden auch auf das Kollektiv der Arbeitenden: Das Kollektiv wird selbst als ein Risikofaktor mit (politischen) Ansteckungsgefahren imaginiert (Moser 1995). Eine besondere Pointe stellt die Rede vom „Restrisiko" dar. Im Ton eines ressentimentgeladenen Vorwurfs vorgetragen, macht dieser das Phantasma einer totalen und totalitären Beherrschbarkeit von Leben erschreckend deutlich.

Christiane Rothmaler und ich haben eine fünfbändige Reihe mit dem Titel „Sozialhygiene und Public Health" konzipiert. Der zweite Band dieser Reihe ist dem Problemkreis „Industrielle Pathogenität und Krankheit" gewidmet (Kaupen-Haas & Rothmaler 1995). Es werden darin folgende Themen behandelt:

- Das Berufskrankheitenkonzept der Bismarkschen Sozialgesetzgebung

- Unfälle als Störfälle der Produktion

- Schadensregulierung durch Ausgrenzung der Unfallopfer

- Suche nach dem Unfallherd im Körperinnern des Unfallopfer

- Zur „Motivation", riskante Arbeitsplätze zu übernehmen

- Anerkennungsverfahren von Gesundheitsschädigungen am Arbeitsplatz

- Auslagerung industrieller Pathogenitäten in sog. Dritte Welt

- Genetische Disposition als Dispositiv der Arbeitsmedizin.

So unterschiedlich und weitgefächert die einzelnen Beiträge sind, so zeichnet sich doch ab: In Ergänzung der Epidemiologie muß ein Dispositiv unterschiedlicher Instanzen angenommen werden, über das sich das Verhältnis von industriellen Arbeitsbedingungen und Krankheit herstellt. D.h. es handelt sich nicht nur um ein einfaches Ursachen-Wirkungs-Verhältnis, sondern um ein vielgliedriges Wirkungsgeflecht, das über bürokratische Apparate ebenso wie über disiziplinierende Modellierungen der beteiligten Subjekte führt.

Literatur

Andersen A (1995) Dem Arbeiter können „gewisse Gefahren nicht erspart werden" - Unfallversicherung und arbeitsbedingte Erkrankungen. In: Kaupen-Haas H, Rothmaler C (Hrsg.) Industrielle Pathogenität und Krankheit. mabuse-Verlag, Frankfurt, Seite 53-68

Bologna S (1989) Theorie und Geschichte des Massenarbeiters in Italien. In: 1999. Zeitschrift für Sozialgeschichte des 20. Jahrhunderts, 2: 10-26.

Dreßen W (1982) Die pädagogische Maschine. Zur Geschichte des industrialisierten Bewußtseins in Preußen/Deutschland, Frankfurt/Berlin u.a.

Dreßen W (1986) Modernität und innerer Feind. In: Boberg J, Fichter T, Gillen E (Hrsg.) Die Metropole. Industriekultur in Berlin im 20. Jahrhundert. München, Seite 262-281

Ebbinghaus A (1984) Arbeiter und Arbeitswissenschaft. Zur Entstehung der „Wissenschaftlichen Betriebsführung". Opladen

Gramsci A (1991) Gefängnishefte. Erstes Heft. Argument-Verlag, Hamburg, Seite 134.

Gramsci A (1992) Gefängnishefte. Viertes Heft. Argument Verlag, Hamburg

Heintz B (1993) Die Herrschaft der Regel. Zur Grundlagengeschichte des Computers. Frankfurt/New York

Hien W (1994) Chemische Industrie und Krebs. Zur Soziologie des wissenschaftlichen und sozialen Umgangs mit arbeitsbedingten Krebserkrankungen in Deutschland. Bremerhaven

Hien W (1995) Chemische Industrie und Arbeitsmedizin. In: Kaupen-Haas H, Rothmaler C (Hrsg.) Industrielle Pathogenität und Krankheit. mabuse-Verlag, Frankfurt, Seite 95-114

Johanning E (1995) Verlagerung industrieller Pathogenitäten in Ländern der sogenannten Dritten Welt. In: Kaupen-Haas H, Rothmaler C (Hrsg.) (1995) Industrielle Pathogenität und Krankheit. mabuse-Verlag, Frankfurt, Seite 79-95

Kaupen-Haas H, Rothmaler C (Hrsg.) (1995) Industrielle Pathogenität und Krankheit. mabuse-Verlag, Frankfurt

Machtan L (1992) Prolegomena für eine neue wissenschaftliche Diskussion. Über die (Be)Gründung des deutschen Sozialstaats im 19. Jahrhundert. In: 1999, Zeitschrift für Sozialgeschichte des 20. und 21. Jahrhunderts, 2:54-98

Mantz A (1995) Aktuelle Probleme im Berufskrankheitenwesen. In: Kaupen-Haas H, Rothmaler C (Hrsg.) Industrielle Pathogenität und Krankheit. mabuse-Verlag, Frankfurt, Seite 69-78

Mayntz R (1993) Große technische Systeme und ihre gesellschaftstheoretische Bedeutung. In: Kölner Zeitschrift für Soziologie und Sozialpsychologie, 45: 97-108

Milles D (1995) Das Unfallparadigma in der Entwicklung des Berufskrankheitenkonzepts. In: Kaupen-Haas H, Rothmaler C (Hrsg.) Industrielle Pathogenität und Krankheit. mabuse-Verlag, Frankfurt, Seite 15-28

Moser G (1995) Sozialneurose und Psychohygiene. Entwicklungen eines Deutungsmusters. In: Kaupen-Haas H, Rothmaler C (Hrsg.) Industrielle Pathogenität und Krankheit. mabuse-Verlag, Frankfurt. Seite 41-52

Roth KH, Behrens E (1974) Die „andere" Arbeiterbewegung und die Entwicklung der kapitalistischen Repression von 1880 bis zur Gegenwart. Ein Beitrag zum Neuverständnis der Klassengeschichte in Deutschland. München

Roth KH (1993), Intelligenz und Sozialpolitik im „Dritten Reich". Eine methodisch-historische Studie am Beispiel des Arbeitswissenschaftlichen Instituts der Deutschen Arbeitsfront, München/New Providence/London u.a.

Vogel A (1995) Stigmatisierung von Berufserkrankten. Kontinuitäten und Brüche. In: Kaupen-Haas H, Rothmaler C (Hrsg.) Industrielle Pathogenität und Krankheit. mabuse-Verlag, Frankfurt. Seite 29-40

Gine Elsner

Von Lehrstühlen und Lehrstellen

Der April in Bad Kreuznach war wunderschön. Die Sonne schien, es war frühlingshaft warm, und die ersten Bäume standen in Blüte. Ich war Zuhörerin auf dem psychiatrischen Symposium, das im April 1970 in Bad Kreuznach stattfand. Die Autofahrt im Volkswagen-Käfer von West-Berlin war langwierig gewesen — ich arbeitete als Assistenzärztin in Berlin in einer psychiatrischen Landesnervenklinik. Es war die Zeit vor den Ostverträgen, als Fahrten über die DDR-Transitstrecken oftmals mühsam waren.

In Bad Kreuznach sah ich Uli Deppe zum ersten Mal: Er referierte dort über „Medizinsoziologische Bemerkungen zur Ökologie und Epidemiologie am Beispiel von schizophren Erkrankten". Da war die Rede von amerikanischen Studien, die aufgezeigt hatten, daß die Schizophrenie in verschiedenen Bevölkerungsschichten unterschiedlich häufig auftrete (Deppe 1970). Solche Aussagen — daß Krankheiten und insbesondere psychiatrische Krankheiten einen sozialen Bezug hätten — waren damals etwas völlig Neues. Zum Staatsexamen zwei Jahre zuvor hatte ich in dem von Gerhard Kloos (1966) geschriebenen Lehrbuch gelernt, daß die Schizophrenie erblich sei. Gerhard Kloos war ein typischer Vertreter der Generation der Medizinprofessoren, bei denen wir studierten: Er war als Leiter einer Heil- und Pflegeanstalt Anfang der 40er Jahre in Euthanasieaktionen eingebunden gewesen, ging aber in einem später gegen ihn durchgeführten Prozeß straffrei aus (Roth 1984, Thom 1989).

Im Gefolge der Achtundsechziger-Studentenbewegung tauchte zum ersten Mal das Wort „Sozialpsychiatrie" auf. Das Wort „sozial" bedeutete dabei zweierlei: Zum einen ging es darum, die soziale Verursachung von psychiatrischen Erkrankungen aufzudecken, und zum anderen wurden soziale Faktoren in der Therapie postuliert. Nicht mehr nur Verwahranstalten sollten psychiatrische Kliniken sein! Als Medizinalassistentin hatte ich noch 1969 in Hamburg käfighohe Zäune in der Psychiatrie erlebt, die den Patienten wie den Tieren im Zoo nur eine geringe Bewegung erlaubten. Wachsäle hatte ich vorgefunden, die als Durchgangsräume für das Klinikpersonal fungierten und den Patienten jegliche Intimität raubten. Das sozial-psychiatrische Konzept sah demgegenüber anders aus: menschlicher mußte es zugehen, und die Barriere zwischen Arzt und Patient sollte verkleinert werden. Der erste Schritt dahin war, daß wir den weißen Kittel, dieses Statussymbol des Arztes, auszogen.

Wir wollten keine autoritären Strukturen. Denn die antiautoritäre Studentenbewegung hatte nicht nur unter den Talaren der Spektabilitäten und Magnifizenzen Muff von tausend Jahren gesehen! Mit der Rezeption der Frankfurter Schule konnte auch die Studie von Adorno und anderen (1968) über den „autoritären Charakter" nachgelesen werden, die nach dem „faschistischen Potential" autoritärer Charakterstrukturen fragte. Die literarische Verknüpfung von autoritärem Machtmißbrauch und Wahnsinn fand sich später in Bernward Vespers (1977) Buch „Die Reise": Ein übermächtiger nationalsozialistisch gesinnter Vater, der den Sohn in den Wahnsinn treibt. Verständlich also, daß sich junge Ärzte dieser antiautoritären Generation für die Psychiatrie interessierten. Bad Kreuznach war der Beginn eines Diskussionszusammenhangs. Dann folgten Mannheim („Mannheimer Kreis") und später die Gründung einer sozial-psychiatrischen Gesellschaft.

Die Forderung, den Medizinstudenten mehr Wissen über soziale Rahmenfaktoren und über soziale Krankheitsursachen zu vermitteln, führte im Herbst 1970 zu einer neuen Approbationsordnung. Eine Reihe von neuen Fächern wurde in die ärztliche Ausbildung eingefügt: medizinische Soziologie, medizinische Psychologie, Sozialmedizin und Arbeitsmedizin. Obwohl gerade die Arbeitswelt für das Leben von Menschen einen ganz zentralen Bereich darstellt — sie kam bis dahin weder in der Medizinerausbildung noch in der ärztlichen Tätigkeit vor! Obwohl die Frage, ob Menschen Arbeit haben oder nicht, von großer Bedeutung ist für die ganze Familie — die Arbeitswelt tauchte im medizinischen Curriculum nicht auf. Nie hatte ich während meines universitären Studiums irgendwann einmal das Wort Berufskrankheit, arbeitsbedingte Verursachung oder Arbeitsunfall gehört. Was ich statt dessen gehört hatte, war, daß Krankheitsursachen genetisch bedingt seien, anlagebedingt, schicksalhaft oder konstitutionell verursacht. Genauso wie bei den psychischen oder psychiatrischen Erkrankungen suchten wir jetzt nach den sozialen Bezügen von arbeitsbedingten Krankheiten. Hier half nun nicht die Freudsche Psychoanalyse weiter, sondern die Marxsche Gesellschaftsanalyse.

Wenn sich Menschen bei strapaziöser Tätigkeit in überlangen Arbeitszeiten verausgaben, dann kann es nicht verwundern, wenn Knochen und Gelenke verschleißen. Wieder war mir Uli Deppe zeitlich etwas voraus. Als ich in der Psychiatrie gekündigt hatte, weil ich meine Neigung für die Arbeitsmedizin entdeckt hatte — da war sein Buch über „Industriearbeit und Medizin" (1973) bereits erschienen. Seitdem ist mehr als ein Vierteljahrhundert vergangen. Aber mehr denn je gilt heute, was dort über die Ursachen von Arbeitsunfällen und über die Folgen von Nacht- und Schichtarbeit geschrieben steht. Über die erhöhten Arbeitsunfallraten von ausländischen Arbeitnehmern wurde berichtet; aber auch über Strategien der Betriebe, die Anzahl der meldepflichtigen Unfälle zu mindern, indem „infolge werksärztlicher Maßnahmen weniger Unfälle angezeigt werden", so daß „ein innerbetrieblicher Filter zwischen dem Verletzten einerseits und dem Haus- oder Durchgangsarzt andererseits eingezogen" werde (Seite 174). Obwohl zur Zeit, als das Buch erschien, eine wirtschaftliche Phase der Vollbeschäftigung bestand — erst Ende 1973 gab es einen ersten Schock durch die Ölkrise —, haben diese Aussagen ihre Richtigkeit behalten. Sogar mehr denn je: denn die totale Liberalisierung des Markts und Dumpinglöhne für Ostarbeiter erhöhen das Risiko für Arbeitsunfälle. Deregulierungen und Arbeitszeitflexibilisierungen haben inzwischen zu vielfältigen Formen der Nacht- und Schichtarbeit geführt. Alle medizinischen Erkenntnisse über die Gesundheitsschädlichkeit von Nachtarbeit haben nicht verhindern können, daß immer mehr Menschen — inzwischen auch Arbeiterinnen — nachts arbeiten müssen. Immer noch gilt aber das, was Uli Deppe vor einem Vierteljahrhundert schrieb, daß der Mensch sich nicht an eine Nachtarbeit gewöhne, weil „das Zeitbewußtsein nicht von gesellschaftlichen Inhalten abgehoben werden kann" (Seite 128).

Heute gibt es eine nahezu lückenlose betriebsärztliche Versorgung der Beschäftigten auf Grund des Arbeitssicherheitsgesetzes, das kurze Zeit nach dem Erscheinen des Deppe-Buchs verabschiedet wurde. Es gibt Fachärzte für Arbeitsmedizin; es gibt Lehrstühle für Arbeitsmedizin an den Universitäten; und es gibt eine Fülle von Arbeitsschutzbestimmungen, die der Verhütung von Berufskrankheiten und die der Gesundheitsförderung dienen. Immer noch ist allerdings die betriebsärztliche Schweigepflicht ein Problem. So schrieb Uli Deppe, daß „der Werksarzt" bei gesundheitlichen Aspekten die Werksleitung zu beraten habe. Mit dieser Aufgabenstellung könne jedoch bisweilen die dem Werksarzt zugestandene Schweigepflicht in Widerspruch geraten. Liege indessen eine ausdrückliche Erklärung des Beschäftigten vor, die den Werksarzt von seiner Schweigepflicht entbinde, so sei die juristische Situation weitgehend unproblematisch: „Dann darf der Werksarzt auch Untersuchungsbefunde an die Werksleitung weitergeben" (Seite 27). Aus diesem Grund versuchten Unternehmungen, von den Beschäftigten bei ihrer Einstellung zu erreichen, „daß diese auf ihren verbrieften Schutz der Schweigepflicht verzichten und den Werksarzt davon entheben". Zur Erlangung dieses Ziels sei es durchaus möglich — so Uli Deppe 1973 —, daß Arbeitnehmer wirtschaftlich unter Druck gesetzt werden. Heutige Probleme sehen ganz ähnlich aus: Betriebsärzte bewegen sich — ob sie es wollen oder nicht — in einer rechtlichen Grauzone, was die ärztliche Schweigepflicht anbelangt, in der oftmals unklar ist, welches ärztliche Wissen unter die Schweigepflicht fällt und welches ärztliche Wissen im Rahmen der betriebsärztlichen Tätigkeit offenbart werden muß.

Uli Deppe berichtete 1973 von Betrieben, die — auf freiwilliger Basis — arbeitsmedizinisch betreut wurden. Die Beschäftigten dieser werksärztlich versorgten Unternehmen „wußten entweder gar nicht, daß ihr Betrieb werksärztlich betreut wird oder waren über das Anstellungsverhältnis des Werksarztes (haupt- oder nebenberuflich) unzureichend informiert" (Seite 33). Dabei waren fast zwei Drittel der Beschäftigten der Meinung, „ein Werksarzt komme sowohl dem Arbeitgeber als auch dem Arbeitnehmer zugute", — ähnliche Ansichten der Beschäftigten sind auch heute zu erfahren. Denn viele Arbeitnehmer wissen überhaupt nichts über einen Betriebsarzt, und ein großer Anteil von Beschäftigten ist auch heute der Ansicht, daß ein Betriebsarzt vor allem für den Betrieb gut sei. Und auch heute noch gilt, was Uli Deppe damals beschrieb: Der Beschäftigte brächte dem Werksarzt nur dann „unein-geschränktes Vertrauen entgegen", wenn er sich sicher ist, daß der Werksarzt nicht durch den Druck des Unternehmens zur Preisgabe seiner ärztlichen Pflichten veranlaßt werden könne. Das Verhältnis von Arzt und Patient lasse sich am wenigsten im Betrieb auf sozialpsychologische Interaktionen reduzieren, sondern sei stets das Resultat sozioökonomischer Faktoren und Beziehungen, deren prägende Kraft nicht selten vernachlässigt werde.

Es war auch Uli Deppe, der als erster damals auf die Geschichte von Arbeitsmedizin und Betriebsarztwesen hingewiesen hat. Als Manko der Arbeitsmedizin erkannte er, daß sie aus der Physiologie hervorgegangen sei und sich vorwiegend mit naturwissenschaftlichen Fragestellungen befasse. So habe die Arbeitsmedizin ihre immanente „gesellschaftliche Bedeutung" nicht herausbilden können. Ein anderer Grund — weshalb die arbeitsmedizinische Betreuung in der Bundesrepublik nur so schleppend in Gang kam — wäre, daß die Gewerkschaften in „Erinnerung an die Funktion der nationalsozialistischen Betriebsärzte" (Seite 23) sich lange einer arbeitsmedizinischen Versorgung widersetzten. Erst Initiativen aus dem europäischen Ausland hätten die Entwicklung von Arbeitsmedizin und Betriebsarztwesen in der Bundesrepublik vorangebracht. Sowohl das Arbeitssicherheitsgesetz, das vor fünfundzwanzig Jahren erstmals eine betriebsärztliche Versorgung vorschrieb, als auch die Approbationsordnung, die die Arbeitsmedizin als Pflichtfach einführte, brachten eine Etablierung des Fachs Arbeitsmedizin. Beide Gesetzeswerke passierten den Bundestag mit der Mehrheit der sozial-liberalen Koalition.

Arbeitsmedizin zeichne sich — so schrieb Uli Deppe 1973 — ebenso wie die Medizinsoziologie durch ein interdisziplinäres Erkenntnisinteresse aus. Zwei verschiedene Fächer — aber ein ähnliches Erkenntnisinteresse! So trennten sich unsere Wege zunächst fachlich. Uli Deppe ging nach Frankfurt an die Universität und betrieb Medizinsoziologie, ich ging nach Bremen an die Universität und verschrieb mich der Arbeitsmedizin. Die Hochschulreform und die gesellschaftliche Bildungsexpansion führten zu einem neuen Klima an den Universitäten. Vorbei waren die Zeiten, in denen Spektabilitäten in schwarzen Talaren mit goldenen Amtsketten das Sagen hatten. Die Gruppenuniversität ließ auch die zu Wort kommen, die bislang an den Universitäten nichts zu sagen hatten, die Studenten und die Angestellten. Es war eine Zeit des gesellschaftlichen Aufbruchs, der erlaubte, einengende Konventionen über Bord zu werfen. Ein sozialdemokratischer Wohlfahrtsstaat zog auch bisher diskriminierte Gruppen in die gesellschaftliche Mitte ein, und in allen gesellschaftlichen Bereichen — Universität, Schule, Betrieb — waren Mitbestimmung, Partizipation und Teilhabe angesagt. Kritiker befürchteten eine „nivellierte Mittelstandsgesellschaft" oder sahen nur einen Erfolg: „Plötzlich konnte man über den Rasen laufen" (Niklas Luhmann, taz vom 4. August 1988, zitiert nach Bude 1997, Seite 362). Die Forderung nach mehr Demokratisierung im Gesundheitswesen gipfelte in dem Slogan vom klassenlosen Krankenhaus.

Die Kehrseite der Medaille einer sozialdemokratischen Politik waren Zustimmung zur Notstandspolitik, Extremistenbeschluß, Radikalenerlaß und Berufsverbote. Es besteht also kein Anlaß, 1968 und die Jahre danach zu verklären — wie dies jetzt manchmal geschieht. Denn es war ein sozialdemokratischer Senat, der in Berlin beim Schah-Besuch den Polizeiterror entfachte, der dann zur Erschießung von Benno Ohnesorge führte. Ein knappes Jahr später wurde in Bonn das Notstandsverfassungsgesetz mit den Stimmen der sozial-demokratischen Abgeordneten verabschiedet.

Von größerer politischer Bedeutung wurde dann aber der Extremistenbeschluß, der im November 1971 vom Hamburger Senat ausging.

In diesem Hamburger Senat gab es nur eine Gegenstimme gegen diesen Extremistenbeschluß — das war die meiner Mutter, die damals dem Senat unter dem Bürgermeister Peter Schulz angehörte. Peter Schulz hatte Mitte 1971 den Vorsitz im Hamburger Senat für Herbert Weichmann übernommen, der in Pension ging. Zu diesem Zeitpunkt breitete sich in der Bundesrepublik „Furcht vor einer Unterwanderung öffentlicher Ämter durch Kommunisten aus", schrieb meine Mutter in ihren Erinnerungen (Elsner 1985, Seite 78); „der größere Teil der APO-Generation hatte sein Studium beendet und fiel nun als unangepaßte Linke (...) auf. Dies beunruhigte einige Hamburger Behörden." Es sei ihr aber nicht gelungen — so meine Mutter weiter —, „die anderen Senatsmitglieder zu überzeugen. Bei der Abstimmung blieb ich mit meinem Nein allein." Am 23. November 1971 beschloß der Hamburger Senat, daß die Benennung zum Beamten auf Lebenszeit bei politischen Aktivitäten des Bewerbers in rechts- oder linksradikalen Gruppen unzulässig sei.

Dieser Beschluß orientierte wesentlich auf Lehrer, die als Beamte eingestellt werden. Weitergehend war der Radikalenerlaß der Ministerpräsidenten, der gut acht Wochen später, am 28. Januar 1972, verabschiedet wurde. Die Ministerpräsidenten der Bundesländer beschlossen unter Vorsitz von Bundeskanzler Willy Brandt, daß ein Beamter sich jederzeit zur freiheitlichen demokratischen Grundordnung bekennen müsse, ansonsten sei zu prüfen, ob die Entfernung des Beamten aus dem Dienst anzustreben sei. „Für Arbeiter und Angestellte im öffentlichen Dienst gelten entsprechend den jeweiligen tariflichen Bestimmungen dieselben Grundsätze." Dieser Beschluß setzte eine ganze Generation in Angst und Schrecken. Erst achtzehn Jahre später, im Jahre 1990, verzichtete Bayern als letztes Bundesland darauf, Bewerber für den öffentlichen Dienst regelmäßig auf ihre Verfassungstreue hin zu überprüfen. 35.000 Dossiers sollen im Verlaufe dieser Jahre von den Verfassungsschützern angefertigt worden sein. 11.000 Menschen seien zu Anhörungen eingeladen worden sein. 1.250 blieben von Schulen und öffentlichen Diensten ausgeschlossen, und 256 Personen verloren ihren Posten (Frankfurter Rundschau 27. Mai 1998). Auch Ärzten wurde nach Maßgaben des Radikalenerlasses eine Stellung in Krankenhäusern des öffentlichen Dienstes und im Staatsdienst verweigert; publiziert ist eine Anzahl von 44 Ärzten (Histor 1992).

Die Angst vor „Extremisten" oder „Radikalen" erfaßte auch die Gewerkschaften. Einerseits wurde von den Gewerkschaften der Kontakt zu Hochschulen und Akademikern gesucht. Andererseits bestand jedoch diese Furcht vor einer linken Unterwanderung. Nachdem die Medizinstudenten der APO-Zeit Examen gemacht hatten und ihr Berufsleben in Krankenhäusern begannen, trat eine Reihe von ihnen in die Gewerkschaft ÖTV ein. Die gab den jungen Ärzten mit ihrem Bund gewerkschaftlicher Ärzte (BGÄ) eine Plattform für Diskussionen und eine Möglichkeit der Organisation. In den Krankenhäusern regierten immer noch die Chefärzte wie Feudalfürsten, und die Ärztekammern mit Zwangsmitgliedschaften versuchten zu verhindern, daß ein Pluralismus der Meinungen den einheitlichen Ärztestand ankratzte. Die Zahl der in der ÖTV organisierten Ärzte soll in den 70er Jahren über 3.000 betragen haben (Schagen 1987). Aber die Gewerkschaft tat sich schwer, diesen unkonventionellen und aufbegehrenden Ärzten eine politische Heimat zu sein; 1980 wurde beschlossen, die berufsbezogene gewerkschaftliche Organisationsform aufzugeben — das bedeutete das Ende des Bundes gewerkschaftlicher Ärzte.

Ausdruck eines monolithischen Ärztestands waren die Ärztekammern. Mitte der 70er Jahre kandidierten sowohl in West-Berlin als auch in Hessen Ärztegruppierungen zu den Kammerwahlen, die in Opposition standen zu den herrschenden konservativen Kammerfürsten. Auf dem Gebiet der damaligen Bundesrepublik gelang es zum erstenmal in Hessen, wo Uli Deppe lebte und arbeitete, daß Ärzte in das Kammerparlament gewählt wurden, die sich einer konservativen Standespolitik widersetzten: 10,6 Prozent der abgegebenen Ärztestimmen entfielen 1976 auf die Liste Demokratischer Ärzte (Deppe 1987). Zehn Jahre später wurde in Frankfurt der Verein Demokratischer Ärztinnen und Ärzte gegründet.

In Bremen kam der Prozeß, eine Demokratisierung und eine pluralistische Vielfalt in der Ärztekammer zu etablieren, erst viel später in Gang. In Bremen wählte die Ärzteschaft ihr Ärzteparlament nach dem Mehrheitswahlrecht, was sicherstellte, daß sich immer eine konservative Mehrheit bei der Wahl durchsetzte. Erst nachdem der bremische Landtag, die Bürgerschaft, das Heilberufsgesetz geändert und das Verhältniswahlrecht für die Kammerwahlen festgesetzt hatte, gelang der Einbruch in die Standesorganisation (Elsner 1987). Damals bekam die oppositionelle Ärztekammerliste in Bremen auf Anhieb vierzig Prozent der Ärztestimmen. Der Präsident der bremischen Ärztekammer,

Karsten Vilmar, mußte den Pluralismus in der Kammerexekutive zulassen. Fortan saß ich im Vorstand der Bremer Landesärztekammer.

Einmal allerdings hatte ich — verglichen mit Uli Deppe — die Nase vorn. Ich klagte gegen die bremische Landesärztekammer. Denn diese war Mitglied im Landesverband der Freien Berufe, was bedeutete, daß meine Mitgliedsbeiträge, die ich an die Ärztekammer abführte, für eine liberale Lobbypolitik verwandt wurden, und dies, obwohl ich nicht einmal freiberuflich tätig, sondern Beamtin war. Ich sah nicht ein, daß ich zahlen mußte, um damit „die Sicherung ethischer und ökonomischer Grundlagen Freier Berufsausübung" und die „Sicherung ihrer Steuergerechtigkeit" zu gewährleisten — wie es in der Satzung des Verbands hieß. Das Oberverwaltungsgericht in Bremen (AZ: OVG 1 BA 7/92) gab mir Recht. Es sei nicht Aufgabe einer Ärztekammer, so die Richter, „die Interessen anderer Berufsgruppen zu verfolgen". Schließlich bestehe kein Bezug zum Arztberuf, wenn der Bundesverband der Freien Berufe, der Dachverband, dafür eintrete, daß das Prüfmonopol des TÜV einer näheren Untersuchung zu unterziehen sei, um auf diese Weise die Betätigungsmöglichkeiten freiberuflicher Sachverständiger zu erweitern. Auch müsse konstatiert werden — so das Oberverwaltungsgericht weiter — , daß „nur ein Teil der Mitglieder der Ärztekammer den Arztberuf in diesem Sinne freiberuflich ausübt". Denn ein erheblicher Teil der Ärzte sei dauerhaft als Angestellte oder Beamte tätig, und „dieser Umstand verbietet es der Beklagten, einem Interessenverband beizutreten, der sich die Interessenwahrung der freiberuflich tätigen Kammermitglieder zur Aufgabe gemacht hat". Die bremische Ärztekammer unter ihrem Präsidenten, der zugleich Präsident der Bundesärztekammer ist und war, mußte daraufhin aus dem Landesverband der Freien Berufe austreten.

Auch die hessische Landesärztekammer ist Mitglied im hessischen Landesverband der Freien Berufe. Auch Uli Deppe kann nicht einsehen, daß er als Zwangsmitglied Beiträge an die Ärztekammer abführen muß, die dafür verwandt werden, daß eine liberale Lobbypolitik für die Freien Berufe erfolgt. Aber das hessische Verwaltungsgericht (AZ: 12 E 2790/95 [3]) wies die Klage zurück: Die berufsübergreifenden Bestrebungen sowohl des Landesverbands der Freien Berufe als auch des Bundesverbands „bewegen sich (...) noch innerhalb des der Landesärztekammer in Hessen zugewiesenen Aufgabenbereichs". — Stimmt das wirklich? Gehört es zu den staatlich vorgegebenen Aufgaben von Ärzten, für die Steuersicherheiten von freiberuflichen Architekten zu sorgen?

Inzwischen hat die bremische Ärztekammer ihren Präsidenten Karsten Vilmar abgewählt. Hessen hat Karsten Vilmar die Bezeichnung eines Honorarprofessors verliehen: Auf Antrag des Fachbereichs Humanmedizin der Universität Gießen (Deutsches Ärzteblatt 24. August 1998). Auch ich bin inzwischen Professorin in Hessen. Uli Deppe und ich arbeiten unter demselben Dach in Frankfurt nur wenige Meter voneinander entfernt.

Nachdem ich den Ruf angenommen hatte und nachdem eine Pressekonferenz des Universitätsklinikums mit den neu berufenen Professoren stattgefunden hatte, schrieb die Frankfurter Allgemeine Zeitung: „Gine Elsner übernahm die Lehrstelle für Arbeitsmedizin, an den Lehrstuhl für forensische Toxikologie wurde Gerold K (...) berufen." Die Lehrstelle für die Frau, der Lehrstuhl für den Mann? Über solche Kleinigkeiten sehe ich inzwischen hinweg.

Literatur

Adorno TW, Bettelheim B, Frenke Brunswik E, Gutermann,N, Janowitz M, Levinson J, Sanford R (1968) Der autoritäre Charakter. Verlag Demunter, Amsterdam

Beck W, Deppe HU, Jäckle R, Schagen U (Hrsg) (1987) Ärzteopposition. Jungjohann Verlagsgesellschaft, Neckarsulm & München

Bude H (1997) Das Altern einer Generation. Suhrkamp Verlag, Frankfurt a.M.

Deppe HU (1970) Medizinsoziologische Bemerkungen zur Ökologie und Epidemiologie am Beispiel von schizophren Erkrankten. Das Argument 60:129-141

Deppe HU (1973) Industriearbeit und Medizin — Zur Soziologie medizinischer Institutionen. Athenäum Verlag, Frankfurt am Main

Deppe HU (1987) Ärzte in der Gesundheitsbewegung. In: Beck W, Deppe HU, Jäckle R, Schagen U (Hrsg): Ärzteopposition. Jungjohann Verlagsgesellschaft, Neckarsulm & München, Seite 29-50

Elsner G (1987) Kandidatur gegen den Präsidenten der Bundesärztekammer. Liste Gesundheit und die Bremer Ärztekammer. In: Beck W, Deppe HU, Jäckle R, Schagen U (Hrsg): Ärzteopposition Jungjohann Verlagsgesellschaft, Neckarsulm & München, Seite 217-224

Elsner I (1985) Abgeordnete des Deutschen Bundestages — Aufzeichnungen und Erinnerungen. Band 3. Hrsg Deutscher Bundestag. Harald Boldt Verlag, Boppard, Seite 9-87

Histor M (1992) Willy Brandts vergessene Opfer. Ahriman-Verlag, Freiburg

Kloos G (1966) Grundriß der Psychiatrie und Neurologie. Verlag Rudoph Müller & Steinicke, München

Roth KH (1984) „Erbbiologische Bestandsaufnahme" — ein Aspekt ausmerzender Erfassung vor der Entfesselung des Zweiten Weltkrieges. In: Roth KH (Hrsg): Erfassung zur Vernichtung — Von der Sozialhygiene zum „Gesetz über Sterbehilfe". Verlagsgesellschaft Gesundheit, Berlin (West). Seite 57-100, hier: Seite 65

Schagen U (1987) Der Bund gewerkschaftlicher Ärzte in der Gewerkschaft ÖTV. In: Beck W, Deppe HU, Jäckle R, Schagen U (Hrsg): Ärzteopposition. Jungjohann Verlagsgesellschaft, Neckarsulm & München

Thom A (1989) Die Entwicklung der Psychiatrie und die Schicksale psychisch Kranker sowie geistig Behinderter unter den Bedingungen der faschistischen Diktatur. In: Thom A, Caregorodcev GI (Hrsg): Medizin unterm Hakenkreuz. VEB-Verlag Volk und Gesundheit, Berlin (DDR), Seite 127-165, hier: Seite 162

Vesper B (1977) Die Reise. Berlin & Schlechtenwegen

Horst Schmitthenner und Hans-Jürgen Urban

Perspektiven betrieblicher Gesundheitspolitik

I.

Daß die Arbeitswelt die gesundheitliche Verfassung der Menschen entscheidend mitprägt, ist eigentlich eine Binsenweisheit. Bereits der hohe Anteil an Lebenszeit, der durch die Erwerbsarbeit gebunden wird, legt einen engen Zusammenhang zwischen beidem nahe. Daran ändert auch der säkulare Trend der Arbeitszeitverkürzung nichts Grundsätzliches. Hinzu kommt, daß Erwerbsarbeit einen gesellschaftlich organisierten Prozeß der Verausgabung menschlicher Arbeitskraft darstellt, in dem Rahmenbedingungen und Intensität dieser Verausgabung zugleich über Dauer und Umfang der notwendigen Reproduktion der Arbeitskraft entscheiden. Schließlich werden in der kapitalistischen Arbeitsgesellschaft über das System der Erwerbsarbeit soziale Lebenslagen und die Positionen in der gesellschaftlichen Hierarchie und damit zugleich Morbiditäts- und Mortalitätsrisiken sowie Gesundheitschancen verteilt. Jegliche Form „sozialer" oder Arbeitsmedizin findet ihren spezifischen Zugang zur eigenen Disziplin durch die aktive Auseinandersetzung mit den Spannungen und Widersprüchen, die aus diesem Dreieck aus gesellschaftlicher Lage, Arbeit und Gesundheit hervorgehen.

Doch die Evidenz dieser Triade schützt sie keineswegs vor gesellschaftlicher Mißachtung. Auch Binsenweisheiten unterliegen Konjunkturen. Dabei mangelte es in den letzten Jahren weder an Reformdebatten noch an tiefgreifenden Veränderungen im Gesundheitswesen. Den „Kostendämpfungs-Politiken" der 70er und 80er Jahre folgten seit 1989 drei große „Gesundheits-Reformen". So zumindest die politische Rhetorik der Herrschenden, in der die einstige Stammvokabel der Linken, die „Sozialreform", begrifflich enteignet wurde. Bestand das Essential des linken Reformbegriffs im Politikziel der Verbesserung der allgemeinen Lebensbedingungen der Bevölkerung, so wurde er im Zuge der neoliberalen Enteignung schlichtweg umdefiniert. Heute bedeutet Reform vor allem Anpassung von Politikkonzepten, Strukturen und Verhaltensmustern an die Spielregeln deregulierter Binnen- und Weltmärkte. So werden in der Gesundheitspolitik Fragen der Qualitätssicherung in der medizinischen Versorgung, der Überwindung sozialer Diskriminierungen, der Demokratisierung der Beziehungen zwischen den gesundheitspolitischen Akteuren, der Partizipation der Betroffenen an den Entscheidungsprozessen, der Förderung von Selbsthilfepotentialen in gesellschaftlichen Randgruppen, der

Aufwertung von Prävention gegenüber Kompensation und Kuration, kurzum: werden alle Grundfragen einer hochwertigen, solidarischen und demokratischen Gesundheitspolitik erst gar nicht mehr gestellt, geschweige denn beantwortet. Konjunktur haben hingegen Strategien der Reduzierung des gesetzlichen, allen Versicherten zustehenden Leistungskataloges, der Stärkung der Anbietermacht und der Verschärfung der Konkurrenz zwischen den Krankenkassen, der Einführung von Strukturelementen aus der Privatversicherung (Kostenerstattung, Beitragsrückgewähr, Selbstbehalt-Tarife) in die soziale Krankenversicherung, der Infragestellung der paritätischen Finanzierung durch Ausweitung der einseitigen Zusatzbelastungen der Versicherten („Selbstbeteiligung"), kurzum: Strategien, die die Re-Privatisierung des sozialen Risikos Krankheit vorantreiben und die Elemente der solidarischen Leistungsgewährung und -finanzierung in der GKV systematisch aushöhlen (am Orde 1997). Was noch vor geraumer Zeit als Rückschritte in eine vordemokratische Standesmedizin geächtet worden wäre, darf sich seit geraumer Zeit als vermeintlich moderne Reformpolitik feiern lassen.

II.

Im Rahmen dieser Wende im Gesundheitsdiskurs hat auch die Arbeitswelt viel von der Aufmerksamkeit eingebüßt, die ihr im Zuge der Politisierung der Medizin in den 70er Jahren zuteil geworden war. Heute findet sie in den gesundheitspolitischen Auseinandersetzungen entweder gar nicht mehr oder nur noch in der ideologisch deformierten Form der Mißbrauchs- bzw. Krankenstanddebatte statt. Dabei bieten die Fakten zur Entwicklung der Krankenstände weder Anlaß zu Panik noch zu katastrophischen Metaphern. Zwar ist die Rede von der „Kostenexplosion" durch krankheitsbedingte Arbeitsausfälle äußerst beliebt, doch mit der Realität hat sie nicht viel zu tun. Aktuelle Untersuchungen zeigen vielmehr, daß sich der Krankenstand in den letzten Jahren keineswegs erhöht, sondern deutlich reduziert hat. Eine Studie des BKK-Bundesverbands kommt gar zu dem Ergebnis, daß die „AU (Arbeitsunfähigkeit; die Verfasser) (...) 1996 bei den Betriebskrankenkassen den niedrigsten Stand seit 20 Jahren (erreicht)" hat (Zoike 1998, Seite 117). Zu ähnlichen Ergebnissen gelangen auch Untersuchungen des Wissenschaftlichen Institutes der AOK (Eberle et al. 1996; WidO 1998) sowie die Statistiken des Bundesministeriums für Arbeit und Sozialordnung (siehe dazu die kontinuierliche Berichterstattung im Bundesarbeitsblatt). Doch auch zu Zufriedenheit oder Entwarnung für den Arbeits- und Gesundheitsschutz besteht kein Anlaß. Hinter dieser Entwicklung verbergen sich strukturelle Probleme, die aus sozialmedizinischer Sicht eigentlich eine Flut von Therapievorschlägen hervorrufen müßten. Erstens ist ein Trend zur Chronifizierung des Krankheitsgeschehens in den Betrieben unübersehbar. Während der Anteil der Kurzzeiterkrankungen an krankheitsbedingten Arbeitsausfällen (Krankheiten von 1-3 Tagen) mit etwa 3-5% am gesamten Arbeitsunfähigkeitsvolumen quantitativ eher marginal ist, hat die durchschnittliche Erkrankungsdauer deutlich zugenommen. Mittlerweile beruhen etwa die Hälfte (48%, 1995: 45%) aller AU-Tage auf Erkrankungen mit mehr als sechswöchiger Dauer. Dabei entfallen 80% aller Arbeitsunfähigkeitstage auf nur 20% der BKK-Pflichtversicherten (Zoike 1998, Seite 117). Zweitens konzentriert sich die AU zunehmend auf nur 5 Krankheitsgruppen. Dabei sind Muskel- und Skeletterkrankungen mit 29,9%, Atemwegserkrankungen mit 17,1%, Verletzungen und Vergiftungen mit 13,4%, Verdauungserkrankungen mit 7,7% und Herz- und Kreislauferkrankungen mit 7,4% beteiligt. Damit entfallen gut drei Viertel aller Arbeitsunfähigkeits-Tage im BKK-Bereich auf diese Krankheitsarten (Zoike 1998, Seite 118; WidO 1998, Seite 2f). Drittens kommt den (überdurchschnittlich langen) psychosozialen und psychomentalen Erkrankungen ein immer höherer Anteil im Krankheitsgeschehen zu. Dies verweist auf einen Wandel in der Belastungs- und Beanspruchungsstruktur von Industrie- und Dienstleistungsarbeit. Ohne daß traditionelle körperliche Belastungen wie schweres Heben und Tragen, Zwangshaltungen usw. aus der Arbeitswelt verschwunden wären, nehmen insbesondere soziale, psychische und mentale Belastungen zu (Pickshaus 1996). Viertens wäre der rasante Anstieg von Gesundheitsbelastungen durch karzinogene Gefahrstoffe im Zuge der „Chemisierung der Arbeitswelt" zu nennen, der längst kein Branchenproblem der Chemieindustrie, sondern einen allgemeinen Trend der Industriearbeit darstellt (Beyersmann 1998).

Fazit: Die hier angedeuteten und in der Arbeitsmedizin eigentlich bekannten Entwicklungstrends lassen zwar eine deutliche Relativierung des betrieblichen Kostenproblems „Krankenstand" zu. Zugleich verweisen sie aber auf die steigende Notwendigkeit einer präventiven Gesundheitspolitik in den Betrieben, die sich jenseits kurzatmiger Schwankungen der betrieblichen Krankenstände aus dem Menschenrecht auf körperliche Unversehrtheit begründet, dessen Achtung auch in der Arbeitswelt sicherzustellen ist.

III.

Prinzipiell existieren zwei strategische Optionen, mit denen auf arbeitsbedingte Gesundheitsgefahren und krankheitsbedingte Arbeitsunfähigkeit reagiert werden kann. Die repressiv-disziplinierende Strategie versucht etwa durch spezifische Varianten von sog. „Krankenrückkehrgesprächen" die Anwesenheitsquote der Beschäftigten zu verbessern und Fehlzeiten zu verringern. Sie setzt dabei vorwiegend am individuellen Krankheitsverhalten der Beschäftigten an. Die präventiv-gestaltende Strategie hingegen zielt auf eine gesundheitsförderliche Veränderung in den Kontext-Bedingungen des Arbeitsprozesses. Hier steht die Beseitigung arbeitsweltbezogener Ursachen von Krankheit und

Arbeitsunfähigkeit im Zentrum. Welche Strategie obsiegt, hängt von einer Vielzahl von Faktoren ab, unter denen dem allgemeinen wirtschaftlichen und gesundheitspolitischen Umfeld, dem aktuell dominierenden Paradigma in der Arbeitspolitik, aber auch den personalpolitischen Strategien und dem Kräfteverhältnis zwischen den betrieblichen Akteuren besondere Bedeutung zukommt.

Die einzelnen Komponenten dieses Bedingungsgefüges haben sich in der jüngeren Vergangenheit unterschiedlich entwickelt. So wurden die Chancen für einen präventiv orientierten Arbeits- und Gesundheitsschutz lange Zeit von der Diskussion um ein neues Rationalisierungsparadigma beeinflußt. Etwa Mitte der 80er Jahre diagnostizierte die Industriesoziologie einen Wandel in den betrieblichen Rationalisierungsstrategien. Im Zuge der Überwindung der innerbetrieblichen Arbeitsteilung, der stärker prozeß- und systemorientierten Modernisierung der Arbeitsorganisation und der allgemein konstatierten Re-Professionalisierung der Arbeitsanforderungen, so die Vermutung, ergäben sich auch neue Möglichkeiten des Arbeitsschutzmanagements. Da gleichzeitig Arbeitszufriedenheit, Motivation und Identifizierung der Beschäftigten mit dem Unternehmen als neue subjektive Produktivitätsquellen entdeckt wurden, böten sich gesundheitsförderliche und inhaltsreiche Arbeitsprofile als moderne betriebspolitische Ziele an, in denen die Interessenlagen von Beschäftigten, Interessenvertretung und Unternehmensleitung zusammengeführt werden und die somit auf gute Realisierungschancen hoffen könnten. Hinzu kamen Impulse aus der gesellschaftlichen Gesundheitsdebatte. Das 1986 in der Ottawa-Charta der WHO formulierte Konzept der „Gesundheitsförderung" und seine Kriterien gewannen zunehmenden Einfluß auf den betrieblichen Arbeits- und Gesundheitsschutz und wiesen zugleich deutlich über diesen hinaus. Im gewerkschaftlichen Konzept der „betrieblichen Gesundheitsförderung" wurden gegenüber bzw. in Ergänzung zum traditionellen Arbeitsschutz neue Akzente gesetzt (s. dazu z.B. Angermaier et. al. 1991; IG Metall 1995):

– Der verengte Gesundheitsbegriff, der Gesundheit vorwiegend als Abwesenheit von Krankheit auffaßte, wurde entsprechend der WHO-Orientierung inhaltlich erweitert und als Zustand umfassenden körperlichen, seelischen und sozialen Wohlbefindens definiert. Mit diesem neuen Blick auf das betriebliche Gesundheitsgeschehen wurde ein Arbeitsschutz, der sich vorwiegend auf die Verhinderung von Arbeitsunfällen und Berufskrankheiten sowie auf die Reduzierung physikalischer Belastungen und Gefahrstoffe konzentrierte, als defizitär empfunden. Schutz und Förderung von Gesundheit wurden vielmehr als notwendiger integraler Bestandteil von Arbeitsprozeßgestaltung begriffen. Damit geriet die Gesamtheit der Arbeitsumweltbedingungen, also die technischen, organisatorischen, sozialen und kommunikativen Dimensionen des Arbeitsprozesses in das Blickfeld betrieblicher Gesundheitspolitik.

- Den Beschäftigten wurde als „Experten in eigener Sache" in der betrieblichen Gesundheitspolitik eine bedeutendere Rolle zugeschrieben. Der Begriff der „beteiligungsorientierten Betriebsarbeit" erlebte auch aus gesundheitspolitischer Sicht eine Konjunktur. Dabei ging es weniger um „Mitbestimmung am Arbeitsplatz" zu Lasten der Rechte des Betriebsrates als vielmehr um eine neue Kombination aus kollektiver Mitbestimmung und individuellen Initiativ-, Beschwerde- und Vorschlagsrechten der von gesundheitsgefährdenden Arbeitsbedingungen Betroffenen.

- Gefördert durch eine im Zuge des Gesundheits-Reformgesetzes von 1989 durchgesetzte Gesetzesänderung (neuer § 20 SGB V) wurden die Krankenkassen als Akteure betrieblicher Gesundheitspolitik etabliert. Gestützt auf ihren neuen Auftrag, an der Verhütung arbeitsbedingter Gesundheitsgefahren durch die Beseitigung von Ursachen für Gesundheitsgefährdungen mitzuwirken und mit den Berufsgenossenschaften zu kooperieren, erhielten sie neue Verpflichtungen und Möglichkeiten in der betrieblichen Gesundheitspolitik.

- Schließlich zielte die betriebliche Gesundheitsförderung auf Innovationen durch die Implementierung neuer Instrumente der Gesundheitspolitik. Über Gesundheitsbefragungen, Gesundheitsberichte, Gesundheitsarbeitskreise und Gesundheitszirkel sollte das betriebliche Arbeitsschutzhandeln stärker für die direkte Beteiligung der Beschäftigten geöffnet, auf eine umfassendere Informationsgrundlage gestellt und in seinem Ablauf systematisiert werden.

Auf dieser Grundlage wurden in vielen Betrieben Projekte „betriebliche Gesundheitsförderung" aufgelegt.

IV.

Dieser neue Ansatz gewerkschaftlicher Gesundheitspolitik in den Betrieben stößt zunehmend an Schranken. Dies hat unterschiedliche Ursachen. Zu diesen gehört, daß die neuen partizipativen Personal- und Rationalisierungsstrategien, wo sie überhaupt vorhanden waren, seit geraumer Zeit zunehmend durch die Lean-Production-Revolution verdrängt werden. Gerade in der Industrie ist erneut von einer Re-Etablierung konventioneller Technik- und Organisationskonzepte die Rede, durch die „Arbeitsrestriktivität nicht weiter ab-, sondern umgekehrt erneut breitflächig aufgebaut (wird). (...) Professionalisierung, Dereglementierung, Eigeninitiative, Partizipation, Verantwortung und diskursive Zielfindung werden in Konsequenz dieser Strategie zurückgenommmen; Produktivitätsgewinn wird über die Wiedereinführung von Standardisierung, Hierarchie, Kontrolle und Exklusion gesucht" (Schumann 1998, Seite 458 f.). Dieser erneute arbeitspolitische Wandel ist vor dem Hintergrund einer

Renaissance und Radikalisierung traditionellen Kostendenkens zu sehen. Transportiert über die allgemeine Globalisierungs-Debatte halten die Zwänge der deregulierten und globalisierten Geld- und Gütermärkte in alle Poren der gesellschaftlichen Diskussion und Realität Einzug. Mit dem „Shareholder-Value-Konzept" wird gleichsam die Brücke zwischen Finanzmärkten und Betriebspolitiken geschlagen, über die Geschwindigkeiten und Profitabilitätsstandards der Geld- und Aktienmärkte in die Betriebe eindringen. Dadurch geraten alle betrieblichen Arbeits-, Entgelt-, Arbeitszeit- und Sozialregelungen unter Druck (Urban 1998). Wo aber die Zeit- und Kostenjäger in den Betrieben selbst Sekundenbruchteile an „unproduktiver" (weil nicht direkt wertschöpfender) Zeit aufspüren und auch Pfennigbeträge, die ihre betriebswirtschaftliche Verwertung nicht zweifelsfrei nachweisen können, umgehend betrieblichen Kostensenkungsstrategien zum Opfer fallen, werden fast zwangsläufig Zeitaufwände und Finanzmittel betrieblicher Gesundheitsförderung zu Feldern betrieblicher Rationalisierung. Zwar können auch (zumindest aus einer mittelfristigen Perspektive) Bemühungen um die Gesundheit der Beschäftigten durchaus einen betriebswirtschaftlichen Nutzen vorweisen (Marstedt & Mergner 1995). Aber die dominierenden kurzen Blicke auf schnelle Gewinne und den Shareholder-Value bieten kein günstiges Umfeld für strategische Investitionen dieser Art.

Hinzu kommt, daß im Zuge der „Dritten Stufe der Gesundheitsreform" durch das Beitragsentlastungsgesetz von 1996 die Handlungsmöglichkeiten der Krankenkassen im Feld betrieblicher Prävention und Gesundheitsförderung wieder erheblich eingeschränkt wurden. So wurden im neugefaßten § 20 SGB V insbesondere die Verpflichtungen der Krankenkassen zu einem eigenständigen Beitrag zur Beseitigung der Ursachen von Gesundheitsgefährdungen und Gesundheitsschäden im Betrieb eingeschränkt und ihre Rolle in der arbeitsweltbezogenen Prävention auf die von Kooperationspartnern der gesetzlichen Unfallversicherung (Berufsgenossenschaften) umdefiniert (s. dazu Lenhardt 1997). Zwar fallen die Krankenkassen damit von der juristischen Seite her nicht gänzlich als Akteur betrieblicher Gesundheitspolitik aus; die gesetzlichen Restriktionen trugen jedoch ihren Teil dazu bei, die ohnehin noch recht labilen Strukturen im jungen Handlungsfeld der betrieblichen Gesundheitsförderung weiter zu schwächen und die Rahmenbedingungen, unter denen zukünftig etwa die Informationsbeschaffung über die gesundheitsfährdenden Belastungen zu organisieren ist, grundsätzlich negativ zu verändern.

V.

Doch auch wenn sich manche Illusionen von einer humanen und gesundheitsförderlichen Lohnarbeit der Zukunft erübrigt haben, wäre Resignation fehl am Platze. Gänzlich läßt sich das Rad der Arbeitsschutzgeschichte nicht zurückdrehen. Dem steht beispielsweise der Fortschritt in den rechtlichen Handlungsbedingungen und Instrumenten betrieblicher Gesundheitsakteure entgegen. Nicht zuletzt durch das lang andauernde gewerkschaftliche Engagement konnte im Zuge der Umsetzung der EG-Rahmenrichtlinie „Arbeitschutz" und weiterer Arbeitschutz-Richtlinien in ein neues Arbeitsschutzrecht eine beachtliche Verbesserung der gesetzlichen Grundlagen erzielt werden (Konstanty & Zwingmann 1997). Dadurch haben sich Handlungsspielräume und -aufträge der an der betrieblichen Gesundheitspolitik beteiligten Akteure erheblich ausgeweitet:

– Das gilt zum einen für die Arbeitgeber, deren Grundpflichten nach dem neuen Arbeitsschutzgesetz (ArbSchG) durch den Auftrag zur „Verbesserung von Sicherheit und Gesundheitsschutz der Beschäftigten" (§ 3 Abs. 1 ArbSchG) erweitert wurde. Dabei werden unter Maßnahmen des Arbeitsschutzes alle „Maßnahmen zur Verhütung von Unfällen bei der Arbeit und arbeitsbedingten Gesundheitsgefahren einschließlich Maßnahmen der menschengerechten Gestaltung der Arbeit" (§ 2, Abs. 1 ArbSchG) verstanden. Dieses erheblich erweiterte Grundverständnis von Arbeitsschutz kommt ebenfalls in der Auflage zum Ausdruck, alle Maßnahmen des Arbeitsschutzes „mit dem Ziel zu planen, Technik, Organisation, sonstige Arbeitsbedingungen, soziale Beziehungen und Einfluß der Umwelt auf den Arbeitsplatz sachgerecht zu verknüpfen" (§ 4, Nr. 4 ArbSchG). Der Arbeitgeber hat durch eine Beurteilung der für die Beschäftigten mit ihrer Arbeit verbundenen Gefährdung zu ermitteln, welche Maßnahmen des Arbeitsschutzes erforderlich sind. Als Bereiche, aus denen Gefährdungen hervorgehen können, werden über die klassischen Felder des Arbeitsschutzes (physikalische, chemische und biologische Einwirkungen, Arbeitsmittel, Arbeitsstoffe usw.) hinaus die Gestaltung des Arbeitsplatzes sowie Arbeitsabläufe und Arbeitszeit und deren Zusammenwirken genannt (§ 5 Abs. 1,3 ArbSchG). Schließlich muß der „Arbeitgeber über die je nach Art der Tätigkeiten und der Zahl der Beschäftigten erforderlichen Unterlagen verfügen, aus denen das Ergebnis der Gefährdungsbeurteilung, die von ihm festgelegten Maßnahmen des Arbeitsschutzes und das Ergebnis ihrer Überprüfung ersichtlich sind" (§ 6, Abs. 1 ArbSchG).

– Ebenfalls im Arbeitsschutzgesetz wird den Beschäftigten ein Vorschlagsrecht in allen Fragen der Sicherheit und des Gesundheitsschutzes bei der Arbeit eingeräumt. Kommen sie aufgrund konkreter Anhaltspunkte zu der Auffassung, daß die getroffenen Maßnahmen nicht ausreichend sind, können sie sich an die zuständige Behörde wenden. Daraus darf ihnen kein Nachteil entstehen (§ 17 ArbSchG). Darüber hinaus wurde im Siebten Teil des neuen Sozialgesetzbuches (SGB VII) den Beschäftigten ein Beratungsanspruch gegenüber den Unfallversicherungsträgern (Berufsgenossenschaften) eingeräumt, der sich neben den Maßnahmen zur Verhütung von Arbeitsunfällen, Berufskrankheiten und der Ersten Hilfe auch auf den Bereich der arbeitsbedingten Gesundheitsgefahren erstreckt (§ 17, Abs. 1 SGB VII). In Verbindung mit zusätzlichen Ansprüchen etwa aus Tarifverträgen sind somit die Beschäftigten mit deutlich erweiterten Vorschlags-, Beschwerde- und Beratungsrechten ausgestattet, die den gesamten Bereich des Arbeitsschutzes und somit alle möglichen Gefährdungsfaktoren im betrieblichen Ablauf umfassen.

– Von nicht geringer Bedeutung ist der nach SGB VII erheblich erweiterte Präventionsauftrag der Berufsgenossenschaften. Die Unfallversicherung ist zukünftig verpflichtet, mit allen geeigneten Mitteln nicht nur Arbeitsunfälle und Berufskrankheiten, sondern auch arbeitsbedingte Gesundheitsgefahren zu verhüten. Bei der Verhütung arbeitsbedingter Gesundheitsgefahren hat sie mit den Krankenkassen zusammen zu arbeiten (§§ 1, 14, Abs. 2 SGB VII). In Verbindung mit dem im Arbeitsschutzgesetz erweiterten Verständnis von Arbeitsschutz und arbeitsbedingten Gesundheitsgefahren ist es somit zu einer erheblichen Ausweitung des Aufgabenbereichs und der präventiven Orientierung der Berufsgenossenschaften gekommen. Die Zusammenarbeitsverpflichtung mit den Krankenkassen verweist darüber hinaus auf den Willen des Gesetzes, Arbeits- und Gesundheitsschutz als kooperatives Projekt zu organisieren.

– Zwar wurden die Handlungsmöglichkeiten des Kooperationspartners Krankenkassen im Zuge der Neufassung des § 20 SGB V eingeschränkt; trotzdem konnten bei der Verhütung arbeitsbedingter Gesundheitsgefährdungen ein Zusammenarbeitsgebot sowie eine Unterrichtungs- und Anzeigepflicht der Kassen gegenüber den Trägern der gesetzlichen Unfallversicherung bewahrt werden. Durch eine offensive Auslegung dieser Aufgaben und durch die Nutzung der neu geschaffenen Möglichkeit, „Modellvorhaben zu Leistungen zur Verhütung und Früherkennung von Krankheiten" durchzuführen oder mit den Leistungserbringern zu vereinbaren (§§ 63, Abs. 2, 64 SGB V), bleiben jedoch gewisse rechtliche Spielräumen erhalten, die es betriebspolitisch zu nutzen gilt.

– Auch für den Betriebsrat, der nach dem Betriebsverfassungsgesetz (BetrVG) ein selbständiges Überwachungsrecht und eine Überwachungspflicht bezüglich des zugunsten der Arbeitnehmer geltenden Arbeitsschutzrechts hat (§§ 80, 89 BetrVG), wurde mit der Erweiterung des Arbeits- und Gesundheitsschutzes nach ArbSchG der Handlungsauftrag entsprechend ausgedehnt; zugleich besitzt er ein Mitbestimmungsrecht „über die Verhütung von Arbeitsunfällen und Berufskrankheiten sowie über den Gesundheitsschutz im Rahmen der gesetzlichen Vorschriften oder der Unfallverhütungsvorschriften" sowie bei „Änderungen der Arbeitsplätze" (§ 87, Abs.1, Nr. 7, 91 BetrVG). Darüber hinaus besteht ein Unterstützungsgebot des Betriebsrates gegenüber den staatlichen Behörden des Arbeits- und Gesundheitsschutzes, den Berufsgenossenschaften und „sonstigen in Betracht kommenden Stellen" (§ 89 Abs. 1 BetrVG).

– Auch der Aufgabenbereich für Betriebsärzte und Fachkräfte für Arbeitssicherheit wurde über die im Arbeitssicherheitsgesetz (ASiG) geltenden Regelungen hinaus erweitert. Beide haben zukünftig den Arbeitgeber bei der Beurteilung der Arbeitsbedingungen zu beraten (§§ 3, Abs.1 Nr. 1, 6 Satz 1 Nr. 1 ASiG). Damit fallen auch Fragen der Gestaltung von Arbeits- und Fertigungsverfahren, von Arbeitsabläufen oder der Arbeitszeitgestaltung in die Beurteilungspflicht von Betriebsärzten und Fachkräften für Arbeitssicherheit. Gleichzeitig unterliegen sie im Rahmen der betrieblichen Arbeitsschutzorganisation einem Kooperationsgebot zur Zusammenarbeit mit den Betriebsräten (§ 9, Abs. 1, 2 ASiG) sowie mit den anderen Personen, die im Betrieb für Angelegenheiten der technischen Sicherheit, des Gesundheits- und Umweltschutzes beauftragt sind (§ 10 Satz 2 ASiG).

VI.

Den auf Standorthysterie und Shareholder-Value-Strategien beruhenden ökonomischen Restriktionen für gesundheitspolitisches Handeln im Betrieb stehen ausgeweitete Handlungsmöglichkeiten und Kooperationsgebote durch veränderte rechtliche Rahmenbedingungen gegenüber. Alle betrieblichen Akteure, insbesondere die betrieblichen Interessenvertretungen und die Gewerkschaften, werden sich an dieser neuen Interessen- und Akteurskonstellation abzuarbeiten haben. Die Arbeitgeber scheinen offensichtlich nicht dazu bereit, ihre neue Rolle zu akzeptieren. Dieser Eindruck drängt sich nach den bisherigen Erfahrungen mit der Umsetzung ihrer Verpflichtung nach dem ArbSchG auf. Bisher haben sich die neuen Strukturen und Handlungsaufträge insgesamt als äußerst labil und rudimentär erwiesen. Vermutlich werden sie auch in Zukunft keine Dämme gegen die Imperative des radikalisierten Kostendenkens darstellen können, wenn sie nicht durch eine gegenmacht- und konfliktfähige Interessenvertretungspolitik von Seiten der abhängig Beschäftigten und ihrer Interessenvertretungsorgane stabilisiert werden. Dies setzt jedoch auch auf der Gewerkschaftsseite eine angemessene Schwerpunktsetzung in der Betriebspolitik voraus, die auf der Fortsetzung der konzeptionellen Erneuerung des traditionellen Arbeits- und Gesundheitsschutzes aufbauen muß. Aus heutiger Sicht lassen sich einige Essentials einer solchen konzeptionell erneuerten und konfliktfähigen gewerkschaftlichen Gesundheitspolitik in den Betrieben benennen:

1. Der in vielen Betrieben vorhandene gesundheitspolitische Dualismus muß überwunden werden. Nicht selten haben sich neben den gesetzlich verankerten Organen und Prozeßregeln des traditionellen Arbeits- und

Gesundheitsschutz relativ eigenständige, projektorientierte und oftmals juristisch nicht kodifizierte Strukturen der betrieblichen Gesundheitsförderung herausgebildet. Diese beiden Handlungssysteme gilt es im Zuge gewerkschaftlicher Betriebspolitik zusammen zu führen. Die Veränderungen in der Arbeitsschutzgesetzgebung eröffnen die Chance, die im Konzept der betrieblichen Gesundheitsförderung gestärkten Prinzipien von Prävention, Beteiligungsorientierung und (methodischer) Innovation in das allgemeine betriebliche Arbeits- und Gesundheitsschutzhandeln zu integrieren. Dadurch könnten in diesen Strukturen, die sich aufgrund ihres hohen Verrechtlichungsgrades trotz zugespitzter ökonomischer Probleme als relativ resistent erwiesen haben, neue Handlungsorientierungen Einzug halten.

2. Die neuen Handlungsbedingungen erfordern von allen Akteuren umfassende Lernprozesse, in denen sie sich ihre neue Rolle im betrieblichen Gesundheitsgeschehen aktiv anzueignen haben. Dies gilt zum einen für die betrieblichen Interessenvertretungen und die Gewerkschaften. Sie stehen vor der Herausforderung, neue Formen der Kooperation mit den anderen Akteuren wie Krankenkassen, Berufsgenossenschaften, Betriebsärzten und Arbeitssicherheitsbeauftragten, aber auch mit den von Gesundheitsgefährdungen bedrohten Beschäftigten zu entwickeln und zu erproben. Dies gilt aber zugleich für die Krankenkassen und vor allem für die Berufsgenossenschaften, denen mit ihrem erweiterten Präventionsauftrag Handlungsfelder zugewachsen sind, die weit über die traditionellen Bereiche berufsgenossenschaftlichen Handelns hinaus reichen. Bisher scheinen die Berufsgenossenschaften auf diese neuen Aufgaben weder personell noch finanziell noch konzeptionell ausreichend vorbereitet. Hier stehen auch die Gewerkschaften vor einer zentralen Aufgabe. Für sie gilt es, im Rahmen ihrer Tätigkeit in den Selbstverwaltungsgremien auf eine Umsetzung der juristisch vorgegebenen Aufgaben und eine aktive Ausfüllung der vorhandenen Handlungsmöglichkeiten zu drängen.

3. Daß präventive Gesundheitspolitik im Betrieb unter den aktuellen Bedingungen nur noch als kollektives Projekt verschiedener betrieblicher Akteure (inklusive der staatlichen Behörden des Arbeits- und Gesundheitschutzes!) eine Zukunft haben wird, verweist auf die Notwendigkeit, die begonnene Erprobung neuer Instrumente und Methoden fortzusetzen. So bieten Gesundheitsbefragungen, Gesundheitsberichte, Gesundheitsarbeitskreise und Gesundheitszirkel nicht nur die Chance integrierten Handelns im Betrieb; sie setzen vielmehr eine weitgehende Kooperation bei der konzeptionellen Entwicklung und Durchführung dieser Arbeiten voraus. Den Gewerkschaften und betrieblichen Interessenvertretungen wird hier oftmals die Initiatorenrolle für die notwendigen betriebspolitischen Prozesse zuwachsen. Dabei dürften die oft diskutierten Modelle einer interessenneutralen Moderation zwischen Belegschaften

und Unternehmensleitung schnell an den kaum zu vermeidenden Interessenkonflikten scheitern, die aller neokooperativen Rhetorik zum Trotz auch in diesem Handlungsfeld stets präsent sind. Erfolge versprechen eher Strategien einer partizipativen Interessenpolitik, die zu Kooperation und Konsenslösungen mit allen Akteuren bereit, bei Bedarf aber auch zu einer konfliktorischen Durchsetzung der Gesundheitsinteressen der Beschäftigten in der Lage sind.

4. Schließlich wird es Aufgabe der Gewerkschaften sein, Handlungslogik und Anforderungen präventiver Gesundheitspolitik in weitere Dimensionen gewerkschaftlicher Arbeitspolitik zu integrieren. Das gilt insbesondere für die betriebliche und tarifliche Leistungs- und Arbeitszeitpolitik. Gerade durch die neuen kostenfixierten Rationalisierungskonzepte nehmen gesundheitsschädliche Belastungen durch Leistungsintensivierung und kapitalorientierte Arbeitszeitmodelle zu. Produktivitätsgewinne durch Arbeitsverdichtung und eine direktere Unterwerfung der Arbeitszeiten unter die Schwankungen von Auslastungsgraden und Produktzyklen gefährden nicht nur auf direktem Wege die Gesundheit der Beschäftigten, sondern erweisen sich auch als Akzeptanzbarrieren weiterer Arbeitszeitverkürzung. Sie wirken damit als doppelte Humanisierungsblockade. Die Gewerkschaften, insbesondere die IG Metall, haben in der jüngeren Vergangenheit den politischen Willen deutlich werden lassen, der expandierenden Massenarbeitslosigkeit durch eine Fortsetzung der Arbeitszeitverkürzungspolitik zu begegnen. Bisher bewegt sich diese Diskussion zwischen den arbeitszeitpolitischen Optionen einer verkürzten Wochenarbeitszeit („32-Stunden-Woche") oder einer kürzeren Jahresarbeitszeit („1.400-Stunden-Jahr"). Aus Sicht einer präventiven Gesundheitspolitik, die die Anforderungen physischer und psychischer Regeneration möglichst umfassend zu berücksichtigen trachtet, wäre sicher einer regelmäßigen Verkürzung der Wochenarbeitszeit der Vorzug zu geben. Doch wie die tarifpolitische Priorität auch gesetzt werden wird, unverzichtbar ist es, die gesundheitspolitische Dimension in die aktuelle Debatte um eine zukunftsfähige Leistungs- und Arbeitszeitpolitik zu integrieren.

Auch hier werden die Gewerkschaften auf Kooperationsbereitschaft und Unterstützung aus einer arbeitsmedizinischen Wissenschaft angewiesen sein, die nicht nur um die eingangs skizzierte Triade aus sozialen Lebensbedingungen, Arbeit und Gesundheit weiß, sondern die darüber hinaus bereit ist, sich mit den Gewerkschaften und anderen gesellschaftlichen Akteuren der gesundheitsverschleißenden Zumutungen einer Globalisierungs- und Standortpolitik zu erwehren, die nicht nur die Vorstellungen einer solidarischen Gesellschaft negieren, sondern auch als Anschlag auf den „Eid des „Hippokrates" gelten müssen.

Literatur

am Orde B (1997) Die GKV-Neuordnungsgesetze — eine neue Ära mit vielen Verlierern und wenigen Gewinnern beginnt. In: Soziale Sicherheit 7: 241-249

Angermaier M, Schmitthenner H, Zwingmann B (1991) Arbeit und Gesundheit in der gewerkschaftlichen Politik. Ansätze für eine Neuorientierung. In: WSI-Mitteilungen 9: 522-532

Beyersmann D (1998) Gefahrstoffe: Exposition, Gesundheitsgefahren, Grenzwerte — unter besonderer Berücksichtigung krebserzeugender Stoffe. In: Elsner G (Hrsg.) Leitfaden Arbeitsmedizin. Ein Handbuch für Betriebsräte, Personalräte und Gewerkschafter. VSA-Verlag, Hamburg. Seite 143-159

Eberle G, Thimmel R, Vetter C (1996) Krankheitsbedingte Fehlzeiten in der Metall- und Elektroindustrie. Eine Analyse der Arbeitsunfähigkeitsdaten der AOK-Mitglieder. Veröffentlichung des wissenschaftlichen Institut der AOK, Bonn

IG Metall — Vorstand, Abt. Sozialpolitik (1995) Gesundheit schützen und fördern. Eine Handlungshilfe für betriebliche Gesundheitspolitik. Hektographiertes Manuskript, Frankfurt am Main

Konstanty R, Zwingmann B (1997) Perspektiven des Arbeitsschutzes und der betrieblichen Gesundheitsförderung nach der Arbeitsschutzgesetzgebung. In: WSI-Mitteilungen 12: 817- 828

Lehnhardt U (1997) Betriebliche Gesundheitsförderung unter veränderten gesetzlichen Rahmenbedingungen. In: Zeitschrift für Gesundheitswissenschaft 3: 273-278

Marstedt G, Mergner U (1995) Gesundheit als produktives Potential. Arbeitsschutz und Gesundheitsförderung im gesellschaftlichen und betrieblichen Strukturwandel. Edition Sigma, Berlin

Pickshaus K (1996) Hinter den Kulissen der Multimedia-Welt: Neue Arbeitsbedingungen und Arbeitsschutzprobleme. In: WSI-Mitteilungen 2: 109-117

Schumann M (1998) Rücknahme der Entwarnung. Neue Gefährdungen der Industriearbeit. In: Gewerkschaftliche Monatshefte 6/7: 457-460

Urban HJ (1998) Globalisierung, Staat und Gewerkschaften. In: Stötzel R (Hrsg.) Ungleichheit als Projekt. Globalisierung — Standort — Neoliberalismus. BdWi-Verlag, Marburg. (i.E.)

WIdO (1998) Krankenstand geht weiter zurück. Presse-Information vom 14. Mai 1998

Zoike E (1998) BKK-Krankheitsartenstatistik 1996: Neue Auswertungen nach Branchen, Berufen und Bundesländern liegen vor. In: Die Betriebskrankenkasse 3: 117-124

Uwe Lenhardt und Rolf Rosenbrock

Modernisierungstrends betrieblicher Gesundheitspolitik?

Konjunkturen arbeitsweltbezogener Prävention 1973-1998

1973, im Gründungsjahr der Abteilung für medizinische Soziologie am Universitätsklinikum Frankfurt, erfolgte zugleich einer der wichtigsten arbeitsschutzpolitischen Reformschritte der Nachkriegszeit: die Verabschiedung des Arbeitssicherheitsgesetzes, welches Betrieben erstmals die verbindliche Auflage machte, zur Gewährleistung der Sicherheit und des Gesundheitsschutzes der Beschäftigten professionelle medizinische und sicherheitstechnische Experten zu bestellen.

1973 erschien auch die vom Leiter der Abteilung für Medizinische Soziologie, Hans-Ulrich Deppe, verfaßte Schrift *„Industriearbeit und Medizin"*, in der sich der Autor mit den Inhalten und dem gesellschaftspolitischen Kontext eben dieses Gesetzes sowie den Problemen, auf die damit geantwortet werden sollte, auseinandersetzte (Deppe 1973).

In seinem Buch machte Hans-Ulrich Deppe deutlich, daß das *Arbeitssicherheitsgesetz* (ASiG) zwar eine — durch vergleichsweise günstige gesellschaftliche und politische Kräfteverhältnisse ermöglichte — Verbesserung des Schutzanspruchs für die lohnabhängig Beschäftigten darstellte. Zugleich arbeitete er aber auch in kritischer Absicht den Kompromißcharakter des Gesetzes und die immanenten Grenzen eines naturwissenschaftlich-technizistischen, insbesondere des arbeitsmedizinischen, Zugriffs auf die Belastungsprobleme in der Arbeitswelt heraus.

Wie berechtigt diese kritischen Hinweise waren, offenbarten die in den Folgejahren vorgelegten empirischen Befunde zur Funktionsweise und Praxis des Arbeitsschutzsystems. Diesem wurden — gemessen an den objektiven Problemanforderungen — nahezu *durchgängig gravierende Orientierungs- und Funktionsdefizite* attestiert. Abgesehen von der (dem ASiG nicht unmittelbar anzulastenden) institutionellen und rechtlichen Zersplitterung und der völlig unzureichenden Erfassung v.a. der Kleinbetriebe und ihrer Beschäftigten standen dabei folgende, untereinander in Beziehung stehende Kritikpunkte im

Vordergrund (vgl. Rosenbrock 1982; Kühn 1982; Hauß 1983; Pröll 1991; Martens et al. 1992; Müller et al. 1992):

– die Orientierung an einer mit der Begriffstriade „Norm-Anweisung-VollzugKontrolle" charakterisierbaren Handlungslogik;

– eine *verengte Problemwahrnehmung*, zum Ausdruck kommend in der starken Fixierung auf (überwiegend physikalisch-stoffliche) Risiken und Schädigungsereignisse mit klarem Anfangs- und Endpunkt sowie eindeutigen Ursache-Wirkungs-Zusammenhängen;

– eine *einseitige Maßnahmengewichtung* auf Untersuchungsmedizin, Sicherheitsüberwachung und individuelle Verhaltensbeeinflussung der Beschäftigten;

– die *Expertenzentriertheit* des Systems und die *tendenzielle Blockierung der Belastungsthematisierung* durch die Beschäftigten sowie ihres Wirksamwerdens in der betrieblichen Prävention.

Angesichts der Persistenz dieser Defizite wurde v.a. von Gewerkschaftsseite immer wieder aufs Neue eine grundlegende Reform des Arbeitsschutzsystems, seiner inhaltlichen Zielbestimmungen und institutionellen Struktur, gefordert. Indessen blieben die *80er Jahre* – trotz beachtlicher arbeits- und gesundheitswissenschaftlicher Erkenntnisfortschritte – eine *Dekade des „arbeitsschutzpolitischen Stillstands"*, wie es die DGB-Arbeitsschutzexperten Konstanty und Zwingmann (1995) formulierten. Gleichzeitig verschwanden autonom von Beschäftigten organisierte Projekte betrieblicher Gesundheitspolitik (vgl. z.B. Brock et al. 1980), die sich an der italienischen Arbeitermedizin (Wintersberger 1978) orientiert hatten, von der Bildfläche und machten den Platz frei für konsensorientierte Ansätze (vgl. Überblick in: Gesundheitsförderungskonferenz 1995). Gesundheitsförderung beruhen durchweg wesentlich auf der gezielten Förderung der Artikulation von Belastungserfahrungen durch Beschäftigte (z.B. in Gesundheitszirkeln) in Verbindung mit der Eröffnung (begrenzter) Möglichkeiten einer partizipativen Gestaltung der Arbeitssituation (vgl. Lenhardt/Elkeles/Rosenbrock 1997). Darin bleiben zentrale Prinzipien der durch die italienische Arbeitermedizin eingeläuteten „Kulturrevolution" (Wintersberger 1988) erkennbar: Vom strikten „non delega" blieb – trotz der mittlerweile gängigen Mitarbeit von Arbeitsmedizinern, Sicherheitsingenieuren und Führungskräften in Gesundheitszirkeln – die Betroffenenperspektive als Ausgangspunkt aller Veränderungsstrategien. Und von der Einbettung betrieblicher Gesundheitspolitik in die Logik des Klassenkampfes „überlebten" die Kerngedanken des Interessenbezugs betrieblicher Gesundheitspolitik sowie der Eröffnung von direkten Gestaltungsmöglichkeiten für die Beschäftigten. Es spricht für die besondere Qualität des italienischen Ansatzes, daß er trotz dieser formationsspezifischen Verstümmelungen seine Überlegenheit anhaltend unter Beweis stellt. All dies war natürlich Ausdruck einer markanten Verschiebung in der gesellschaftlichen und politischen Kräftekonstellation: Aufgrund dieser war auf der politischen Entscheidungsebene keinerlei Wille mehr zu weiteren Reformen im Interesse der Lohnabhängigen vorhanden, zugleich gestalteten sich die Voraussetzungen für eine autonome gewerkschaftliche Durchsetzung verbesserter Arbeitsbedingungen zusehends ungünstiger.

Innovative Entwicklungen im Bereich arbeitsweltbezogener Prävention vollzogen sich in dieser Zeit — relativ abgekoppelt vom sozialpolitischen Großtrend — eher auf der Ebene wissenschaftlicher Projekte und punktueller betrieblicher „Pilotaktivitäten", wobei insbesondere Projekte zur Erprobung von sogenannten „*Gesundheitszirkeln*" hervorgehoben seien, in denen Beschäftigte selbst ihre Arbeitsbedingungen bewerten und diesbezügliche Verbesserungsvorschläge entwickeln sollten (Rosenbrock 1985; Friczewski et al. 1990; Slesina 1990). Von nicht zu unterschätzender Relevanz war auch die Verabschiedung der „*Ottawa-Charta zur Gesundheitsförderung*" im Jahre 1986, mit der ein neues gesundheits- und präventionspolitisches Paradigma formuliert wurde, welches die Diskussionen und praktischen Bemühungen im Bereich der arbeitsweltbezogenen Prävention nachhaltig beeinflußte (Rosenbrock 1998). Die Entwicklungen waren zumindest in zweifacher Hinsicht bedeutsam:

- Zum einen trugen sie *zur Erweiterung des präventionspolitischen Problemhorizonts* bei. Selbstbestimmtheit und Handlungsautonomie, Entscheidungs- und Kontrollspielräume, situative und strategische Transparenz sowie soziale Unterstützung im betrieblichen Kooperationszusammenhang erschienen nun als zentrale Kriterien einer gesundheitsgerechten und -förderlichen Arbeitssituation; das gesamte betriebliche Bedingungsgefüge in seinen technischen, organisatorischen, sozialen und kommunikativen Dimensionen wurde ins Blickfeld präventiven Handelns gerückt (Rosenbrock 1993).

- Zum anderen konnte aufgezeigt werden, daß *ein partizipativer, beteiligungsorientierter Ansatz* betrieblicher Prävention *erhebliche Potentiale* hinsichtlich der Identifikation und Lösung von Belastungsproblemen in sich birgt (vgl. u.a. Sochert 1996).

Die wesentlichen Perspektiverweiterungen, die das Paradigma der betrieblichen Gesundheitsförderung gegenüber dem klassischen Arbeitsschutz-Ansatz beinhaltet, sind in der untenstehenden tabellarischen Übersicht zusammengefaßt.

Veränderungs-dimension	von	nach
Zielorientierung	Abwehr von Schädigungen (z.B. durch Unfälle)	Verminderung psychomentaler Belastungen; Realisierbarkeit geistiger, emotionaler und sozialer Bedürfnisse bei der Arbeit
Problemfocus	isolierte (überwiegend technisch-stoffliche) Belastungsfaktoren mit eindeutiger Wirkung auf die Gesundheit	organisatorisches und soziales Bedingungsgefüge des Betriebs mit komplexen gesundheitlichen Wirkungen
Typ der Problembe-arbeitung	Handlungsmuster: Vorschrift — Vollzug — Kontrolle; Delegation an medizinische und technische Experten	diskursive/kooperative Problembewertung und Maßnahmenentwicklung; Partizipation der Beschäftigten; Integration in betriebliche Entscheidungsstrukturen und -abläufe; über-/außerbetriebliche Institutionen: Verstärkung der Beratungsfunktion
dominierende Maß-nahmen	medizin. Untersuchungen; Sicherheitsüberwachung	Arbeitsgestaltung; Organisationsentwicklung

Zur *Jahrzehntwende* schien dann durch *zwei spezifische Entwicklungen* eine Situation gegeben zu sein, die *Chancen* für eine solidere rechtlich-institutionelle Fundierung und eine breitere praktische Entfaltung solcher neuen Konzepte und Handlungsansätze enthielt:

- Eine dieser Entwicklungen spielte sich gar nicht unmittelbar im Bereich des Arbeitschutzes, sondern in einer ganz anderen „Arena" ab: Gemeint ist *die Schaffung des § 20 SGB V* im Jahre 1989. Durch diesen Paragraphen erhielten die Krankenkassen (freilich nicht mit Sanktionsbefugnissen ausgestattete) eigene Handlungskompetenzen auf dem Gebiet der Krankheitsverhütung und Gesundheitsförderung, und zwar auch im betrieblichen Rahmen (Rosenbrock 1993).

- Ein zweiter, in diesem Zusammenhang wichtiger Faktor war die Schaffung mehrerer, von ihrem Gehalt her ausgesprochen *fortschrittlicher EG-Richtlinien zum Arbeits- und Gesundheitsschutz*, durch die — da sie für alle EG-Mitgliedstaaten verbindlich waren — die deutsche Arbeitsschutzpolitik unter starken Anpassungs- und Modernisierungsdruck geriet (Deppe & Lenhardt 1990).

Allerdings zeigte die widersprüchliche und mit deutlichen Rückschritten verbundene Entwicklung der Folgezeit, daß die Bedingungen für eine präventionspolitische Wende speziell in der Arbeitswelt durchaus nicht so günstig und stabil waren wie zuweilen angenommen:

– Zwar erlebte die kassengetragene betriebliche Gesundheitsförderung für einige Jahre eine beachtliche Blüte, wobei neben einer Vielzahl gesundheitswissenschaftlich anfechtbarer Aktivitäten zumindest von einem Teil der Krankenkassen avancierte Handlungskonzepte einer gesundheitsförderlichen, partizipativen Organisationsentwicklung verfolgt wurden (Lenhardt 1998a; Priester 1998). Das Vorliegen solcher positiven Erfahrungen mit der Umsetzung des § 20 verhinderte indessen nicht, daß nach einer (von Ärztefunktionären losgetretenen und von der Politik willig aufgegriffenen) undifferenzierten Diskreditierungskampagne *diese Regelung im Rahmen der sog. „Dritten Stufe der Gesundheitsreform" Anfang 1997* (trotz lebhaften Protestes aus den Gesundheitswissenschaften) (vgl. Offener Brief 1996) *demontiert* und die Rolle der Krankenkassen in der arbeitsweltbezogenen Prävention auf eine bloße Informations- und Datenzuträgerfunktion für die Berufsgenossenschaften zurechtgestutzt wurde (Lenhardt 1997).

– Was nun die *Umsetzung der EU-Arbeitsschutz-Richtlinien* betrifft, so bildete sich hiergegen — zeitlich parallel zum vorübergehenden Aufschwung der kassengetragenen Gesundheitsförderung — deutlicher *Widerstand innerhalb des konservativ-liberalen Lagers und der Wirtschaft.* Hierdurch kam es zu einer hartnäckigen Verschleppung der notwendigen und längst fälligen Gesetzgebungsakte. Erst Mitte 1996, mit fast vierjähriger Verspätung, fühlte sich die Bundesregierung auf zunehmenden Druck hin endlich bemüßigt, für die Umsetzung der EU-Rahmenrichtlinie in Form des Arbeitsschutzgesetzes zu sorgen (Konstanty & Zwingmann 1996, 1997). Die praktisch unter Ausschluß der Öffentlichkeit geführten Auseinandersetzungen im Vorfeld waren gleichwohl ein Indikator dafür, daß die Abwehrhaltung gegenüber vermeintlich „standortgefährdender Überreglementierung" weithin doch größer zu sein schien als das von gutmeinenden Präventionsexperten immer wieder herausgestellte genuine Interesse des Managements an einer Modernisierung des Arbeitsschutzes.

Seit August 1996 ist nun das *Arbeitsschutzgesetz* in Kraft — ebenso wie die synchron vollzogene und damit in Zusammenhang stehende *Erweiterung des Präventionsauftrags der Unfallversicherungsträger* auf alle arbeitsbedingten Gesundheitsgefahren. Trotz Kritik im Detail wurde dieses Gesetz auch von Gewerkschaftsseite eindeutig positiv aufgenommen. Ein Blick auf die zentralen Bestimmungen des Gesetzes macht deutlich, daß hiermit in der Tat ein beachtlicher Regelungsfortschritt erzielt wurde (Lenhardt 1998b):

- Für den Arbeits- und Gesundheitsschutz existiert nun eine *einheitliche Rechtsgrundlage*, deren Gültigkeit sich — bis auf wenige Ausnahmen — auf *alle Tätigkeitsbereiche, Branchen und Betriebsgrößen* erstreckt (§ 1, 1).
- Dem Gesetz liegt ein *weitgefaßtes und dynamisches Verständnis von Arbeitsschutz* zugrunde. Zu diesem wird explizit die Verhütung arbeitsbedingter Gesundheitsgefahren einschließlich der menschengerechten Gestaltung der Arbeit gezählt (§ 2, 1). Der Arbeitgeber hat außerdem eine „Verbesserung" des Gesundheitsschutzes anzustreben (§ 3, 1), Ziel ist also eine ständige Fortentwicklung des Schutzniveaus.
- Die Anforderungen an die *Planmäßigkeit und den Integrationsgrad von Maßnahmen des Arbeitsschutzes* haben sich deutlich erhöht. Der Arbeitgeber hat dafür zu sorgen, daß bei der Maßnahmenplanung alle wesentlichen Einflußfaktoren und Gestaltungsebenen (genannt werden „Technik, Arbeitsorganisation, sonstige Arbeitsbedingungen, soziale Beziehungen und Einfluß der Umwelt auf den Arbeitsplatz") sachgerecht verknüpft werden (§ 4). Außerdem hat die Durchführung des Arbeits- und Gesundheitsschutzes „eingebunden in die betrieblichen Führungsstrukturen" zu erfolgen (§ 3, 2).
- Grundlage des planmäßig betriebenen Arbeits- und Gesundheitsschutzes sind *Gefährdungsbeurteilungen*, die der Arbeitgeber „je nach Art der Tätigkeiten" vorzunehmen und aus denen er die erforderlichen Maßnahmen abzuleiten hat. Mögliche Gefährdungsquellen sind dabei umfassend zu berücksichtigen, also z.B. auch die Gestaltung von Arbeitsverfahren, Arbeitsabläufen und Arbeitszeiten (§ 5).
- Zur Erhöhung von Transparenz, Systematik und Verbindlichkeit im Arbeits- und Gesundheitsschutz trägt die (in Betrieben mit mehr als zehn Beschäftigten geltende) *Pflicht des Arbeitgebers* bei, die Ergebnisse der Gefährdungsbeurteilung, die festgelegten Arbeitsschutzmaßnahmen und die Resultate ihrer Wirksamkeitsüberprüfung *schriftlich zu dokumentieren* (§ 6).
- Es werden grundlegende *Pflichten und Rechte der Beschäftigten* im Arbeits- und Gesundheitsschutz festgeschrieben, die auf *deren aktive Mitwirkung* abzielen: U.a. haben sie „nach ihren Möglichkeiten" für Sicherheit und Gesundheit Sorge zu tragen (§ 15, 1) und zusammen mit Betriebsarzt und Sicherheitsfachkraft den Arbeitgeber bei der Gewährleistung des Arbeitsschutzes zu unterstützen (§ 16, 2). Ferner besitzen sie in allen Fragen des Gesundheitsschutzes ein Vorschlagsrecht (§ 17, 1) und dürfen sich im Falle unzureichender Schutzmaßnahmen — nach erfolgloser Beschwerde beim Arbeitgeber — an die zuständige Behörde wenden (§ 17, 2).

All dies stellt — wie gesagt — einen begrüßenswerten Regelungsfortschritt dar. Jedoch verdient ein Hinweis von Konstanty und Zwingmann (1997) Beachtung, wonach diese Regelungen *gegen den allgemeinen gesellschaftlichen und sozialpolitischen Entwicklungstrend* lägen. Damit ist zunächst einmal die schlichte Tatsache angesprochen, daß der Verabschiedung des relativ fortschrittlichen Arbeitsschutzgesetzes eine weit größere Zahl politischer Entscheidungen jüngeren Datums gegenübersteht, die auf den Abbau kollektiver Schutznormen und sozialer Sicherungsniveaus abzielen. Genannt seien die schrittweisen Verschlechterungen des Kündigungsschutzes, das Vordringen befristeter und „geringfügiger" Beschäftigungsverhältnisse, der Fortfall des gesetzlichen Schutzes der vollen Lohnfortzahlung im Krankheitsfall, Leistungseinschränkungen für Arbeitslose und Arme (zunehmend verbunden mit Arbeitszwang) und die Infragestellung der Grundstrukturen der sozialen Krankenversicherung. Darüber hinaus ist der zitierte Hinweis aber auch auf die gegenwärtigen Reorganisations-, Rationalisierungs- und Kostensenkungsstrategien der Unternehmen beziehbar, die eine ganze Reihe von präventionspolitisch problematischen Implikationen aufweisen.

Zusammenfassend kann man sagen, daß diese Strategien auf eine umfassende *Flexibilisierung und „Kommerzialisierung" der Arbeitskraft* hinwirken, d.h. auf eine *Entgrenzung der zeitlichen, funktionalen und leistungsmäßigen Disponibilität* der Lohnabhängigen sowie auf deren *Unterwerfung unter Imperative des Marktes und der Konkurrenz* selbst im innerbetrieblichen Kooperationszusammenhang (Bergmann et al. 1997).

Damit kommen auf die Lohnabhängigen aber *Verhaltenszumutungen, Unsicherheiten und Belastungen* in ganz neuen, hinsichtlich ihrer gesundheitlichen Konsequenzen gar nicht recht absehbaren Dimensionen zu. An dieser Stelle sei eine kurze Bemerkung zur Diskussion innerhalb der gesundheitswissenschaftlichen Community über die Entwicklung von Arbeitsbedingungen und Prävention eingeflochten. Bis heute sind diese Diskussionen z.T. von optimistischen Einschätzungen durchzogen, was das gesundheitsförderliche Potential neuer Produktions-, Organisations- und Managementkonzepte (oder zumindest deren Anschlußfähigkeit für Gesundheitsförderung) betrifft (z.B. Badura 1993). Im Lichte neuerer empirischer Befunde erscheinen solche Einschätzungen z.T. aber als relativierungsbedürftig: Das Segment der Beschäftigten, die von den genannten Entwicklungen — z.B. im Sinne tätigkeitsbezogenen Autonomiegewinns — profitieren, ist offensichtlich relativ klein geblieben, wobei etwaigen Autonomiezuwächsen meist eine gleichzeitige Zunahme psychosozialer Belastungen gegenübersteht. Für andere Beschäftigtengruppen auf Angelerntenniveau fällt die Bilanz betrieblichen Struktur- und Organisationswandels noch ernüchternder aus. Von einer breiten Auflösung monotoner, kurzzyklischer Tätigkeiten beispielsweise kann nicht die Rede sein (Marstedt & Mergner 1995). Wie es schließlich in dem wachsenden Segment der sog. „neuen Dienstleistungen" aussieht, welches unablässig als wirtschafts- und beschäftigungspolitischer Hoffnungsanker der Zukunft angepriesen wird, wird in der arbeitsschutz- und präventionspolitischen Diskussion kaum reflektiert. Gerade hier baut sich ein hohes gesundheitliches Problempotential belastungsintensiver, unsicherer und relativ ungeschützter Arbeitstätigkeiten und Beschäftigungsverhältnisse auf (Bamberg et al. 1998).

Der letztgenannte Punkt verweist auf ein weiteres Problem, das mit dem betrieblichen und sektoralen Strukturwandel einhergeht: Dieser hat nicht nur Auswirkungen auf den unmittelbaren Belastungsaspekt von Arbeitstätigkeiten und Arbeitsverhältnissen, sondern führt auch zum *Brüchigwerden von Voraussetzungen für die institutionelle und interessenpolitische Regulierung der Arbeitsbedingungen.* Eine neuere Studie im Auftrag der IG Metall zeichnet nach, mit welcher Dynamik auf nahezu allen Ebenen der betrieblichen Arbeits- und Organisationsbeziehungen Tendenzen der Flexiblisierung und Deregulierung freigesetzt werden, die von den Betriebs- und Personalräten immer weniger interessenpolitisch aufzufangen und zu „bändigen" sind (Bergmann et al. 1997). Viele dieser Entwicklungen, wie z.B. der Verlust betrieblicher Entwicklungsperspektiven durch befristete Arbeitsverhältnisse oder der Zerfall des Betriebes als Sozialzusammenhang, beinhalten ganz unmittelbar gesundheitlich negative Auswirkungen für die Beschäftigten. Mittelbar leidet betriebliche Gesundheitspolitik unter all diesen Entwicklungen v.a. deshalb, weil sie das Gesundheitsthema auf der traditionell überlasteten Agenda der Belegschaftsvertretungen regelmäßig auf nachrangige Plätze drücken.

Darüber hinaus ist es vermutlich keine allzu gewagte Prognose, daß wachsende Beschäftigungsbereiche wenn auch nicht aus dem rechtlichen Geltungsbereich des Arbeits- und Gesundheitsschutzes, so doch aus dessen faktischem Einflußbereich herauszufallen drohen. Doch selbst in jenen Sektoren, wo dies nicht der Fall sein wird — und es ist davon auszugehen, daß deren Anteil ziemlich groß ist —, dürfte häufig die *Gefahr einer bloß formalen oder oberflächlichen Umsetzung der neuen Arbeitsschutznormen* bestehen. Pointiert ausgedrückt wird man es künftig wohl nicht allzu selten mit Betrieben zu tun haben, in denen etwas neues im Arbeitsschutz lediglich insofern passiert, als nun — weitgehend unbemerkt von der betrieblichen Öffentlichkeit — Gefährdungs-Checklisten ausgefüllt und in Aktenordnern abgelegt werden.

Nicht eben unwahrscheinlich ist vor diesem Hintergrund die weitere Forcierung einer Entwicklung, wie sie Marstedt in einigen seiner neueren Veröffentlichungen diagnostiziert hat: die *Polarisierung der Qualität der Arbeitsbedingungen und des Gesundheitsschutzes* entlang mehrerer, sich vielfach überschneidender Differenzierungslinien, die zwischen verschiedenen Wirtschaftzweigen und Branchen, zwischen sog. „fokalen" Betrieben und von diesen abhängigen „Vor- und Vorvorlieferanten" sowie zwischen verschiedenen Beschäftigtengruppen auch innerhalb einer Belegschaft verlaufen (z.B. zwischen Stamm- und Randbelegschaften, höher und niedriger Qualifizierten, fest und befristet Beschäftigten, Rationalisierungsgewinnern und -verlierern, Jungen und Alten, Männern und Frauen, Deutschen und Ausländern). Diese führen nach Marstedt zu einer zunehmend stärker ausgeprägten Hierarchisierung — oder besser gesagt: „Pyramidisierung" — von Arbeitsbelastungen und Gesundheitsschutzniveaus (Marstedt 1994).

In einer Zeit, in der die *politischen* Durchsetzungsimpulse für erweiterte betriebliche Präventionsmaßnahmen eher schwach ausgeprägt sind (oder doch zumindest mit verstärkten Widerständen zu rechnen haben), kann es nicht sehr verwundern, daß das Bestreben mehr und mehr dahin geht, Arbeitsschutz und Gesundheitsförderung durch den Nachweis ihres *ökonomischen* — d.h. vor allem: betriebswirtschaftlichen — Nutzens voranzubringen. Das „Vorrechnen" solcher Nutzeffekte ist inzwischen zum Gegenstand einer ganzen Reihe von wissenschaftlichen Modellen geworden und gewinnt in der Argumentation von Arbeitsschützern und Gesundheitsförderern gegenüber dem Management zunehmend an Bedeutung. Die Plausibilität der Annahme, Prävention könne sich für Unternehmen „in Mark und Pfennig" auszahlen, soll hier gar nicht pauschal bestritten werden — ebensowenig wie deren „taktische" Einsetzbarkeit als Überzeugungsmittel. Dennoch gibt es gewichtige Gründe, die dagegen sprechen, daß man mit Wirtschaftlichkeitsrechnungen quasi den „goldenen Schlüssel" zur Öffnung der Betriebe für gesundheitsfördernde Maßnahmen in der Hand hält (vgl. zum folgenden ausführlich: Marstedt & Mergner 1995).

So dürften Effizienznachweise für verbesserte betriebliche Prävention häufig schon allein deshalb nicht verfangen, weil Anreize zur — einzelwirtschaftlich durchaus rationalen — Externalisierung der materiellen und sozialen Folgekosten beschädigter Gesundheit weitaus mächtiger sind. Ferner hängen Gesundheit, Arbeitsunfähigkeit, Wohlbefinden, Arbeitsmotivation, Betriebsklima etc. (also die Zielvariablen einer „aufgeklärten" Unternehmenspolitik) außer von der expliziten betrieblichen Gesundheitspolitik von vielen anderen — betrieblichen und außerbetrieblichen — Faktoren ab, über deren Wirkmechanismen, Synergien und Latenzzeiten nach wie vor wenig bekannt ist. Eine quantifizierende Zuschreibung gesundheitlicher Effekte auf bestimmte Ansätze, Projekte und Maßnahmen ist deshalb seriös kaum möglich. Schließlich wird in gesundheitsschutzbezogenen Cost-Benefit-Analysen, erweiterten Wirtschaftlichkeitsrechnungen u.ä. eine strenge, stets auf nüchterner Kalkulation fußende Rationalität betrieblicher Entscheidungskriterien und -prozesse unterstellt, die so gar nicht gegeben ist: „Unternehmenspolitik und Modernisierungskonzepte beruhen oft auf expliziten 'Glaubenssätzen', noch öfter jedoch wohl auf informellen, unausgesprochenen oder gar unaussprechbaren, weil eher 'unbewußten' Verständnisweisen, Normen und Wertorientierungen, die ihre Wirkung 'hinter dem Rücken' der entscheidungsmächtigen Akteure entfalten. (...) Das bedeutet aber: Auch noch so stringente Belege für Produktivitätsgewinne, Krankenstandssenkungen, Verbesserungen der Leistungsmotivation u.ä. mehr als Folge von Maßnahmen des Arbeits- und Gesundheitsschutzes werden in einer Vielzahl von Fällen in der Arena betrieblicher Willensbildung und Entscheidungsfindung nicht durchschlagen, weil es unterschwellige Stimmungen, Verständnisweisen und Einschätzungen ebenso wie explizite Wertorientierungen und unternehmensphilosophische Credos gibt, die unbewußt oder wissentlich andere Begründungen und Linien von Beharrung oder Innovation favorisieren" (Marstedt & Mergner 1995, Seite 14f.). Diese Wertorientierungen und 'Belief Systems' des Managements sind mit verschiedenen Ausprägungen der „betrieblichen Arbeits- und Sozialordnung" verbunden. Dabrowski et al. (1989) unterscheiden dabei drei Orientierungen des Managements mit je typischen, relativ zeitstabilen Haltungen gegenüber sozialen Ansprüchen der Beschäftigten (vgl. auch: Marstedt 1990):

- die *betriebsgemeinschaftliche* Orientierung mit der Tendenz zur Anspruchs- und Interessenbevormundung,
- die *produktivistische* Orientierung mit der Tendenz zur Interessenabwehr und -einschränkung,
- die *sozial-technokratische* Orientierung mit der Tendenz zur bürokratischen Interessen-"Verwaltung".

In der Praxis scheint die Akzeptanz betrieblicher Gesundheitsstrategien wesentlich stärker von solchen Management-Orientierungen (und den durch sie geprägten Stilen der betrieblichen Austausch- und Konfliktbeziehungen) abzuhängen als von der professionellen Qualität von Cost-Benefit-Rechnungen und ihrer Präsentation.

Der Versuch, Prävention in der Arbeitswelt vor allem mittels wirtschaftlicher Nutzenkalkulationen schmackhaft zu machen, ist jedoch nicht nur als begrenzt realistisch, sondern auch als *politisch riskant* zu betrachten: Mögen diejenigen, die solchen Versuch unternehmen, auch in aller Regel gute sozialpolitische Absichten hegen, so entgehen sie doch nicht der Gefahr, ungewollt und gleichsam unter der Hand einem Diskurs Vorschub zu leisten, in dem jedweder soziale Anspruch tendenziell zu einem den „nationalen Wettbewerbsstaat" (Hirsch 1995) belastenden Kostenfaktor gerät bzw. nur noch im Maße seiner nachgewiesenen Nützlichkeit in der Standortkonkurrenz als berechtigt gilt. Zudem kann sich im Ergebnis solcher Berechnungen herausstellen, daß sich betriebliche Gesundheitsförderung für wenig qualifizierte und leicht austauschbare Beschäftigtengruppen eben nicht „rechnet", eine Politik des „hire and fire" speziell für diese gesundheitlich meist bereits benachteiligten Gruppen dagegen den Anforderungen der einzelwirtschaftlichen Cost-Benefit-Rechnung genügt. Im Grunde ist das verstärkte ökonomische Argumentieren für präventiven Gesundheitsschutz im Betrieb selbst schon Ausdruck einer gesellschaftlichen Regressionstendenz, die eine eigenständige Begründung solcher Maßnahmen als *sozial wünschenswert* kaum noch zuzulassen scheint. Wenn sich z.b. betriebliche Gesundheitsförderung künftig vornehmlich als Beitrag zur Sicherung des „Standorts Deutschland" zu legitimieren hätte, käme dies wohl auf ein Begräbnis minderer Klasse für die ambitionierten Gestaltungsansprüche der Ottawa-Charta heraus. Sollen diese in absehbarer Zeit nicht auf den Status völliger Unerheblichkeit herabsinken, muß Gesundheitsförderung vielmehr als — wie kompromißhaft auch immer zu verwirklichender — Gegenentwurf, als „gegentendenzielle Politik" (Kühn & Rosenbrock 1994) zu dem begriffen werden, was — jenseits aller ideologischer Nebel — tatsächlich die Substanz der sogenannten „Standortsicherung" ausmacht. Daran gilt es auch angesichts von Bedingungen festzuhalten, unter denen entsprechend durchsetzungsfähige Akteure rar und die Realisierungsperspektiven weitgreifender sozialer Innovationen eher ungünstig sind.

Literatur

Badura B (1993) Gesundheitsförderung durch Arbeits- und Organisationsgestaltung — Die Sicht des Gesundheitswissenschaftlers. In: Pelikan JM, Demmer H, Hurrelmann K (Hrsg.) Gesundheitsförderung durch Organisationsentwicklung. Konzepte, Strategien und Projekte für Betriebe, Krankenhäuser und Schulen. Juventa, Weinheim und München, Seite 20-33

Bamberg E, Ducki A, Metz AM (1998) Handlungsbedingungen und Grundlagen der betrieblichen Gesundheitsförderung. In: Dies. (Hrsg.) Handbuch Betriebliche Gesundheitsförderung. Verlag für angewandte Psychologie, Göttingen, Seite 17-36

Bergmann J, Bürckmann E, Dabrowski H (1997) „Reform des Flächentarifvertrages"? Berichte aus Betrieben. Ergebnisse einer Befragung von Betriebsräten und Vertrauensleuten im Bildungszentrum der IG Metall Sprockhövel. Unveröff. Manuskr. Frankfurt a.M.

Brock A, Funke H, Einemann E, Abholz HH, Hoppensack T. (1980) Betriebliche Gesundheit und gewerkschaftliche Arbeit in einer norddeutschen Werft — Ansätze einer Arbeitermedizin in der BRD. In: Jahrbuch für kritische Medizin 6. Argument-Sonderband AS 53. Argument, Berlin, Seite 49-75

Dabrowski H, Marstedt G, Mergner U. (1989) Mehr als Monotonie und Zeitdruck. Soziale Konstitution und Verarbeitung von psychischen Belastungen im Betrieb. Deutscher Universitätsverlag, Wiesbaden

Deppe HU (1973) Industriearbeit und Medizin. Zur Soziologie medizinischer Institutionen. Athenäum Fischer, Frankfurt a.M.

Deppe HU, Lenhardt U (1990) Gesundheitsschutz am Arbeitsplatz — Harmonisierungstendenzen in der Europäischen Gemeinschaft. In: Dies.: Westeuropäische Integration und Gesundheitspolitik. VAG, Marburg, Seite 47-62

Friczewski F, Brandenburg U, Jenewein R, Lieneke A, Schiewon-Spieß L, Westermayer G (1990) Betriebliche Gesundheitszirkel als Instrument für den Abbau von gesundheitsschädlichem Streß am Arbeitsplatz. Ein Erfahrungsbericht. In: Brandenburg U, Kollmeier H, Kuhn K, Marschall B, Oehlke P (Hrsg.) Prävention und Gesundheitsförderung im Betrieb. Erfolge — Defizite — Künftige Strategien. Schriftenreihe der Bundesanstalt für Arbeitsschutz, Tagungsbericht Tb 5. Wirtschaftsverlag NW, Bremerhaven. Seite 290-314

Gesundheitsförderungskonferenz, Behörde für Arbeit, Gesundheit und Soziales (Hrsg.) (o.J. [1995]) Arbeit gesund machen! Forum zu neuen Konzepten der Gesundheitsförderung in Betrieb und Verwaltung. Hamburg

Hauß F (1983) Arbeitsbelastungen und ihre Thematisierung im Betrieb. Campus, Frankfurt a.M. und New York

Hirsch J (1995) Der nationale Wettbewerbsstaat. Staat, Demokratie und Politik im globalen Kapitalismus. Edition ID-Archiv, Berlin

Konstanty R, Zwingmann B (1995) Perspektiven der Arbeitsschutzreform nach dem Scheitern des Arbeitsschutzrahmengesetzes. WSI-Mitteilungen 48: 61-76

Konstanty R, Zwingmann B (1996) Arbeitsschutzreform. Bleibt Deutschland Schlußlicht in Europa? WSI-Mitteilungen 49: 65-70

Konstanty R, Zwingmann B (1997) Perspektiven des Arbeitsschutzes und der betrieblichen Gesundheitsförderung nach der Arbeitsschutzgesetzgebung. WSI-Mitteilungen 50: 817-828

Kühn H (1982) Betriebliche Arbeitsschutzpolitik und Interessenvertretung der Beschäftigten. Campus, Frankfurt a.M. und New York

Kühn H, Rosenbrock R (1994) Präventionspolitik und Gesundheitswissenschaften. Eine Problemskizze. In: Rosenbrock R, Kühn H, Köhler BM (Hrsg.) Präventionspolitik. Gesellschaftliche Strategien der Gesundheitssicherung. Edition Sigma, Berlin Seite 29-53

Lenhardt U (1997) Betriebliche Gesundheitsförderung unter veränderten gesetzlichen Rahmenbedingungen. Zeitschrift für Gesundheitswissenschaften 5: 273-278

Lenhardt U (1998a) Betriebliche Gesundheitsförderung: vom Innovationsprojekt zum Auslaufmodell? In: Dahme H-J, Wohlfahrt N (Hrsg.) Umsteuerung oder Ende der Gesundheitsförderung? Neue Herausforderungen an die Prävention. Akademie für Öffentliches Gesundheitswesen, Düsseldorf, Seite 112-138

Lenhardt U (1998b) Das neue Arbeitsschutzgesetz: der große Sprung nach vorn? Die Mitbestimmung 44, 4: 10-14

Lenhardt U, Elkeles T, Rosenbrock R (1997) Betriebsproblem Rückenschmerz. Eine gesundheitswissenschaftliche Bestandsaufnahme zu Verursachung, Verbreitung und Verhütung. Juventa, Weinheim und München

Marstedt G (1990) Schattenwürfe sozialer Rationalisierung. Zum Bedeutungswandel von Gesundheit und Krankheit in der Arbeitswelt. Psychosozial 12, 2: 74-86

Marstedt G (1994) Rationalisierung und Gesundheit. „Neue Produktionskonzepte", „systemische Rationalisierung", „lean production" — Implikationen für Arbeitsbelastungen und betriebliche Gesundheitspolitik. Veröffentlichungsreihe der Forschungsgruppe Gesundheitsrisiken und Präventionspolitik, Wissenschaftszentrum Berlin für Sozialforschung, P 94-204. WZB, Berlin

Marstedt G, Mergner U (1995) Gesundheit als produktives Potential. Arbeitsschutz und Gesundheitsförderung im gesellschaftlichen und betrieblichen Strukturwandel. Edition Sigma, Berlin

Martens H, Peter G, Pröll U, Sczesny C (1992) Arbeitsschutz und Betriebsalltag — Zusammenarbeit für Sicherheit und Gesundheit. Beiträge zum Workshop der sfs am 29.4.1992 in Dortmund. Sozialforschungsstelle Dortmund Landesinstitut, Beiträge aus der Forschung, Bd. 63. sfs, Dortmund

Müller R, Pape S, Behrens J, Braun B, Milles D (1992): Gesundheitsschutz durch arbeitsmedizinische Betreuung. Fiktion oder Wirklichkeit? In: Neumann LF (Hrsg.) Arbeits- und Gesundheitsschutz aktuell. Beiträge aus der Praxis. Bund-Verlag, Köln, Seite 81-99

Offener Brief des Initiativkreises § 20 SGB V an den Bundesminister für Gesundheit (1996). In: Müller R, Rosenbrock R (Hrsg.) (1998) Betriebliches Gesundheitsmanagement. Arbeitsschutz und Gesundheitsförderung — Bilanz und Perspektiven. Asgard, St. Augustin Seite, 394-406

Priester K (1998) Betriebliche Gesundheitsförderung: Voraussetzungen - Konzepte - Erfahrungen. Mabuse, Frankfurt a.M.

Pröll U (1991) Arbeitsschutz und neue Technologien. Handlungsstrukturen und Modernisierungsbedarf im institutionalisierten Arbeitsschutz. Westdeutscher Verlag, Opladen

Rosenbrock R (1982) Arbeitsmediziner und Sicherheitsexperten im Betrieb. Campus, Frankfurt a.M. und New York

Rosenbrock R (1985) Wirtschaftskrise und Arbeitsschutz. Gegenwärtige Entwicklungsbedingungen betrieblicher Gesundheitspolitik. Österreichische Zeitschrift für Soziologie 10, 3/4: 96-107

Rosenbrock R (1993) Sozialversicherung und Prävention in der Arbeitswelt. Neue Botschaften — Chancen und Risiken ihrer Umsetzung. In: Jahrbuch für Kritische Medizin 20: Die Regulierung der Gesundheit. Argument, Hamburg, Seite 128-149

Rosenbrock R (1998) Die Umsetzung der Ottawa-Charta in Deutschland. Prävention und Gesundheitsförderung im gesellschaftlichen Umgang mit Gesundheit und Krankheit. Veröffentlichungsreihe der Arbeitsgruppe Public Health, Wissenschaftszentrum Berlin für Sozialforschung, P 98-201. WZB, Berlin

Slesina W (1990) Gesundheitszirkel — Ein neues Verfahren zur Verhütung arbeitsbedingter Erkrankungen. In: Brandenburg U, Kollmeier H, Kuhn K, Marschall B, Oehlke P (Hrsg.) (1990) Prävention und Gesundheitsförderung im Betrieb. Erfolge — Defizite — Künftige Strategien. Schriftenreihe der Bundesanstalt für Arbeitsschutz, Tagungsbericht Tb 5. Wirtschaftsverlag NW, Bremerhaven, Seite 315-328

Sochert R (1996) Betriebliche Gesundheitsberichte und Gesundheitszirkel — von der Analyse zur Prävention arbeitsbedingter Muskel-Skelett-Erkrankungen. In: Bundesanstalt für Arbeitsmedizin (Hrsg.) Prävention arbeitsbedingter Muskel-Skelett-Erkrankungen. Erfahrungen mit betrieblicher Gesundheitsförderung. Schriftenreihe der Bundesanstalt für Arbeitsmedizin, Tagungsbericht 7. Wirtschaftsverlag NW, Bremerhaven, Seite 73-81

Wintersberger H (1978) Gesundheitskämpfe in Italien — von der Arbeitsmedizin zur Arbeitermedizin. In: Jahrbuch für kritische Medizin 3. Argument-Sonderband AS 27. Argument, Berlin, Seite 131-150.

Wintersberger H (1988) Arbeitermedizin in Italien. Eine Kulturrevolution im Spannungsfeld von Arbeit und Gesundheit. Edition Sigma, Berlin

Rainer Müller

Ärzte im Betrieb: Strukturelle Überforderung und Selbstüberschätzung?

Zum Verhältnis von Reproduktionsmedizin zur Produktionsmedizin

Vorbemerkung

Nachfolgend soll in einigen Gedanken zur widersprüchlichen Entwicklung der Medizin im Bereich der Arbeitswelt, als Produktionsmedizin in diesem Zusammenhang apostrophiert, im Verhältnis zu derjenigen Medizin debattiert werden, die in der Reproduktionssphäre angesiedelt ist. In dieser Perspektive wird sie von mir als Reproduktionsmedizin bezeichnet.

So wie die Reproduktionsmedizin in dieser Gesellschaft einen ambivalenten und widersprüchlichen Charakter zeigt, so uneindeutig und widersprüchlich ist das Bild von der Medizin im Produktionssektor, den Dienstleistungssektor einbezogen. Medizin hat auf der einen Seite eine helfende und stützende Funktion und zugleich wirkt sie kontrollierend, disziplinierend und reglementierend. Auf der einen Seite legitimiert sie über die Attestierung von Krankheit eine Entlastung von sozialen Rollen und Verpflichtungen (Arbeitsunfähigkeit aus Krankheitsgründen), auf der anderen Seite trägt sie dazu bei, die Produktivität einer Arbeitsgesellschaft wiederherzustellen bzw. zu steigern.

So wie für die Reproduktionssphäre von einer Medikalisierung der Lebens- und Alltagswelt im Lebenslauf gesprochen werden kann, so deutet sich für die Produktionssphäre eine Medikalisierung der Arbeitskraft verstärkt an. Als Medikalisierung wird die Umdeutung von sozialen Problemen zu medizinischen Aufgaben bei entsprechender diagnostischer und therapeutischer Umgangsweise bezeichnet.

Medizin ist vornehmlich Reproduktionsmedizin

Medizin ist Teil des sozialen Sicherungssystems, welches in der Bundesrepublik Deutschland um die Erwerbsarbeit herum organisiert ist. Das System dient dazu, den Erwerbsstatus vom Menschen über Sach- und Dienstleistungen sowie finanzielle Zuwendungen zu sichern.

Medizin ist vornehmlich in der Sphäre der Reproduktion tätig. Gemessen an den personellen und finanziellen Ressourcen, an der Praxis der dort Beschäftigten wie auch beurteilt nach den Handlungsweisen und Wissensbeständen ist die Medizin auf die Reproduktion von Privatpersonen in Familie und privaten Haushalten ausgerichtet.

Das Wirken von Ärzten in der Reproduktionssphäre ist allerdings nur für einen bestimmten Personenkreis bzw. für eine bestimmte Lebensphase, nämlich die Erwerbsphase, direkt auf die Produktionssphäre gerichtet. Ärzte sind in die sozialstaatlichen Arrangements zur Sicherung bzw. Wiederherstellung der Leistungs- bzw. Arbeitsfähigkeit von Arbeitspersonen eingebunden. In dieser Funktion attestieren Ärzte in der Reproduktionsmedizin erkrankten Arbeitnehmern Arbeitsruhe, allerdings nur bis zu einer bestimmten Dauer. Es herrscht die Annahme, Krankheit sei lediglich eine vorübergehende Episode, so daß nach angemessener Kuration eine Rückkehr zur Erwerbsarbeit möglich ist. In diesem Sektor der kurativen Medizin gibt es keine Praxis einer arbeitsweltbezogenen Prävention.

Ärzte handeln im Kontext einer öffentlich-rechtlichen Beauftragung. Die Kassenärztliche Vereinigung hat den Status der Institution des Öffentlichen Rechts — auch wenn von den niedergelassenen Ärzten ihre sogenannte Freiberuflichkeit herausgestellt wird. Medizin kann in diesem Sinne durchaus als eine Public-Health-Institution interpretiert werden, da sie öffentlich verantwortete Gesundheitssicherung zu betreiben hat. Ärzte handeln autonom gemäß ihrer ärztlichen Fachkunde. Dies macht ihre Professionalität aus. Vom Prinzip her nimmt weder der Staat, noch der Patient, noch der Arbeitgeber des Patienten Einfluß auf das Handeln und Entscheiden der Ärzte.

Die Professionalisierung der Ärzte in dem Reproduktionssektor hat dazu geführt, daß sie über eine hohe Selbststeuerung und Eigenregulation bezüglich der Normen, der Handlungsweisen und der Wissenssysteme verfügen. Berufs- und Therapiefreiheit sind rechtliche Tatbestände, die dies bekunden (Freidson 1979).

Infusion — Diffusion von Ärzten in die Produktionssphäre

In den letzten 20 Jahren hat es einen enormen Zuwachs an Ärzten gegeben, die als Betriebsärzte in der Produktionssphäre beruflich tätig geworden sind. Die Gründe für diese Zunahme sind folgende:

- Staatliche Regulationen des Arbeitsschutzes, so das Arbeitssicherheitsgesetz von 1973, haben das Wirken von Ärzten im Betrieb zur Verpflichtung gemacht. Die Arbeitsschutzgesetzgebung der Europäischen Union mit den entsprechenden nationalstaatlichen Umsetzungen in den letzten Jahren, macht eine betriebsärztliche Betreuung jedes Betriebs flächendeckend zur Auflage. Die sehr große Spannbreite erwerbsförmiger Arbeit, von der männlichen körperlichen Schwerarbeit im Stahlwerk über die personale Dienstleistungsarbeit einer Lehrerin bis hin zu den Tätigkeiten von Software-Produzenten, wird zum Aufgabenfeld für Ärzte im Betrieb.

– Schon seit geraumer Zeit besteht ein hohes Interesse von Großbetrieben an medizinisch-ärztlicher Kompetenz im Personalmanagement der Belegschaften. Großbetriebe haben im Interesse einer optimalen Nutzung des Humanvermögens im Betrieb die Funktionalität von kurativer wie auch präventiver Medizin bereits vor vielen Jahren erkannt.

– Der große Zuwachs an Betriebsärzten war möglich, weil es in den letzten Jahren zu einer „Ärzteschwemme" gekommen ist, der Arbeitsmarkt für Ärzte in der Niederlassung bzw. in der Klinik also eng geworden ist (Milles 1992).

Public Health in Private Companies, eine Sicht des modernen Arbeitsschutzes

Die nationalstaatlichen bzw. europäischen Regelungen zum Arbeitsschutz stellen sozialstaatliche Interventionen in die private Hoheit der Unternehmer dar. Die Interventionen schränken die Machtdifferenz zwischen Lohnarbeit und Kapital ein und sollen unerwünschte externe Effekte, nämlich die außerhalb der Kostenrechnung der einzelnen Betriebe auftretenden, sogenannten sozialen Kosten, reduzieren. Als soziale Kosten sind die Kosten für die Behandlung von arbeits- bzw. berufsbedingten Erkrankungen und Unfällen zu sehen (Milles/Müller 1985).

Die sozialpolitische Intervention des Arbeitsschutzes in den Betrieb mit der Verpflichtung, Betriebsärzte dort zu integrieren, läßt sich also ökonomisch mit dem Konzept zur Sicherung des öffentlichen Gutes Gesundheit begründen. Gesundheit als öffentliches Gut ist im Interesse aller Bürgerinnen und Bürger. Die Eigenart von öffentlichen Gütern besteht darin, daß sich die Kosten und Nutzen nicht eindeutig aufeinander beziehen lassen. Es wird auch von *meritorischen Gütern* gesprochen. Solche Güter erzeugen bei der Produktion oder Konsumption einen Zusatznutzen, der über den eigentlichen Konsumnutzen hinausgeht. Gesundheit ist als ein solches meritorisches Gut anzusehen. Die Relevanz solcher Güter besteht in den externen Effekten, weil nämlich durch sozialpolitische Maßnahmen negative externe Effekte wie Berufskrankheit, Arbeitsunfall, Gesundheitsverschleiß von Arbeitskraft bekämpft werden oder durch Prävention und Gesundheitsförderungsmaßnahmen Produktivität und Kompetenzen über den Nutzen für den Einzelnen hinausgehen. Damit wird für die gesamte Volkswohlfahrt ein kollektiver Nutzen erbracht (Kaufmann 1997).

Das Wirken von Ärzten im Betrieb kann also unter der Denkfigur „Public Health in Private Company" diskutiert werden. Betriebsärzte sollen insofern eine wohlfahrtsstaatliche Funktion erfüllen, als sie die sozialen Kosten dadurch minimieren, daß sie einen sozialen Schutz des Arbeitnehmers mit entsprechender rechtsstaatlicher Gewährung zur Verfügung stellen. Betriebsärzte als Akteure von Public Health sichern in dieser Sichtweise die Individualrechte des einzelnen Arbeitnehmers bzw. der einzelnen Arbeitnehmerin in Bezug auf das grundgesetzlich garantierte Recht auf Unversehrtheit des Körpers, also Gesundheit.

Eine solche explizite Public-Health-Orientierung in einer wohlfahrtsstaatlichen bzw. sozialstaatlichen Rahmung, eben nicht nur orientiert an den Schädigungen und Risiken, sondern an der Gestaltung und Aufrechterhaltung von Gesundheit, findet sich in den fortschrittlichen Richtlinien und Regelungen der Europäischen Union, die mittlerweile nationales Recht geworden sind. Orientierte sich der Arbeitsschutz früher an Schädigungen und Gefährdungen physikalischer, chemischer und biologischer Art, so ist die normative Orientierung in den neuen Arbeitsschutzregelungen Gesundheit, Gesundheitsförderung, Aufrechterhaltung von Produktivität sowie Vereinbarkeit von persönlicher Disponibilität mit den Arbeitsanforderungen. Die neuen Arbeitsschutzregelungen haben die Rechte des Arbeitnehmers im Sinne einer zivilgesellschaftlichen Intention gestärkt. Die Arbeitnehmerinnen und Arbeitnehmer haben das Recht auf Beratung und Information über Risiken und über Möglichkeiten der Gesundheitsförderung sowie auf Beratung bei mit der beruflichen Tätigkeit zusammenhängenden Gesundheitsproblemen. Gestärkt wurden in gewisser Weise ebenso Partizipationsrechte. Die Ausdehnung des Public Health-Prinzipes in der Produktionssphäre einschließlich der Dienstleistungsarbeit kommt weiterhin darin zum Ausdruck, daß die neuen Arbeitsschutzregelungen der Europäischen Union auf die gesamte Erwerbsbevölkerung ausgedehnt wurden. Auch Klein- und Kleinstunternehmer müssen sich diesen Anforderungen wohlfahrtsstaatlicher Intervention unterwerfen und haben sich normativ an der Sicherung und Erhaltung von Gesundheit zu orientieren.

Die Frage ist nun, ob die Betriebsmedizin personell, inhaltlich, qualifikatorisch und von ihrer (arbeits-)rechtlichen Ausstattung her in der Lage ist, diesen Ansprüchen wohlfahrtsstaatlicher Sicherungspolitik Genüge zu tun (Müller und Schulz 1994).

Rationalisierung und Tertiarisierung der Erwerbsarbeit

Die Sphäre der beruflichen Tätigkeit hat in den letzten Jahren eine ungeheure Dynamik der Technisierung, Rationalisierung und Umstrukturierung in Richtung Tertiarisierung erfahren. Dies hat zur entsprechenden Verdichtung der Arbeitsanforderungen, der Freisetzung von Arbeitskräften, der Über- bzw. Unterforderung und der Ausbildung neuer Belastungssyndrome geführt. Mit dem Niedergang der industriellen Produktion ist es zu einer Ausdehnung der Dienstleistungsarbeit (Tertiarisierung) gekommen. Auch hier greifen Rationalisierungsstrategien technologischer, sozialer wie auch ökonomischer Formen und führen zu spezifischen Gefährdungen und Abnutzungen von Gesundheit.

Bedacht werden muß außerdem, daß mit dem Rückgang der industriellen Produktion Männerarbeit einen Bedeutungsverlust erfährt und zunehmend die Erwerbsbevölkerung im Bereich der Dienstleistungsarbeit aus Frauen besteht. Eine Verweiblichung von Lohnarbeit geht einher mit den Begleiterscheinungen Flexibilisierung, Dequalifizierung und Prekarisierung des Erwerbsarbeiterstatus. Die Umbauprozesse in der industriellen Produktion wie auch die Zunahme von Dienstleistungsarbeit haben Konsequenzen auch für die Größe und Form betrieblicher Arbeitsorganisation. Die Zahl der Großbetriebe geht zurück. Es gehört zu den Strategien von Großbetrieben und internationalen Konzernen, Betriebe in Betrieben zu gründen. Mitbestimmung durch Betriebsräte, Austarierung der Machtbalance zwischen Lohnarbeit und Kapital gehen zurück. Zugleich kommt es zu einer Auflösung des klassischen Arbeitnehmerstatus durch Teilzeitarbeit und sogenannte Schein-Selbständige. Die Flexibilisierung der Arbeitnehmerinnen und Arbeitnehmer ist gestiegen. Es wird eine hohe Mobilität regional wie zwischen den Betrieben und den verschiedenen Tätigkeiten verlangt (Giarini/Liedtke 1998).

Die Klinik als Geburtsstätte der Medizin in der Reproduktions- und Produktionssphäre

Medizin ist in ihrem Erkenntnisverfahren, in ihrer Wissenssystematik und in den Handlungsweisen bestimmt durch den sozialen und technischen Kontext „Klinik".

Da Ärzte nur dann im Betrieb tätig werden dürfen, wenn sie eine Ausbildung als Arzt und eine Spezialisierung in der Arbeitsmedizin/Betriebsmedizin haben, sind Betriebsärzte in ihrem Fachwissen und in ihrer beruflichen Sozialisation genauso stark beruflich durch die „Klinik-Medizin" geprägt wie Ärzte in der Reproduktionssphäre. Die Spezifität der Arbeits-/Betriebsmedizin besteht in den zusätzlichen Kenntnissen über chemische, physikalische und biologische Risiken der Arbeitswelt. In der diagnostischen Tätigkeit sind Betriebsärzte auf Frühzeichen von Krankheiten ausgerichtet und testen die körperliche Leistungsfähigkeit. Sie haben weiterhin Arbeitsplatzbegehungen und -analysen unter der Fragestellung von Belastung bzw. Beanspruchung vorzunehmen und Arbeitgeber und Arbeitnehmer in Fragen von Gesundheitsrisiken und gesundheitsgerechter Gestaltung von Arbeitsbedingungen in technischer, organisatorischer und sozialer Hinsicht zu beraten.

Betriebsärzte haben beim Übergang von ihrer klinischen Tätigkeit in die Betriebsmedizin von den Anforderungen her einen radikalen Perspektivwechsel vorzunehmen, nämlich von der fast gänzlich auf Individuen ausgerichteten Orientierung zurBetrachtung von Gruppen und Kollektiven, Begrenzung auf Diagnostik, Unterlassen (Verbot) von therapeutischen Interventionen, Inblicknahme von Risiken der Industrie und Dienstleistungsarbeit, Beteiligung an der positiven Gestaltung von Arbeitsbedingungen unter den Gesichtspunkten von Gesundheitsförderlichkeit und nicht nur Schädigungslosigkeit. Der Perspektivwechsel verlangt von der Betriebsmedizin eigentlich einen Paradigmawechsel.

Neue strukturelle Anforderungen an die Ärzte in der Produktionssphäre einschließlich der Dienstleistungsarbeit

Die Betriebsmedizin ist angesichts der angesprochenen Herausforderungen mit zahlreichen Fragen konfrontiert.

Unter Arbeitswissenschaftlern läßt sich ein Konsens ausmachen, der bei der Beurteilung der Auswirkungen der betrieblichen Rationalisierungsprozesse insgesamt einen deutlichen Anstieg psychosozialer Belastungen und Beanspruchungen annimmt. Systemische bzw. integrative Strategien der Rationalisierung fordern die Beschäftigten nicht mehr nur in ihren Teilqualifikationen, sondern der Tendenz nach als Gesamtpersönlichkeit. Dies hat Konsequenzen, selbstverständlich auch für die Induzierung und Förderung von gesundheitlichen Problemlagen. Psychosomatische Krankheitsbilder haben vor diesem Hintergrund ihre Erklärung. Jedoch ist auch zu betonen, daß die neuen Formen der Rationalisierung und Modernisierung sowohl in der Industriearbeit wie auch in der Dienstleistungsarbeit Optionen für eine humane Gestaltung von Arbeitsbedingungen eröffnen. Es lassen sich zwei Gründe benennen: Die betrieblichen Zielsetzungen im Sinne von Qualitätssicherung, materialschonender Arbeitsweise, terminbewußter Planung, maschinenauslastender Arbeitsdisposition, autonomer Kooperation und kollektiver Abstimmungsprozesse lassen sich eben nicht mit den alten Verfahren der Leistungssteigerung des Fordismus bewerkstelligen. Ein Mehr an Leistung und Arbeitsqualität kann nur im Mitwirken und in einer positiven Motivierung der Beschäftigten erreicht werden. Die Gratifikation zwischen Geben und Nehmen bei Leistung und Lohn muß den postmodernen Forderungen von Gerechtigkeit und Fairness entsprechen. Neue Konzepte der Rationalisierung wie Gruppenarbeit, Qualitätssicherung in Verknüpfung mit Gesundheitsförderungsmaßnahmen können nur erfolgreich im Sinne eines Produktivitätsgewinns der Betriebe sein, wenn denn Raum gegeben wird für Initiative, Engagement, Information, einen hohen Grad von Autonomie, Kooperationsmöglichkeit, Mitdenken und Identifikationsmöglichkeiten mit den betrieblichen Herausforderungen. Es kann eben nicht nur mehr auf instrumentelles Arbeitsverhalten gesetzt werden, sondern ein neuer Zugriff auf „die Seele des Arbeiters" ist verlangt. Arbeitsanforderungen sind mit den Bedürfnissen und Bedarfen der Beschäftigten in Einklang zu bringen. Hier haben Kriterien wie Gesundheit, Autonomie, Würdigung und Mitbestimmung einen hohen Stellenwert, wie Umfragen immer wieder belegen (Marstedt/Mergner 1995).

In dieser widersprüchlichen Entwicklung sind nun Betriebsärzte tätig. Es stellen sich eine Reihe von Fragen: Welche alten klassischen Gesundheitsrisiken der Erwerbsarbeit bestehen weiter? Welche neuen gesundheitlichen Gefährdungen und Risiken treten in der klassischen Industriearbeit auf? Wie sehen Risiken und Schädigungen in den verschiedenen Tätigkeiten innerhalb der Dienstleistungsarbeit einschließlich der personalen Dienstleistungsarbeit aus? Welche neuen Herausforderungen ergeben sich diesbezüglich vor dem Hintergrund der Frage, wovon das Wohlbefinden, also die Gesundheit des Menschen in seinen sozialen Interaktionen, eben auch innerhalb der Erwerbstätigkeit abhängig ist? Wenn Gesundheit und Wohlbefinden, so die Erkenntnis der Gesundheitswissenschaften (Public Health), von einem gelungenen Wechselverhältnis zwischen Individuum und Umweltanforderungen bestimmt sind, dann fragt es sich, wie Ärzte die Interaktionen zwischen den sozialen und technischen Anforderungen wahrnehmen, welche Risikodimensionen sie benennen können und wie sie darauf in Richtung Gestaltung und Gesundheitsförderung Einfluß nehmen können.

Die Betriebsmedizin steht vor widersprüchlichen Herausforderungen komplexer Art. Einerseits soll sie das Humanvermögen sichern und schützen, andererseits den betrieblichen Interessen an der optimalen Nutzung der Arbeitskraft dienlich sein. Es ist zu fragen: Wird Gesundheit insofern eine Umdeutung erfahren, als es um ein Rationalisierungspotential geht? Wird Gesundheit lediglich als Verwertungspotential im Sinne der Unternehmerinteressen gedeutet? Wird Betriebsmedizin statt an Gemeinwohl, gemäß den Public Health-Kriterien im Sinne einer wohlfahrtsstaatlichen Aufgabenstellung orientiert zu sein, für die betriebswirtschaftlichen Verwertungsinteressen der Arbeitskraft von Arbeitspersonen funktionalisiert, deren rechtlicher Status sich verschlechtert hat und deren Verpflichtung zur Selbstverantwortung und zum Selbstmanagement gestiegen ist? Droht der Betriebsmedizin eine Instrumentalisierung durch privatwirtschaftliche Verwertung: statt Kontrolle mit ärztlichem Anspruch auf Fürsorge nur noch medizinische Kontrolle von Arbeits- und Leistungsfähigkeit?

Andererseits muß jedoch auch gefragt werden, ob die Betriebsmedizin sich auf ihre Public Health-Verpflichtung besinnen wird und die Chancen zur Humanisierung des Arbeitslebens nutzt. Man muß angesichts der derzeitigen Situation der Betriebsmedizin große Zweifel anbringen, ob die Medizin im Betrieb mit ihrem klassischen Kanon von klinischem Wissen mit unterentwickelten Kenntnissen und Methoden in der Psychologie und Soziologie in der Lage sein wird, diesen komplexen, eher nicht fachspezifischen Herausforderungen gerecht zu werden. Welche Debatten, Diskussionen und Reflexionen werden von Vertretern der Betriebsmedizin zu dieser Herausforderung angestellt? Welche innerprofessionellen Verständigungen über verpflichtendes professionelles Handeln lassen sich beobachten? Bislang sind solche Diskussionen eher randständige Erscheinungen.

Senkung des Krankenstandes als aufoktroyierte Aufgabenstellung für die Reproduktions- und Produktionsmedizin

Bei den sozialpolitischen Regulierungen neuerer Art geht es um eine Senkung der sogenannten Lohnnebenkosten. Diese rechtlichen Regelungen haben einen enormen Druck sowohl auf die Vertragsärzte in der Niederlassung wie auch auf betriebsärztlich tätige Mediziner gelegt. Krankheit ist nicht selbstverständlich mehr eine legitime Weise der Entlastung von der Arbeitsverpflichtung. Für den Vertragsarzt erwächst daraus der Zwang, trotz Erkrankung/Leiden bzw. trotz Nichtausheilung der Krankheit Arbeitsfähigkeit zu bescheinigen. Für die Betriebsärzte rührt aus diesen rechtlichen Regelungen und den öffentlichen Inszenierungen über „Blauer Montag", „Gefälligkeitsatteste" oder „Krank-Feiern" ein deutlicher Druck auch in den Betrieben, induziert durch das Management, Belegschaften bzw. Arbeitnehmerinnen und Arbeitnehmer so zu beeinflussen, daß Arbeitsunfähigkeit nicht in Anspruch genommen wird, damit sich der Krankenstand senkt und die sogenannten Lohnnebenkosten minimiert werden.

Betriebsmedizin wird in dieser Praxis zu einer Kontrollmedizin zur Aufrechterhaltung der Arbeitsdisziplin. Medizin erfüllt hier explizit eine Kontrollfunktion und steht in der unmittelbaren Verfügungsmacht betriebswirtschaftlicher Interessen. Statt Public Health mit Orientierung an volkswirtschaftlicher Wohlfahrt herrscht Pflicht zur Gesundheit gleich Arbeitsfähigkeit. Medizin wird privatwirtschaftlichem Rationalitätskalkül verpflichtet. Die jeweiligen Ausformungen der betriebsmedizinischen Kontrolle des Krankenstandes bzw. der Arbeitsunfähigkeit der einzelnen Arbeitnehmer zeigen weiche und harte Kontrollmechanismen. Sie reichen von freundlichen Rückkehrgesprächen bis hin zu Nachforschungen bei den niedergelassenen Ärzten oder den Krankenversicherungen, einschließlich Einbestellungen zum Betriebsarzt.

Verwettbewerblichung und Privatisierung der Betriebsmedizin

Betriebsmedizin war bislang nur in Großbetrieben und Betrieben mittlerer Größe etabliert. Die Betriebsmedizin hat nicht die sozialrechtlichen Rahmungen wie die Tätigkeit der Institutionen der ambulanten Medizin bekommen, nämlich eine Institution öffentlichen Rechts zu sein mit den entsprechenden Legitimationen und besonderen Formen der Dienstleistungserbringung.

Betriebsärztliche Tätigkeit in Großbetrieben hat den Status, Teil eines ausdifferenzierten Funktionssystems zu sein. Mittlere Betriebe wurden über arbeitsmedizinische Zentren in privater oder berufsgenossenschaftlicher Trägerschaft oder durch freiberufliche Einzelärzte betreut. Die gesetzliche Ausdehnung von betriebsärztlicher Tätigkeit auf Klein- und Kleinstbetriebe eröffnet nun einen neuen Arbeitsmarkt für Betriebsärzte. Großbetriebe gehen zunehmend sogar dazu über, ihre betriebsmedizinischen Abteilungen auszulagern und zu selbständigen Betrieben zu machen, die auf dem Markt betriebsmedizinische Angebote mit anderen Diensten konkurrierend anzubieten haben. Dies führt zu einer Privatisierung der Betriebsmedizin. Bewußt wird Betriebsmedizin als Dienstleistung in eine Wettbewerbsstruktur gebracht. Die Verwettbewerblichung von Betriebsmedizin führt zu einem privatwirtschaftlichen betriebsärztlichen Dienstleistungsangebot. Nicht „Public"-Interessen und Verständnisse der Sicherung des öffentlichen Gutes „Gesundheit", sondern die privatwirtschaftliche Definition des nachfragenden Unternehmens, in der Regel mit Belegschaften ohne Mitbestimmung, prägt die Inhalte und Leistungen der betriebsmedizinischen Angebotsseite. Verwettbewerblichung kann also auch heißen: Unterlaufen der rechtlichen Aufgabenerfüllung.

Strukturelle Überforderung und Selbstüberschätzung der Betriebsmedizin

Das Arbeitsschutzgesetz und die verschiedenen von der Europäischen Union angestoßenen und formulierten Richtlinien sowie das Arbeitssicherheitsgesetz und zusätzlich die neuen berufsgenossenschaftlichen Regelungen für den Einsatz von Betriebsärzten verlangen von der Betriebsmedizin:

– Beratung und Mitwirkung bei den Pflichten des Arbeitgebers, die Arbeit so zu gestalten, daß eine Gefährdung für Leben und Gesundheit möglichst vermieden und die verbleibende Gefährdung möglichst gering gehalten wird.

- Unterstützung des Arbeitgebers, so daß der Arbeitgeber in der Lage ist, Gefahren an ihrer Quelle zu bekämpfen. Bei diesen Maßnahmen sind der Stand von Technik, Arbeitsmedizin und Hygiene sowie sonstige gesicherte arbeitswissenschaftliche Erkenntnisse zu berücksichtigen.

- Mitwirkung bei der Planung und Durchführung der Maßnahmen des Arbeitsschutzes. Diese sind mit folgendem Ziel zu planen: Technik, Arbeitsorganisation, sonstige Arbeitsbedingungen sind aufeinander zu beziehen. Soziale Beziehungen und Einfluß der Umwelt auf den Arbeitsplatz sind sachgerecht zu verknüpfen. Spezielle Gefahren für besonders schutzbedürftige Beschäftigtengruppen sind zu berücksichtigen.

- Den Beschäftigten sind geeignete Anweisungen zu erteilen.

Betriebsärzte haben die Arbeitgeber dabei zu unterstützen, die mit der Arbeit verbunden Gefährdungen zu ermitteln und die Maßnahmen des Arbeitsschutzes vorzuschlagen. Vom Betriebsarzt wird eine spezifische Kompetenz zur Beurteilung der Gefährdungen verlangt. Das neue Arbeitsschutzgesetz hat folgendes Verständnis von Gefährdung: Eine Gefährdung kann sich insbesondere ergeben

1. durch die Gestaltung und die Einrichtung der Arbeitsstätte und des Arbeitsplatzes,

2. durch physikalische, chemische und biologische Einwirkungen,

3. durch die Gestaltung, die Auswahl und den Einsatz von Arbeitsmitteln, insbesondere von Arbeitsstoffen, Maschinen, Geräten und Anlagen sowie den Umgang damit,

4. durch die Gestaltung von Arbeits- und Fertigungsverfahren, Arbeitsabläufen und Arbeitszeit und deren Zusammenwirken,

5. durch unzureichende Qualifikation und Unterweisung der Beschäftigten.

Das Arbeitssicherheitsgesetz verlangt ähnliche umfangreiche Kompetenzen von den Betriebsärzten. Nach § 3 gehört es zu den Aufgaben der Betriebsärzte, den Arbeitgeber in allen Fragen des Gesundheitsschutzes zu unterstützen, insbesondere mitzuwirken bei der Planung, Ausführung, Unterhaltung von Betriebsanlagen und von sozialen und sanitären Einrichtungen, bei der Beschaffung von technischen Arbeitsmitteln und der Einführung von Arbeitsverfahren und Arbeitsstoffen, bei der Auswahl und Erprobung von Körperschutzmitteln, bei arbeitsphysiologischen, -psychologischen und sonstigen ergonomischen sowie arbeitshygienischen Fragen, insbesondere des Arbeitsrhythmus, der Arbeitszeit und der Pausenregelung, bei der Gestaltung der Arbeitsplätze, des Arbeitsablaufs und der Arbeitsumgebung, bei der Organisation der

Ersten Hilfe und bei Fragen des Arbeitsplatzwechsels sowie der Eingliederung und Wiedereingliederung Behinderter in den Arbeitsprozeß.

Die Forderungen des Staates, der Sozialpolitik und damit des öffentlichen Interesses sowie das „Gemeinwohl" verlangen von der Betriebsmedizin als Institution wie von den einzelnen Betriebsärzten und Betriebsärztinnen sehr viel. Die Anforderungen an ihre Kompetenz bei der Arbeitsanalyse, bei der menschengerechten Gestaltung von Arbeitsbedingungen und bei der Beratung von Management bzw. Betriebsrat und die Untersuchung sowie Beratung von einzelnen Arbeitnehmerinnen und Arbeitnehmern sind von einem Betriebsarzt bzw. einer Betriebsärztin als Einzelperson nicht zu erfüllen. Betriebsärzte sind somit strukturell überfordert. Wie gehen nun Betriebsärztinnen und Betriebsärzte mit diesen vielfältigen und komplexen Anforderungen um, die eigentlich Überforderungen darstellen? Der Umgang wird zwischen Selbstüberschätzung und Heroisierung und damit auch mit einer Mystifizierung ärztlicher Kompetenz auf der einen Seite und Ignoranz bzw. Fluchtverhalten auf der anderen Seite schwanken.

Die Selbstüberschätzung der Betriebsmedizin liegt darin, daß sie erstens davon ausgeht, mit den neuen Herausforderungen inhaltlich wie praktisch umgehen zu können und zweitens glaubt, daß in der verwettbewerblichten Angebotssituation betriebsärztlicher Leistungen Standards klassischer, risikoorientierter Betriebsmedizin wie auch moderne Formen der Gesundheitsförderung im Sinne der menschengerechten, gesundheitsgerechten Gestaltung von Arbeitsanforderungen realisierbar sind (Priester 1998).

Allerdings steht zu befürchten, daß die im Betrieb tätigen Ärzte sich eher für die Sicherung der Arbeitsfähigkeit entscheiden und sich dilettantisch bzw. völlig unzureichend auf die neuen Herausforderungen einlassen werden. Ärzte neigen gerade in Konfliktsituationen zu einer Überschätzung ihrer eigenen Möglichkeiten und stehen in der medizinärztlichen Tradition der Medikalisierung von Aufgabenstellungen, die eigentlich soziale Herausforderungen sind und als sozialwissenschaftliche bzw. sozialpolitische Probleme behandelt werden sollten. Eine Institution zur Sicherstellung des öffentlichen Guts Gesundheit (gleich Arbeitsvermögen), nämlich die Medizin und hier insbesondere auch Betriebsmedizin als Institution von Public Health in Private Companies, erfährt eine Entöffentlichung in ihren Funktionen und in ihrer Legitimation. Eine Entöffentlichung ist auch insofern zu konstatieren, als eine öffentliche Debatte und Auseinandersetzung über den beschriebenen Strukturwandel weder in der Profession der Betriebsärzte noch in der gesellschaftlichen Öffentlichkeit stattfindet.

Die Entöffentlichung von Gesundheitsrisiken und damit auch von Krankheit und Gesundheitsverschleiß in der privaten Kapitalverfügung führt dazu, daß das Gesellschaftliche der industriellen Risiken und damit auch die soziale Ungleichheit dethematisiert wird. Medizin ist also als Betriebsmedizin an der

Dethematisierung sozialer Ungleichheit und Pathogenität der Erwerbsarbeit beteiligt. Produktionsmedizin droht verschärft in der betriebswirtschaftlichen Kosten-Nutzen-Kalkulation funktionalisiert zu werden und sich nicht als Institution von Public Health zur Stiftung von Nutzen für jedermann und für die Volkswohlfahrt insgesamt zu entwickeln.

Für die betroffenen Arbeitnehmerinnen und Arbeitnehmer bedeutet dies, daß sie nicht mehr anwaltlich von Betriebsärzten innerhalb des Konfliktfeldes des Betriebs vertreten werden, sondern genötigt werden, ihre Produktivität aufrechtzuerhalten, ihre Leistungsfähigkeit unter Beweis zu stellen und außerhalb der betrieblichen Sphäre, nämlich in der individuellen Reproduktionssphäre ihre Leistungs- und Arbeitsfähigkeit aufrechtzuerhalten, wiederherzustellen und dort eine Bewältigungsstrategie zu entfalten. Gesundheitsgefährdung auch durch die Erwerbsarbeit ist somit wieder privatisiert und der individuellen Verantwortung zugewiesen. Dadurch, daß sich die Reproduktionsmedizin durch die Gesetzgebung auf eine Privatisierung und Individualisierung der Bewältigung von Krankheit einzulassen hat, verschärft sich diese Tendenz der Individualisierung und Privatisierung des Umgangs mit dem Risiko von Krankheit, erwerbs- und arbeitsbedingter Gesundheitsgefährdung und Gesundheitsverschleiß.

Literatur

Freidson E (1979) Der Ärztestand. Berufs- und wissenschaftssoziologische Durchleuchtung einer Profession. Enke, Stuttgart

Giarini O, Liedtke PM (1998) Wie wir arbeiten werden. Der neue Bericht an den Club of Rome. Hoffmann und Campe, Hamburg

Kaufmann FX (1997) Aktuelle Herausforderungen des Sozialstaates. Suhrkamp, Frankfurt a.M. Seite 1415

Marstedt G, Mergner U (1995) Gesundheit als produktives Potential. Edition sigma, Berlin

Milles D (1992) Betriebsärzte und produktionsbezogene Gesundheitspolitik in der Geschichte. Wirtschaftsverlag NW, Bremerhaven

Milles D, Müller R (1985) Berufsarbeit und Krankheit. Campus, Frankfurt a.M.

Müller R, Schulz T (Hrsg.) (1994) BetriebsärztInnen im Handlungsfeld betrieblicher Politiken. Wirtschaftsverlag NW, Bremerhaven

Priester K (1998) Betriebliche Gesundheitsförderung. Mabuse, Frankfurt a.M.

3. Teil:
Globalisierung und soziale Sicherheit

Vicente Navarro

Health and Equity in the World in the Era of „Globalization" [1]

„Globalization": The Cause of Growing Inequalities in Health?

Since the late 1970s and early 1980s, a new position has become dominant in the world's major economic and political circles that assumes we are witnessing a new and unprecedented situation, referred to as the globalization of the economy. According to this position, the globalization of commerce, investments, and finance has become a major force behind the setting of public policies, including health policies. The power of governments to shape national policy is being considerably limited and diminished by an increasingly competitive international economy. Their only choice is to join in and facilitate the process, to open up their countries to globalization, since any resistance to doing so will be penalized. According to a recent World Health Organization (WHO) document, countries that resist globalization „will find themselves marginalized in the world community and in the world economy" (Yach & Bettcher 1998). Indeed, we have seen how much pressure the U.S. government and the International Monetary Fund (IMF) have been putting on Russia and the Southeast Asian and Latin American countries to open up their economies, to help them integrate into the global economy and thus solve their economic and financial crises.

To that effect, in order for their countries to participate in the welfare and well-being assumed to result from integration into the global economy, governments must create conditions favorable to the mobility of commerce, investments, and financial transactions. They should achieve this through policies that include, among other things, lowering taxes on capital investments and transactions; reducing public deficits through a decrease in public and social (including health care) expenditures; deregulating financial and labor markets; privatizing public enterprises and programs (as in the

[1] Originalfassung des Vortrags anläßlich der Konferenz „Health in the World: Neoliberalism or New Welfare?", 10. Internationale Konferenz der International Association of Health Policy in Europe, Perugia, 23.-26. September 1998

proposals put forward by the World Bank and IMF to privatize social security systems); and developing fiscal policies that favor high-income sectors of the population, which are assumed to be those most able to save and therefore to invest (with the supposition that the riches at the top will „trickle down" to the rest of the population). Such public policies have been the most strongly supported by prominent international financial agencies such as the IMF and the World Bank and by governments of major countries, including the United States.

Consequences of Public Policies Penefiting Plobalization

One consequence of public policies that benefit globalization has been an unheard of growth of inequalities in today's world, with the net worth of the 358 richest people equaling the combined income of the poorest 45% of the world's population — 2.3 billion people (UNDP 1996). These inequalities are growing at an unprecedented rate, not only among countries but also within most of the developed and developing countries. This situation is the primary reason for the slowing down of the health improvements that occurred worldwide in previous decades, causing stagnation and even declines in the levels of health and well-being in many regions of the world (Wilkinson 1996). This growth in inequalities has resulted from (1) the unprecedented growth in wealth and income derived from capital versus that derived from labor, (2) the growing polarization of wages with a consequent increase in wage dispersion, and (3) the diminishing impact of the redistributive effect of the welfare state and the fast deterioration of the public infrastructure, particularly notable in the less developed countries (Navarro 1998, 1998a and 1999)

Revolts against „Globalization"

Not surprisingly, we are seeing large mobilizations by those who are being harmed by the globalization process. In recent months there have been labor strikes, with fears of popular uprisings, in many of the Southeast Asian countries once seen as success stories, examples of globalization (where average wages have declined spectacularly). Such mobilizations have been particularly strong in South Korea, Malaysia, and Indonesia. There have also been mobilizations of the unemployed, with substantial popular support, in France and in Germany (where unemployment has reached unheard of levels), and mobilization of Indians in Chiapas and worker unrest elsewhere in Mexico (where average wages have declined since 1994). In the United States (where median hourly wages have declined in the 1980s and 1990s), popular rejection forced the withdrawal of President Clinton's proposal to expand the terms of free trade to many Latin American countries.

All these mobilizations have one thing in common: they are popular protests against globalization. To dismiss these protests as „isolationism," „protectionism," „xenophobia," „nationalism" or whatever — is to ignore this fact: while, for some, the globalization they extol has meant an enormous growth in wealth and income, for others the process has meant an enormous deterioration in their standard of living, health, and well-being. Not only in developing but also in developed capitalist countries we have seen an increasing aggression against the welfare state, justified by the argument that globalization and competitiveness require such structural adjustments in both developed and developing countries. Here, I would like to reply to those who assert that the popularity of the welfare state in developed capitalist countries is such that no government — not even the Reagan and Thatcher governments — would dare touch it. They point out that countries governed by quite different political parties, such as Sweden, Germany, Great Britain, and the United States, have all maintained their levels of social transfers (measured by social expenditures as percentage of GNP) (Pearson 1994). But it is misleading to present this as an indication of the resilience of the welfare state. Social transfers are more difficult to cut back than social services because the impact of their reduction is more immediate (pensioners very soon notice any reduction in their Social Security checks) than is the reduction of social services (it takes longer for users of these services to notice any declines in their funding). This is why cutbacks in expenditures on services are more doable politically than cutbacks in social transfers. And this is what has been happening. The rate of growth in spending on services per user and in public employment per user has been declining in developed capitalist countries in the 1980s and 1990s, even though the need for such services has been increasing due to the growth of unemployment, demographic changes (with growth of the elderly population), growing inequalities, and increasing poverty (Clayton & Pontusson 1998).

Another factor ignored by those certain of the resilience of the welfare state is that the rate of growth of social transfers and social expenditures has been declining during the 1980s and 1990s — even as human needs (for the reasons noted above) have been increasing substantially. The decline in the rate of growth of public employment has been particularly accentuated in countries within the liberal tradition such as the United States, Great Britain, and Canada, with declines also occurring in continental countries in Europe such as France, Germany, Italy, Belgium, and the Netherlands. Countries with social democratic traditions and strong labor movements such as Sweden, Norway, Denmark, Finland, and Austria have been better able to resist the declines, although some reductions have occurred (Navarro 1999).

A similar situation is evident in public consumption, which includes the costs of goods and services provided by the public sector, of which the welfare state makes up the majority. We can see a very accentuated decline of public consumption over the 1980s, although here again, social democratic countries have had higher rates of growth in public consumption than the continental and liberal countries. Other changes have also occurred in the welfare states of developed capitalist countries as a result of the liberal avalanche, such as (1) the transformation of some universal benefits into means-tested benefits, (2) the greater role of the private sector in the funding and provision of services, and (3) lessening of the intensity of care through reduction of employment and/or expenditures per user or beneficiary, a general phenomenon that has occurred everywhere — although its implementation has varied with the political context, again, being more accentuated in liberal and continental countries than in social democratic countries (Navarro 1999).

A far more dramatic situation has arisen in the developing countries, a situation that, no doubt, other participants that live and work in these countries will elaborate on far more extensively and competently than I could.

Responses to the Globalization Phenomenon by the Health Policy Community

Much has been written in policy circles about globalization, and much scholarly work has been done and continues to be done on its health consequences. With very few exceptions (such as WHO EURO), the WHO-Geneva has been a latecomer in adding its interest to studying this phenomenon. Actually, one important response to globalization by major sectors of the international health establishment has been that this process is a necessary part of progress: part of the internationalization of commerce, finance, culture, and ideas that is making all of us part of the global village. The WHO document reproduces this message. Examples also appear in the Milton Roemer (1998) editorial introducing the WHO document in the American Journal of Public Health. In this theoretical scenario, the role of progressive forces is to minimize the costs — including the social and human costs — of globalization while optimizing the benefits: reduction of prices, internationalization of the division of labor, international co-operation and scientific development, and other benefits. Any reading of WHO or U.S.AID (or even World Bank and IMF) documents reveals a list of good and bad things about globalization, usually with the conclusion that the process has more positive than negative consequences. I am aware, of course, of the meaningful differences among the various agencies, as well as among the major western academic centers, regarding globalization. I am aware, for example, that the IMF's position that the current financial and economic crisis in the less developed countries requires further opening up of their economies (a position that the World Bank shared until recently, although we now see some distancing from that position) differs from WHO's more balanced position in its recent documents, in which the costs of such liberalization are questioned, when not denounced. An interesting report along these lines is the recent 1998 report of the United Nations Development Program (UNDP 1998), which thoroughly documents the nature of the growing inequalities. It shows how unequal are the patterns of consumption in today's world: 20% of people in the high-income countries account for 86% of private consumption, while the poorest 28% of the world's people consume only 1.3% of the global pie. The report lists, commodity by commodity (beef, rice, oil, etc.), how much more the rich consume than the poor. It indicates, for example, the amounts consumed by Americans in cosmetics ($8 billion) and by Europeans in ice cream ($11 billion), amounts equivalent to what it would cost to provide basic education ($6 billion) or water and sanitation ($9 billion) to the more than 2 billion of the world's people who go without schools and toilets. And yet the reports making these denouncements, however shocking, are spectacularly insufficient, when not plain wrong. They never touch on the actual causes of these inequalities. Why?

Here we have to realize that however meaningful and important the differences among the various international agencies may be, there are important similarities. Among these similarities, three are of critical importance. One is the confusion in identifying the concept and reality of globalization with the concept and reality of internationalization. This explains why the recent WHO report dismisses those who oppose globalization as „isolationist," „protectionist," „xenophobic," „nationalist," or whatever. These agencies present themselves as the true internationalists: the international agencies as components of the international government that guarantees the international order.

The second characteristic shared by these agencies (very clear not only in the IMF and World Bank but also in WHO, UNICEF, and UNDP) is the complete absence in their analysis of globalization of the role of power and politics. This observation does not imply that these agencies are apolitical: far from it. It means simply that they never appear as political. In their analysis and their recommendations, power is not mentioned. Their discourse and their recommendations appear to be „value free," guided primarily by scientific and technical considerations, with conclusions and recommendations that tend to coincide with the conventional wisdom of the dominant establishment centers of power in today's world. This discourse and practice (which I will provisionally define as technocratic) quickly becomes the accepted discourse in academia and the guiding force for all the systems of rewards that exist for intellectuals in our societies. One part of their strategy of reproduction, incidentally, is that all critical views are excluded, usually by being ignored. Any reader of most WHO publications, for example, knows how rare it is to find in these forums any voices that are truly critical of that conventional wisdom. And multiple examples exist of professionals being vetoed by and excluded from such forums. I, among others, was excluded from the publications of PAHO (the Latin American branch of WHO) for many years. To paraphrase Pete Seeger, I could say „had it not been for the honor if it, I would much have preferred not to be excluded." Actually, one reason a few of us established this International Association of Health Policy thirty years ago was precisely to have a forum in which to meet and discuss alternative views.

A third characteristic, which appears primarily in the humanitarian agencies such as UNDP, is the way in which these inequalities are presented, suggesting the primary conflict in the world today is between the North (the ice cream eaters) and the South (those who do not even have safe drinking water). The message is one of inducing guilt in those who eat ice cream in the North: if they would just stop eating ice cream, it seems, those in the South would have safe drinking water. This approach, incidentally, is also appearing in a new fad in U.S. academia: the establishment of human rights courses, all of which are characterized by a profound humanism and a profound apoliticism.

Alternative Views

It needs to be stressed that the discussion of globalization is not neutral and that the views of globalization theorists are not value-free. There is nothing intrinsically good or bad in the flow of capital, labor, and knowledge around the world; its goodness or badness depends on who governs the flow, which determines who benefits from it. *Globalization is a specific form of internationalization that responds to specific financial and economic interests that are articulated in the class relations of each society.* There are other forces and expressions of internationalization that do not respond to and are not a part of globalization. The issue, therefore, is not „internationalization or not," but rather, „what type of internationalization are we talking about?" The WHO document celebrates the process of globalization, by celebrating the liberalization of health services under the provision of the General Agreement on Trade in Services because it will „blur the boundaries between the national and 'globalized' health sectors (...) generating „powerful transitional dynamics" ... [with] national health systems (...) becoming transnationalized." This liberalization, however, is facilitating the penetration of commercial health insurance into health care all over Latin America (and in many other parts of the world as well), weakening or dismantling long-established government national health services, replacing them with a dynamic in which profit maximization is the major guide to health policies — as has already occurred in the United States. And the World Bank, PAHO, and U.S.AID are actively promoting managed care and managed competition in Latin America today.

The majority of people in the United States have already experienced such a health care model, and they do not like it. According to a report on a nationwide poll by the American Hospital Association (1997):

The majority of the people in the U.S. see [in the health services they received] neither a planned system nor a consumer-oriented organization except one devoted to maximizing profit by blocking access, reducing quality, and limiting spending (...). They blame most of it on the pursuit of profits by health insurance companies. (...) Americans believe that their health insurance companies have too much influence and exert too much control over their care.

The deregulation, liberalization, and transnationalization of health services is hurting the families of the United States, as well as those of countries where for-profit, insurance-driven medical care is now being imposed, with the assistance of the IMF, World Bank, and WHO. So, when WHO supports the recommendations of the Institute of Medicine's influential report America's Vital Interests in Global Health, which calls for rich countries such as the United States to help in globalizing health policies, the question that must be raised is: *whose health policies?* Those of the commercial health insurance companies, or those of average families in the United States and other countries? They are not one and the same. They are in conflict. Too frequently, the interests of the health insurance companies prevail — in which case, opposition is necessary and justified, and it is wrong to define such opposition as isolationism.

Last month, polls showed that the majority of the U.S. population followed the lead of the labor and ecological movements in opposing the free trade, fast-track proposal put forward by President Clinton and the Republican-controlled Congress. They were against the proposal unless the tariffs were conditional on an increase in the minimum wage and an increase in occupational and environmental regulations in the Latin American countries with which the United States would sign the agreement. It has not escaped people's notice that the increase in wages and improvements in working and environmental conditions promised by the U.S. government on signing the North American Free Trade Agreement have not materialized on either side of the Rio Grande.

It is also wrong to see this as a conflict between the North and South. This dichotomy, put forward by the governing elites in the South, ignores the fact that each country is divided into classes (of which those elites are a part) and that class interests are more powerful than national interests. The United

States' so-called medical care model is not benefiting the majority of the working class and lower middle class (60% of the U.S. population). It benefits only the top 20% of the U.S. population, as well as the large employers and financial interests that control the system. Similarly, the export of the U.S. medical care model will benefit 20% of the Latin American population but hurt the majority. It is the alliance of the top elites in those two continents that is responsible for that predicament. (This, incidentally, is one reason why the change in composition of the leadership of these agencies to include individuals from developing countries has not had any effect on their policies.) A similar situation is appearing with the privatization of social security. This reality, based on class power, is completely ignored in the globalization discourse.

Demystifying Globalization

We need to demystify globalization and what it stands for. And we need to realize that it is not as new or as „unprecedented" or even as irreversible as some would claim. Many thorough and rigorous scholarly studies now show that the processes of internationalization of commerce and production has not been so intensive as has been claimed. It would be wrong to suggest that there has been no mobility in the development and reproduction of capitalism, of course. But the evidence that has accumulated questions the extent and novelty of the process (see Navarro 1998 and 1999). The only exception is the internationalization of finance, with a daily transaction of $1.7 trillion, mostly of a speculative character as the Southeast Asian crisis testifies. Governments are cutting public health expenditures in response to pressures from financial markets whose objective is to facilitate the penetration of financial interests into those countries

What now passes as globalization is a specific type of internationalization of capital, labor, and knowledge, characterized by an unrestrained and unregulated search for profits and greatly enhanced by the public policies initiated by the governments of President Reagan and Prime Minister Thatcher and continued by their successors. Actually, many of the pro-globalization arguments were made years ago by President Hoover, whose policies led to the Great Depression. As President Franklin Roosevelt (who reversed those policies) indicated, „We have always known that heedless self-interest was bad morals; we know now that it is also bad economics (Roosevelt 1937). We should add „and poor public health."

Why has that process been heightened today? To explain this we need to understand the nature of class relations in each country. As I mentioned before, we cannot explain this reality by focusing on the conflict between

North and South. We must look at the conflict between capital and labor, with financial capital being the major force of that mobilization. Let's not forget that within each country, the growth in inequalities means that the owners of capital (and high skills) are doing much better, and all others are doing much worse. We can therefore see that class relations, and the expression of these relations through the political, economic, and cultural institutions, are at the root of our understanding of current realities.

The discourse of globalization and its economic determinist message is being reproduced because it serves a class purpose. But it is important to realize that politics and the state continue to play a critical role. Politics and class politics are key elements in understanding what happens in our health policy.

We have seen that, contrary to globalization theory, some of the most globalized countries are those with the most extensive welfare states. In developed capitalist countries, those in which labor is stronger have been more equitable (with larger welfare states) and more efficient (with lower unemployment and more economic growth) than those where capital is stronger. And even under attack by neoliberalism, the former countries have been able to respond much better than the latter (Navarro 1999).

Which leads to another observation I want to make: the enormous importance of including political categories of power in our analysis so as to understand the impact of inequalities on health. The failure to do so is precisely the main weakness of most studies on the impact of income distribution on the health of populations. They deal with the symptoms rather than the causes. Looking at how health and income are generated leads to an understanding of exploitation and domination, the roots of the capitalist system, and also to an understanding of the effects of change. Class-based movements together with other liberation movements are critical for the improvement of health in our societies.

Observation on the Scholarship on Inequalities and Health

Given what I have indicated so far, I should conclude with some observations about the current studies on inequalities and health. Indeed, the fantastic growth of scholarship in this area has been a most welcome development. Most of these studies — although not all — have taken income inequalities as the point of departure for understanding the health of our populations. Among these researchers, Richard Wilkinson has been the most influential on this topic. He takes income inequality as an indicator of social cohesion (a somewhat vague concept that means participation, togetherness, support, and community), which is the actual determinant of the level of population health

(Wilkinson 1996). In Wilkinson's position, the theoretical frame linking income inequality, social cohesion, and health is based primarily on the understanding of income as a consumption category, enabling individuals to articulate themselves with their society mainly through the world of consumption. It is important, however, to emphasize that in these studies, income inequality is used as an indicator of the degree of cohesion. Wilkinson therefore conceptualizes income as an intermediary variable for measuring cohesion, with social cohesion as the critical factor in understanding the level of health and well-being.

As Muntaner and Lynch have indicated, though, the concept of social cohesion has serious problems, both conceptually and empirically (Muntaner & Lynch 1999). For example, Nazi Germany was a very cohesive society with high levels of participation, sense of togetherness (denying the existence of class divisions, with employers and workers militating in the same trade organizations), and community. Thus, social cohesion per se cannot be chosen as a healthy objective. Similarly, the enormous decline in health indicators in the former Soviet Union cannot be explained by a collapse of its social cohesion. It is certainly more than that.

Also, societies and communities can be highly cohesive while reproducing exploitative relations. Actually, the emphasis on cohesion may be presented as an alternative to policies aimed at reducing income inequalities. The Reagan administration put great emphasis on community and participation while carrying out clearly regressive income policies. And today, both the Clinton and Blair administrations emphasize social cohesion and community, divorced from any redistributive concerns.

The limitation of this approach is that the linkage between income, cohesion, and health is not based on how income results from particular production relations. It is because of this absence of concern about how class relations exist and are reproduced that these researchers are unable to explain the roots of the problem: how and why income inequalities are being produced and reproduced. Different positions in production relations generate various sources and types of economic, political, social, and cultural power, including income. Moreover, these relations are based on relations of exploitation and domination that play a key role in explaining the level of health of our populations. And by production relations I do not mean work relations or labor relations; I mean the overall distribution of power in society based on how people own and produce the means of generating that power (from physical to non-material, such as knowledge) (Navarro 1982). Here, again, I have to make the necessary clarification that not all exploitation and domination are limited to production relations; but these relations are of crucial importance. The collapse of the Soviet Union, for example, is more than the breakdown of social cohesion; it is the change from one form of society to another in which capitalist relations are dominant.

In that respect, income distribution, social cohesion, and other such concepts are symptoms rather than causes. Looking at relations of exploitation and domination (within the capitalism system) and understanding how exploitation and domination occur and are reproduced is of paramount importance to understanding the growth of inequalities and the deterioration of health. This means that our research agenda should include the analysis of class power and how it is manifested in political, economic, social, and scientific terms. We can see that neoliberalism and globalization are the political and ideological instruments of class domination. Demystifying them, and introducing an analysis of the power relations in our society, is of the utmost urgency. It is not just insufficient but wrong to analyse the determinants of our populations' health without analysing the reproduction of power relations (exploitation and domination), of which class relations are of overwhelming importance (for an example of this approach see Evans et al. 1998; for a critique see Poland et al. 1998).

I invite you to study, for example, how different power relations configurate societies and the level of well-being of their populations, and how labor movements and other allied forces in both developed and developing countries are the most important forces in improving the health and well-being of much of the human race (Navarro 1992 and 1999). I am aware that neither the international agencies nor the research-funding agencies will be willing to fund this type of research, and it is quite likely that those daring to engage in such research will be ignored or silenced. But you should remember that Galileo, a great son of this country, Italy, was also once silenced. Science and the scientific project also require integrity and courage, and we owe it to the millions of people who do not have health and remain voiceless to have both.

Literatur

American Hospital Association (1997) The State of American Opinion on the Medical Care of the U.S.

Clayton R, Pontusson J (1998) The New Politics of the Welfare State Revisited. Cornell University Press, Ithaca, N.Y

Evans R et al. (1998) Why are Some People Healthy and Others Not? The Determinants of Health of Populations. Aldine de Gruyter, New York

Muntaner C, Lynch, J (1999) Income Inequality, Social Cohesion, and Class Relations: A Critique of Wilkinson's Neo-Durkheimian Research Program. International Journal of Health Services, in press

Navarro V (1982) The Labor Process and Health: A Historical Materialist Interpretation. International Journal of Health Services Vol. 12, No. 1

Navarro V (1992) Has Socialism Failed? An Analysis of Health Indicators Under Socialism. International Journal of Health Services Vol. 22 No. 4

Navarro V (1998) Neoliberalism, „Globalization," Unemployment, and the Welfare State. International Journal of Health Services Vol. 28, No. 4

Navarro V (1998a) Neoliberalismo y Estado del Bienestar. Ariel, Barcelona

Navarro V (1999) The Political Economy of the Welfare State in Developed Capitalist Countries. International Journal of Health Services Vol. 29 No. 1, in press

Pearson P (1994) Dismantling the Welfare State? Cambridge University Press, Cambridge

Poland B, Coburn D, Robertson A, Eakin J (1998) Wealth, Equity and Health Care: A Critique of Population Health Perspective on the Determinants of Health. Social Science and Medicine Vol. 46 No. 7

Roemer M (1998) Editorial. American Journal of Public Health Vol. 88, No. 5

Roosevelt F (1937). Inaugural Presidential Address. Washington, D.C.

United Nations Development Program (UNDP)(1996) Human Development Report 1996. New York. p. 13

Wilkinson RG (1996) Unhealthy Societies: The Afflictions of Inequality. Routledge

Yach D, Bettcher D (1998) The Globalization of Public Health: Threats and Opportunities. World Health Organization. In: American Journal of Public Health Vol. 88 No. 5

Giovanni Berlinguer

Globalization and Global Health

Which Globalization?

Globalization may either be praised as an opportunity for the economic and cultural growth of all peoples, or criticized for the way it is managed, by whom, in which direction. Yet it corresponds with the present phase of historical development, and can fulfil many requirements of the human beings. But which globalization, and to what ends?

The article will try to answer to the question from the prism of health as an indivisible human right and as a collective interest, considering also some historical and moral aspects of the problem.

The Earliest Globalization of Diseases and of Health

Globalization of disease, namely the spreading of the same clinical entities all over the world, dates back to the year 1492. The discovery (or conquest) of America meant also the microbial unification of the world, the transition from separation of peoples and diseases to mutual communication.

The microbial unification of the world therefore dates back to the XVI century. Three long centuries were still to elapse for mankind (peoples, governments, science, culture and social movements) to recognize the existence of common risks, to declare the fundamental rights of each and every human being, and to start coping with such risks in a cross-boundary effort.

Only in the XIX century was the idea established that free market, such strong force for economic progress, should be accompanied and tempered with international efforts and rules to ensure the dignity and security of all the human beings.

Only in the XIX century did the three pre-conditions develop for an effective action against transmissible diseases, which in all countries were by far the most important cause of death: the knowledge of their causes, the identification of appropriate prevention and therapy, and the will for a common action.

The decades spanning from the late XIX to the early XX century were the time of most success in the fight against epidemic diseases. Many agents of widespread and lethal infections were discovered, sera and vaccines were introduced, many cities and towns were reclaimed from epidemics. Moreover, working hours were brought down from 14-12 to 8 hours a day, protection was given to pregnant workers and child labour limited, social insurance and various forms of collective protection of health were developed. Nations agreed to co-operate against the transmission of disease across the planet.

The interplay of a number of factors and the convergence of widely different interests resulted, for the first time in history, in a constant retreat of the „eternal" scourge of mankind. It paved the way to increasing life expectancy in the human species, even if with large variations in time and space over the planet, which is a remarkable example of social and biological progress in our century.

Regression During Recent Decades

The slackening of health progress, the growing differences and inequalities in health among and within most nations; and the orientations prevailing in many countries and internationally, may be attributed to the following phenomena:

Owing to its own weakness and to the declining commitment of national governments, the World Health Organization has lost its leadership in health policies across the world. Power and influence have shifted on to the World Bank and the International Monetary Fund, which are becoming the real health leaders, especially for developing countries.

The notion of health as a corner stone of economic growth, as a multiplier of human resources, and most importantly as a primary objective of such growth, has been replaced far and wide by an opposing notion. Public health services and health care for all are now perceived as an obstacle, often as the hardest obstacle, hindering public finance and harming the wealth on Nations; reduction in health expenditure has become one of the top priorities for all governments.

The model of primary health care as fundamental for the prevention and treatment of diseases has been almost abandoned. The trend is now towards dismantling the whole machinery of public health. Even in countries with minimal resources, priority is given to costly technologies, community services are increasingly replaced by private insurance — which in the US turns out to be the most expensive and least equitable system of health delivery — and the State is only made responsible for the poor. In brief, a step back to the XIX Century!

The notion of the world health as indivisible — a milestone in the middle of this century, the founding principle of WHO itself — has been supplanted by a widespread belief, in Europe and the United States, that our peoples could enjoy the best possible health separated from the suffering of other peoples. The same misconception is largely shared, within each country, by its rich and healthy social groups, unresponsive to the conditions of the underprivileged.

At the same time, the risks for global health are increasing. I would like to mention some processes, which entail not only hazards but increasing damage to individual and collective health and integrity. They are diseases, or „social pathologies" provoking similar negative consequences in the human beings.

Infections, Old and New

Mortality rates from infectious diseases were reduced so drastically in all countries of the world, that in recent decades the hope of a world unaffected by epidemics seemed within our grasp.

Most unfortunately the continued vulnerability of peoples to microbes and viruses was confirmed by AIDS, and by the exacerbation of old infections and by the emergence of new ones.

Moreover, many infections are spreading as a result of human actions or omissions. BSE became a danger for humans for the very simple reason that cattle breeders had fed their cows with sheep meat, viscera and brains. For the sake of gain, noble herbivores had been turned into carnivorous, opening the way to interspecies transmission of prions. Tuberculosis is not only increasing because it is an opportunistic infection in AIDS patients, but also because poverty and urban marginalization are increasing as well, along with nutritional deficiencies, child labour, and the inappropriate and indiscriminate use of antimicrobial drugs that have induced the selection of drug-resistant strains. If parasitic diseases as malaria still persist, that is also due to scanty investment in vaccine research and development.

Medical Alert for the Environment

A risk of irreversible damage exists. It concerns the environment. Many changes in the environment led to better health and sanitation. In recent decades, however, deep damages have been inflicted on the environment, as a result of air, water, soil and subsoil pollution, of depletion of natural resources, of declining quality of life in large and crowded urban centres. Even more alarming are the risks for the future. The *New York Times* has published on December 1st, 1997, an appeal of scientists and physicians highlighting the possible effects of *global warming:*

„1. Increased illness and deaths from heat waves and air pollution, particularly in urban areas, with the elderly, infants, the poor, and those with chronic heart and lung disease the most at risk.

2. Increased injuries and deaths from extreme weather events.

3. Increased outbreaks and spread of some infectious diseases carried by mosquitoes, including viral encephalitis, dengue fever, yellow fever, and malaria.

4. Increased outbreaks of some water-borne diseases such as childhood diarrheal diseases and cholera.

5. Decreased availability of drinking water from the effects of drought, flooding, and rising seas.

6. And perhaps of greatest concern, damaging effects to organisms on land and in the oceans that could compromise food production and alter the functioning of ecosystem services that provide the life support system for all life in this planet."

The consequences of already established damages and risks of environmental changes involve human beings yet unborn. Under these conditions, damage/benefit and risk/benefit analyses are out of the question. Even the golden rules of ethics seem insufficient. We may rather rely upon the „responsibility principle" as stated by Hans Jonas, involving both an ethics of proximity and an ethics of distance, where the frame of reference is *the world space and the time of future generations*. It implies a power of prediction and prevention which can only operate on a global level, and which needs deep changes in public ethics and the law, and in world governance.

Two Routes for Drug Traffic: South to North and North to South

Drugs are a fundamental risk for the present generations, particularly the young. Psycho-physical damage resulting from drug abuse is often connected with the presence of organized international crime, which stimulates drug consumption, channels its huge profits into legal business, contributes to political corruption.

Awareness of the health and safety risk of drugs has started a heated debate, centred also on possible conversion of production in opium and coca-exporting countries. The United Nations has set up a special agency to cope with the problem of drugs. Paradoxically — and the only plausible explanation involves power relations in the international community and in the mass media — the alarm and all proposed actions are exclusively targeted against coca, opium and related products: harmful and even lethal drugs, no doubt, which grow in the poor countries in the South of the world and threat the rich countries in the North. Not a word is spent about alcohol and tobacco, which are produced and above all distributed by the North, and are now invading the South of the world through the multinational corporations.

World Health, the WHO journal, wrote that „the greatest concern for tobacco in the world at the present time is the increasing consumption in developing countries. The tobacco market is declining by one per cent a year in the West, while increasing by a steady two per cent a year in the South. The experts predict that cancer and other tobacco-related illnesses will break out in those countries before transmissible diseases are brought under control, so that the gap separating rich from poor countries will grow even deeper".

We may have three questions to ask:

1) When working in health education and promotion or wellbeing of our fellow people, are we allowed to forget that (possibly for the first time in history, certainly on such a global scale) we are facing powerful international organizations who, for their own interests, are actively promoting behaviours recognised as certainly harmful and often lethal ?

2) Are we supposed to think that dissemination of drugs calls for attention and prompt action only when criminal organizations are involved, whereas trade protection and penal impunity are due when we face industrial organizations, even though they have a more destructive global impact on human life and health ?

3) Finally, what about the United Nations, the WHO, the WTO, what about the governments both in rich and poor countries ? What are they doing to cope with these absurd inequalities, what are they doing to ward off this announced massacre, or at least to contain its ravages ?

Violence and Violences

I am not going to introduce here the „epidemiological patterns" of violences. Suffice to say that in almost all countries they are the primary cause of death of adolescents and young people (especially males), that they destroy the life and damage the physical and mental integrity of millions of women and children.

Just as drug habits are transmissible by inducing drug consumption, so is violence transmissible, not only through the machinery of criminal organizations and sometimes States themselves, but also along material and cultural paths — by imitation, by suggestion, by sensation, through the tensions and strains violence produces within individuals, social groups and whole peoples. Violence is transmitted as widely as infections, may be more rapidly. The basic difference is that no vaccines, no medicaments are available: violence is best counteracted by social and cultural antibodies.

I have a feeling that faced with violence (and drugs also) the main risk is to adopt an attitude of selective rejection or acceptance, depending mainly on prejudice or bias. I believe that modifying this attitude is the preliminary condition for a global approach to the problem of violence.

Some Conclusions

Globalization is a positive tendency of the *Homo sapiens sapiens*, given our present stage of knowledge and development. Any negative perception of globalization relates to its marked unbalance in terms of power and ultimate purpose.

In terms of power, we cannot accept as unique authority that of the few nations (the 7 or 8 richest countries) who claim it is their right to decide for the whole world, and of the monetary institutions who claim that all human activity shall be subservient to their own interests. With a positive outlook, the aim is to pave the way to a „universal democracy" in which the voice of all peoples and of all interests is heard loud and clear, through intergovernmental organizations such as the UN and the WHO, and of the NGOs as well.

In terms of ultimate purpose, the fundamental human rights and the problem of equity should have pride of place, after a long period of neglect. Health and safety pertain to this domain, as the right to life and a pre-condition for all forms of freedom.

Moral values such as universality, solidarity, justice, are often indicated as appropriate stimuli for this purpose. Indeed, we should also think in terms of mutual interest, of mutual advantage. Humanitarianism is a powerful force, but let us not forget another force, convenience; when the two come together, progress is faster and last longer. The aim is not (or not only) to distribute in a more equitable way the existing pattern health, but to face common threats and to raise the level of health of everybody.

That is what happened at the beginning of our century. And yet, after the microbial unification of the world, after the separation of continents became communication, we know that more than three centuries were to elapse before the first globalization of health could begin, with the recognition of mutual dependence. Facing the risks I outlined, we cannot afford waiting three more centuries, nor even three decades. The vital interest of peoples and of civil coexistence is at stake, along with the efforts of all the people concerned with health, safety, quality of life.

Short of a reversal of the present trend, we shall all face a deepening dual conflict between morals and practice. On the one hand, we shall be called on and forced to repair, however late and haphazardly, the predictable and preventable damages inflicted on human health and integrity. On the other hand, we shall do so with more sophisticated technical and scientific equipment, but under more stringent social and economic conditions, with dwindling resources and declining public support. It may even fall to ourselves to decide who is going to live and who will die, selecting individual patients. A moral abyss, for professions and activities intended to foster and protect all human life.

If this is not to be our future (as it already is part of our present) we shall have to work with full consciousness of the risks and the opportunities of globalization.

Julian Tudor Hart

Could an Alternative Economy and Culture Originate From Health Care?

Despite relentless growth of ever larger multinational corporations, a main strength of capitalist economy and culture is its capacity continuously to regenerate itself as small business, sustainable as autonomous production without central direction or control, the State appearing necessary only to maintain existing property rights. Stripped to its essentials, the function of both feudal and capitalist states remains as frankly described by Adam Smith in 1762:

> „*Till there be property there can be no government, the very end of which is to secure wealth, and to defend the rich from the poor.*" (Smith 1762)

These rights include a free market in labor. This has always been understood to include labor both by hand and by brain. As the simplest, most repetitive forms of manual and mental labor become replaced by machines, new areas of employment require not skilled muscles but educated minds. Manual workers were able to develop independent cultures, hiring out their bodies but retaining sufficient control of their minds to preserve collective self respect. Today, workers in advanced economies are paid to devote their brains without reserve to whatever is most profitable.

Capitalism is now becoming an integrated world economy, which taken as a whole, is anything but post-industrial. On the contrary, free trade is now smashing down old, complex rural economies and cultures throughout the world, herding peasants and artisans into factories, shanty towns, and brothels, and in every important way except one, re-creating the world Marx envisaged 150 years ago. Whereas in 1848 Marx could trumpet socialism confidently as a credible alternative society, experience of „actual existing socialism" appears to have reduced Marx to an extremely penetrating critic of the life we have, but no longer the architect of a new way to live.

In advanced economies, the concentrated industrial workforces which were supposed to dig the grave of capitalism, whether through Communist militancy or Social Democratic parliamentarism, are steadily diminishing in size and influence. As capitalism becomes uglier, an alternative socialist society should become increasingly attractive: but there seems no way to reach it, no way to produce the new people such a society would require, or to defend it against its enemies.

As for backward economies newly entering industrial mass production, the track record of Communist Parties shows that whatever their original intentions, they have ended by creating not socialism, but the infrastructure of a capitalism which entrepreneurs had been too weak to create for themselves. For the poor everywhere, the most readily credible alternative to the amorality of free trade is no longer socialism, but fundamentalist religion or racist fascism.

This gloomy scenario ignores much hopeful evidence of revived socialist and trade union activism, mostly unreported by news media; but these few swallows make an unconvincing summer. Though the labor movement may not be so weak as we think, weak it certainly is.

Public Health Strategies and Clinicians

I hope to show in this paper that National Health Services (NHS) of the kind developed in Britain, Northern Europe and the Iberian peninsula, provide exceptional opportunities to develop an independent NHS economy and culture, alternative and essentially hostile to capitalism, and providing an alternative economic and cultural model for the whole of society. This is already rooted in popular common sense of a different kind. It produces value more efficiently, and its basic units can operate almost autonomously, with minimal intervention by the state. Despite its ultimate incompatibility with the economy and culture of capitalism, it presents exceptional opportunities to compel advanced capitalist states to allow its continued growth, because such states cannot function efficiently without it.

Development of this entirely new mode of production, with new social relations at the point of production and a new culture, autonomous and self-replicating, within a hostile dominant economy and culture reluctantly compelled to permit its existence, should not be surprising. This is, after all, the way in which early capitalist modes of production developed within feudal states, simultaneously performing necessary tasks those states were unable to do for themselves, and accumulating the economic and cultural forces which could eventually replace them by states adapted to free trade in all commodities, including land and labor (Dobb 1946).

The purpose of an NHS is to support, enhance, and prolong life — to add life through health gain. In Britain certainly, and probably everywhere else, though with variable intensity, this aim inspires more deeply held and widely shared solidarity than any other social objective. A duty to develop medical services to serve national and international Public Health agendas rather than to divert resources from them for private medical trade, has been shared by all the most influential pioneers of health policy such as Semashko (1934), Štampar (Seipp 1987) Evang (1960, 1973) and Cassell (1976). Even clinical pioneers posthumously conscripted to support narrow views of the social function of medicine, like Osler and Albutt, argued repeatedly that actions at population level were incomparably more effective and important than clinical decisions at a personal level. After a long period of government retreat from Public Health aims and the possibility of planning of any kind, at least in Britain and USA (Rosen 1971), this view has rightly been re-adopted by virtually all strategists for health policy.

This Public Health aim is not shared by doctors as self-employed entrepreneurs, or by directors and shareholders of corporate health care or insurance. Like other businessmen, their primary aim task is to maximize profit through sale of a personal gain, real or apparent. Any consequent health benefits for society as a whole are subordinate byproducts. Where NHS has not yet become economically and culturally dominant and entrepreneurial health care has not yet been marginalized, this critical distinction between medical science applied to serve Public Health ends, and medical science used to make fees or profits, is often forgotten. Entrepreneurial medicine can develop its markets only by fragmenting care into components perceptible by individual consumers or collective contractors as well defined and standardized commodities, which can be priced and delivered at competitive cost in labor. This systematically undermines concepts of continuing care, collective participation by registered populations, planning of care according to population needs rather than consumer demands, and the labor-intensive nature of efficient clinical decisions.

In these circumstances, doctors as a professional group, and their central functions as clinicians, become principal obstacles to advance in Public Health, rather than its most devoted and informed promoters. To socialists at least, it should not be necessary to emphasize that this conflict between the most advanced medical theory (on which all effective Public Health strategies are based) and actual clinical practice wherever medical services remain subordinated to a commercial culture, is not a necessary or permanent feature. The people who actually deliver medical and nursing care to the mass of the population are, and should be welcomed as, the most obvious and necessary allies of all who are concerned with Public Health either at an administrative or policy level, and for populations themselves. Clinical applications provide grand strategists of Public Health with very necessary opportunities to test their theories of how the public and their health ought to behave, and how they actually do behave. Clinical applications test theory by practice, allowing revision of both in accordance with empirical experience. The traditional disrespect of clinicians for chair borne practitioners of Public Health has done immense damage to medicine as a whole, and to clinical medicine in particular. Sad to say, vice versa is equally true.

No serious or well informed person has ever suggested that medical care is, or ever will be, the principal determinant of health or duration of life. Self-evidently, we all need food, shelter, education, and many other necessities, more than we need doctors or even nurses. It is, however, a historical fact that higher investments in wages, public housing, improved nutrition, or public education, have invariably moved upward or downward together with shifts in investment for personal medical care accessible to the whole population, and that all these seem to be broadly supported or opposed by the same social agencies. History offers no examples of opposition between these two sets of social investment, in medical care on the one hand and socioeconomic measures on the other. In the real world, they are not and never have been alternatives. If health professionals who spend their lives delivering personal care to poor people are treated as though they were only medical businessmen or agents of social control, they will not break out of the culture they have inherited from their originally self-employed status.

National Health Services as Life-producing Industries

Whether inefficiently through commodity production for fees or profit, or more efficiently as use-value production through socialized NHS, medical care creates more and better life than we could enjoy without it.

In commercial terms, medical care promises to turn money into time, so that rich people can live longer and better. If they already have every other material thing they could possibly want, medical care becomes the ultimately attractive commodity. Advances in medical science are transforming medical care from 90% hope and 10% reality, as it was at the start of this century, to 10% hope and 90% reality as we approach its end. In the world economic crisis of 1987, the only investments, profits and share values which continued to rise were in corporate health care (Relman 1991).

Commercial providers have confidence in their product. In this they differ from most philosophers of public policy, Left or Right, during the past twenty years, who with few exceptions accepted uncritically the liberal critique of medicine launched by McKeown (1976, 1979) and (in more popular form) by Illich (1976) in the late 1970s. In a time of unparalleled advance in knowledge, these philosophers appealed for clinical nihilism. Since then most medical sociologists and health economists have accepted that the quantity and quality of medical care are virtually irrelevant to measurable Public Health indices, such as life expectancy. They believe these are determined almost entirely by nutrition and other variables relating to social class. Despite devastating critiques of McKeown's original evidence by experts in demographic mortality far better informed than he was (Johansson 1994) and good evidence supporting quantified estimates of the relative contributions of medical care and improved living standards to gains in life expectancy (Bunker et al. 1994), his influence continues, even among such energetic opponents of health inequalities as Roy Porter (Johansson 1998) and Richard Wilkinson (1996). Until this question is settled, there will be no broad alliance between those who devise health strategies, and NHS workers who could help to implement them.

If medical services were really irrelevant to health, access to them would be objectively irrelevant to social justice, though it would certainly remain relevant to justice as subjectively perceived. The Inverse Care Law (Hart 1971) would be a perceived rather than material injustice. Fortunately common experience confirms that whatever they say about other people, when philosophers are sick, they look for the best clinical care they can find, just like everyone else. There is a very simple test for medical ethics: what we want for ourselves is probably what most people need and we should provide. Anything less represents hypocrisy.

So the output of clinical care is life — more life, and better life — the ultimate product. Healthier births, healthier lives, and healthier deaths. Death needs to become a natural and therefore healthy event, as for a few fortunate old men and women, it is now. By any measure, socialized care produces these outcomes more cost-effectively, and more completely (to the whole population) than any health care system based on self-employed or corporate sale of care as a commodity (Donaldson 1998).

The NHS seems to provide the only virtually unchallenged example of a socialized industry that has produced more efficiently, with greater satisfaction both to the populations it serves and to professional providers, than any commodity-producing equivalent. It does so without coercion, and with more autonomy for producers at the point of production than any commodity-producing industry. For any socialist project to be credible after experience of centralized command socialism, it must offer both immediate tasks and a convincing long term agenda, attractive to a large majority of the population, a destination obviously and fundamentally different from the worldwide visions of state socialism which first made them a major political force in the decades preceding the First World War. It must indicate a path out of world market competition with both an immediately attractive beginning, sustainable intermediate tasks, and credible and attractive ultimate goals. This must include an economy producing for social needs of everyone rather profit for a few, returning control of the production process to workers themselves, more rather than less democratic than the system it replaces, with a greater capacity to create value autonomously without central control, and with explicit international interdependence central to its ideas and practice. Organized as free, comprehensive, tax-funded and universally available state services, socialized National Health Services meet these criteria.

The Nature of Clinical Production

What is the nature of production in socialized health services? Searching for the model to which they are accustomed, health economists have concentrated their analyses on simple interventions, usually surgical, which can be measured, anatomized, costed and priced as discrete episodes. They can then concentrate on measures of output and efficiency, largely if not entirely in process terms. Valiant attempts have been made, for example by Alan Williams, to evaluate these episodic procedures in terms of health output, with new units of currency such as QUALYS (Robinson 1993). Such tools may have some use, though medical care is advancing so fast that their evidence base is often obsolete before they can be generally adopted, but they have contributed nothing to any alternative theory of economics applying to the whole of clinical activity.

The episodic clinical procedures beloved of health economists occur within continuing life stories, in which people at risk have intermittent contact with health professionals. In a fully developed NHS, these contacts accumulate information, shared between professionals and patients, in a team with continuing responsibility. They provide occasions for the initial decisions which ultimately lead either to referrals for these procedures, or other actions at primary care level. In Britain, only about 5% of these contacts lead to referral, and other developed NHS systems are similar in this respect.

These contacts are the fundamental units of production in the NHS. Health economists, politicians, and the public at large have traditionally assumed that these follow the pattern of social relationships familiar in other commodity transactions between providers and consumers, except that costs are met by the state on patients' behalf.

In fact, these contacts are not primarily units of consumption, but units of production. Something important is present at the end which was not present at the beginning. The problems which prompted the contact have been presented and explained by the patient, they have been evaluated against accumulated experience of other people's problems by the professional, and the product of this interaction is greater understanding of what the patient's problems are, and what might most usefully be done to relieve them. Both patient and professional have contributed to this product, and it is a social as well as a personal gain (Hart 1995).

Unquestionably, except in a few crises where patients entirely become objects rather than subjects, doctors cannot make a diagnosis without patients' active co-operation. In reaching a final diagnosis, 85% of information used comes from what patients say, 7% from clinical examination, and 8% from laboratory or other technical tests (Hampton et al. 1975; Peterson et al. 1992). As for treatment, the 95% given outside hospital depends as much on the intelligent co-operation of patients as on the prescriptions of professionals.

Offered this description of clinical processes, most patients and many professionals say they cannot recognize it. It seems an idealized description of what could and should occur in some hypothetical future, but does not describe their daily experience. Most of the time, patients are cross-examined by providers as though they were in court. They are not encouraged to present their own views about their problems, or the feasibility of proposed solutions. Diagnoses and treatments are not fully explained, and alternative diagnoses and treatments are not discussed. Paradoxically, patients are said to have greater autonomy, and can therefore act better as co-producers, in fee-paid private practice, above all in so-called alternative medicine, where shared faith becomes more important than technical knowledge (which is much harder to share).

These criticisms are not surprising. I have no experience of developed NHS primary care offering long consultation times of 30 minutes or so, which now exist in Finland and Sweden. In the chronically underfunded, understaffed, and overworked British NHS, average consultation times have only recently reached 8.5 minutes, and for most of the time since 1948 have been nearer to 5 minutes. Roughly the same is true for NHS in all south European countries (Hart 1995a). The culture and expectations of NHS care start from an original fee-paid model which depended mainly on professional authority and the placebo effect, requiring long consultation times, with little reliance on cumulative records of past encounters because patients were not registered, and shopped around for care from many different providers. Without more time and more generous staffing, innovative cultures and higher expectations develop with difficulty (Hart 1998). In Britain particularly, with a long and respected tradition of general practice but also a long and disgraceful tradition of gross under funding, perfunctory overwork, and clinical squalor, there is a wide gap between advanced theory and backward practice. In primary care, we have a socialized service without socialized doctors. However, the work of our increasing numbers of salaried nurse practitioners generally follows exactly the explicit pattern I have described. So do plans now being implemented for salaried community medical generalists in south Wales (Hart 1998a) and other parts of Britain where self-employed general practitioners can no longer be recruited. Whether this model will predominate in the future, explicitly recognizing active participation in clinical decisions by patients, will be determined by the outcome of a struggle now going on with British primary care.

None of these limitations alters the social relations underlying value production through clinical decisions. Whether or not they acknowledge this, professionals must in fact rely as much on evidence from their patients as they do on evidence from scientific knowledge and their own experience. To the extent that they develop care as a commodity, they impair care as health gain, personal and social, because they limit the contribution of patients to the joint product. Professionals who monopolize power in what must always be a joint productive relationship work inefficiently, if the product is measured as health gain. If, on the other hand, the product is mismeasured as process, they may still appear to work efficiently. They can save time by not wasting it listening to their patients or explaining things to them, and can then concentrate on removing more uteruses, gallbladders, or tonsils safely and at minimal cost. Unfortunately this tells us nothing about how many of these operations really helped to solve the problems patients actually had. Evidence suggests that errors of selection for such procedures may be much larger than the public suspects, or than many professionals can admit (Hart 1998a). Doctors collude with patients in devising easy somatic pseudo solutions for difficult essentially social problems. Managers and health economists are aware of this, and some are sufficiently confident to suggest that they can judge the public interest, and enforce rational behavior on otherwise self-serving professionals (Hart 1997). As a further safeguard, the minority of patients litigiously inclined can enforce their rights to a guaranteed clinical product through the courts, a process which has raised British costs of malpractice litigation more than tenfold in the past decade.

Essentially, all players have a choice: between a traditional, transactional view of clinical decisions, in which professionals relate to consumers as providers of a regulated commodity service, and an entirely new co-operative view of clinical decisions as a co-operative relationship between professionals and the populations they serve, sharing their two kinds of evidence, and sharing responsibility for their joint product, health gain.

The transactional view starts with immense advantages. It resembles other relationships in a market economy, so it seems to be based on common sense. It provides a firm ideological base for a new, rapidly expanding and immensely profitable field for investment, so application of new knowledge is limited only by willingness and ability of purchasers to pay for the more and better life promised by this industry.

However, it entails even greater disadvantages, all of which are growing as fast as medical knowledge itself. As in all commercial transactions, *caveat emptor* — let buyers beware. Though people rightly mistrust health professionals who do not share clinical evidence or decisions frankly, even less do they trust managers or health economists paid by corporations or governments, who claim to represent the common interest without sharing common social experience. Above all, no nation yet has succeeded in providing good medical care for its entire population through a frankly commercial system. Measured as impact on public health, the United States has the most extravagant yet also the most inefficient care system in the world, consuming 15% of its gross national product, and supporting an army of lawyers to enforce the rights of the minority of consumers who can afford to use law. All other nations therefore supplement care for fees or profit with care systems for the 90% or so of any population who cannot afford this even for routine demands, and for the over 99% who cannot afford treatment of rare catastrophic illnesses at the leading edge of discovery. These care systems are simply unable to operate efficiently on the assumptions of market economics. They employ health professionals as regulated providers, they cast patients as consumers, and are incapable of recognizing any serious role for populations, or using the advantages of continuity.

NHS are huge industries. The British NHS is the largest single employer in Europe. They cannot function efficiently without health economists, and health economists cannot function efficiently without a body of theory, as a framework for their calculations, on which rational policy, prioritization and allocation of resources can be founded. Failure to develop an economic theory based on the real nature of clinical decisions, and continued attempts to avoid this by modifying classical market economics, has limited health economists to analysis of subordinate parts of the NHS which most resemble commodity production (mainly interval surgery) while ignoring care systems as a whole, and how they relate to public health. They try to work within a wholly inappropriate big picture, and inevitably fail.

This has been as confusing for the traditional Left as for the new radical Right. Most of the Left, most of the time, still reject any application of economics to health care, implicitly accepting its old social role as a more or less religious institution, a self-evident good in which neither inputs nor outputs should be questioned or measured. This reflects a world in which the main weapon of health professionals was the placebo effect, and the social role of state health services was more to stabilize society than to improve public health. Yet the same people also want to regulate health workers to ensure a better health product, accepting that if something is real, it ought to be measurable, and should be produced efficiently.

By and large, most health economists so far have been identified, and identified themselves, with market-oriented „reforms" of state health services all over the world, the neo-liberal programme addressed by the 1998 conference of IAHP(E) (International Association of Health Policy in Europe) in Perugia. Obvious failure of these „reforms" to contain costs has discredited their original ideology, exemplified by Enthoven (1988). This failure has at least opened the door to any health economist willing to try developing an economic theory appropriate to the huge amount of empirical data available on virtually all aspects of clinical decisions and their social consequences. Nobody, so far as I know, has yet gone through this door, but someone will certainly do so. This would be a major breakthrough for mass application of medical knowledge, and could rapidly establish a new „common sense“, easily recognizable and acceptable to health professionals and the populations they serve.

Existing Socialized Sectors

This new common sense already exists among large numbers of mostly elderly people, with long experience in the labor and trade union movement, who understand very well the social relations of commodity production, and immediately recognize the entirely different nature of value production in the major industries which exist not to make profit (with use-values as their byproduct) but to meet social needs — what one might call Life Industries. They understand that this economic sector not only actually includes health services and all levels of education, but potentially includes the many industries now compelled to impair production by following more or less commercial patterns; all sports, performing and graphic arts, all kinds of work which aim to expand imagination and thus augment life in ways that are not possible through commodity production, where values are produced not for themselves but for profit, not to feed imagination but to sate it. They understand the difference between needs as perceived by a hyper educated minority of experts, and needs perceived by the massive majority whose social expertise derives from personal experience, and have to suffer the consequences of expert decisions.

However, though these veterans have, or rapidly acquire such understanding if socialized concepts set the agenda for discussion, this requires a socialist initiative. Without this, much the same sort of audience can discuss the NHS in entirely consumerist terms. This was my experience at the annual conference of the Labor Party in Blackpool, immediately following the Perugia conference of IAHP. Public, media and political attention concentrates on end-stage disease, body repairs and crisis interventions. These have been seen as the main task even of socialized health services. On the other hand, knowledge of human biology is moving steadily away from end-stage disease and injury, back toward their causal antecedents; from gross pathology back to disturbed physiology. In general, providing they are evidence-based, early interventions are not only more effective, but also much simpler and cheaper to provide, than crisis interventions. Fewer crises would occur, and less investment in hospital care would be needed, if society invested more staff time in continuing anticipatory care by community-based generalists (Hart et al. 1991).

The Rationing Debate

There is a monstrous and rapidly widening gap between what medical knowledge enables us to do, and what we can actually do within present limits of funding and staff. Even confined to human biological scientists and academic health professionals, this is a huge potential force for political change. Linked to frontline health professionals actually responsible for delivering care, and finally to the entire populations they serve, it could be irresistible. So great is this potential force, so vast are the social changes it implies, that it is hard to recognize for policy makers unable to contemplate fundamental change. Doctors have bad traditional habits of secrecy. These persist in their attitudes to the problems and opportunities presented by the widening gap between what we know and what we are able to do. If patients and populations were fully aware of the extent of this gap, they would find it intolerable, as periodic outbursts of public indignation over anecdotal cases testify (Entwhistle et al. 1996). It would be a conjunction of wealth with poverty demanding an immediate and angry response, anything less would be too shameful to contemplate. But if the public are not yet fully aware, this explosive material can for a while perhaps be somehow contained. With the help of other established opinion-formers, some form of words might be found to explain that medical knowledge is growing too fast for us to find resources within the growing total social product to pay for growing social purposes.

Since then the BMA has done its best to persuade governments, first Conservative and now Labour, to embrace so-called rationing as a way not to abolish the gap, but somehow to circumvent it without impairing the special relationship doctors still hope to preserve with the ruling class, yet somehow preserving their own supposed role as advocates for their patients. The word „rationing" implies rational and equal distribution of necessities within a nation at war. As it recalls the (mostly apocryphal) sharing society developed in Britain during the world war against fascism (of which the NHS itself was a product) rationing might have some appeal, but no politician, Left or Right, has yet been stupid enough to endorse it.

Frontline clinicians know that advocacy is central to their credibility and therefore to their effectiveness. Rationing has found some strange advocates. *British Medical Journal* editor Dr Richard Smith, with a splendid record of advocacy for people marginalized by society, for equity in health care, and for developing the most progressive and readable medical journal in the English language, is still promoting it, as though the only way to make social needs fit within NHS resources were not to expand resources, but to amputate needs, arbitrarily excluding from free care whatever public opinion can be frightened into accepting (Smith 1994). It is an absurd position, because the advocates of rationing know that given a choice, popular votes are bound to allocate resources sentimentally rather than rationally. Their only alternative is to ask the professionals, bringing responsibilities back full circle to those who had hoped to evade them. Such questions as how to balance the needs of children with genetic faults of their immune system against the needs of people with Alzheimer's disease are absurd in our present circumstances, with obscene wealth for a small minority and unnecessary wealth for a much larger minority. The reluctance of rich people to pay income tax, hardly justifies deleting whole areas of care from what once tried to provide a comprehensive service. Like George Bernard Shaw, such Left physicians are good men fallen among Fabians.

The alternative strategy is simple, obvious, and ultimately inevitable: an alliance between health professionals and the populations they serve. On any assessment, this is a formidable combination. So long as they remain advocates in a public service, doctors and nurses not only have the trust of the people — more trust than any other occupational group — they also have the people's names, addresses, and telephone numbers. Unlike politicians, they can walk into any home without knocking, sure of a welcome if their visit is necessary and urgent. What could be more necessary or urgent than the news that we have the knowledge to extend and expand the lives of millions of people, but are unable to apply this knowledge where it is most needed, because a few people think that having three cars, a personal swimming pool and an aeroplane is more important? Our patients and populations have votes. We should be helping to set agendas for public discussion in which those votes can bring about real change. Such change must entail redistribution of wealth and power, and entirely different social priorities than those resulting from unregulated market competition.

By Hand and by Brain

National Health Services have much more than clinical care to offer society. They, and all the other actual and potential life industries, also offer a renewed perspective of full, socially useful employment, restored social stability, and a visible end to competitive market culture, in which everyone, everything, and every idea is for sale, has its price, and is subordinated to pursuit of profit. Simply to maintain sanity, we need to imagine the possibility of living otherwise.

145

Defeat of our coal miners in 1985 ended an era in Britain, and signaled its future limits throughout the world, even where industrialization had barely begun. Our miners were the bravest, boldest, best-educated and most imaginative soldiers in the army of labor. They provided most of our generals, they knew their own value to society and the negligible worth of coal-owners and shareholders. In all of this, they were right. They also thought their strategic position was bound to improve as the world economy relied increasingly on powered machinery rather than human skills. In that they were wrong.

Most of this defeated industrial army still exists. In many countries it is still growing, but its perspective has permanently changed. Even where industrial workers are a growing force, they foresee a future when it will diminish, long before any end to the world competitive market. They will not, by themselves, bury capitalism, but be buried by it.

In the most advanced economies, almost all manufactured objects can be produced better, at lower cost and higher quality, by machines than by people, and ever fewer of these machines require any human labor to operate or maintain them. For a while, labor can shift to services, but increasingly, these also can also be performed better and cheaper by machines. One recorded voice can now answer millions of questions; accurately, courteously, patiently, endlessly, and regardless of impatience or abuse from consumers all over the world. Labor costs are high, and employers mostly measure their efficiency by how much labor they can eliminate from the production process. They will not use these savings to ease the lives of their workers, but to raise dividends to shareholders, and their own directors' fees. Capitalism is in this respect wonderfully efficient. We can be sure that more and more commodities will be produced by fewer and fewer people.

We are reassured that in spite of this, the mad carousel will continue to spin faster and faster. As production of old products becomes increasingly automated, new products will appear to employ displaced labor. There may be a few months or years of unemployment, in which sacked workers can consider the folly of asking for higher wages, joining trade unions, or imagining different ways they might live, but eventually somebody will invent a need nobody has yet thought of, and they will then be re-employed to supply it. Who, in 1899, could have imagined that anyone might need or want an electric toothbrush? The argument is unconvincing. We are probably approaching the point where for a growing majority of people, security and social stability seem more important than more material goods. These are qualities the competitive market, the war of every man against every man, cannot supply.

There is an alternative scenario. Employers hire people only for two reasons: to produce more cheaply than machines, or better than machines.

Production of modern machines requires a lot of accumulated labor (including design), so where wages are at or below subsistence level, people can still compete with machines. Obviously, from the workers' point of view, this strategy has no future, because they hope the price of their labor will rise, while the price of machines will certainly fall.

The second reason is more interesting. Even the most advanced machines have very limited intelligence, they can make only a few decisions, using a narrow and simplistic range of evidence. As every computer programmer knows, even the simplest patterns of real human decision are vastly more complex than the behavior of machines. If we include human imagination, even of the most limited kind, the stupidest human is more intelligent than the cleverest machine, for everything except the extremely limited function for which the machine has been designed. The fastest-growing area of investment and employment lies now in generating, circulating and using information in order to create new and even more useful information — intelligence and knowledge industries.

Of course we have always had a knowledge industry, centered on universities. Like health services and for similar reasons, universities were regarded as self-evidently good, with unmeasured inputs and outputs, areas in which it was unwise to ask how efficiently they worked because there was often reasonable doubt whether they worked at all. But whereas at one time capitalists could afford to scoff at all sciences other than chemistry and engineering, and Henry Ford could confidently dismiss history as bunk, there are now few fields of knowledge that have not yielded some unexpected profit, often of enormous size. The most productive scientists turn out to have extraordinary and unpredictable polymathic imaginations, so that efficient knowledge factories must be allowed to be ideas factories, full of potentially dangerous imagination. This runs into many serious contradictions, not least the conflict between the immoral (to us) new idea of intellectual property, and the equally immoral (to them) old idea of free international circulation of knowledge and ideas, produced for need (or for their own sake), not for profit.

Three consequences follow from expansion of intelligence industries. First, employers have to recognize, for the first time, that everyone has brains, and nobody can be reduced to a brainless substitute for an ox or horse. That is a major historical step. Secondly, it means that whereas at one time employers hired skilled muscles but not brains, and said as much („You thought? This company doesn't pay you to think, we pay you to work!"), they now hire brains. A person who hires out his or her body for sex is marginalized in our society, but people who hire out their brains go right to the top. To think differently at work and at home is much more difficult than to use ones hands, arms, back and legs differently. People will soon learn to divide their minds, just as in the past they learned to divide their physical skills.

Thirdly and most importantly for my argument, the largest of these intelligence industries will lie in the major Life-Producing public sectors of the economy, the NHS and public education, where lying is not a way to make a living, but the most serious possible offence. As fewer hands are needed for manufacture or commercial service, more will become available for the Life-Producing industries. These are by nature labor-intensive and their work is now seriously limited by staff shortages. This is true even of their work as traditionally performed, with minimal participation by patients and populations. If the NHS, and particularly primary care, were to take patient and population participation seriously, staff requirements would rapidly expand.

Existence of a permanent pool of unemployed is morally intolerable and politically dangerous. It is only transiently effective as a brake on pressure for higher wages, because once people have been continuously unemployed through two or three years, an increasing proportion becomes unemployable. Despite an appalling record of low wages, work in the NHS is popular. Most men and women like to help others, to do work they can respect as socially useful, to tell the truth, and generally to be good people. If traditions of professionalism and clinical autonomy were extended throughout the NHS workforce and no longer confined to doctors, the NHS would have not only the largest workforce in Europe, but also the happiest, most stable, most knowledgeable, and most conscious of the possibilities of living and working otherwise than we now do.

The Last International?

Half the world lives in mediaeval squalor, and therefore suffers mediaeval patterns of sickness and premature death. In countries most destabilised by the world market but least developed by it, three out of four people die before they reach 50. Most of these premature deaths would not occur if knowledge of human biology were applied, mostly to provide the simplest necessities of food, safe water, sanitation, and full employment. Provision of personal medical care is not an alternative to these more basic needs, and so far as I know nobody has ever suggested it was. Funds for all these objectives are diminishing as public health programmes are wound down and replaced by medical entrepreneurs, policies encouraged by agencies like the International Monetary Fund and World Bank, which have made economic aid conditional on their acceptance. Regardless of rhetorical intentions, aid has in practice become „... largely a matter of poor people in rich countries giving money to rich people in poor countries" (Caulfield 1996).

Polarisation of society has occurred everywhere since the collapse of primitive socialist economies, and consequent collapse of the postwar welfare consensus. Empirically, capitalism was more stable when it competed with a socialist world, real or imagined, than it has been since giant corporations could do more or less whatever they liked. Fully developed capitalism, a society producing use-values only as byproducts of its search for profit, necessarily entails development and expansion of its opposite, origins of a new society producing for human needs, without any other incentive because this is in fact the most powerful of all incentives.

Emergence of this new society, new economy, and new culture, neither displaces nor denies the role of organised industrial workers as the most principled opponents of capitalism. Identity of interests between corporate employers and their workers may be proclaimed by politicians and trade union leaders, but few workers are so easily deceived. In USA between 1983 and 1989, 66% of wealth gain went to the top 1% of the income distribution, and 37% to the next 19%, while the wealth of the other 80% fell by 3% (Wolff 1995). Those 80% had no need of statistics to know this. According to a report by the US government's Competitiveness Policy Council in 1996, real wages for most US workers were expected to continue falling for the next 15 years, and inequality to increase . Social polarisation in UK has been less dramatic, but has followed the same pattern. According to the *Financial Times* (1996), inequality of wealth in UK is by some measures now slightly greater than in USA. Between 1979 and 1993/4, real incomes of the bottom 10% of UK households fell by 13%, while those of the top 10% increased by 65% (Britain Divided 1996) a polarizing process which economists expect to continue (Johnson 1997).

The latent conflict between corporate employers and shareholders on the one hand, and their employees on the other, are exemplified every day by celebration of directors' fees and shareholders' dividends as measures of success, while every advance in wages foretells inflation, falling profits, and disaster. Class war in this most fundamental sense has not and will not go away, but this alone is insufficient to achieve a truly alternative society or world economy. In particular, it is probably impossible for multinational trade unionism to reconstruct the international solidarity essential to oppose the divisive effects of the world market on labour. The powerful internationalism of the United Front against fascism, most obviously expressed in solidarity with Spain, created the political foundations for victory in the Second World War (Fyrth 1986) Without the international movement created between 1935 and 1938, the eventual pattern of alliances in 1941 would have been fundamentally different, with appalling consequences. That movement depended on more than trade union solidarity, it included a vision of a new life and a new world entirely, in which all would work for human rather than market priorities.

World health and world survival are the two themes around which a new international movement could be built, incorporating the lessons of the United Front in the 1930s, including its visions of an alternative future, but with a much broader social base, and a respect for truth appropriate to a generation which no longer accepts being lied to for its own good. Institutional frameworks exist within which this movement is already growing: the World Health Organisation, now being revitalised by Gro Haarlem Brundtland: the UN agencies concerned with global survival, and conservation groups and parties throughout the World; and the many international organisations building a new kind of international solidarity among health professionals and scientists, concerned not with medical trade, but the full application of human biology to whole populations.

Of these last, IAHP is potentially the most important. It was founded by the last generation produced by the 1935 United Front, whose final result was not construction of Socialism, but survival of elected government and pluralism. The period from 1974 to 1992 marks a major historical transition. We know what has ended, the entire attempt, from 1917 onwards, to create socialism in pre-industrial economies through central dictatorship. Yet it seems we do not know what has begun, what this new era will bring. Victors in the cold War think they have simply restored uncontested capitalism in a world market, but this reveals only what already existed in nascent form. Or, as a more sophisticated version of the same idea, we have the Post-Modernist analysis, which solves all problems by denying them any means of practical expression.

I suggest that this new era will be one in which we recognise that in national health services and in public education, we have areas of our economy and culture which are already fundamentally socialist in nature. They already produce value more effectively and efficiently than ostensibly similar industries claiming to deliver health care or education for profit. If the Life Industries do indeed represent a qualitatively new mode of production, destined to grow within and eventually to subordinate commodity production for profit, this progress will continue regardless of the wishes and understanding of its human participants. The direction of change will not be in doubt, so that those who assert a new culture appropriate to this new emerging economy will once again have time and history in their favour, however isolated they may at first appear. However, as in the 1930s, the world faces immediate threats to survival which impose a more urgent timetable. It is not enough to reject neo-liberalism in economics, while retaining liberal rather than socialist views of the nature of health problems and health care, and accepting idealist views on Public Health policy together with consumerist views of practical care. Thanks to the foresight of Ulli Deppe, Giovanni Berlinguer, and other pioneers in the 1970s, IAHP now provides a forum in which these fundamental arguments can and should be conducted, and strategies developed for national and international movements for social solidarity. If there is one lesson we might learn from previous Internationals, this would be the supreme importance of allowing nations to develop in their own way, at their own pace, using their own experience, and of conducting fundamental arguments with mutual respect between contending parties, matters in which Ulli Deppe has provided a rare model.

The opportunities we now have were accurately described by Walter Bagehot in 1867, when Benjamin Disraeli and his English Conservative Party, having initiated the extraordinary gamble of universal male suffrage, first faced the prospect of having to rule by consent,

  „As yet, the few rule by their hold, not over the reason of the multitude, but over their imagination and habits; over their fancies as to distant things they do not know at all, over their customs as to near things which they know very well."
(Bagehot 1867)

This was a formula for exploitation by consent, a position which most countries outside Europe have only precariously attained, many have not attained at all, and which in even the most advanced economies, is constantly threatened. However, people everywhere are less ignorant of distant things, and they retain their intimate knowledge of near things. Among these near things are their customs regarding health care. British experience of the NHS shows that fundamentally innovative legislation in the health care field becomes rapidly established as cherished custom, deeply rooted and fiercely defended by a huge majority of the people, and extremely difficult for governments to withdraw.

Health workers responsible for delivering health care in the frontline to poor people the world over, have a lot to learn, and they are learning, very fast and chiefly from patients. They also have much to teach. Public health strategists on the Left, privileged to have grand overviews of the mess in which most of us work and our patients live, should listen to all the kinds of imagination available, from which to formulate our next collective step.

Practice without theory is blind. Theory without practice is sterile.

Literatur

Bagehot W (1867) The English Constitution. Republished 1963, Fontana, London

Britain Divided (1997)The growth of social exclusion in the 1980s and 1990s. Child Poverty Action Group, London

Bunker JP, Frazier HS, Mosteller F (1994) Improving health: measuring effects of medical care. Milbank Quarterly72:225-58

Cassel J (1976) The contribution of the social environment to host resistance. American Journal of Epidemiology 1976;104:107-23.

Caulfield C (1996) Masters of Illusion: the World Bank and the Poverty of Nations. Macmillan, London

Dobb M (1946) Studies in the Development of Capitalism. George Routledge, London

Donaldson C. Why a National Health Service? The economic rationale. London: IPPR, 1998.

Enthoven A (1988) Theory and practice of managed competition in health care finance. North Holland Publishing, New York

Entwhistle VA, Watt IS, Bradbury R et al. (1996) Media coverage of the child B case. British Medical Journal312:1587-91

Evang K (1960) Health service, society and medicine. Oxford University Press, London

Evang K (1973) The politics of developing a national health policy. International Journal of Health Services 3:331-340

Financial Times (1996) Isssue of 13 September

Fyrth J (1986) The signal was Spain: the Aid Spain movement in Britain 1935-39. Lawrence & Wishart, London

Hampton JR, Harrison MJG, Mitchell JRA, Prichard JS, Seymour C (1975) Relative contributions of history-taking, physical examination, and laboratory investigation to diagnosis and management of medical outpatients. British Medical Journal ii:486-9

Hart JT(1971) The Inverse Care Law. Lancet i:405-12.

Hart JT (1995) Clinical and economic consequences of patients as producers. Journal of Public Health Medicine 17:383-6

Hart JT (1995a) Innovative consultation time as a common European currency. European Journal of General Practice 1995;1:34-7

Hart JT (1997) Society for Social Medicine Cochrane lecture 1997: What evidence do we need for Evidence-Based Medicine? Journal of Epidemiology & Community Medicine 51:623-9.

Hart JT (1998) Expectations of health care: promoted, managed, or shared? Health Expectations 1:3-13

Hart JT (1998a) Going for Gold: a new approach to primary medical care in the South Wales Valleys. Second edition. Swansea Socialist Health Association/UNISON, 158 St.Helen's Road, Swansea SA1 4DG

Hart JT, Thomas C, Gibbons B, Edwards C, Hart M, Jones J, Jones M, Walton P (1991) Twenty five years of audited screening in a socially deprived community. British Medical Journal 302:1509-13

Illich I (1976). Medical Nemesis: limits to medicine. Marion Boyars, London

Johansson SR (1994) Food for thought: rhetoric and reality in modern mortality history. Historical Methods 27:101-25

Johansson SR (1998). Medical history as a benefit to demographic history. Review of Porter R. The Greatest Benefit to Mankind. A Medical history of Humanity from Antiquity to the Present. Harper Collins, London, 1997. Population & Development Review, in press

Johnson P (ed.) (1997) Inequality in the UK. Oxford University Press, Oxford

McKeown T (1976) The modern rise of population. Academic Press, New York

McKeown T (1979) The Role Of Medicine. Blackwell, Oxford

Peterson MC, Holbrook JH, Hales DV et al. (1992) Contributions of the history, of physical examination, and of laboratory investigation in making medical diagnosis. Western Journal of Medicine 156:163-5

Relman AS (1991) Shattuck lecture — the health care industry: where is it taking us? New England Journal of Medicine 325:854-9.

Robinson R (1993) Economic evaluation and health care: cost-benefit analysis. British Medical Journal 307:924-6.

Rosen G (1971) Historical trends and future prospects in public health. In: McLachlan G, McKeown T (eds) Medical history and medical care: a symposium of perspectives. London: Nuffield Provincial Hospitals Trust/Oxford University Press, 1971. pp.58-84.

Seipp C (1987). Andrija Stampar and the concept of positive health. Family Medicine 1987;19:291-5.

Semashko NA (1934) Health protection in the USSR. Victor Gollancz, London

Smith A (1762) An enquiry into the nature and causes of the wealth of nations (1762). Oxford University Press 1993, Oxford

Smith R (1994) Medicine's core values. British Medical Journal 309:1247-8

Wilkinson RG (1996) Unhealthy Societies: the afflictions of inequality. Routledge London

Wolff EN (1995) Top heavy: a study of the increasing inequality of wealth in America: Twentieth Century Fund, New York

Heiko Waller

Community Action für Gesundheit

Gemeinwesenprojekte gegen gesundheitliche Benachteiligung in Amerika

Im Mittelpunkt dieses Beitrages steht die Darstellung der katastrophalen Gesundheitssituation und Gesundheitsversorgung sozial benachteiligter Bevölkerungsgruppen in den USA sowie der Bemühungen, die Gesundheit dieser Bevölkerungsgruppen im Rahmen von politisch motivierten Gemeinwesenprojekten („Community Action") zu verbessern. Ich werde einleitend die Gesundheitssituation und die Gesundheitsversorgung sozial benachteiligter Bevölkerungsgruppen skizzieren und anschließend auf die Theorie und Praxis der Gesundheitsförderung durch Community Action eingehen.[1]

Armut, Gesundheit und Gesundheitsversorgung in den USA

1994 gab es in den USA 38 Millionen Menschen (das sind 14.5% der Bevölkerung), die unterhalb der offiziellen Armutsgrenze lebten (diese und die folgenden Daten aus Kühn 1993 sowie Kornblum und Julian 1998). Unter ihnen waren 14.6 Millionen Kinder unter 18 Jahren. Die Armutsgrenze lag 1994 für eine vierköpfige Familie bei 15.141 $. Würde man — wie z.B. in Deutschland praktiziert — die Armutsgrenze bei 50% oder weniger des durchschnittlichen Familieneinkommens festlegen, so wären danach 20% der amerikanischen Bevölkerung als arm einzustufen. Das Durchschnittseinkommen ist in den letzten Jahren kontinuierlich gesunken: Betrug es 1989 noch $35.000, so lag es 1995 bei nur $34.074. Die Einkommensungleichheit in den USA ist beträchtlich: 1% aller Haushalte besitzen 1/3 des gesellschaftlichen Vermögens. Die oberen 20% der Bevölkerung akkumulieren 46.3% des gesamten Einkommens, die unteren 20% gerade 4.6%. Betrachtet man die Einkommensverteilung nach dem Merkmal der ethnischen Zugehörigkeit, so ist festzustellen, daß die Afroamerikaner (1988) nur 63% des durchschnittlichen nationalen Pro-Kopf-

[1] Diese Untersuchung entstand im Rahmen eines Forschungsaufenthaltes im Wintersemester 1997/98 an der Universität Kalifornien in Berkeley. Ich bin der Präsidentin der Fachhochschule Nordostniedersachsen für die Gewährung eines Forschungssemesters, der School of Public Health an der Universität Kalifornien in Berkeley für die Einladung und die Bereitstellung von Arbeitsressourcen und nicht zuletzt der Volkswagen-Stiftung für die finanzielle Förderung meines USA-Aufenthaltes überaus dankbar.

Einkommens verdienten, 31.6% von ihnen galten deshalb im oben definierten Sinne als arm, fast die Hälfte ihrer Kinder unter 16 Jahren lebte unterhalb der Armutsgrenze.

Ein deutlich sichtbares Zeichen der gesellschaftlichen Armut in den USA ist die große Zahl wohnungsloser Menschen, die besonders die Innenbezirke der großen Städte bevölkern (vgl. auch Salmon 1994). Die wohnungslose Bevölkerung besteht aus einer Vielzahl unterschiedlicher Gruppen: aus ehemaligen Patienten aufgelöster oder verkleinerter psychiatrischer Krankenhäuser, aus chronischen Alkohol- und Drogenabhängigen, Vietnam-Veteranen, Langzeitarbeitslosen etc. Nach einem Bericht der Clinton-Administration gibt es in den USA 7 Millionen wohnungslose Menschen, berechnet auf der Basis einer mindestens ein Jahr dauernden Wohnungslosigkeit. Die kürzlich erfolgten Einschnitte im Sozialhilfeprogramm — insbesondere hinsichtlich der Wohnungshilfe — lassen ein weiteres Anwachsen dieses Problems erwarten.

Armut ist häufig mit beeinträchtigter Gesundheit „vergesellschaftet". Dieser Zusammenhang ist in vielen epidemiologischen Untersuchungen erhoben worden. Die Ergebnisse dieser Untersuchungen unterscheiden sich im wesentlichen nur darin, wie Armut bzw. soziale Benachteiligung definiert und gemessen werden. Wird ein soziales Schichtenmodell zugrunde gelegt, so konzentrieren sich die Gesundheitsprobleme in der untersten Sozialschicht, in der amerikanischen Soziologie neuerdings auch als „Unterklasse" bezeichnet. Dieser Befund gilt für alle wichtigen epidemiologischen Parameter von Gesundheit wie Säuglingssterblichkeit, Lebenserwartung, Morbidität und Mortalität der wichtigsten Volkskrankheiten, aber auch hinsichtlich des Gesundheits- und Krankheitsverhaltens (vgl. Schneider u.a. 1995, Seite 473ff und Kühn 1993, Seite 94ff).

Die gesundheitliche Benachteiligung unterer Sozialschichten in den USA gilt auch hinsichtlich ihrer Gesundheitsversorgung. Seitdem das Gesundheitswesen in Amerika zunehmend von Marktmechanismen beherrscht wird, haben diese Bevölkerungsgruppen gravierende Versorgungsnachteile zu erleiden, und dies trotz der 1965 eingeführten staatlichen Gesundheitsversorgungsprogramme Medicare und Medicaid. Schneider u.a. (1995, Seite 473ff) haben dazu folgende Ausführungen gemacht:

„Medicare ist eine vom Bund getragene Krankenversicherung für die über 65jährigen, die über Beiträge und Steuern finanziert wird. Medicaid ist eine vom Bund und den Einzelstaaten gemeinsam finanziertes Programm zur Bezahlung der medizinischen Versorgung für Personen und Familien, die bereits Unterstützungsgelder aus einem der bestehenden Fürsorgeprogramme erhalten. (...)

Trotzdem besaßen 1992 nach den Ergebnissen der Bevölkerungserhebung nicht weniger als 37.4 Mio oder 17.4% der Bevölkerung überhaupt keine Krankenversicherung (...) Die hohen Gesundheitsausgaben einerseits und der fehlende Kranken-

versicherungsschutz für einen großen Teil der Amerikaner andererseits hatten zu einer zunehmenden Diskussion über eine staatliche Krankenversicherung geführt. Diese mündeten im Oktober 1993 im Health Security Act (Clinton-Plan) zur Einführung einer Krankenversicherung für alle Amerikaner. (...) Nachdem der Clinton-Plan im Kongreß keine Mehrheit fand, ist es unsicherer denn je, ob für die gesamte Bevölkerung der USA noch in diesem Jahrhundert ein umfassender Gesundheitsschutz geschaffen werden kann."

Doch auch bei den staatlichen Versicherungsprogrammen Medicare und Medicaid gibt es eine Reihe von Problemen, worauf Schneider u.a. hingewiesen haben:

„Medicaid (...) ist nur bedingt effektiv. Denn die Möglichkeiten von Medicaid werden durch den Widerstand der privat praktizierenden Ärzte und der privaten Krankenhäuser begrenzt, die nur ungern bereit sind, die niedrigeren Gebühren, den 'Papierkrieg' und die Zahlungsverzögerungen für Medicaid-Patienten zu akzeptieren. (...) Ein (weiteres) Problem besteht darin, daß Medicaid nur einen Teil der Armen erfaßt. 12.3 Millionen Nichtversicherte leben unter der Armutsgrenze und 10.3 Millionen knapp darüber. Diese Personen, die auch als 'the medically indigent' oder 'grayzone patients' bezeichnet werden, machen fast 10% der Bevölkerung der USA aus. Die Nichtversicherten sind (...) hauptsächlich in der Altersgruppe zwischen 16 und 24 Jahren, unter den Schwarzen und Armen sowie unter den Saisonarbeitern zu finden. (...)

Medicare bietet zwei Leistungstarife (...) an. Teil A ist eine aus Lohnsteuern finanzierte, obligatorische Versicherung für medizinische Leistungen, die in einem Krankenhaus und in bestimmten Nachsorgeeinrichtungen erbracht werden. Der Versicherte bezahlt für diese Leistungen keine Versichertenbeiträge. Teil B ist eine zusätzliche freiwillige Versicherung, vor allem für die auf ambulanter Basis erbrachten ärztlichen Leistungen und Verordnungen. Teil B wird zu 75% aus allgemeinen Steuern und zu 25% aus monatlichen Versichertenbeiträgen (...) finanziert. Beide Teile kennen zahlreiche Selbstbehalte und Obergrenzen für die Kostenerstattung (...) Medicare beschränkt die Leistungen in der institutionellen Versorgung von älteren Pflegebedürftigen auf einen Zeitraum von höchstens 150 Tagen. Um einen Versorgungsanspruch zu haben, ist hier Voraussetzung, daß ein 24stündiger Pflegebedarf besteht. (...) Für die Finanzierung der institutionellen Pflegeversorgung ist Medicare relativ unbedeutend. Der größte Teil wird privat aus eigener Tasche bezahlt. Viele hilfs- und pflegebedürftige Personen werden demnach de facto zu Fürsorgeempfängern degradiert" (1995, Seite 497 ff).

Wir wollen uns noch etwas ausführlicher mit dem angesprochenen Problem der mangelnden Krankenversicherung großer Bevölkerungsteile befassen. Es wird davon ausgegangen, daß im Jahr 1995 43.4 Millionen Amerikaner nicht krankenversichert waren, 10 Millionen mehr als 1988.

Die größte Gruppe ohne Krankenversicherung sind — mit steigender Tendenz seit 1988 — diejenigen Familien, die über ein Einkommen in der Höhe der doppelten Armutsgrenze verfügten — sie werden auch als „working poor" bezeichnet. Dies erklärt sich im wesentlich dadurch, daß eine zunehmende Zahl von Arbeitgebern aus Kostengründen die Krankenversicherung vieler Arbeitnehmer einschränkt.

Kühn hat darauf hingewiesen, daß es neben der ohnehin schon großen Gruppe der Nichtversicherten noch eine ebenfalls große Gruppe der Unterversicherten gibt. So waren beispielsweise zwischen 1986 und 1988 in einem Zeitraum von 28 Monaten 63 Millionen Personen zwischen 1 und 6 Monaten nicht krankenversichert.

Die medizinische Versorgung der nicht versicherten Personen erfolgt überwiegend im Rahmen der Notfallambulanzen in den staatlichen Krankenhäusern, z.T. aber auch durch spezielle Projekte wie z.B. free clinics oder Ambulanzen für Wohnungslose etc. (vgl. z.B. Bibeau et al. 1997). Nach Birenbaum (1995) hat die Notfallversorgung durch die Krankenhäuser zur Folge, daß die betroffenen Krankenhäuser Defizite in Höhe von jährlich über 10 Milliarden Dollar machen, die sie wiederum über Preiserhöhungen auf die versicherten Patienten abwälzen mit dem Effekt, daß die privaten Krankenversicherungen ihre Beiträge entsprechend erhöhen müssen. Dies wiederum kann zur Folge haben, daß Arbeitgeber — um die Beitragserhöhungen zu vermeiden — die Krankenversicherung ihrer Beschäftigten einschränken. Ein weiteres großen Problem besteht hinsichtlich der Versicherung chronisch kranker oder behinderter Patienten. Krankenversicherungen können diesen Patienten wegen ihrer häufig kostenintensiven Behandlung kündigen, oder aber diese Patienten verlieren ihre Krankenversicherung in der Folge von Arbeitslosigkeit. Bei Patienten mit AIDS ist diese Problematik besonders häufig zu beobachten.

Community Action für Gesundheit

In den USA gibt es eine große Zahl und Vielfalt gemeindebezogener Projekte. Wenocur und Soifer (1997, Seite 201) schätzen ihre Zahl auf mindestens 6000. Viele dieser Community based organisations (CBOs) sind auf Gesundheitsprobleme bezogen. Besonders bekannt geworden sind (vgl. auch Labonte 1997, Seite 97):

- Projekte im Rahmen des Healthy City Programms (Flynn 1994)
- Projekte im Rahmen des Healthy Community Programms (Appleby 1995)
- Projekte im Rahmen des PATCH -Programms (Kreuter 1992)
- Projekte im Rahmen von Community Organising und Community Building for Health (Minkler 1997)

Im Mittelpunkt der folgenden Ausführungen stehen die Projekte der Community Organising und Community Building for Health.

Die Begriffe *Community Organising* und *Community Building* sind in Deutschland relativ ungeläufig. Sie sind als Community-Action-Ansätze innerhalb der Gemeinwesenarbeit zu verstehen, wie aus den folgenden Definitionen von Minkler (1997, Seite 30) deutlich wird (einen umfassenden Überblick über die verschiedenen Ansätze von Gemeinwesenarbeit in den USA geben z.B. Weil und Gamble (1995, Seite 577-594):

„ *(...) Community Organization is the process by which community groups are helped to identify common problems or goals, mobilize resources, and in other ways develop and implement strategies for reaching the goals they collectively have set.* " *The newer and related concept of community building (...) is not a method so much as an orientation to the ways in which people who identify as members of a shared community engage together in the process of community change.* " Der Einfachheit halber werde ich nicht von Community Organizing und Community Building, sondern zusammenfassend von Community Action sprechen.

Wie ist die große Zahl und Vielfalt von gemeindebezogenen Projekten in den USA zu erklären? J.L. McKnight (1997, Seite 20ff) hat — in historischer Perspektive — darauf hingewiesen, daß bereits Alexis de Tocqueville in seinem Buch „Democracy in America" von 1835 die Bedeutung von „Associations" für das Funktionieren des amerikanischen Gemeinwesens hervorgehoben hat: „*In his monumental work Democracy in America, Tocqueville observed that Americans had created a new social tool, the associations, a self-generated gathering of common people, or citizens, who assumed the power to decide what was a problem and how to solve it and could then act to carry out the solution. According to Tocqueville, these self-appointed, self-defining assemblies of nonexpert citizens were, in their local aggregate, the new community of the new world - a universe of associated citizens. And through mutually supportive associations, he saw the creation of a citizen power that led to a powerful new form of democracy.* "

Heute beklagen insbesondere die sog. Kommunitarier (vgl. die Arbeiten von Robert Bellah et al. 1985 und 1991) den Mangel an Gemeinschaft und Gemeinschaftsgefühl („sense of community") in der amerikanischen Gesellschaft, den sie folgendermaßen erklären „ *(...) the weakening of the tools of community results directly from the increasing power of the tools of systems. (...) .As the power of system tools grows, the power of community tools declines. As control magnifies, consent fades. As standardization is implemented, creativity disappears. As consumers and clients multiply, citizens lose power* " (McKnight 1997, Seite 22).

Für unsere Beschäftigung mit der gesellschaftlichen Bedeutung von Gemeinde- bzw. Gemeinschaftsprojekten sind diese Ausführungen deshalb interessant, weil sie die Vielzahl von CBOs in den USA als Versuche verstehen, den Gemeinschaftsverlust durch die Bildung neuer Gemeinschaften zu kompensieren, den verloren gegangenen „sense of community" wieder herzustellen bzw. neu aufzubauen (womit auch das Kernanliegen der o.g. Strategie des „Community Building" benannt wäre).

Doch erst wenn wir uns die gegenwärtigen sozialen Probleme Amerikas vor Augen führen — Armut, Wohnungslosigkeit, fehlender Gesundheitsschutz, ethnische Benachteiligung etc. — werden uns die vielen Gemeindeprojekte verständlich als politisch motivierte Versuche des Empowerments sozial benachteiligter Bevölkerungsgruppen sowie als „Ersatz" für das häufig fehlende Netz staatlicher Sozial- und Gesundheitsfürsorge.

Community Action für Gesundheit: Praxisbeispiele

In der folgenden Tabelle sind Beispiele für Community-Action-Projekte im Bereich Gesundheitsförderung wiedergegeben. Die Tabelle ist nach den wichtigsten Schritten gegliedert, die bei der Durchführung eines Gemeinwesenprojekts zu berücksichtigen sind (vgl. auch Kreuter et al. 1998):

- Gemeinde analysieren und Probleme auswählen

- Koalitionen bilden und Bürger beteiligen

- Praxis evaluieren

Alle aufgeführten Projekte sind in sozialen Brennpunkten der sog. Bay-Area um San Francisco lokalisiert.[2] In der Literatur finden sich weitere und umfassendere Übersichten: So z.B. von Freudenberg und Zimmermann (1995) über 12 Projekte der „AIDS Prevention in the community" und von Eisen (1994) über 17 gesundheitsbezogene Gemeindeprojekte in verschiedenen sozial benachteiligten Gemeinden Amerikas.

Ein „reines" Community- Action- Projekt beinhaltet keine Versorgungseinrichtungen (wie Beratungsstellen, Arztpraxen, soziale Dienste), sondern konzentriert sich auf die genannten Handlungsschritte der Gemeindeanalyse, Problemauswahl, Bürgerbeteiligung, Koalitionenbildung etc. In der Realität der Gemeinwesenarbeit finden sich jedoch häufig Übergänge und Mischformen. Dies wird auch aus unserer Übersicht deutlich: Das Fruitvale-Projekt in Oakland und das Tobacco-Prevention-Projekt in Richmond sind reine Gemeinwesenprojekte. Dagegen ist das Homeless-Prenatal-Programm in San Francisco überwiegend ein Versorgungsprojekt für wohnungslose Frauen unter Einbeziehung von Elementen der Gemeinwesenarbeit. Die anderen skizzierten Projekte sind zwischen diesen beiden Polen zu verorten, wobei das Tenderloin-Projekt in San Francisco im Laufe seiner Geschichte nach und

[2] Der Verfasser hat sich über das Studium der Projektberichte hinaus im Rahmen von Projektbesuchen und Mitarbeitergesprächen über die Projektpraxis informieren können und möchte an dieser Stelle allen beteiligten KollegInnen ganz herzlich für ihre Unterstützung danken, ganz besonders Ben Fraticelli und Dr. Georg Bauer vom Fruitvale-Projekt in Oakland.

nach alle Versorgungselemente aufgegeben und sich zu einem reinen Ge-
meinwesenprojekt gewandelt hat (Tabelle 1).

Ausblick

Der Hauptteil dieses „Ausblicks" ist der Frage gewidmet, ob — und wenn ja,
in welchem Maße — die amerikanischen Erfahrungen der Gesundheitsförderung durch Gemeinwesenarbeit auf deutsche Verhältnisse übertragbar sind
bzw. mit deutschen Erfahrungen korrespondieren.

Den gegenwärtigen Stand der Gemeinwesenarbeit (GWA) in Deutschland
skizziert Oelschlägel wie folgt: „GWA stellt sich als unübersichtliche Vielfalt
dar (...) Will man eine Schneise in die Unübersichtlichkeit schlagen, dann ist
zu empfehlen, GWA-Aktivitäten wie folgt zu ordnen:

- Alte und neue Stadtteilprojekte in den traditionellen Gebieten
- (Obdachlosenquartiere, Neubausiedlungen, Sanierungsgebiete) ...
- GWA in weiteren Feldern sozialer Arbeit, u.a. Neustrukturierung sozialer Dienste, Altenhilfe, Erziehungsberatung, Kindergarten, Jugendarbeit
  (streetwork) etc.
- GWA in anderen gesellschaftlichen Bereichen, so in der kommunalen
  Kulturarbeit, im Schulwesen (...), in der stadtteilnahen Erwachsenenbil-
  dung, in der Gesundheitsversorgung und selbst in der kommunalen und
  regionalen Wirtschaftsförderung" (ebenda, Seite 200f).

Schon aus diesen wenigen Ausführungen wird deutlich, wie sehr sich die
Diskussion über Gemeinwesenarbeit in den USA und Deutschland ähnelt:
Gemeinwesenarbeit ist als Arbeitsprinzip nicht nur in der Sozialarbeit, son-
dern in vielen anderen gesellschaftlichen Bereichen zu finden, auch und gerade
als gesundheitsbezogene Gemeinwesenarbeit (vgl. z.B. Waller 1990). Gemein-
wesenarbeit wird nach wie vor zur Hauptsache in sozialen Brennpunkten
praktiziert und hat gerade dort viele Erfolge vorzuweisen (vgl. z.B. Buchholz-
Weinert 1997). Wegen ihrer explizit politischen Herangehensweise hat die
Gemeinwesenarbeit allerdings heute — im Unterschied zu den 60er und 70er
Jahren — mit Akzeptanz- und Finanzierungsproblemen zu kämpfen.

Weitaus größere Unterschiede zwischen den USA und Deutschland gibt es
dagegen hinsichtlich der gesellschaftlichen Rahmenbedingungen von Gesundheit und Gesundheitsversorgung: Deutschland verfügt über ein Gesundheitssystem, das praktisch die gesamte Bevölkerung umfaßt: 90% der Bevölkerung
sind im Rahmen der gesetzlichen Krankenversicherung, 10% im Rahmen der
privaten Krankenversicherung versorgt. Das Problem der Nicht- bzw. Unter-
versicherung großer Bevölkerungsgruppen wie in den USA ist in Deutschland
so gut wie nicht existent (vgl. Schneider u.a. 1995). Die auch in Deutschland

zunehmend geführte Diskussion der problematischen Gesundheitsversorgung besonders benachteiligter Bevölkerungsgruppen, wie z.b. wohnungsloser Menschen, hat gezeigt, daß diese Probleme weniger versicherungsrechtlich (Wohnungslose sind in Deutschland über die Sozialhilfe krankenversichert) als medizin-soziologisch zu erklären sind: Aufgrund der Vielzahl tagtäglich zu bewältigender existentieller Probleme haben Gesundheitsbelange im Leben wohnungsloser Menschen zwangsläufig nur einen nachgeordneten Stellenwert. Zum anderen meiden Wohnungslose aufgrund ihres äußeren Erscheinungsbildes und früherer damit verbundener negativer Erfahrungen den Gang in die Praxen niedergelassener Ärzte. Dies hat — in den USA wie in Deutschland — zur Einrichtung spezieller medizinischer Versorgungsdienste geführt, die häufig nach dem Prinzip der aufsuchenden Hilfe organisiert sind (vgl. Weber 1997).

Das Netz der sozialen Sicherung insgesamt (neben der Krankenversicherung zählen dazu die Arbeitslosenversicherung, die Unfallversicherung, die Altersversicherung und die Pflegeversicherung) ist in Deutschland weitaus umfassender und weitaus engmaschiger geknüpft als in den USA. Diese Tatsache erklärt sicherlich z.T. auch, warum der Anteil der Armutsbevölkerung in Deutschland mit ca.10% nur halb so groß ist wie in den USA. Doch auch in Deutschland ist mit einem Anwachsen der Armutspopulation zu rechnen. Langzeitarbeitslosigkeit und Einschränkungen in den sozialen Leistungen tragen wesentlich zu dieser Entwicklung bei. Armut und soziale Desorganisation bilden somit einen Teufelskreis sozialer Benachteiligung. Hier setzen Community-Action-Projekte an in ihrem Bemühen, diesen Teufelskreis zu durchbrechen oder ihn zumindest in seiner Dynamik zu verlangsamen. Von daher sind Gemeindegesundheitsprojekte — in den USA wie in Deutschland — auch zu verstehen als Projekte der kompensatorischen Versorgung benachteiligter Bevölkerungsgruppen, die von den traditionellen Versorgungsinstitutionen nicht (mehr) erreicht werden.

Tabelle 1

Projekt	Gemeindeanalyse	Gemeindebeteiligung	Einzelmaßnahmen	Evaluation
Tobacco Prevention Project Ort: Richmond <u>Ziele:</u> Verringerung der Gesundheitsgefahren durch Passivrauchen <u>Quelle:</u> G.Ellis u.a. (1995) Gespräch mit Colleen Floyd-Carroll (Gesundheitserziehungsberaterin)	<u>Probleme:</u> -Kriminalität -Umweltbelastung -Drogenabhängigkeit -Armut -aggressive Werbekampagnen der Tabakindustrie -multiethnische Bevölkerung <u>Ressourcen:</u> -multiethnische Bevölkerung -viele Gemeindeinitiativen -aktive Kirchengemeinden -engagiertes Gesundheitsamt	-Koalitionen mit formellen und informellen Institutionen und Initiativen -Gründung der Richmond Alcohol and Tobacco Policy Committee -Kooperationen mit Handelskammer, Restaurants und Geschäften -Gemeindeumfragen über Tobacco-Ban von Jugendlichen -Nachbarschaftstreffen durch Gemeinwesenarbeiter -Dia-Show in Gemeinderäten	-Fortbildung für Gemeindemitglieder und -organisationen in Medien- und Gemeinwesenarbeit -Gründung einer Koalition für ein positives Image von Richmond -Koalitionen mit Verbänden, die gegen Alkohol und Kriminalität arbeiten -Versammlungen mit Rats- und Bürgermeisterkandidaten vor der Wahl	indirekt Evaluation anhand der Frage, ob gesetzliche Maßnahmen auf lokaler Ebene zum Schutze der Nichtraucher verabschiedet wurden
Fruitvale / San Antonio Project Ort: Oakland <u>Ziele:</u> Gesundheitsförderung durch Community Organizing <u>Quelle:</u> Jahresbericht 1996 Gespräch mit Ben Fraticelli (Direktor der Community Health Academy) und Dr. Bauer (Forscher)	<u>Probleme:</u> -Armut -multiethnische Bevölkerung -schmutzige Straßen -Jugendarbeitslosigkeit -Straßenkriminalität -Drogenabhängigkeit <u>Ressourcen:</u> -multiethnische Bevölkerung -viele Initiativen -enge Nachbarschaftskontakte -Gemeinschaftsgefühl	-Nachbarschaftstreffen zur Gemeindeanalyse -Gemeindeforum mit Entscheidungsträgern -Gemeindegesundheitsteam (11 Fachleute aus verschiedenen Gemeindeeinrichtungen) -Infoblatt -Zusammenarbeit mit dem Gesundheitsamt und der Universität in Berkeley	Community Health Academy: -Gesundheitserziehung, Aus- und Weiterbildung (Führungsmanagement, Verhandlungsführung, Kompetenztraining) und Schaffung von Jobs für Mitglieder der Gemeinde -Initiierung von Kampagnen und Initiativen -strategische und finanzielle Unterstützung von Gemeindeinitiativen	Prozeßevaluation durch externe Gutachter
Tenderloin Project Ort: San Francisco <u>Ziele:</u> Förderung der körperlichen und seelischen Gesundheit alter Menschen <u>Quelle:</u> M. Minkler (1997) Gespräch mit M. Minkler	<u>Probleme:</u> -Kriminalität -schlechte Wohnungen -soziale Isolation -Alkohol- und Drogenabh. <u>Ressourcen:</u> -aktive Kirchengemeinden -lokales Gesundheitszentrum -viele Gemeindeinitiativen -Stadtteilzeitung	-Aufbau eines gemeinnützigen Vereins mit Beteiligung vieler Gemeindeorganisationen -Aufbau von Mieterversammlungen und -vereinigungen sowie Unterstützungsgruppen -Aufbau von Interhotel-Koalitionen	-Hotel-Minimärkte -Frühstücksprogramm -Erstellung eines Kochbuchs -Safehouse-Projekt (Geschäfte als Schutzräume) -Gesundheitsförderungs-Ressourcen-Zentrum	intensive Evaluation durch quantitative und qualitative Methoden

Tabelle 1 (Fortsetzung)

Projekt	Gemeindeanalyse	Gemeindebeteiligung	Einzelmaßnahmen	Evaluation
Stop AIDS Project Ort: San Francisco Ziele: AIDS-Prävention durch Gemeinwesenarbeit Quelle: D.Wohlfeiler (1997)	Probleme: -50% der homosexuellen Männer in SF sind HIV+ -hohe Zuzugsrate junger homosexueller Männer Ressourcen: -viele Initiativen und Einrichtungen zur AIDS-Prävention und Versorgung von AIDS-Kranken	-Nachbarschafts-Mobilisierung (Einbinden von Schlüsselpersonen wie Bar- und Restaurantbesitzer, Besitzer von Geschäften und Unternehmen) -Mitarbeit in bestehenden homosexuellen Gruppen unterschiedlichster Art durch einen Gemeinwesenarbeiter	-AIDS-workshops (Informations- und Mobilisierungstreffen homo-sexueller Männer) -Q-Action (Treffpunkte für junge Homosexuelle) -Boy&Boy (Straßentheater, politische Demos etc) -Mobilisierungswochen (Verteilen von Aufklärungsmaterial und Kondomen)	keine Evaluation
California Prostitutes Education Project (CAL-PEP) Ort: Oakland und San Francisco Ziele: HIV-Prävention und Gesundheitsförderung bei Prostituierten Quelle: M. Cozen u.a. (1995)	als „Gemeinde" werden hier die Interventionsorte genannt -Tenderloin (s.d.) -Latino Mission District (drogenabhängige Prostituierte) -Polk Street (homosexuelle, transsexuelle und jugendliche Prostituierte, „sex for drugs") -Western Addition (AfricanAmerican-Prostituierte, viele abhängig von Crack -McArthur District in Oakland (Mischung aus o.g. Problemen)	-Ex-Prostituierte als streetworker -Koalition mit COYOTE (Organisation für die Rechte von Prostituierten) -Zusammenarbeit mit dem Gesundheitsamt und der UC Berkeley	-Straßengesundheitserziehung -Verteilung von Kondomen -Aufbau von Unterstützungs-gruppen etc -workshops zu safer-sex und Drogenabhängigkeit -Ausstiegsprogramm (Bewerbungstraining und Vermittlung anderer Hilfen) -HIV-Test und Beratung -Test und Behandlung anderer sexuell übertragbarer Erkrankungen	Anstellung eines externen Evaluators Evaluation einzelner Aspekte (z.B.zum Verhältnis von Ex-Prostituierten und Prostituierten) Prozessevaluation im Rahmen eines nationalen Vergleichsprojekts
Casa en Casa Community Health Education Project Ort: Oakland Ziele: Gesundheitsförderung und Gemeinwesenarbeit in einer Latino-Gemeinde Quelle: E.Merideth (1994)	siehe Fruitvale-Projekt	-Anwerbung von Gemeindemitgliedern als „Promoter" für Gesundheitsförderung -Aufbau von Nachbarschaftsgruppentreffs (AIDS, Familienplanung, Drogen etc)	-Fortbildung der „Promoter" in Gruppen-, Gemeinwesenarbeit -monatliche workshops zu Themen wie Gewalt, Diskriminierung, Erste Hilfe -lokale Kampagnen für besseres Schulessen, kostenlose Bluttests auf Blei bei Kindern	Evaluation einzelner Aspekte wie z.B. zur Rolle und Wirksamkeit der „Promotoren"
Homeless Prenatal Program (HPP) Ort: San Francisco Ziele: Verbesserung der Versorgung und der Lebenssituation wohnungsloser Schwangerer Quelle: B. Ovrebo (1994)	Probleme: ca. 14000 wohnungslose Menschen in San Francisco, davon ca. 20% Frauen (Durchschnittsalter 27 Jahre, häufig sexuell mißbraucht, 70% drogenabhängig, häufig schwanger)	-Beteiligung ehemaliger Klienten als streetworker zugleich Maßnahme zur Überwindung der Wohnungslosigkeit	-Pränatale Versorgung -Postnatale Versorgung -Familienplanung -Safer-sex-Beratung -Untersuchung auf sexuell übertragbare Krankheiten -psychosoziale Beratung	Intensive Evaluation mit quantitativen und qualitativen Methoden

163

Literatur

Appleby J (1995) Creating healthier communities: 25 pioneering models. Health Care Forum Journal 38: 43-54

Beck U (1994) Vom Verschwinden der Solidarität. In: Dettling W (Hrsg.) Perspektiven für Deutschland. München

Bellah RN et al. (1988) Gewohnheiten des Herzens. Bund Verlag, Bonn

Bellah RN et al. (1991) The good society. Vintage Books, New York

Bibeau DL et al. (1997) Reaching the poor with health promotion through community free clinics. American Journal of Health Promotion 12: 87-89

Buchholz-Weinert M (1997) „Hauptsache gesund?" - Ansätze zur Gesundheitsförderung durch Gemeinwesenarbeit in benachteiligten Stadtgebieten. In: Homfeldt HG & Hünerstorf B (Hrsg.) Soziale Arbeit und Gesundheit. Luchterhand Verlag, Neuwied. Seite 269-285

Cozen M et al (1995) California prostitutes education project. In: Freudenberg N & Zimmermann MA (eds.) AIDS prevention in the community. APHA, Washington D.C. Seite 45-57

Eisen A (1994) Survey of neighborhood-based, comprehensive community empowerment initiatives. Health Education Quarterly 21: 235-252

Ellis GA et al (1995) Mobilizing a low-income African American community around tobacco control: a force field analysis. Health Education Quarterly 22: 443-457

Flynn BC et al (1994) Action research through Healthy Cities. Health Education Quarterly 21: 395-406

Freudenberg N & Zimmermann MA (eds.) (1995) AIDS prevention in the community. APHA, Washington

Kornblum W, Julian J (1998) Social problems. Prentice Hall, Upper Saddle River

Kreuter M (1992) PATCH: its origins, basic concepts, and links to contemporary public health policy. Journal of Health Education 23: 135-139

Kreuter M et al (1998) Community health promotion ideas that work. Jones and Bartlett Publishers, Sudbury

Kühn H (1993) Healthismus. Eine Analyse der Präventionspolitik und Gesundheitsförderung in den USA. Edition Sigma, Berlin

Labonte R (1997) Community, community development, and the forming of authentic partnerships. In: Minkler M (ed.) Community organizing and community building for health, a.a.O., Seite 88-102

McKnight JL (1997) Two tools for well-being. Health systems and communities. In: Minkler M (ed.) Community organizing and community building for health, a.a.O., Seite 20-25

Merideth E (1994) Critical pedagogy and its application to health education: a critical appraisal of the Casa en Casa model. Health Education Quarterly 21: 355-367

Minkler M (ed.) (1997) Community organizing and community building for health. Rutgers University Press, New Brunswick etc

Minkler M (1997) Community organizing among the elderly poor in San Francisco's Tenderloin district. In: Minkler M (ed.) Community organizing and community building for health, a.a.O., Seite 244-258

Oelschlägel D (1998) Gemeinwesenarbeit. In: Stimmer F (Hrsg.) Lexikon der Sozialpädagogik und Sozialarbeit. 3.Auflage, Oldenburg Verlag, München

Ovrebo B et al (1994) The homeless prenatal program: a model for empowering homeless pregnant women. Health Education Quarterly 21: 187-198

Salmon JW (1994) „Kranke Städte" - Public health am Beispiel amerikanischer Millionenstädte. In: Rosenbrock R u.a. (Hrsg.) Präventionspolitik. Edition Sigma, Berlin. Seite 230-246

Schneider M, Biene-Dietrich P, Gabanyi M et al. (1995) Gesundheitssysteme im internationalen Vergleich. BASYS, Augsburg

Waller H (1990) Gesundheitsprojekte und ihre Bedeutung als Brücken-Instanzen in drei Ländern. In: Trojan A, Hildebrandt H (Hrsg.) Brücken zwischen Bürgern und Behörden. Asgard-Verlag, Sankt Augustin. Seite 68-78

Weber I (Hrsg.) (1997) Gesundheit sozialer Randgruppen. Enke Verlag, Stuttgart

Weil MO, Gamble DN (1995) Community Practice Models. In: Edwards RL et al.(eds.) Encyclopedic of social work.19th edition, NASW Press, Washington D.C. Seite 577-594

Wenocur S, Soifer S (1997) Prospects for community organization. In: Reisch M, Gambrill E (eds.) Social work in the 21st century. Pine Forge Press, Thousands Oaks etc. Seite 198-208

Wohlfeiler D (1997) Community organizing and community building among gay and bisexual men: The STOP AIDS project. In: Minkler M (ed.) Community organizing and community building for health, a.a.O., Seite 230-243

Volker Wanek

Elemente einer Sozialpolitik des „Dritten Weges" nach dem Ende der neoliberalen Hegemonie: Darstellung und Kritik[1]

I

Mit der Wahl einer Regierung aus SPD und Bündnis 90/Die Grünen reiht sich die Bundesrepublik in den europaweiten Trend der Verdrängung des Neoliberalismus von der politischen Macht ein, der sich bereits mit den Regierungswechseln in Italien, Frankreich und Großbritannien 1996/97 abgezeichnet hatte. Rigoroser als in den Jahren davor hatte die konservativ-liberale Koalition seit 1996 die Sozial- und Gesundheitspolitik ihrer „angebotspolitischen" Strategie zur Stärkung der Wettbewerbsfähigkeit des Wirtschaftsstandortes Deutschland untergeordnet. Die hierzu eingeleitete Abkehr von zwei Grundprinzipien deutscher Sozialpolitik — der lebensstandardsichernden Alters- und der bedarfsorientierten Gesundheits- und Krankenversorgung — erschien als eine „Zäsur in der Sozialpolitik der Bundesrepublik" (Schmidt 1998, Seite 146) bzw. als Aufkündigung des „Gesellschaftsvertrag(s) der Nachkriegszeit" (Hengsbach 1997, Seite 213). Die Renten- und Gesundheits"reformen" der konservativ-liberalen Koalition öffneten das Tor „zu einer 'schlanken' Absicherung auf unterem Niveau" (Bäcker 1997, Seite 71) und verwiesen die zahlungskräftigeren unter den Sozialversicherten auf die privatwirtschaftliche Vorsorge mittels Vermögensbildung und privater Versicherung. Namentlich in der gesetzlichen Kranken- und Pflegeversicherung wiesen die „Auflösung der paritätischen Beitragsfinanzierung der Arbeitgeber und Arbeitnehmer und (die) Reduzierung des Leistungskatalogs auf eine Basisversorgung, ergänzt durch Wahltarife und Wahlleistungen, Kostenerstattungsprinzip, Ausbau von Zuzahlungen" (ebd.) sowie die Orientierung auf Wettbewerb anstelle von Bedarf und Chancengleichheit auf den Kontinuitätsbruch hin. Als Verletzung sozialer Gerechtigkeit erschien im Bewußtsein breiter Kreise insbesondere die durch Leistungsausgrenzungen und den Übergang zum Kostenerstattungsprinzip bewirkte und finanzierte „Freigabe neuer Verdienstmöglichkeiten für Leistungsproduzenten" (Rosenbrock 1997, Seite 246) im Gesundheitswesen.

---

[1] Der Verfasser dankt Dr. Andreas Hinz, Erfurt, für seine wertvollen Hinweise zu diesem Aufsatz

Mit der erfolgreichen Verteidigung der vollen Lohnfortzahlung bei Krankheit in der Tarifrunde 1996/97 durch die Gewerkschaften — gestützt auf eine Welle von Streiks und Protestaktionen — traten erstmals Schranken der politischen Durchsetzbarkeit dieser Strategie zutage (Bispinck 1997).

Die Sozialkürzungen trugen im Zusammenspiel mit niedrigen Tariflohnerhöhungen (und der fortgesetzten steuerlichen Entlastung von Gewinn- und Vermögenseinkommen) zwar zu Gewinnsteigerungen der Unternehmen und einer Stärkung ihrer internationalen Wettbewerbsfähigkeit bei, weil die Lohnstückkosten langsamer als in den wichtigsten Handelspartnerländern anstiegen. Wegen der Schwäche der Binnen- im Vergleich zur Exportnachfrage blieb jedoch die Investitionstätigkeit für den in Aussicht gestellten Abbau der Arbeitslosigkeit zu gering, vielmehr waren während des gesamten „Aufschwungs" seit 1993 Beschäftigungsverluste zu verzeichnen.

Obwohl die SPD des Jahres 1998 einen Großteil ihres Wahlerfolgs dem Wunsch der Bevölkerung nach Erhalt eines intakten und leistungsfähigen Sozialstaats verdankt, knüpft sie ganz offensichtlich *nicht* an ihr Programm des Jahres 1969 für „umfassende soziale Sicherung für alle" (Zöllner 1981, Seite 157) an. Vielmehr will sie in der Sozialpolitik einen „dritten Weg (...) zwischen einem oberflächlichen Vulgärliberalismus und dem alten Denken des Nachkriegsstaates" (Hombach 1998, Seite 40) beschreiten, dessen Merkmale in der gleichzeitigen Aktivierung von Selbstverantwortung und -hilfe auf der einen, Gemeinsinn und Solidarität auf der anderen Seite bestehen sollen. „Zur Politik der Verteilung" — so der neue Kanzleramtsminister — „führt kein Weg zurück" (ebd.).

Das Plädoyer für einen „dritten Weg" in der Sozialpolitik bildet auch das gemeinsame Merkmal einer ansonsten heterogenen Gruppe von Wissenschaftlern, die für reformorientierte politische Kräfte in Westeuropa und den USA als Ideengeber oder Berater tätig sind. Da die gegenwärtige Koalition sich teilweise auf sie beruft, scheint die Auseinandersetzung mit den von ihnen formulierten Diagnosen und Reformvorschlägen lohnend, zunächst als Darstellung, dann in Form der Kritik. Dabei steht die Abschätzung der Wünsch- und Realisierbarkeit ihrer Vorschläge im Bereich der Gesundheitssicherung und Krankenversorgung im Mittelpunkt.

II

a) Als einer der ersten eher linksgerichteten politischen Theoretiker hat Jürgen Habermas (1981; 1985/90; 1992) seit den frühen 80er Jahren sein Unbehagen an den autonomiegefährdenden und gemeinschaftszersetzenden „Nebenfolgen" sozialstaatlicher Programme artikuliert: Sofern diese nämlich „die sicherungsbedürftigen Spielräume für eine privatautonome Lebensgestaltung zugleich empfindlich einschränken"

(Habermas 1992, Seite 501) und/oder die „Desintegration derjenigen Lebenszusammenhänge fördern, die durch eine rechtsförmige Intervention vom (...) Verständigungsmechanismus abgelöst werden und auf Medien wie Macht und Geld umgestellt werden" (Habermas 1981, Seite 534), schlage Autorisierung in Betreuung, Freiheitsverbürgung in Freiheitsentzug um. Als Beispiele hierfür nennt er die Individualisierung der Klienten sozialstaatlicher Institutionen bei gleichzeitiger Kontrolle ihrer privaten Lebensführung sowie die Herausbildung asymmetrischer Therapeuten-Patienten-Beziehungen, die dem Ziel der Selbsttätigkeit und Selbständigkeit zuwiderlaufen. Unzweideutig emanzipativ wirkten nur solche Regelungen, durch die die „Berechtigten nicht nur in den Genuß paternalistisch gewährter Leistungsansprüche gelangen, sondern selber an der Interpretation der Maßstäbe beteiligt werden, nach denen rechtliche Gleichheit angesichts faktischer Ungleichheiten hergestellt werden kann" (Habermas 1992, Seite 516). Am Beispiel des geschlechtsspezifischen Arbeits- und Gesundheitsschutzes erläutert Habermas das von ihm so bezeichnete „prozeduralistische" Rechtsparadigma: Wenn der Gesetzgeber spezielle Arbeits- und Mutterschutznormen erlasse, folge daraus nicht selten eine sekundäre Diskriminierung z.B. durch eine „Überrepräsentation von Frauen in den niedrigeren Lohngruppen" (Habermas 1992, Seite 509) oder ihre Verdrängung aus bestimmten Berufen. Diese Folgen ließen sich nur durch eine Interessenartikulation aller von der jeweiligen Regelung Betroffenen im Vorfeld verhüten.

b) In den USA hat sich als Gegenbewegung zum „Liberalismus der Gier" (Keupp 1997, Seite 285) in der Reagan-Ära die Denkströmung des Kommunitarismus konstituiert, dessen Hauptanliegen die (Wieder-) Belebung von Gefühlen gemeinschaftlicher Zusammengehörigkeit und Identifikation mit gemeinschaftsbildenden Idealen und Werten ist. Amitai Etzioni als einer der prominentesten Kommunitaristen beginnt seine Sozialstaatskritik mit der These, daß „wir in den letzten Generationen nur noch den Trend verfolgt haben, immer mehr Aufgaben den Familien und Gemeinschaften zu entziehen und dem Staat zu übertragen, was wir dann mit hohen Steuern bezahlen" (Etzioni 1997, Seite 234f). Infolge der so geschwächten Selbstverantwortung sowie informeller und Familiensolidarität fühlten „sich immer mehr Menschen berechtigt (...), zahllose staatliche Leistungen mit immer höheren Kosten in Anspruch zu nehmen, sie (seien zugleich, V.W.) aber nicht mehr bereit (...), immer höhere Steuern dafür zu zahlen" (ebd., Seite 235). Seine am *Subsidiaritätsprinzip* orientierten Reformvorstellungen zielen auf ein neues Gleichgewicht von Leistungsverpflichtungen des Staates und Zahlungsbereitschaft der Bürger unter Berufung auf „positive, sich lohnende und moralische Gründe dafür (...), daß Individuen, Familien und Gemeinschaften *einige* der sozialen Aufgaben übernehmen, um sowohl den Wohlfahrtsstaat als auch das politische System zu bewahren" (ebd., Seite 235): An jedes Individuum ergeht „die moralische Forderung", durch einen „verantwortungsvolle(n) Lebensstil" selbst zur Prävention chronischer Krankheiten beizutragen; sogar im Falle fast vollständiger Hilflosigkeit sei „aus Gründen der Würde" Patienten ein Eigenbeitrag zu ihrer Versorgung abzuverlangen (ebd., Seite 236). „Kinder und diejenigen unter den Alten und Kranken, die zu Hause versorgt werden können", sollten statt in öffentlichen Institutionen wieder vermehrt in den Familien betreut und gepflegt werden, wobei Etzioni die höhere Qualität und den persönlicheren Charakter dieser Hilfen preist (Ebd., Seite 237f). In bezug auf die gesundheitliche Versorgung wird die Rolle von *Selbsthilfegruppen* (zur Verringerung des Bedarfs an psychosozialen und medizinischen Leistungen) betont, ebenso die Möglichkeit, akutmedizinische Dienste durch die *Schulung von Bürgern in Notfallrettung und Erster Hilfe* zu entlasten (ebd., Seite 238f). Große Teile des Abschnitts über den Staat als „Hauptsäule der sozialen Hilfe" (ebd., Seite 240-243) beziehen sich weniger auf die ihm positiv verbleibenden Aufgaben als vielmehr auf die weitere Beschränkung der an ihn gerichteten Ansprüche, etwa durch strengere Kontrollen der Notwendigkeit einer Heimunterbringung für ältere Menschen und die Verwandlung von Sozialhilfe in ein Entgelt für gemeinnützige Arbeit („welfare to work"). Richtig begründet und vermittelt, werde die subsidiäre Aufgabenumverteilung nicht als „Verrat an der sozialen Verpflichtung des Staates" (Ebd., Seite 239) empfunden, sondern als Ansporn für freiwillige Aktivitäten und Zusammenschlüsse.

c) Für den Kommunitarier Michael Walzer steht *die Entfremdung und Abhängigkeit* der Adressaten wohlfahrtsstaatlicher Leistungen am Beginn seiner Kritik (die folgenden Zitate und Verweise beziehen sich auf Walzer 1995, hier: Seite 46). Innerhalb sozialstaatlicher Großsysteme werde der „Geist der Gegenseitigkeit" (47), aus dem sie einst entstanden seien, durch Monetarisierung und Therapeutisierung menschlicher Beziehungen immer mehr überlagert und verdrängt. Die titelgebende „Sozialisierung des Wohlfahrtsstaates" zielt in Analogie zur syndikalistischen Forderung nach direkter Kontrolle des Produktionsprozesses auf stärkere Beteiligung und Mitspracherechte der Bürger in den wohlfahrtsstaatlichen Institutionen. Die geforderte „steigende Beteiligung der Bürger bei der Entscheidungsbildung" setze jedoch zuvor ihre „steigende Beteiligung in der tatsächlichen Erbringung von Wohlfahrtsdiensten" voraus (52). Zunächst müsse „es mehr Menschen möglich gemacht werden (...), freiwillige soziale Arbeiten zu erbringen, und auch eine größere Kontinuität im Freiwilligenamt zu schaffen" (53), z.B. durch die *Bezahlung* von Freiwilligenarbeit und *einen nationalen Zivildienst* in der Kranken- und Altenpflege, um danach die Mitspracherechte der lokalen Bürgerschaft bei der Verteilung von Sozialleistungen zu erweitern. Diese habe den doppelten Zweck, einerseits mehr Menschen „Erfahrungen mit lokaler Demokratie" zu ermöglichen und andererseits die Institutionen des Wohlfahrtsstaates stärker an den lokalen Bedürfnissen zu orientieren (49 und 55). Walzer fordert „eine dezentralisierte Form der Servicebeschaffung, um mehr Raum für Selbsthilfe und lokale Initiative zu schaffen" (51), wobei Konflikte mit übergeordneten Entscheidungsgremien vorprogrammiert seien, wie er am Beispiel der Ausgestaltung der medizinischen Versorgung auf Gemeindeebene erläutert. Wenn dem „Anspruch auf Besonderheit" lokaler Instanzen stattgegeben werde, führe dies zu größerer „Ungleichheit" in der Versorgung mit Sozialleistungen (49f).

d) Nach Meinung des britischen Soziologen Anthony Giddens ist ein Sozialstaat, der sich auf die nachträgliche Kompensation „externer" Risiken im Sinne schicksalhaft von außen hereinbrechender Unglücksfälle beschränkt und „auf seiten der Betroffenen gar keine Verantwortlichkeit mehr voraus(...)setzt" (Giddens 1997, Seite 209; alle Zitate und Verweise beziehen sich auf dieses Buch), nicht überlebensfähig (236). Die gegenwärtigen „Schwierigkeiten des Sozialstaats" betrachtet er „als Ergebnis des Übergangs von der externen zur hergestellten Unsicherheit" (209). „Hergestellte" Risiken als die für die gegenwärtige Sozial- und Umweltpolitik typischste Gefährdungsform unterscheiden sich nach Giddens von „externen" Risiken teils durch ihre größere quantitative und zeitliche Dimension (langfristige und teilweise irreparable Schadensfolgen von Großtechnologien), vor allem aber durch das größere Gewicht, das persönliche Verhaltensweisen in ihrer Genese besitzen (22 und 208). Da der überwiegende Teil der gegenwärtigen Gesundheitsprobleme verhaltensbedingt sei, käme in der Gesundheitspolitik Strategien zur Meidung individueller Risiken sowie der Herstellung der hierfür geeigneten Rahmenbedingungen Priorität zu („Politik der Lebensführung"). Hergestellte Risiken machten zudem zu ihrer Verhütung Interventionen in Bereichen und zu Zeitpunkten erforderlich, die vom letztendlichen Schadensereignis weit entfernt liegen, und stellten größere Ansprüche an die Entscheidungsfähigkeit von Individuen und Gruppen. Sozialstaatliche Maßnahmen sollten sich nicht auf Verteilungspolitik beschränken, sondern auf „positive Befähigung" zu eigenständiger Risikomeidung und Lebensbewältigung zielen (40 und 211). Die Prävention und Bewältigung der neuen Gefährdungen erfordere darüber hinaus die demokratische „Bändigung" wissenschaftlich-technischer Expertensysteme, da viele der hergestellten Risiken in „Wissenschaft, Technologie und Industrie (...) ihre eigentlichen Ursachen" haben (281). Selbsthilfegruppen und soziale Bewegungen betrachtet Giddens in diesem Zusammenhang als wichtigstes Vehikel der Demokratisierung (38f, 169f, 180, 253, 264, 334), da „sie (im Prinzip) Freiräume (...) für *einen öffentlich geführten Dialog*", beispielsweise über die Gleichberechtigung der Geschlechter, die Umweltzerstörung und die Folgen medizinischer Maßnahmen für die Lebensqualität der Patienten schüfen (169f). Insbesondere Selbsthilfegruppen setzten expertokratische Bereiche wie die Medizin unter öffentlichen Druck, da sie dazu beitrügen, „den Fachleuten Macht zu entreißen und ganz generell den Nichtfachleuten wieder Zugang zum Expertenwissen zu verschaffen" (170).

e) Da es nach Auffassung des Münchener Soziologen Ulrich Beck für die entwickelten kapitalistischen Länder kein Zurück mehr zur Vollbeschäftigung gebe, müsse die dominierende und monopolartige Position der *formellen und entlohnten Erwerbsarbeit* im Leben der weitaus meisten Erwachsenen in Frage gestellt werden. Daß die OECD-Staaten massenhaft Arbeitslosigkeit finanzierten, während zahlreiche als dringlich empfundene Aufgaben unerledigt blieben, sei in dieser Situation geradezu „lächerlich" (Beck 1997, Seite 7; alle Verweise und Zitate beziehen sich auf diesen Artikel). Diese Paradoxie sei nur durch Entthronung der formellen Erwerbsarbeit von ihrem Monopol durch den Ausbau freiwilliger *Bürgerarbeit* zu lösen: „Nichtmarktgängige, gemeinwohlorientierte Tätigkeitsfelder können und müssen erschlossen und zu einem neuen, sozial verführerischen Zentrum gesellschaftlicher Aktivität gebündelt werden." Diese Felder lägen in der Betreuung von Lernschwachen, Obdachlosen und Asylbewerbern, der Umweltsanierung, aber auch in zahlreichen pflegerischen und gesundheitlichen Dienstleistungen einschließlich der Sterbebegleitung sowie in „Kunst und Kultur". Die entsprechenden Projekte und Aktivitäten würden von einem „Gemeinwohlunternehmer" koordiniert und geleitet. Ein auf kommunaler Basis zu schaffender „Ausschuß für Bürgerarbeit", dem Vertreter des Gemeinderats und der Wohlfahrtsverbände, Kirchenvertreter und Unternehmer angehören, schreibe die Projekte aus, beauftrage und kontrolliere den Gemeinwohlunternehmer. Personen an Schnittstellen ihrer Biographie, aber auch Erwerbstätige, die sich ihr zeitlich begrenzt zuwenden wollen, kämen neben Arbeitslosen für die entsprechenden Projekte in Betracht. In der Bevölkerung gebe es ein großes und bislang noch nicht ausreichend erschlossenes Potential für ein solches bürgerschaftliches Engagement. Vom klassischen Ehrenamt in Vereinen und Wohlfahrtsverbänden unterscheide es sich vor allem dadurch, daß es nicht mehr selbstlos und unbefristet, sondern zeitlich begrenzt und durchaus selbstbezogen investiert werde: „Erwünscht sind Aufgaben, mit denen der tätig Werdende sich identifizieren kann." Wer Bürgerarbeit nicht zur Sicherung seines Lebensunterhalts verrichte, komme in den Genuß immaterieller Belohnungen. Obwohl Bürgerarbeit im Prinzip freiwillig ist, soll der „Ausschuß für Bürgerarbeit" auch die „Verpflichtung von Sozialhilfeempfängern" regeln. Diese und z.b. Langzeitarbeitslose könnten sich durch Bürgerarbeit für eine reguläre Erwerbstätigkeit vorbereiten. Die ihnen bisher ohne Gegenleistung zufließende Sozial- und Arbeitslosenhilfe werde in ein „Bürgergeld" als Honorierungsform für gemeinwohlorientierte Tätigkeiten umgewandelt. Durch Bürgerarbeit würden „Betuchte" und aus der Gesellschaft „Herausfallende" auf Basis sinnvoller Tätigkeit zusammengebracht. Sie erlaube eine kostenneutrale Verbesserung sozialer Leistungen, entlaste den Arbeitsmarkt und festige den gesellschaftlichen Zusammenhalt.

III

Ein übergreifendes Merkmal der referierten *Problemdiagnosen* bildet die starke Betonung kontraintentionaler bzw. anderweitig inadäquater Folgewirkungen der bestehenden Systeme sozialer Sicherung, die angeblich nur unzureichend oder gar nicht zur „Beilegung oder Abfederung" von strukturellen Widersprüchen und Konflikten beitragen, sondern vielmehr deren „Angelpunkt" darstellen (Giddens 1997, Seite 111). Im Gegensatz dazu sehe ich im Sozialstaat weit stärker einen Garanten individueller Selbstbestimmung und eine Stütze von Eigenverantwortung und informeller bzw. Familiensolidarität. Seine aktuellen finanziellen Schwierigkeiten sind auch nicht das Ergebnis davonlaufender Ansprüche, sondern krisen- bzw. arbeitslosigkeitsbedingt zurückbleibender Einnahmen bei wachsender Beanspruchung insbesondere der Sozialversicherung durch die hohen Kosten der Arbeitslosigkeit und allgemeinstaatliche „versicherungsfremde" Aufgaben.

Beginnen möchte ich die Kritik der referierten Diagnosen mit der *These*, daß im Gegensatz zur Auffassung von Habermas und der Kommunitaristen ein tragfähiges Netz sozialer Sicherheit die persönliche Autonomie nicht zerstört oder gefährdet, sondern deren Basis bildet. Dies gilt einerseits historisch: Bürgerliche Freiheiten werden zur „leeren Form" (Böckenförde 1991, Seite 234), wenn große Teile der Bevölkerung durch eine „besitzbestimmte soziale Ungleichheit" (ebd.) von deren faktischem Genuß ausgeschlossen bleiben. Sozialökonomisch verhindern Ansprüche auf Sozialleistungen, daß Unterbrechungen der Erwerbstätigkeit zu ungebremstem Abstieg in den Pauperismus führen: Die Arbeitskraft wird teilweise „dekommodifiziert" (Esping-Andersen 1990). Damit sind „effektive soziale Rechte (zugleich, V.W.) eine wesentliche Voraussetzung für die Ausübung von Freiheit. Wenn sie fehlen, wird die Freiheit direkt eingeschränkt, indem hiermit sowohl die Optionen von Individuen, ihrer Wahl entsprechend zu leben, als auch ihre Fähigkeit reduziert wird, eben die Wahl zu treffen, in der die Freiheit ja besteht" (Lukes 1998, Seite 395f.). Auch aktuell gewährleistet der

Sozialstaat eine relative „Autonomie von Lebensabschnitten (Jugend, Alter), die sich neben der aktiven Phase der Erwerbstätigkeit eigenständig behaupten lassen und individueller Ausgestaltung mehr oder weniger offenstehen" (Bischoff & Detje 1989, Seite 110). Wenn Menschen dem gewachsenen beruflichen und geographischen Umstellungsdruck entsprechen sollen, müssen an die Stelle der bisherigen sozialen Sicherheiten in Familie und Gemeinde, aus deren Schutz sie ja zunehmend heraustreten (müssen), andere Sicherungen treten. Die aktive Individualisierung setzt daher einen hohen und verläßlichen Standard öffentlicher sozialer Sicherheit voraus (Zapf 1994).

Mit der behaupteten Schwächung persönlicher Verantwortung und familiärer Hilfsbeziehungen durch verstaatlichte Daseinsvorsorge vertauschen die Kommunitaristen — so meine *zweite These* — systematisch Ursache und Wirkung. Der gleiche Prozeß, der eine Klasse eigentumsloser Proletarier erzeugte, überforderte oder zerstörte auch deren vormalige soziale Sicherungen durch Familien, Zünfte, Dorfgemeinschaften und die kirchliche und private Wohltätigkeit. Die politische Formierung dieser neuen Klasse veranlaßte dann den kaiserlichen Obrigkeitsstaat zu dem Versuch, mittels der Arbeiterversicherung (und komplementär zu politischer Repression) das entstandene sozialrevolutionäre Potential zu entschärfen.

In überraschend hohem Maße übernehmen die Familien bis heute große Teile der Versorgung erkrankter und pflegebedürftiger Mitglieder: So werden rund drei Viertel aller Krankheitsepisoden im Familienrahmen bewältigt (Grunow 1988, Seite 31), und die große Mehrheit aller Pflegebedürftigen wird auch nach Einführung der Pflegeversicherung von ihren (meist weiblichen) Angehörigen zu Hause versorgt: Ende 1996 betrug das Verhältnis von häuslich zu stationär versorgten Pflegebedürftigen wie schon zuvor 77 zu 23 Prozent, wobei 85 Prozent der ersteren Pflegegeld bzw. eine Kombinationsleistung aus Pflegegeld und Sachleistungen durch professionelle Kräfte in Anspruch nahmen (BMG 1997, Seite 324). Somit hat die Pflegeversicherung zu keiner Schwächung der familiären Solidarität geführt, sondern ihr Ziel erreicht, „vorrangig die häusliche Pflege zu stabilisieren" (BMA 1998b, Seite 20).

Eine zu wenig beachtete Form funktionierender Familiensolidarität ist ferner der Finanztransfer „von Alt zu Jung": So unterstützen nach Daten der „Berliner Altersstudie" (Mayer & Baltes 1996, Seite 295) fast 40 Prozent der Älteren mit lebenden Nachkommen diese mit Beträgen von mehreren tausend Mark pro Jahr.

Mit ihrer Kritik an der Erzeugung von „Wohlfahrtsabhängigkeit" machen sich Giddens (1997, Seite 199-204) und Walzer (1995, Seite 46) einen der beliebtesten neoliberalen Vorwürfe an den Sozialstaat zu eigen. Während Millionen Arbeitsplätze fehlen, steht für sie die Verhütung charakterlicher Schäden im Vordergrund, die sozialstaatliche Transfers bei Arbeitslosen und

Sozialhilfebeziehern bewirken könnten (zur Kritik Galbraith 1995, Seite 212, 246). In Deutschland hat sich wie in der gesamten OECD-Welt nicht wegen des Sozialstaats, sondern infolge der gestiegenen Arbeitslosigkeit und sozialpolitischer Kürzungen die Armutsquote von 5,5 Prozent (1973) auf 11,5 Prozent (1993) verdoppelt. Noch existiert hierzulande allerdings keine verfestigte, regulärer Erwerbsarbeit dauerhaft entfremdete „Unterschicht" größeren Umfangs. Der Anteil der dauerhaft Armen liegt mit 1,3 Prozent noch vergleichsweise niedrig (Leibfried et al. 1995, Seite 306). Fast 75 Prozent der 2,5 Millionen Sozialhilfebezieher sind entweder gesundheitlich nicht in der Lage, einer Erwerbsarbeit nachzugehen, oder eine solche ist ihnen aus anderen Gründen nicht zuzumuten (Kinder, Ältere, Alleinerziehende) (FAZ vom 28.8.1997).

Besitzt die kommunitaristische Kritik an der Schwächung von Eigenverantwortung in der gesundheitlichen Versorgung einen wahren Kern? Mit der Ausbreitung der gesetzlichen Krankenversicherung (GKV) entwickelte sich ein Gesundheitsverständnis, welches Gesundheit nurmehr „negativ", als Abwesenheit von Krankheit begriff (Rodenstein 1987). Die mit der Krankenbehandlung betrauten Mitglieder der ärztlichen Profession unterwarfen das Krankheitsverhalten der Versicherten tendenziell dem Monopolanspruch der Medizin, was zur „Entfremdung (...) von traditionellem medizinischem Erfahrungswissen und den darin angelegten Möglichkeiten der Selbsthilfe" (Spree 1981, Seite 145) beigetragen hat. Außer der Aufforderung zu rechtzeitiger Konsultation des Kassenarztes und zur Befolgung der verordneten Maßnahmen enthielt das negative Gesundheitsverständnis kaum noch Anweisungen zur eigenverantwortlichen Sicherung der Gesundheit. Das „negative" Gesundheitsverständnis erweist sich damit in der Tat als untauglich zur Bewältigung der epidemiologischen Herausforderungen, die sich aus dem Vordringen der chronisch-degenerativen Krankheiten im gesellschaftlichen Morbiditätsspektrum ergeben. So ist z.B. trotz verbesserten Kenntnisstandes über die hohe Bedeutung verhaltensabhängiger Risikofaktoren in der Entstehung von Krebs- und Herz-Kreislauf-Erkrankungen die präventive Beratung durch Ärzte ein „spärlich entwickelter Bereich, der — wenn überhaupt — eher unsystematisch betrieben werden dürfte" (Abholz 1991, Seite 184). Auch beziehen Ärzte ungeachtet der epidemiologischen Evidenz zur Rolle sozialer Unterstützung für die Verhütung und Überwindung von Krankheit (Berkman 1995) selbst engste Angehörige ihrer Patienten viel zu selten in die Behandlung schwerer Krankheiten ein (Lehmann 1987, Seite 71). Diese Defizite — zu denen noch solche in der psychosozialen und pflegerischen Betreuung hinzukommen — dürften indes eher auf *professionelle* Einäugigkeiten zurückzuführen sein, die durch institutionelle Faktoren ermöglicht bzw. gefördert werden.

Mit meiner *dritten* These widerspreche ich der kommunitaristischen Behauptung einer Überlastung der sozialen Sicherung durch eskalierte Ansprüche bei zurückbleibender Zahlungsbereitschaft der Bürger. Weder sind soziale Lasten unverhältnismäßig gewachsen, noch ist — im Falle der solidarischen Gesundheitssicherung — ein Nachlassen der gesellschaftlichen Akzeptanz für diese Form der Risikovorsorge festzustellen. Was sich dagegen als zunehmend problematisch erweist, ist die Finanzierung eines wachsenden Anteils der sozialen Leistungen aus einer relativ zum Volkseinkommen schrumpfenden Quelle (den Löhnen).

Sozialstaatliche Leistungen bestehen aus Geldtransfers auf der einen, Sach- und Dienstleistungen (vorwiegend im Gesundheitswesen) auf der anderen Seite. Für Art, Menge und Kosten der letzteren sind die Behandlungs- und Verordnungsentscheidungen der Ärzte als *Nachfragedisponenten* (neben der Primäranspruchnahme der Patienten, dem gesetzlichen Leistungsrahmen und dem Preisniveau der Güter und Leistungen) von entscheidender Bedeutung, da rund drei Viertel der Ausgaben durch (vertrags-)ärztliche Entscheidungen determiniert sind (Wanek 1994, Seite 267). Die Nutzung medizinischer Leistungen ist vor allem in unteren sozialen Schichten eher durch Unter- als durch Überinanspruchnahme insbesondere präventiver Angebote gekennzeichnet (Novak 1994, Seite 207, 211). Die „Begehrlichkeitsthese" ist hier auch deswegen unplausibel, weil der Konsum medizinischer Leistungen nur in Ausnahmefällen mit subjektivem Genuß verbunden ist.

Die volkswirtschaftliche Belastung durch die soziale Sicherung ist — entgegen der These von den „immer höheren Kosten" — in den vergangenen anderthalb Jahrzehnten trendmäßig in der alten Bundesrepublik leicht gesunken, abzulesen an der Sozialleistungsquote (Sozialbudget in Prozent des Bruttoinlandsprodukts: 33,1 Prozent 1981; 31,7 Prozent 1997). In den neuen Bundesländern lag sie dagegen wegen der niedrigeren wirtschaftlichen Leistungsfähigkeit bei hauptsächlich arbeitsmarktbedingt größeren Pro-Kopf-Ausgaben mit 56 Prozent 1996 deutlich höher (BMA 1998a, Seite 190). Beträchtlich *gestiegen*, und zwar von zusammengefaßt 33 auf über 42 Prozent, sind hingegen die Beitragssätze zur Sozialversicherung, über die rund zwei Drittel aller Sozialleistungen finanziert werden: Zum einen fiel der Anteil der Löhne (Bruttoeinkommen aus unselbständiger Arbeit) als Finanzierungsquelle der Beiträge relativ zum Volkseinkommen. Bei im Trend konstantem Anteil der Gesundheits- und GKV-Ausgaben am Bruttoinlandsprodukt kam es hierdurch zu einem Anstieg der Beitragssätze in der Krankenversicherung. Zweitens haben die Arbeitgeber beitragsfreie Arbeitsverhältnisse ausgeweitet. Drittens wurden seit 1991 über 240 Mrd. DM aus den Sozialkassen von West- nach Ostdeutschland transferiert, wofür die Beiträge zur Arbeitslosenversicherung erhöht werden mußten, und viertens wurde die Pflegeversicherung neu eingerichtet.

Ergebnisse von Versichertenbefragungen belegen die hohe Akzeptanz einer solidarischen und bedarfsgerechten Krankenversorgung. Steigende Beitragssätze werden weniger kritisch gesehen als Leistungskürzungen und Zuzahlungen. Personen mit einer „Nettozahlerposition" im versicherungsinternen Solidarausgleich stellen diesen mehrheitlich nicht in Frage, weil sie die „Versorgungsgarantie" der GKV angesichts der jederzeitigen Möglichkeit, selbst in hohem Maße von Leistungen der Versichertengemeinschaft abhängig zu sein, höher bewerten als den unmittelbaren Vorteil niedrigerer Beiträge (Ullrich et al. 1994, Seite 365 und 370).

IV

Ich möchte die Auseinandersetzung mit den *Reformvorschlägen* der Befürworter des „dritten Weges" unter drei Stichworten führen: „begrüßenswerte Innovation" (1), „diskussionswürdiger Ansatz" (2) sowie „abzulehnende sozialpolitische Rückschritte" (3)-(6).

(1) *Anwendungsmöglichkeiten des Diskursprinzips*: Für Habermas und Giddens ist der öffentliche Diskurs das wichtigste Medium, um die bisherigen „paternalistischen" Folgen sozialstaatlicher Programme zu korrigieren. Beide zielen dabei auf eine Stärkung privater und öffentlicher *Selbstbestimmung* bislang abhängiger Klienten. Tatsächlich lassen sich mit dem *Diskursprinzip* in Prävention und Kuration Modernisierungsfortschritte durch adressatengerechtere und wirksamere (möglicherweise auch kostengünstigere) Maßnahmegestaltung erzielen. Erinnert sei z.B. an die Weiterentwicklung der betrieblichen Gesundheitspolitik von der bisher im Zentrum stehenden „Kontrolle der Einhaltung vorwiegend technischer Schutznormen" (Marstedt & Mergner 1995, Seite 19) zu Ansätzen einer partizipativen *betrieblichen Gesundheitsförderung*, die die „Identifikation und Bearbeitung arbeitsbedingter gesundheitlicher Problempotentiale auf einen breiteren innerbetrieblichen Diskussions- und Aushandlungsprozeß (...) stützen, dessen zentraler Bezugspunkt die Problemwahrnehmungen und Lösungskompetenzen der Beschäftigten bilden" (Elkeles et al. 1994, Seite 177). Hierzu eingerichtete Gesundheitszirkel eignen sich zur Identifikation und Reduktion arbeitsbedingter Gesundheitsgefahren und sind darüber hinaus in der Lage, den sozialen Zusammenhalt im Unternehmen (auch hierarchieübergreifend) zu festigen (zu den Ergebnissen von ca. 20 Zirkelprojekten: Schröer & Sochert 1997, Seite 96-108). Die Arbeit in den Zirkeln ist durch Mitarbeiterbefragungen und Betriebsversammlungen mit der betrieblichen Öffentlichkeit rückgekoppelt. Sie sind bislang vor allem in Großbetrieben der Metallindustrie und ausgewählten Dienstleistungsbranchen verbreitet (Slesina et al. 1998, Seite 237).

Eine weitere Anwendungsmöglichkeit des Diskursprinzips bildet die sogenannte *gemeinsame Entscheidungsbildung* (shared decision making) von Ärzten und Patienten in der Kuration. Die medizinische Behandlung „nach den Regeln der ärztlichen Kunst" (§ 28, Abs. 1 SGB V) zeichnet sich traditionell durch ein hohes Maß stellvertretender Entscheidung von ärztlichen Experten gegenüber den Laien aus. Im Zuge der Versuche, die Behandlung stärker an Erkenntnissen der klinischen Epidemiologie zu orientieren (evidence based medicine; Hemingway 1997), wird bei der Evaluation medizinischer Verfahren nicht nur den im engeren Sinne medizinischen Auswirkungen, sondern zunehmend auch ihren Effekten für die Lebensqualität der Patienten Beachtung geschenkt (Sackett 1998, Seite 40). In einem hinreichend responsiven Gesundheitssystem sollten sich Patienten vermehrt selbst für oder gegen den Einsatz bestimmter Verfahren entscheiden können. In jedem Fall sind die Akzente von stellvertretender Entscheidung (advocacy) in Richtung auf Befähigung zu eigenständiger Entscheidung (consultancy) zu verschieben (Culyer 1995, Seite 727f.).

(2) *Selbsthilfe und Demokratisierung des Sozialstaats*: Ein diskussionswürdiger Punkt ist die von Giddens (1997, Seite 170 und 264) den *Selbsthilfegruppen* zugesprochene Demokratisierungsfunktion der sozialen Sicherungssysteme. Nach den Befunden der Selbsthilfeforschung können Selbsthilfegruppen ihre Aufgabe, „dafür zu sorgen, daß die Leistungen des Sozialstaates sich an den Bedürfnissen der Bürger orientieren" (v. Ferber 1996, Seite 29), allein jedoch nur bedingt lösen und sind auf Unterstützung angewiesen. Entscheidend ist hierfür das überwiegend *innenorientierte Leistungs- und Aktivitätsprofil* der meisten Gruppen: Im Bereich gesundheitlicher Selbsthilfe (chro-nische Erkrankungen, Behinderung, psychosoziale Probleme, Sucht), dem fast zwei Drittel aller Gruppen zuzurechnen sind (Wanek et al. 1997, Seite 182), dominieren die kleinen, innenorientierten Gruppen von Betroffenen. Diesen geht es hauptsächlich um die bessere Bewältigung des eigenen Lebensalltags mit meist chronischen körperlichen oder psychischen Leiden. In der Gruppenarbeit stehen der Austausch von Tips und Informationen sowie der gegenseitige emotionale Beistand im Vordergrund (Olk 1996, Seite 120). Die stärkere Vernetzung der Selbsthilfegruppen untereinander und die Transmission ihrer Anliegen in den politischen Raum bzw. die Versorgungsinstitutionen bedarf daher der Unterstützung, insbesondere durch *Selbsthilfekontaktstellen* — ergänzend zu ihrer Vermittlungsfunktion zwischen selbsthilfeinteressierten Bürgerinnen und Bürger und den Gruppen. Ferner benötigen sie ein selbsthilfefreundliches Klima bei kommunalen Gremien, den Krankenkassen, aufgeschlossenen Ärztinnen und Ärzten und anderen Gesundheitsberufen.

(3) *Subsidiäre Aufgabenumverteilung auf Familien und Selbsthilfegruppen*: Etzionis Vorschläge laufen im Kern darauf hinaus, die durch sozialstaatliche (Über-)Versorgung vermeintlich geschwächten „Bande der Solidarität (...) von oben zu stärken" (Bayertz 1998, Seite 33, Hervorhebung im Original), und zwar durch ausgesprochen autoritäre Methoden: Verpflichtung von Sozialhilfebeziehern zu gemeinnütziger Arbeit, Verschärfung der medizinischen Indikation für eine Heimunterbringung, Krankenhausentlassungen

zum frühestmöglichen Zeitpunkt etc. Die stärkere Inpflichtnahme der Familien für pflegerische Aufgaben ist jedoch erstens völlig irreal: Wie die Enquete Kommission demographischer Wandel (1994, Seite 158) feststellt, werden schon aus Mangel an hilfsfähigen Angehörigen *„familiale Hilfeleistungen* abnehmen und (darüber hinaus V.W.) teilweise komplizierter werden", da die familiären Hilfs- und Pflegepersonen — hauptsächlich die Töchter und Schwiegertöchter der zukünftigen Pflegebedürftigen — zu einem höheren Prozentsatz als heute einer Erwerbstätigkeit nachgehen werden. Zweitens kann *Selbsthilfe* nicht nennenswerte Anteile der akuten Versorgung Kranker ersetzen, da ihr Schwerpunkt auf der *„Ergänzung* präventiver, therapeutischer, vor allem aber nachsorgerischer und rehabilitativer Leistungen des Gesundheitswesens" (Novak 1994, Seite 212) liegt. Schließlich werden auch mit steigender Intensität von Selbsthilfeaktivitäten professionelle Leistungen von den Betroffenen nicht weniger, sondern eher mehr, wenngleich zielgerichteter und kritischer, nachgefragt (Wohlfahrt & Breitkopf 1995, Seite 37). Etzionis Vorschläge bilden zusammenfassend ein „rigoroses Sparprogramm", das „unter dem Deckmantel von Selbstbestimmung zu einem deutlichen Versorgungsabbau führt"; seine Beschwörungen des moralischen Werts familiärer Verantwortung liefern statt einer Alternative zur neoliberalen Privatisierung öffentlicher Aufgaben hierzu nur die „'Begleitmusik' für jene, denen die harten Gesetze des Marktes im Gesundheits- und Sozialwesen zu rauh erscheinen", wie Hans-Ulrich Deppe (1987, Seite 119f.) in seiner Analyse der ideologischen und praktischen Implikationen des Subsidiaritätsprinzips anmerkte. Statt die Familien als soziale Ausfallbürgen mit autoritären Methoden stärker in die Pflicht zu nehmen, käme es darauf an, sie durch den Ausbau ambulanter und teilstationärer Pflege- und Hilfsdienste zu entlasten und die Voraussetzungen zur besseren Vereinbarkeit von Beruf und familiären Aufgaben durch eine Verkürzung und Flexibilisierung der Arbeitszeit entsprechend „familiären und sozialen Bedarfen" (Bäcker 1997, Seite 75) zu stärken.

(4) *Individuelle Gesundheitsverantwortung und Politik der Lebensführung*: Aus dem Wandel von externen zu hergestellten Gesundheitsrisiken leitet Giddens (1997, Seite 231, 212) die Notwendigkeit einer Umorientierung der Gesundheitsversorgung von der Kuration auf „Versuche der Lebensstiländerung" ab, wobei jede(r) Einzelne die Hauptverantwortung für die Verhütung chronischer Leiden selbst trägt oder zu tragen hat (ebenso Etzioni 1997, Seite 236). Sowohl die Prämisse als auch die Schlußfolgerung halten einer kritischen Prüfung nicht stand: So ist die Behauptung einer grundsätzlich neuen Qualität hergestellter im Verhältnis zu externen Risiken zurückzuweisen, da generell in der Moderne, und nicht erst seit den Entdeckungen der Risikofaktorenmedizin und dem Reaktorunfall von Tschernobyl „(e)ine Zurechnung kollektiver Notlagen auf externe Mächte (Gott, Schicksal oder Natur) (...) nicht mehr möglich" (Bayertz 1998, Seite 39) ist. Bereits im 19. Jahrhun-

dert sprachen sich wegen der nicht naturgegebenen, sondern weithin „erzeugten", d.h. durch die Industrialisierung und ihre Folgen entstandenen Gesundheitsprobleme der Arbeitermassen weitblickende Politiker und Wissenschaftler für eine Stärkung des präventiven Gesundheitsschutzes aus. Die Bismarcksche Sozialversicherung, die „die sozialen Schädigungen der Industriearbeit nicht von ihrer Ursache her bekämpfte, sondern erst nach dem Schadenseintritt (...) für den Betroffenen ausgleichen sollte" (v. Berlepsch 1994, Seite 81), stand genau aus diesem Grund bei der Arbeiterbewegung, die sich statt dessen für Arbeitszeitverkürzung und Unfallschutz einsetzte, anfangs in einem schlechten Ruf (Deppe 1987, Seite 15).

Giddens und Etzioni verfolgen mit ihrer Konzentration auf lebensstilbedingte Gesundheitsrisiken ein höchst einseitiges Konzept der Prävention, das die gesundheitlichen Folgen sozialer Ungleichheit systematisch ausblendet. Die Verhütung bzw. Hinausschiebung („postponement") der „körperlichen Schwierigkeiten des Alters" (Giddens 1997, Seite 231) gelingt nach den Ergebnissen eines großangelegten Gesundheitssurveys in den USA in erster Linie Menschen in günstigen gesellschaftlichen Lebens*bedingungen* (House et al. 1990, Seite 397f). Auch der Einwand, daß Personen mit höherem Sozialstatus nicht aufgrund ihres Status sondern *wegen ihres gesundheitsbewußteren Lebensstils* seltener von chronischer Krankheit und vorzeitigem Tod betroffen sind, hält einer empirischen Überprüfung nicht stand. Nach der sogenannten Whitehall-Studie unter britischen Staatsbediensteten war die Sterblichkeit an koronarer Herzkrankheit in der untersten Statusgruppe dreimal höher als in der obersten, und zwar nachdem die unterschiedlichen Anteile von Rauchern, Übergewichtigen, Personen mit Bewegungsarmut und überhöhten Blutdruck- und Cholesterinwerten sowie weiterer Risikofaktoren zwischen den Gruppen statistisch ausgeglichen worden waren (s. zu diesem und weiteren Beispielen Macintyre 1997, Seite 738).

Die sozial ungleiche Betroffenheit von chronischer Krankheit und vorzeitigem Tod ist im Kern auf die ungleiche Verteilung gesundheitlicher *Belastungen* (bei der Arbeit und durch unterschiedliche Arbeitsmarktrisiken sowie in den Wohn- und Freizeitbedingungen) und krankheitsprotektiver *Ressourcen* (Einkommen, Bildung, soziale Unterstützung sowie intrapsychische Ressourcen wie Selbstwirksamkeitserwartung und Zukunftsorientierung) zurückzuführen (Borgers & Steinkamp 1994, Seite 142) und bringt die Gesundheits- und Präventionspolitik in ein „soziales Dilemma" (Kühn 1998, Seite 266): Maßnahmen zur Stärkung gesundheitlicher Eigenverantwortung lassen in ihrer bisherigen Form nicht nur die stärkere Ausgesetztheit der Angehörigen unterer sozialer Schichten gegenüber objektiven gesundheitlichen Belastungen und ihre geringere Verfügung über soziale Ressourcen der Gesunderhaltung bestehen, sondern verlangen von ihnen darüber hinaus noch ein höheres Maß an Verhaltensänderung bzw. bewirken ein höheres Maß an finanzieller Belastung als bei den sozial Bessergestellten. Durch die überwiegend verhaltenspräventive Ausrichtung der meisten Angebote, die komplementäre Vernachlässigung der Bekämpfung gesundheitsriskanter Lebens- und Arbeitsbedingungen sowie die Mittelschichtdominanz in der Inanspruchnahme kamen bisher die hierdurch erzielten gesundheitlichen Verbesserungen in weit höherem Maße den Angehörigen der sozialen Mittel- und Oberschichten zugute (Kühn 1993, Seite 73f., 393).

Die Befähigung zu eigenständiger Risikomeidung erfordert die Aufhebung von restriktiven und unkontrollierbaren Bedingungen, die nicht nur an sich pathogen wirken (Karasek & Theorell 1990), sondern auch selbstschädigendes Verhalten begünstigen. Selbstverantwortung als abstraktes moralisches Postulat (Etzioni 1997, Seite 236), dessen Einlösung „nicht durch kausale Faktoren in der sozialen Realität gestützt wird" (Bayertz 1998, Seite 33), bleibt dagegen wirkungslos oder führt zu einer Zunahme sozialspezifischer gesundheitlicher Ungleichheiten.

(5) *Dezentralisierung und Wettbewerb in der Versorgung mit gesundheitlichen Leistungen:* Durch eine dezentralisierte Beschaffung von Serviceleistungen sowie deren Verteilung nach Kriterien, die die selbstverwalteten Gemeinschaften selbst definieren, will Walzer (1995, Seite 49, 51) die Versorgung mit Sozial- und Gesundheitsleistungen stärker auf die Bedürfnisse der Bürger ausrichten und ihre Identifikation mit den wohlfahrtsstaatlichen Institutionen und deren Arbeit fördern. Walzers Vorschlag bildet einen Anwendungsfall für den in seinem philosophischen Werk (Walzer 1992) entwickelten pluralen Begriff bereichsspezifischer Gerechtigkeiten, wonach in unterschiedlichen gesellschaftlichen Zusammenhängen nicht deren Konformität mit abstrakten und allgemeingültigen Prinzipien den Prüfstein für Gerechtigkeit bilde, sondern vielmehr der Grad, zu dem die jeweilige Ordnung den von den Mitgliedern konsentierten *Gerechtigkeitsvorstellungen* entspricht.

Im deutschen Gesundheitswesen bewerben sich seit den frühen 90er Jahren die öffentlich-rechtlichen und selbstverwalteten *Krankenkassen* um größere rechtliche Kompetenzen zur Weiterentwicklung der Versorgungsstrukturen im Interesse von mehr Kundenfreundlichkeit, Integration, Qualität und Wirtschaftlichkeit. Diese Ziele wollen sie, wie es in einem gemeinsamen Positionspapier der Krankenkassenverbände heißt, vorrangig durch eine „wettbewerbliche Vertragspolitik" (zit. nach Stegmüller 1996, Seite 172) mit den Leistungserbringern erreichen. Dabei erteilen die Kassen Vorschlägen zur Versorgungsdifferenzierung in eine für alle gleiche Basisversorgung und individuell wählbare Zusatzleistungen (Arnold 1996) wegen der daraus resultierenden sozial ungleichen Versorgung (Steffens 1997, Seite 40) eine Absage. Um ihren Versicherten innovative Versorgungsstrukturen und -formen anbieten zu können, müßten die Krankenkassen die rechtliche Erlaubnis erhalten, mit unterschiedlichen Gruppen von Ärzten und anderen Versorgungsinstitutionen differenzierte Verträge zu schließen, was die Aufhebung des Vertrags- und Vertretungsmonopols der Kassenärztlichen Vereinigungen für alle Vertragsärzte voraus setze. Die bislang von den Krankenkassen entwickelten Vorschläge zu den *Inhalten* wettbewerbsorientierter Vertragspolitik reichen von einer differenzierten kassenartspezifischen Vergütung der Leistungen, um innovative oder besonders erwünschte Angebote gezielt fördern zu können (Angestellten-Ersatzkassen), über das „Primärarztmodell" (AOK-Hausarzt-Abo) bis zum Konzept „vernetzter Praxen mit kombinierten Budgets" (Betriebskrankenkassen). Die beiden letztgenannten Konzepte machen Anleihen bei amerikanischen Managed Care Institutionen, die sich durch eine stärkere Integration der Leistungserbringung z.B. durch obligatorische Vorschaltung des Hausarztes als „Gatekeeper" und Koordinator der spezialärztlichen und stationären Versorgung, eine auf die Vertragspartner der jeweiligen Versicherung eingeschränkte Arztwahl und eine prospektiv budgetierte und pauschale Vergütung der Leistungserbringer auszeichnen.

Auf den ersten Blick besitzen diese Vorstellungen eine hohe Attraktivität, da sie nicht nur das Eigeninteresse des Kassenmanagements an der Gewinnung von Mitgliedern in den Dienst der qualitäts- und wirtschaftlichkeitsorientierten sowie versichertenfreundlichen Weiterentwicklung des Gesamtsystems zu stellen scheinen, sondern auch die in ihm bestehenden Machtungleichgewichte zwischen den monopolistisch organisierten Kassenärztlichen Vereinigungen und den in heftiger interner Konkurrenz stehenden Krankenkassen durch eine Dekartellierung der ersteren auszugleichen versprechen. Daher setzen sich Gewerkschafterinnen (Engelen-Kefer 1998, Seite 163) und Sozialdemokraten (Pfaff 1998, Seite 175) gleichermaßen für sie ein, und selbst der neoliberalem Gedankengut sicher unverdächtige Präsident der Berliner Ärztekammer sieht im „Wettbewerb um gute Heilkunst und wirksame Krankenhilfe", der zwischen „subsidiären Solidargemeinschaften" auf „einem öffentlichen Markt von Leistungsbeweisen und Erfolgsberichten" (Huber 1997, Seite 858) ausgetragen wird, eine zentrale Reformoption.

Der wichtigste Einwand gegen diese Reformvorstellungen lautet, daß es in keinem System einen Wettbewerb um Versicherte schlechthin, sondern nur um *wirtschaftlich erwünschte* Versicherte gibt: „Der ideale Versicherte bzw. Patient ist derjenige, der die höchste Rentabilität verspricht, das geringste Krankheitsrisiko mit sich bringt (dies macht ihn für die Krankenkassen attraktiv, V.W.) und die großzügigste Versicherung hat (dies ist das Interesse der Leistungserbringer, V.W.)" (Deppe 1998, Seite 13). An alle Wettbewerbskonzepte für die gesundheitliche Versorgung ist daher die Frage zu richten, wie sie der Gefahr einer Entsolidarisierung und Diskriminierung geringverdienender und/oder chronisch kranker und behinderter Versicherter und Patienten mit meist hohem Leistungsbedarf begegnen wollen. Hierzu existieren in unserem System folgende Vorkehrungen: Neben der Norm der *bedarfsgerechten Versorgung* auf Basis des schon erwähnten *einheitlichen*

Leistungskatalogs für alle Kassen bei einkommensbezogener Beitragserhebung (*Solidaritätsprinzip*) sind dies der *Kontrahierungszwang* (keinem Versicherten kann die Aufnahme in der von ihm gewünschten Kasse rechtlich verwehrt werden) und der *Risikostrukturausgleich*. Hierdurch ist es für das Beitragsaufkommen der Krankenkasse gleichgültig, ob es sich bei einem neuen potentiellen Mitglied z.b. um einen gering oder hoch verdienenden, einen alten oder jungen Menschen, einen Alleinstehenden oder Familienvater, einen Mann oder eine Frau handelt. Da im Risikostrukturausgleich jedoch Unterschiede in den *morbiditätsbedingten* Leistungsbedarfen nicht berücksichtigt werden, besteht für die Krankenkassen *nach wie vor* ein Anreiz, vorrangig *gesunde* potentielle Mitglieder zu umwerben. Den Imperativen der wirtschaftlichen Existenzsicherung folgend, werden die neuen Versorgungsmodelle auf die Bedürfnisse überwiegend gesunder Versicherter mit einem Einkommen oberhalb der Härtefallgrenze ausgerichtet werden müssen, was das Solidaritätsprinzip gefährdet (Hunsche & Lauterbach 1997, S. 11). Auf die absehbaren oder schon eingetretenen negativen Folgen wettbewerblicher Reformoptionen, wie die Instrumentalisierung von Gesundheitsförderung und Prävention zu einem Marketinginstrument, den Anstieg der unproduktiven Ausgaben für Werbung und Mitgliederakquisition, die Umkehrung ökonomischer Anreize für Ärzte von der Leistungsmaximierung zur -minimierung und die Differenzierung der Versorgung entlang sozioökonomischer Unterschiede *trotz* einheitlichem Leistungskatalog (Deppe 1998, Seite 14; Rosenbrock 1994, Seite 197; Stegmüller 1996, Seite 275ff; Gerlinger 1997, Seite 290) kann hier nur hingewiesen werden.

Wie, wenn nicht durch mehr Wettbewerb, sollte das Gesundheitswesen in Zukunft gesteuert werden? Die bislang zwischen Krankenkassen und Leistungserbringern bestehenden ungleichen Grade an Geschlossenheit und damit an Verhandlungsstärke sollten meines Erachtens entsprechend des schon jetzt in vielen Bereichen geltenden Grundsatzes „gemeinsamen und einheitlichen" Verhandelns der Kassenseite abgebaut werden, um den Leistungserbringern die Chance zu nehmen, die zwischen den Kassen bestehende Konkurrenzsituation mit einer Strategie des „divide et impera" zu ihren Gunsten auszunutzen. Um die Versorgung nicht zu zentralistisch und schwerfällig werden zu lassen, sollte die Koordination und Vermittlung der Angebote vor Ort weit stärker als bisher auf der lokalen Ebene erfolgen, etwa im Rahmen regionaler Gesundheitskonferenzen (Pfaff 1998, Seite 178). Diese aus Vertretern aller an der gesundheitlichen und psychosozialen Versorgung in der Region beteiligten Akteure sowie der Patientinnen und Patienten und Selbsthilfegruppen zusammengesetzten Gremien hätten die Aufgabe, über Prioritäten bei der Prävention und Versorgung zu befinden, die Arbeit der lokalen Versorgungsinstitutionen kritisch zu bewerten, sie im Hinblick auf die lokalen Bedürfnisse weiterzuentwickeln sowie die Vernetzung der Angebote in vertikaler und horizontaler Hinsicht zu fördern. Die lokale Ebene bildet auch den geeigneten Rahmen zur Erprobung oder dauerhaften Einführung neuer integrierter Versorgungsmodelle auf freiwilliger Basis, wie sie jetzt von einigen Krankenkassen im Wettbewerb entwickelt werden (§§ 63-65 und 73a SGB V).

Meines Erachtens ist es ein nicht aufgelöster Widerspruch des sozialdemokratischen Reformkonzepts, wenn einerseits dem Vertragswettbewerb der Krankenkassen sowie gleichzeitig einer verbesserten regionalen und lokalen Koordination und Vernetzung der Akteure das Wort geredet wird. Kooperation und nicht Selbstprofilierung ist vor allem für die Weiterentwicklung von Präventions- und Versorgungsstrukturen erforderlich, die sich an Gruppen oder Populationen richten, die nach gemeinsamen Merkmalen der Lebensweise, der Beschäftigung, der Ausgesetztheit gegenüber Umweltrisiken etc. definiert sind (Rosenbrock 1994, Seite 195).

(6) „Bürgerarbeit" als Alternative zu formeller Erwerbstätigkeit: An der Notwendigkeit, die Bereitschaft zu gemeinnütziger Tätigkeit zu wecken und zu aktivieren, kann es keinen Zweifel geben. Viele Aktivitäten des „bürgerschaftlichen Engagements" beinhalten nicht nur altruistisch motivierte Hilfe für andere, sondern gründen auf dem Prinzip wechselseitiger Unterstützung. Oftmals bedarf es nur eines kleinen Anstoßes durch Bereitstellung von Räumen und einer Informations-Infrastruktur durch die Kommune oder das Land, um beträchtliche Aktivierungserfolge zu erzielen. Nach neuesten Untersuchungen betätigt sich rund jede(r) dritte Westdeutsche und jede(r) vierte Ostdeutsche in irgendeiner Form ehrenamtlich (Klammer & Bäcker 1998, Seite 365). Allerdings erweist sich das ehrenamtliche Engagement als „komplementär (und nicht etwa substitutiv) gegenüber Erwerbsarbeit" (ebd.), da sich vor allem höherqualifizierte und in gesicherten familiären Zusammenhängen lebende Erwerbstätige beteiligen.

Ich halte es für eher unwahrscheinlich, daß sich bislang inaktive Arbeitslose massenhaft in gemeinnützigen Projekten engagieren werden, zumal die ihnen zufließende Unterstützung nicht aufgestockt, sondern nur zu einem „Bürgergeld" umdeklariert werden soll. Verschlechtern Arbeitslose, die sich der Bürgerarbeit verschreiben, nicht sogar ihre Chancen auf dem ersten Arbeitsmarkt (Klammer & Bäcker 1998, Seite 366)? Angesichts der niedrigen Unterstützungszahlungen dürfte sich ihr Interesse hauptsächlich auf eine reguläre Erwerbstätigkeit richten, aus der nicht nur ein höheres Einkommen, sondern auch größere gesellschaftliche Anerkennung folgt. Sollten Sozialpolitiker der Versuchung erliegen, über billige Bürgerarbeit sozialarbeiterische und pflegerische Dienste ersetzen zu wollen, würden damit alle Anstrengungen zur notwendigen qualitätsorientierten Aufwertung dieser Berufe und die ökonomische Existenzgrundlage der in ihnen Tätigen in Frage gestellt: „Mit einer Mischung aus Einkommen auf Sozialhilfeniveau und freiwilligem Engagement kann man aber die heute mehr denn je gefragten sozialen Dienste nicht ersetzen" (Krupp 1998, Seite 310).

Anders als Beck verkoppeln Gorz (1989) und Rifkin (1997) ihr Plädoyer für den Ausbau des sogenannten Dritten Sektors mit der Forderung nach *Arbeitszeitverkürzung*, die nicht nur die Beschäftigungsmöglichkeiten der jetzt Ausgegrenzten vergrößert, sondern es Erwerbstätigen auch in größerem Umfang ermöglicht, in der verlängerten Freizeit einer gemeinnützigen Tätigkeit nachzugehen. Erst wenn alle die Chance auf eine reguläre Beschäftigung haben, verliert Bürgerarbeit das Stigma eines zweitklassigen Auffangbeckens. Da geringqualifizierte und längerfristig Arbeitslose heute besonders schwer zu vermitteln sind, müßte eine Alternative zu Becks Vorschlag zudem eine verbesserte Bildung und Ausbildung sowie die Subventionierung der Löhne bisheriger Langzeitarbeitsloser in der Anfangszeit ihrer Beschäftigung durch Mittel der Arbeitsverwaltung beinhalten (Wagner 1998, Seite 303 und 305).

V

Zusammenfassend stützen die Befürworter eines „dritten Weges" ihre Kritik in starkem Maße auf die Thesen der *Sinnverkehrung* (der Sozialstaat führt statt zu Emanzipation zu Abhängigkeit), Gefährdung (z.B. von Kleingruppensolidarität und Selbstverantwortung) und Fehlleitung von Ressourcen (aufgrund unzureichender Einstellung der Leistungen auf „hergestellte Risiken"), die Hirschman (1995) als zentrale Bestandteile des Argumentationsarsenals der politischen Rechten identifiziert hatte. Progressive Reformoptionen ergeben sich mit Ausnahme der von Habermas und Giddens betonten Notwendigkeit stärkerer diskursiver Verständigung über die Ausgestaltung von Leistungen und Maßnahmen aus ihren Problemdiagnosen kaum. Eine auf ihre Vorschläge sich stützende Politik hätte mit großer Wahrscheinlichkeit eine Zunahme und Verfestigung sozialer Ungleichheit zur Folge. Zwischenmenschliche Solidarität und Eigenverantwortung als zwei ihrer wichtigsten Ziele entfalten sich jedoch am besten vor einem gesicherten sozialen Hintergrund, der nur durch die sozialstaatlichen Großsysteme gewährleistet werden kann. Für deren finanzielle Stabilisierung bildet die gestiegene Arbeitslosigkeit gegenwärtig das Hauptproblem, da sie sowohl steigende Ausgaben erforderlich gemacht als auch die Einnahmebasis geschmälert hat. Daher kommt ihrer Bekämpfung durch alle geeigneten Mittel der Arbeitszeitverkürzung, der Qualifizierung und öffentlich geförderten Integration und der (stärker auf europäischer Ebene koordinierten) Finanzpolitik eine Schlüsselfunktion für die Lösung der finanziellen Schwierigkeiten sämtlicher Sicherungssysteme zu.

Bestand die Gesundheitspolitik der konservativ-liberalen Koalition in den letzten Jahren hauptsächlich darin, den aus der schwachen Einnahmeentwicklung der GKV resultierenden finanziellen Druck durch Leistungsausschlüsse, Zuzahlungen und andere Instrumente an die erkrankten Versicherten weiterzureichen, so muß es jetzt darum gehen, sowohl die Einnahmebasis durch Ausweitung der Versicherungs- und Beitragspflicht zu verbreitern als auch die Effektivität und Effizienz der eingesetzten Mittel zu erhöhen, ohne das Solidaritätsprinzip zu beeinträchtigen.

Literatur

Abholz H H (1991) Prävention und Medizin — am Beispiel niedergelassener Ärzte in der Bundesrepublik Deutschland. In: Elkeles T, Niehoff JU, Rosenbrock R, Schneider F (Hrsg.) Prävention und Prophylaxe. Theorie und Praxis eines gesundheitspolitischen Grundmotivs in zwei deutschen Staaten 1949-1990. Edition Sigma, Berlin

Arnold M (1996) Gleichheit nur im Paradies (Interview). Die Zeit Nr. 48 v. 22. November, Seite 11

Bäcker G (1997) Markt und Sozialpolitik — eine zerrüttete Beziehung? WSI-Mitteilungen 50 (Sonderheft 50 Jahre WSI): 70-83

Bayertz K (1998) Begriff und Problem der Solidarität. In: Ders. (Hrsg.) Solidarität. Begriff und Problem. Suhrkamp Verlag, Frankfurt. Seite 11-53

Beck U (1997) Die Seele der Demokratie. Wie wir Bürgerarbeit statt Arbeitslosigkeit finanzieren können. Die Zeit Nr. 49 v. 28. November: Seite 7-8

Berkman LF (1995) The Role of Social Relations in Health Promotion. Psychosomatic Medicine 57: 245-254

v. Berlepsch HJ (1994) Konsensfähige Alternativen zu Bismarcks Modell sozialpolitischer Gestaltung. In: Machtan L (Hrsg) Bismarcks Sozialstaat. Beiträge zur Geschichte der Sozialpolitik und zur sozialpolitischen Geschichtsschreibung. Campus Verlag, Frankfurt & New York. Seite 61-82

Bischoff J, Detje R (1989) Massengesellschaft und Individualität. Krise des „Fordismus" und die Strategie der Linken. VSA Verlag, Hamburg

Bispinck R, WSI-Tarifarchiv (1997) Vom „Bündnis für Arbeit" zum Streit um die Entgeltfortzahlung. Eine tarifpolitische Bilanz des Jahres 1996. WSI-Mitteilungen 50, 2: 69-89

BMA (1998a) Sozialbericht 1997. Bundesministerium für Arbeit und Sozialordnung. Eigenverlag, Bonn

BMA (1998b) Erster Bericht des Bundesministeriums für Arbeit und Sozialordnung über die Entwicklung der Pflegeversicherung seit ihrer Einführung am 1. Januar 1995. Eigenverlag, Bonn

BMG (1997) Daten des Gesundheitswesens. Ausgabe 1997. Schriftenreihe des Bundesministeriums für Gesundheit Band 91. Nomos Verl.-Ges., Baden-Baden

Böckenförde EW (1991) Recht, Staat, Freiheit. Studien zur Rechtsphilosophie, Staatstheorie und Verfassungsgeschichte. Suhrkamp Verlag, Frankfurt

Borgers D, Steinkamp G (1994) Sozialepidemiologie: Gesundheitsforschung zu Krankheit, Sozialstruktur und gesundheitsrelevanter Handlungsfähigkeit. In: Schwenkmezger P & Schmidt L R (Hrsg.) Lehrbuch der Gesundheitspsychologie. Ferdinand Enke Verlag, Stuttgart. Seite 133-148

Culyer AJ (1995) Need: The Idea Won't Do — But We Still Need It (Editorial). Social Science and Medicine 40, 6: 727-730

Deppe HU (1987) Krankheit ist ohne Politik nicht heilbar. Zur Kritik der Gesundheitspolitik. Suhrkamp Verlag, Frankfurt

Deppe HU (1998) Wenn der Patient zum Kunden wird. Wettbewerb und Markt in der Krankenversorgung. Forum Wissenschaft 15, 1: 10-14

Elkeles T, Lenhardt U, Rosenbrock R (1994) Betriebliche Prävention von Rückenschmerzen. In: Rosenbrock R, Kühn H & Köhler B M (Hrsg.) Präventionspolitik. Gesellschaftliche Strategien der Gesundheitssicherung. Edition Sigma, Berlin. Seite 160-187

Engelen-Kefer U (1998) Wohin steuert unser Gesundheitswesen? Eine kritische Bestandsaufnahme. Soziale Sicherheit 47, 5: 161-166

Enquete Kommission Demographischer Wandel (1994) Zwischenbericht. Herausforderung unserer älter werdenden Gesellschaft an den einzelnen und die Politik. Deutscher Bundestag, Eigenverlag, Bonn

Esping-Andersen G (1990) The Three Worlds of Welfare Capitalism. Policy Press, Cambridge

Etzioni A (1997) Ein kommunitaristischer Versuch, den Wohlfahrtsstaat neu zu definieren. Blätter für deutsche und internationale Politik 42, 2: 232-243

v. Ferber C (1996) Selbsthilfe und soziales Engagement in Deutschland — die gesellschaftliche Bedeutung der Selbsthilfe. In: Braun J & Kettler U (Hrsg.) Selbsthilfe 2000: Perspektiven der Selbsthilfe und ihrer infrastrukturellen Förderung in den alten und neuen Bundesländern. Institut für Sozialwissenschaftliche Analysen und Beratung. ISAB-Schriftenreihe Band 42. Eigenverlag, Köln. Seite 27-38

Galbraith JK (1995) Die Geschichte der Wirtschaft im 20. Jahrhundert. Ein Augenzeuge berichtet. Hoffmann & Campe, Hamburg

Gerlinger T (1997) Wettbewerbsordnung und Honorarpolitik. Zur Neugestaltung der kassenärztlichen Vergütung zwischen Gesundheitsstrukturgesetz und „dritter Stufe" der Gesundheitsreform. Mabuse Verlag, Frankfurt

Giddens A (1997) Jenseits von Links und Rechts. Die Zukunft radikaler Demokratie. Suhrkamp Verlag, Frankfurt

Gorz A (1989) Kritik der ökonomischen Vernunft. Sinnfragen am Ende der Arbeitsgesellschaft. Rotbuch Verlag, Berlin

Grunow D (1988) Selbsthilfe im Gesundheitswesen: Einstellungen, Verhalten und strukturelle Rahmenbedingungen. In: v. Ferber C (Hrsg.) Gesundheitsselbsthilfe. Stand der Forschung — Perspektiven der Forschungsförderung — Sozialpolitische Implikationen. Gesellschaft für Strahlen- und Umweltforschung mbH, München. Seite 31-34

Habermas J (1981) Theorie des kommunikativen Handelns. Band 2. Zur Kritik der funktionalistischen Vernunft. Suhrkamp Verlag, Frankfurt

Habermas J (1990) Die Krise des Wohlfahrtsstaates und die Erschöpfung utopischer Energien. In: Ders. Die Moderne — Ein unvollendetes Projekt. Philosophisch-politische Aufsätze. Reclam, Leipzig. Seite 105-129 [zuerst in: Ders. (1985) Die Neue Unübersichtlichkeit. Kleine Politische Schriften V. Suhrkamp, Frankfurt. Seite 141-163]

Habermas J (1992) Faktizität und Geltung. Beiträge zur Diskurstheorie des Rechts und des demokratischen Rechtsstaats. Suhrkamp Verlag, Frankfurt

Hemingway H (1997) Effektivität und Effizienz im Gesundheitswesen Englands: Das Vermächtnis Archie Cochrane's. Jahrbuch für Kritische Medizin 27: 82-91

Hengsbach F (1997) Der Gesellschaftsvertrag der Nachkriegszeit ist aufgekündigt. Sozioökonomische Verteilungskonflikte als Ursache ethnischer Konflikte. In: Heitmeyer W (Hrsg.) Was hält die Gesellschaft zusammen? Bundesrepublik Deutschland: Auf dem Weg von der Konsens- zur Konfliktgesellschaft. Band 2. Suhrkamp Verlag, Frankfurt. Seite 207-232

Hirschman AO (1995) Denken gegen die Zukunft. Die Rhetorik der Reaktion. Fischer Taschenbuch Verlag, Frankfurt

Hombach B (1998) Der Befreiungsschlag. Der Spiegel Nr. 41 v. 5. Oktober: 40-43

House JS, Kessler RC, Herzog A R (1990) Age, Socioeconomic Status, and Health. The Milbank Quarterly 68, 3: 383-411

Huber E (1997) Das Gesundheitssystem neu denken! Das Geschäft der Medizin und das soziale Gewissen der Heilkunst. Blätter für deutsche und internationale Politik 42, 7: 853-861

Hunsche E, Lauterbach K W (1997) Managed Care: Chancen und Umsetzungsprobleme in Deutschland. Public Health Forum Jg. 5, Nr. 18: 10-11

Karasek R, Theorell T (1990) Healthy Work. Stress, Productivity, and the Reconstruction of Working Life. Basic Books, New York

Keupp H (1997) Die Suche nach Gemeinschaft zwischen Stammesdenken und kommunitärer Individualität. In: Heitmeyer W (Hrsg.) Was hält die Gesellschaft zusammen? Bundesrepublik Deutschland: Auf dem Weg von der Konsens- zur Konfliktgesellschaft. Band 2. Suhrkamp Verlag, Frankfurt. Seite 279-312

Klammer U, Bäcker G (1998) Niedriglöhne und Bürgerarbeit als Strategieempfehlungen der Bayerisch-Sächsischen Zukunftskommission. WSI-Mitteilungen 51, 6: 359-370

Krupp HJ (1998) Resignatives Denken, radikal gewendet. Blätter für deutsche und internationale Politik 43, 3: 306-311

Kühn H (1993) Healthismus. Eine Analyse der Präventionspolitik und Gesundheitsförderung in den U.S.A. Edition Sigma, Berlin

Kühn H (1998) Gesundheit/Gesundheitssystem. In: Schäfers B, Zapf W (Hrsg.) Handwörterbuch zur Gesellschaft Deutschlands. Leske & Budrich, Opladen. Seite 263-275

Lehmann H (1987) Die psychosoziale Dimension im Rehabilitationsverfahren. In: Badura B, Kaufhold G, Lehmann H, Pfaff H, Schott T & Walz M. Leben mit dem Herzinfarkt. Eine sozialepidemiologische Studie. Springer Verlag, Berlin & Heidelberg

Leibfried S, Leisering L, Buhr P, Ludwig M, Mädje E, Olk T, Voges W, Zwick M (1995) Zeit der Armut. Lebensläufe im Sozialstaat. Suhrkamp Verlag, Frankfurt

Lukes S (1998) Solidarität und Bürgerrecht. In: Bayertz K (Hrsg.) Solidarität. Begriff und Problem. Suhrkamp Verlag, Frankfurt. Seite 389-398

Macintyre S (1997) The Black Report and Beyond. What are the Issues? Social Science and Medicine 44, 6: 723-745

Marstedt G, Mergner U (1995) Gesundheit als produktives Potential. Arbeitsschutz und Gesundheitsförderung im gesellschaftlichen und betrieblichen Strukturwandel. Edition Sigma, Berlin

Mayer KU, Baltes P B (1996) Die Berliner Altersstudie. Akademie Verlag, Berlin

Novak P (1994) Krankheitsverhalten. In: Wilker FW, Bischoff C, Novak P (Hrsg.) Medizinische Psychologie und Medizinische Soziologie. Verlag Urban & Schwarzenberg, München, Wien & Baltimore. Seite 207-213

Olk T (1996) Selbsthilfe als Beitrag zur Weiterentwicklung des Sozialstaates. In: Braun J, Kettler U (Hrsg.) Selbsthilfe 2000: Perspektiven der Selbsthilfe und ihrer infrastrukturellen Förderung in den alten und neuen Bundesländern. Institut für Sozialwissenschaftliche Analysen und Beratung. ISAB-Schriftenreihe Band 42. Eigenverlag, Köln. Seite 119-124

Pfaff M (1998) Steuerung in einem solidarischen Gesundheitswesen. Bilanz und Ausblick. Soziale Sicherheit 47, 5: 172-178

Rifkin J (1997) Das Ende der Arbeit und ihre Zukunft. Fischer Taschenbuch Verlag, Frankfurt

Rodenstein M (1987) Wandlungen des Gesundheitsverständnisses in der Moderne. Medizin, Mensch, Gesellschaft 12: 292-298

Rosenbrock R (1994) Die Gesetzliche Krankenversicherung am Scheideweg. Modernisierung oder Entsorgung solidarischer Gesundheitspolitik. Jahrbuch für Kritische Medizin 23: 189-205

Rosenbrock R (1997) PKV und Armenkasse? Die GKV nach der „Dritten Stufe der Gesundheitsreform". Die Krankenversicherung 49: 242-247

Sackett DL (1998) Doctor's Digest. Ein Gespräch mit David L. Sackett, Vorkämpfer der evidenzbasierten Medizin (Interview). Die Zeit Nr. 12 v. 12. März. Seite 40

Schmidt MG (1998) Sozialpolitik in Deutschland. Historische Entwicklung und internationaler Vergleich. Leske & Budrich, Opladen

Schröer A, Sochert R (1997) Gesundheitszirkel im Betrieb. Modelle und praktische Durchführung. Universum Verlagsanstalt, Wiesbaden

Slesina W, Beuels FR, Sochert R (1998) Betriebliche Gesundheitsförderung. Entwicklung und Evaluation von Gesundheitszirkeln zur Prävention arbeitsbedingter Erkrankungen. Juventa Verlag, Weinheim & München

Spree R (1981) Soziale Ungleichheit vor Krankheit und Tod. Zur Sozialgeschichte des Gesundheitsbereichs im Deutschen Kaiserreich. Vandenhoeck & Ruprecht, Göttingen

Steffens T (1997) Die Zukunft der Gesetzlichen Krankenversicherung zwischen Markt und Strukturkonservatismus. PROKLA. Zeitschrift für kritische Sozialwissenschaft: 27, 1: 29-53

Stegmüller K (1996) Wettbewerb im Gesundheitswesen. Konzeptionen zur „dritten Reformstufe" der Gesetzlichen Krankenversicherung. VAS, Frankfurt

Ullrich CG, Wemken I & Walter H (1994) Leistungen und Beiträge als Determinanten der Zufriedenheit mit der Gesetzlichen Krankenversicherung. Ergebnisse einer empirischen Untersuchung zur Akzeptanz des Krankenversicherungssystems bei den gesetzlich Versicherten. Zeitschrift für Sozialreform 40, 6: 349-375

Wagner G (1998) Soziale Abenteuer als Pseudoalternative. Blätter für deutsche und internationale Politik 43, 3: 300-306

Walzer M (1992) Sphären der Gerechtigkeit. Ein Plädoyer für Pluralität und Gleichheit. Campus Verlag, Frankfurt

Walzer M (1995) Die Sozialisierung des Wohlfahrtsstaates als Zukunftsperspektive der Wohlfahrt. In: Hummel K (Hrsg.) Bürgerengagement. Seniorengenossenschaften, Bürgerbüros und Gemeinschaftsinitiativen. Lambertus Verlag, Freiburg. Seite 42-56

Wanek V (1994) Machtverteilung im Gesundheitswesen. Struktur und Auswirkungen. VAS, Frankfurt

Wanek V, Schwab H, Novak P (1997) Selbsthilfegruppen: Unterstützung im „sozialpolitischen Niemandsland". In: Weitkunat R, Haisch J, Kessler M (Hrsg.) Public Health und Gesundheitspsychologie. Verlag Hans Huber, Bern, Göttingen, Toronto & Seattle. Seite 179-190

Wohlfahrt N, Breitkopf H (1995) Selbsthilfegruppen und Soziale Arbeit. Eine Einführung für Soziale Berufe. Lambertus Verlag, Freiburg

Zapf W (1994) Staat, Sicherheit und Individualisierung. In: Beck U, Beck-Gernsheim E (Hrsg.) Riskante Freiheiten. Individualisierung in modernen Gesellschaften. Suhrkamp Verlag, Frankfurt. Seite 296-306

Zöllner D (1981) Landesbericht Deutschland. In: Köhler PA, Zacher HF (Hrsg.) Ein Jahrhundert Sozialversicherung. Duncker & Humblot, Berlin

Teil 4:
Medizin und psychosoziale Versorgung

Jochen Jordan

Psychosomatik:
Leitdisziplin einer emanzipatorischen Medizin?

Ausgangspositionen

Eine sympathische Ausstrahlung der sog. 68er Studentenbewegung war ihr ständig latenter, meist aber manifester Größenwahn. Bei den MedizinerInnen äußerte sich dieser u.a. darin, daß die feste Überzeugung bestand, man habe das psychosomatische Denken zunächst entdeckt und dann in die Medizin eingeführt. Richtig ist hieran lediglich, daß die kritische Bewegung an der Aufnahme der sog. psychosozialen Fächer (Medizinische Soziologie, Medizinische Psychologie, Psychosomatik/Psychotherapie, Sozialmedizin) in die Approbationsordnung (1970) einen gewissen Anteil hatte. Psychosomatisches Denken hat aber eine Tradition, die bis zu den Anfängen medizinischen Handelns (bei den sog. alten Griechen) zurückzuverfolgen ist. Andererseits gab es vor und zeitlich parallel zur Studentenbewegung eine relevante Zahl von engagierten MedizinerInnen (etwa Michael Balint 1957, 1964, 1977 u.v.m.), die psychosomatische Versorgungsmodelle erprobten, Curricula erarbeiteten, wissenschaftliche Arbeiten publizierten und sich um eine stärkere Verankerung psychosomatischer Sichtweisen in der Medizin bemühten (vgl. auch Hoffmann et al. 1999).

Die Faszination an psychosomatischen Denkmodellen und die Beschäftigung mit diesen hatte schon immer vielerlei Wurzeln. Die unterschiedlichen Zugangsweisen beeinflußten die widersprüchliche Entwicklungsgeschichte des Faches und natürlich den wissenschaftlichen Diskurs. Einige markante Motivstränge bezüglich einer emanzipatorischen Rolle der Psychosomatik in der Medizin sollen hier in Erinnerung gerufen werden.

Das Maschinenparadigma

Der radikale Wandel der Medizin hin zu einer naturwissenschaftlichen Disziplin am Ausgang des letzten und Beginn unseres Jahrhunderts war mit einer militanten Haltung auch und gerade gegen psychosomatisches Denken verbunden. Psychosomatik und Psychotherapie befanden sich damals in einem Stadium ihrer Entwicklung, in dem sie sich naturwissenschaftlichen

Erklärungs- und Forschungsmodellen nicht unterordnen ließen und waren deshalb in der Auseinandersetzung mit der neuen Medizin unterlegen. Seriöse ganzheitlich psychosomatische Ansätze waren vor Freud wenig systematisiert (oder in der Philosophie beheimatet) und basierten mehr auf umfangreichem Erfahrungswissen als auf empirischen Studien (G. Groddeck ist ein faszinierender und zugleich exotischer Vertreter der beginnenden Psychosomatik unseres Jahrhunderts). Auch die Psychotherapie im eigentlichen (heutigen) Sinne befand sich noch ganz in ihren Anfängen systematischer Reflexion. Nicht selten waren es höchst zweifelhafte, aber in der Bevölkerung schon damals sehr populäre paramedizinische Modeströmungen (Magnetismus, Handauflegen, Hypnose u.v.m.), die man als ganzheitlich betrachtete oder bezeichnete und die zugleich diesen Begriff diskreditierten.

Die außerordentlich erfolgreiche naturwissenschaftliche Medizin verdankte ihre Fortschritte einerseits den Erkenntnissen der Infektiologie (Seuchenbekämpfung) und andererseits der systematischen Zergliederung des Menschen in einzelne Organe, in Zellverbände, Zellen und schließlich molekulare Phänomene des menschlichen Organismus. Das Paradigma des Körpers als Maschine mit einzelnen Aggregaten bzw. als biochemisches System verstellte keineswegs zufällig sondern systematisch den Blick auf den erkrankten sozialen Menschen. Die zu diesem wissenschaftlichen Paradigma dazugehörige ökonomische Basis (der sich entwickelnde großindustrielle Kapitalismus) schuf dem Medizinsystem zunehmend einen ökonomischen Rahmen, der ganzheitliches Denken und Handeln wirtschaftlich unattraktiv machte. Die Einsicht in diese reduktionistische Denk- und Handlungsweise der Medizin war (und ist bis heute) wesentlicher Motor der Kritik und auch Motiv für die Hinwendung zur Psychosomatik. Eine Medizin, die von der „Leber in Zimmer 8" spricht, in der das Sprechzimmer zum ärztlichen Untersuchungsraum verkommen ist, und die von ihren PatientInnen weder biographische Aspekte, noch deren aktuelle soziale Einbindung kennt, ist nicht in der Lage Selbstheilungskräfte zu unterstützen, sozialen Rückhalt zu nutzen, ernsthafte Prävention zu betreiben oder psychosoziale Anteile am Krankheitsgeschehen systematisch zu beachten.

Die Klassenfrage: Soziale Schicht und Gesundheit

Die verbreitete politisch marxistische Denkweise der Studentenbewegung fokussierte besonders sozioökonomische gesellschaftliche Prozesse. Daher waren Fragestellungen von großer Bedeutung, die etwa den Zusammenhang zwischen Schicht- bzw. Klassenzugehörigkeit und Erkrankungsrisiko sowie medizinischer Behandlungsqualität thematisierten. Ebenso interessierte der Zusammenhang zwischen ökonomischen Prozessen und Veränderungen in der Krankheitshäufigkeit (z.B. in Krisenzeiten des Kapitalismus) oder die

Entstehung von Berufserkrankungen (Deppe 1973, 1975, 1978). Insbesondere psychiatrische Krankheiten schienen eine gewisse Faszination auszuüben. Die traditionelle Psychiatrie war gerade hier besonders rückständig und z.T. immer noch subtil nationalsozialistisch kontaminiert. Ihre auch heute noch verbreitete biologistische Denkweise führte zu einseitigen biochemischen Entstehungshypothesen und Behandlungsansätzen. Dies war hinderlich bei der Überwindung der katastrophalen Zustände in den großen psychiatrischen Landeskrankenhäusern (lebenslange Kasernierung, ausschließliche pharmakologische Therapie). Eine Reihe von Faktoren beflügelten die Diskussion und riefen großes Interesse hervor. So könnte die Beschäftigung mit der Lage psychiatrisch Kranker (beispielsweise die Ansätze der italienischen Schule um Basaglia, 1971) deshalb ein hohes emotionales und kognitives Engagement ermöglicht haben, weil eine (un)bewußte Anknüpfung an Befreiungsmotive gegeben war, die in der damaligen Zeit eine große Rolle spielten (Befreiung von verkrusteten Wert- und Normvorstellungen, sexuelle Befreiung, Emanzipation der Dritten Welt vom Kolonialismus und Imperialismus, Vietnam, Befreiung vom Faschismus in Spanien und Griechenland etc.).

Auf der theoretischen Ebene waren es familiendynamische Konzepte (Richter 1963, 1970; Stierlin 1971; Overbeck 1985; Willi 1975 u.v.m.) und die aus der Psychoanalyse und Kommunikationstheorie entstammenden Theorien zur Schizogenese (Frida Fromm Reichmann 1942; Bateson et al. 1972; Watzlawick et al. 1972; später Mentzos 1991, 1992), die auf Interesse auch außerhalb der Medizin stießen. Künstlerische Verarbeitungsformen wie etwa in den Romanen von H. Green (1978): „Ich hab Dir nie einen Rosengarten versprochen" oder die wundervolle Arbeit des H. Kippardt (1975) „März" hinterließen tiefen Eindruck. Verfilmungen wie „Gaslightning", „Family life" bzw. später „Einer flog übers Kuckucksnest" führten auch breite Bevölkerungsschichten an das Thema Psychiatrie heran. Der Bericht der Sachverständigen-Kommission der Bundesregierung über die Lage der Psychiatrie in Deutschland von 1975, die Arbeiten von Erich Wulff (1972) und Klaus Dörner (1975 und 1975b) sowie Dörner & Plog (1978) führten zu einer breiten Bewegung innerhalb der Medizin („Soziale Psychiatrie"), die in den Folgejahren deutliche Spuren in der psychiatrischen Versorgung hinterließ.

Genuin psychosomatische Fragestellungen blieben in der kritischen Medizin eher im Hintergrund. Die für die vorliegende Arbeit durchgeführte Analyse der relevanten Publikationsorgane von 1970 bis heute (Das Argument: Kritische Medizin; Das Argument: Kritische Psychologie; Dr. med. Mabuse; Das demokratische Gesundheitssystem) zeigt, daß neben den bisher genannten Themen die Psychosomatik im Grunde randständig blieb (Originalarbeiten sind selten, es überwiegen Berichte im journalistischen Stil). Einige zaghafte Ansätze (wie etwa das weit von klinischem Denken entfernte „Die Angst im Kapitalismus" von Duhm 1972; oder „Neurose und

Klassenkampf" von Schneider 1973; oder Vinnai (1973) „Sozialpsychologie der Arbeiterklasse") erzielten zwar für heute überraschende Auflagen von bis zu 13.000, blieben aber ohne große Resonanz im Blick auf Folgearbeiten. Ein prominent gewordener Vertreter der Psychosomatik, Horst Eberhardt Richter, sorgte für (teils erregte) Diskussionen über die Dialektik von Befreiung und Anpassung als er im 'Projekt Eulenkopf' Randgruppen Aufmerksamkeit schenkte (und damit wiederum das Befreiungsmotiv 'bediente'). Seine späteren Arbeiten gehören zu den wenigen in der Psychosomatik, die eine emanzipatorische Grundhaltung und ein Engagement für gesellschaftlich relevante Themen widerspiegeln. Wie gering die emanzipatorischen Schwingungen der Psychosomatik im Laufe der Jahre waren, zeigt sich schon daran, daß es schwer fällt, hier eine relevante Zahl von Arbeiten zu nennen. Im weitesten Sinne gehören hierher: Beck (1981): Krankheit als Selbstheilung; Overbeck (1984): Krankheit als Anpassung; Mitscherlich et al. (1984): Der Kranke in der modernen Gesellschaft. Weniger zukunfsträchtig als es der Titel verheißt ist das Buch von Richter & Wirsching (1991): Neues Denken in der Psychosomatik.

Aufarbeitung des Faschismus

Die Geschichte der institutionellen Verankerung von Psychosomatik/Psychotherapie ist in Deutschland unmittelbar mit dem Faschismus verbunden. Vor der Machtergreifung der Nationalsozialisten gab es weit fortgeschrittene Vorstellungen zu Ausbildungsgängen und institutionellen Verankerungen (vgl. Dührssen 1987, 1990, 1992), die dann erst Jahrzehnte später wieder relevant wurden. Da die meisten PsychotherapeutInnen und PsychosomatikerInnen in dieser Zeit unter Verfolgungen zu leiden hatten und daher emigrierten, waren die Jahre von 1945 bis zum Beginn der Studentenbewegung durch den Wiederaufbau einer Infrastruktur und die Ausbildung neuer PsychotherapeutInnen geprägt. Die Kritische Medizin konnte hier also an gerade neu entstandene bzw. entstehende Strukturen anknüpfen, konnte sich für erste Modellprojekte (insbesondere das sog. Ulmer Modell) interessieren und sich einer Denkweise annähern, die wenig vom Faschismus kontaminiert war. Eine große Rolle spielten bei diesem Annäherungsprozeß auch einige wenige herausragende Persönlichkeiten, die eine hohe Glaubwürdigkeit besaßen und daher den Diskussionsprozeß befruchten konnten (zu nennen sind hier V. von Weizsäcker, Kütemayer, Hübschmann, Th. von Uexküll). Insbesondere Alexander Mitscherlich besaß ein hohes Ansehen und eignete sich als 'Identifikationsfigur', weil er durch seine Teilnahme an und seine Publikation über den Nürnberger Ärzteprozeß nicht im Verdacht stand, mit dem Nationalsozialismus in Verbindung zu stehen. Sein Buch 'Krankheit als Konflikt' (Mitscherlich 1966) kann sicher für die meisten kritisch denkenden MedizinerInnen der damaligen Epoche als ein wesentliches Werk in der Auseinandersetzung mit der Psychosomatik gelten (sicher auch die Arbeit: Zur psychoanalytischen Auffassung psychosomatischer Krankheitsentstehung, Mitscherlich 1953). Seine Beschäftigung mit anderen relevanten gesellschaftlichen Phänomenen ließ die Hoffnung entstehen, daß dieser junge Wissenschaftszweig eine emanzipatorische Valenz in sich tragen könnte (besonders bedeutsam sind folgende Bücher: Die vaterlose Gesellschaft, Die Unfähigkeit zu Trauern, Die Unwirtlichkeit der Städte).

Marxismus und Psychoanalyse

Die Choreographie des Verhältnisses zwischen Psychoanalyse und Marxismus war in Deutschland von Anbeginn an bis zum Ende der neunziger Jahre von hoher wechselseitiger Ambivalenz bestimmt. Anziehung und Faszination einerseits, Skepsis und leidenschaftliche Allergiebereitschaft kennzeichneten die Herangehensweisen.

Die Vorstellungen reichten von der Hoffnung auf die Emanzipation des Subjekts (Entwicklung zum revolutionären Subjekt) durch die Psychoanalyse bis hin zu der am anderen Pol des dichotomen Denkens angelagerten Befürchtung einer unkritischen und daher unpolitischen Integration der ausschließlich nach innen gewendeten, mit der eigenen Biographie und dem Unbewußten beschäftigten entkollektivierten und daher egozentrischen Subjekte, die die revolutionäre politische Perspektive des gesellschaftlichen Kampfes aus den Augen verlieren würden. Markante Wegsteine dieser Auseinandersetzungen sind etwa die Diskussion über das Heidelberger Patientenkollektiv, über Lucien Sève (1972), Bernfeld et al. (1971), Brede (1974) oder die Arbeiten zur Kritische Psychologie (Braun & Holzkamp (1977); Holzkamp-Osterkamp 1975), die sich auf hunderten von Seiten mit dem theoretischen Grundgerüst der Psychoanalyse auseinandersetzten und dabei vor allem an Freuds Originalarbeiten orientiert waren, ohne die neueren Entwicklungen der Psychoanalyse zur Kenntnis zu nehmen. In dieser Auseinandersetzung fehlte es sowohl an wissenschaftshistorischem Denken wie an dialektischer Integrationsfähigkeit, was sicher dazu beitrug, daß diese Werke so ausgesprochen schlecht lesbar waren (zumindest gehörte zur vollständigen Lektüre eine erhebliche Portion masochistischer Leidensbereitschaft, die damals ausreichend vorhanden war).

Weder ist es möglich, die inhaltlichen Punkte, noch die Schulrichtungen oder herausragenden Personen der Kontroversen hier zu benennen (Frankfurter Schule, Marcuse etc.). Aus der Perspektive des Rückblicks auf diese interessante Debatte kann der Autor dieses Beitrags, der mit beiden Perspektiven identifiziert war und ist, die Hypothese wagen, daß das schwierige Verhältnis dieser beiden bedeutendsten Denkströmungen unseres nun ausgehenden Jahrhunderts darin begründet liegt, daß beide psychologisch zu viele Ähnlichkeiten aufweisen. Die Dominanz orthodoxer und daher relativ engstirniger Vertreter (Platzhirsche) beider Richtungen führte zu einer Symmetrie der Denkmuster: die oft verblüffend ähnliche Rhetorik des Durchdeklinierens der Äußerungen der Begründer (im einen Fall Marx, Engels, Lenin und Parteitagsbeschlüsse, im anderen Fall die haarkleine Erläuterung der Freudschen Positionen) mag nur ein Beispiel sein. Auch der Umgang mit nur leicht abweichenden Positionen von der reinen Lehre und die Angst, das Gedankengebäude könne komplett zusammenstürzen, wenn man in Detailfragen zu anderen Auffassungen kommen würde, weist verblüffende Parallelen auf, die sich auch institutionell in strengen Reglementierungen äußerten und häufig mit der Ausschluß-Drohung aus der Gemeinschaft verknüpft wurden. Dogmatismus, stramme Hierarchien, Überwertigkeit der Aussagen der Gründerväter, Probleme mit innovativen Weiterentwicklungen sind gemeinsame Charakteristika dieser beiden Denkströmungen, die vom Grundsatz her eher ergänzend und sich wechselseitig befruchtend hätten existieren können.

Patchwork-Psychosomatik

Diese lediglich schematisch vereinfacht dargestellten unterschiedlichen Zugänge zur Psychosomatik sowie die immanenten theoretischen Widersprüche dieses sowohl jungen (was die institutionelle Seite angeht) als auch zugleich traditionsreichen (was die Kulturgeschichte und Philosophie angeht) Faches führten naturgemäß zu einer Vielzahl unverbunden nebeneinander bestehender Vorstellungen hinsichtlich der emanzipatorischen Valenzen der Psychosomatik. Der Begriff selbst wurde mit höchst unterschiedlichen Bedeutungen unterlegt und die Vielfalt der Erwartungen spiegelt sich in den vermeintlich synonym verwendeten Ausdrücken, die im Verlauf der Jahre mit ihm in Verbindung gebracht wurden, wider: alternative, emanzipatorische, ganzheitliche, humane, integrierte, psychosoziale Medizin (um nur die bedeutenden Stichwörter zu nennen). Ebenso vielfältig sind die Personen und Institutionen, die sich mit dem Etikett 'psychosomatisch' in den letzten Jahren (überwiegend zu Unrecht) schmückten: von 'A', nämlich Akupunktur oder Augenmuskelgymnastik bei Sehschwäche, 'B' wie Barfußmedizin oder 'C' wie chinesische Medizin, von der Esoterik, Homöopathie und Meditation, Mystik und Naturheilkunde bis hin zu 'Z' wie Zahnheilkunde galt alles, was nicht strikt naturwissenschaftliche Medizin war, bereits als ganzheitlich-psychosomatisch. Ein hin und wieder mit seinen PatientInnen sprechender Allgemein- oder Hautarzt durfte sich ebenso als psychosomatisch orientiert begreifen, wie große Spezialkliniken für Koronar- oder Schmerzkranke, die irgendwo im Keller- oder Dachgeschoß eine Diplompsychologin mit großem Kofferradio nebst Kassetten zur Progressiven Muskelentspannung versteckt hielten, von der nur ein Promille aller behandelten PatientInnen überhaupt Kenntnis erlangte.

Ein realistisches Abbild dessen, was man gegen das etablierte Medizinsystem als psychosomatisches Denken formulieren und praktizieren konnte, boten die sog. Gesundheitstage, die als Jahrmarkt der Möglichkeiten von der politischen Ökonomie bis hin zu Initiativgruppen zur Legalisierungsforderung von Sex zwischen Erwachsenen und Kindern alles boten. Die etwas ernster zu nehmenden Strömungen bzw. Personen dieser Bewegung, die nicht als Eintagsfliegen am Tellerrand des alternativen Müsli enden wollten und sich deshalb der Mühe einer Verschriftlichung und damit Systematisierung ihres Denkens unterzogen, publizierten in Zeitschriften wie Dr. med. Mabuse, Demokratisches Gesundheitswesen, Das Argument (Sonderreihe 'Kritische Medizin' und 'Kritische Psychologie'), Psychosozial u.a., organisierten sich in den Gewerkschaften, der IPPNW, bei den Demokratischen Ärztinnen und Ärzten und/oder begaben sich auf den langen Marsch in die und durch die Kliniken, durchliefen psychotherapeutische Curricula und sind heute (kaum wiedererkennbar und zuweilen um Tarnung bemüht) in hohen Positionen tätig.

Entwicklungslinien der Psychosomatik innerhalb der Medizin

Eine Geschichte der Psychosomatik in unserem Jahrhundert ist bisher nicht geschrieben und die wenigen Aufsätze zum Thema stellen lediglich schmale Sektoren dar. Es können daher auch an dieser Stelle nur einige markante Entwicklungslinien skizziert werden.

Von den Alexanderschen 'Holy Seven' zur Psychoneuroimmunologie

In der Theorie standen am Beginn der institutionellen Etablierung der Psychosomatik in die Medizin die sog. heiligen sieben psychosomatischen Krankheiten, die Franz Alexander 1950 in seinem Lehrbuch beschrieben und mit seiner Spezifitätshypothese verbunden hatte (Alexander 1977). Viele Studien schienen damals diese Thesen zu untermauern und so wurde in diese Richtung auch in den folgenden Jahrzehnten weiter geforscht. Zahlreiche Krankheiten wurden systematisch nach Gemeinsamkeiten in der Persönlichkeit, in den zugrundeliegenden Konflikten oder der Eltern-Kind Beziehung abgeklopft. Es war die Zeit der phantasievollen und eingängigen Deutungsmuster, die viel mit der schöpferischen Kraft von G. Groddeck zu tun hatten. Man suchte nach der Mutter, die jemandem im Magen liegt, nach dem nicht ausgestoßenen Schrei des Asthmatikers, nach dem Rühr-mich-nicht-an-Komplex des Neurodermitikers oder nach der Person, auf die der Colitiker eigentlich scheißen wollte. Niemand konnte einen Schnupfen überstehen, ohne sich die Frage gefallen lassen zu müssen, wovon er/sie die Nase voll habe. Die Alexandersche Spezifitätsannahme und seine psychophysiologische Untermauerung konnte vermutlich über Jahrzehnte das Denken und Forschen dominieren, weil sie verblüffend einfach und zugleich dem medizinischen Denkmuster völlig kompatibel war: Entsprechend der naturwissenschaftlich-linearen Logik wurde auch in der Psychosomatik das linear-monokausale Schubladendenken etabliert: Jede Krankheitseinheit erhielt ein eigenes kategoriales Kästchen, und nun begann die Suche nach den allen PatientInnen gemeinsamen Konflikten, Müttern oder Familienkonstellationen (ähnlich der Infektiologie mit der Suche nach Viren und Bakterien). Die ohnehin nicht besonders wahrscheinliche und wenig plausible Vorstellung, daß viele tausend Menschen mit z.B. koronarer Herzerkrankung, Ulcus oder Neurodermitis gleiche psychische Konflikte oder ähnliche frühkindliche Entwicklungsbedingungen haben sollten, wurde wegen der guten Kompatibilität zum herrschenden medizinischen Denken verleugnet. Es war der Versuch, durch Anpassung (teilweise Aufgabe des sozialwissenschaftlichen Paradigmas) an das medizinische Paradigma Anerkennung zu finden.

Die Fortschritte statistisch-mathematischer Verfahren ermöglichten mit der Einführung kleiner werdender und bezahlbarer Computer (PC genannt) ganz neue wissenschaftliche Untersuchungen auch in den Sozialwissenschaften. Mit Hilfe testpsychologischer Instrumente (die nun in großer Zahl angewandt und auch entwickelt wurden) sowie geeigneter Software konnten jetzt große Stichproben untersucht und mit komplexen statistischen Prozeduren (Cluster-, Faktoren-, Diskriminanz- und Varianzanalysen) analysiert werden. So konnte die Spezifitätshypothese allmählich relativiert und widerlegt werden. Andere theoretische Modelle (pensée operatoire, Alexithymie, De- und Resomatisierung, zweiphasige Abwehr u.a.) bestimmten die Diskussion zunehmend (vgl. Overbeck 1977; Overbeck & Overbeck 1978; vgl. hierzu auch das viele Jahre vorher erschienene Buch von T. von Uexküll 1963 oder die Zusammenfassung der Entwicklung in Overbeck et al. 1998).

Die folgenden Jahre (etwa ab 1978) können als eine Blütezeit der deutschsprachigen Psychosomatik angesehen werden. Es entstanden große Abteilungen, Drittmittel-Forschungsprojekte und Sonderforschungsbereiche der DFG konnten durchgesetzt werden. Eine neue Generation von WissenschaftlerInnen wuchs heran (viele der heutigen Lehrstuhlinhaber habilitierten sich damals). Einige bedeutende Zentren bzw. Personen dieser Epoche sind etwa: Frau von Kerekjarto und E.A. Meyer in Hamburg, Richter und Beckmann in Gießen, Uexküll, Thomä und Kächele in Ulm, Bräutigam, Christian und Stierlin in Heidelberg.

Das erste von Thure von Uexküll (1979) herausgegebene Lehrbuch der Psychosomatischen Medizin (das jetzt in der 5., jeweils völlig veränderten und überarbeiteten Auflage vorliegt) gibt ein reges Zeugnis der lebendigen Entwicklung des Faches. Neben der weiteren vertieften und methodisch verfeinerten Erforschung einzelner psychosomatischer Krankheitsbilder entstand als großes bedeutendes Forschungsfeld das Erleben und die psychische Verarbeitung von Krankheiten und medizinischen Maßnahmen (Copingforschung, vgl. z.B. Lazarus 1966; Lazarus & Folkman 1984). Die Fortschritte der organmedizinischen Forschung bzgl. einiger als klassisch psychosomatisch geltender Krankheiten (Asthma, Colitis ulcerosa, M. Crohn, rheumatische Arthritis, Neurodermitis aber auch der koronaren Herzkrankheit) zeigten, daß es sich um komplexe, multifaktorielle und auch molekulare oder (auto)immunologische Vorgänge handelte, so daß die alten polar-dichotomen Fragestellungen (psychisch oder organisch bedingt) völlig in den Hintergrund rückten. Es entstanden bedeutende Forschungskooperationen und in diesem Zuge neue Wissenschaftsgebiete, die sicher auch in den nächsten 20 Jahren die entscheidenden Erkenntnisfortschritte der Medizin bringen werden: Psychoendokrinologie, Psychoneurologie, Psychoneuroimmunologie, Psychoonkologie, Psychokardiologie, die sog. Neurowissenschaften der Gehirnforschung etc. Der Begriff 'Psychosomatik' kann insofern heute als überholt bzw. unpräzise gelten, als sog. bio-psycho-soziale oder auch somato-psychische Vorgänge deutlich in den Mittelpunkt der Forschung und PatientInnenversorgung gerückt sind.

In die beschriebene Blütezeit des Faches fällt auch die Entwicklung und Entfaltung der Psychotherapieforschung, die mit der historisch bedeutenden Berliner Studie von Dührssen ihren Anfang im deutschsprachigen Raum nahm (vgl. Gitzinger et al. 1997). Die berühmte Eysencksche These von der Unwirksamkeit der Psychotherapie und der gleich großen Spontanremission neurotischer und psychosomatischer Krankheiten beflügelte zunächst die Out-come-Forschung, die mit der empirisch gesicherten Zurückweisung der Eysenckhypothese allmählich in die differentielle und prozeßorientierte Psychotherapieforschung überging. Der auch medienwirksame Höhepunkt der wissenschaftlichen Psychotherapieforschung ist die derzeit aktuelle Debatte über vergleichende Untersuchung der Wirksamkeit der verschiedenen Therapieschulen, der im Grunde aber ein historischer Rückschritt ist und zugleich von der Psychologie des Elfenbeinturms bestimmt ist (Grawe et al. 1994).

Resümiert man diese im stürmischen Galopp vorgetragene wissenschaftliche Entwicklung des Faches Psychosomatik, so muß man aus wissenschaftsinhärenter Sicht sagen, daß in den letzten 35 Jahren mit knappen personellen und finanziellen Ressourcen enorme Fortschritte erzielt wurden. Die Psychosomatik hat deutlichen Einfluß auf die Entwicklung ihrer Grundlagenfächer (Psychologie, Soziologie u.a.) genommen, wie auch umgekehrt von diesen wichtige Impulse ausgingen. Im Umkreis der Psychosomatik und in enger Anlehnung an diese haben sich andere Wissensgebiete entwickelt und sind nun selbstständige Forschungsbereiche geworden (z.B. Gesundheitspsychologie, Public Health, Pflegewissenschaft, Salutogenese nach Antonovsky). Auch hat die breite Anwendung der Psychosomatik im stationären Bereich dazu beigetragen, daß psychotherapeutisch-begleitende Therapieverfahren durch Erfahrungsgewinn und Begleitforschung eine Aufwertung erfuhren (Musiktherapie, Körpertherapie, Gestaltungstherapie etc.).

Was die Forschungsmethodik angeht, kann die Psychosomatik heute mit Fug und Recht als eines der führenden Fächer der Medizin gelten. Was die theoretische Entwicklung angeht, so ist die Lage sicher weniger optimistisch zu beurteilen. Eklektizistische Theoriebestandteile werden überwiegend unverbunden nebeneinandergestellt (Versuche einer theoretischen Standortbestimmung sind selten, z.B. Zepf 1976, 1976b; 1981), vielen empirischen Untersuchungen fehlt jeder theoretische Tiefgang. Theorien begrenzter Reichweite beherrschen das Feld. Gäbe es nicht das einstige Vorbild (mittlerweile ein Außenseiter) der Psychosomatik, Thure von Uexküll (er bezeichnet sich als weiser alter Mann heute selbst als ein noch lebendes Leitfossil einer vergangenen Epoche), so stünde es ganz schlecht um die theoretische Fundierung der deutschen Psychosomatik. Als einziger in den vergangenen Jahren hat er nicht nur den Gedanken einer grundlegenden Veränderung der Medizin im Auge behalten (genau dies hat ihn zum Außenseiter gemacht und diese Frage hat letztlich nahezu zur Spaltung des lange Zeit bedeutenden Deutschen Kollegiums für Psychosomatische Medizin geführt, siehe unten), sondern systematisch an einer Theorie der Humanmedizin (v.Uexküll & Wesiack 1988) gearbeitet. Dieses in sich konsistente Theoriemodell ist das einzige in der Medizin überhaupt vorhandene theoretische Modell medizinischen Handelns, und die deutsche Psychosomatik hätte einem ihrer Begründer hier sehr zu danken. Sicher nicht überraschend ist, daß diese Arbeit in der Medizin, auch in der Psychosomatik und in der kritischen Medizin weitgehend unbeachtet blieb.

Vom Revoluzzer aus der philosophischen Fakultät der Medizin zum konservativen Seelendoktor: Der Facharzt für Psychotherapeutische Medizin

Fremdes und oft auch Neues wird von geschlossenen Gemeinschaften immer zunächst etikettiert und entwertet in der Hoffnung, die Ausstoßung auf diese Weise zu erleichtern. Die sog. psychosozialen Fächer wurden von der insgesamt höchst konservativen Medizin am Anfang ebenfalls keineswegs als Fortschritt willkommen geheißen. Skepsis bis Ablehnung herrschten vor, die vermeintliche Nähe zur Studentenbewegung erleichterte Einordnungen. Die sich abzeichnenden Inhalte wurden (nicht ganz zu Unrecht) als Kritik an der herrschenden Medizin empfunden. Der oft liebevoll kultivierte erhobene Zeigefinger vieler PsychosomatikerInnen in Bezug auf die fehlende bzw. verkümmerte Kommunikation innerhalb der Medizin oder die Diskussion um die soziale Bedingtheit von Krankheit und Gesundheit, die notgedrungen auf soziale Ungleichheit und gesellschaftliche Macht hinweisen

mußte, wurden in der Medizin als störend, pubertär oder eben als postrevo-
lutionäre Restinfektionen empfunden. Die Kritik an den patriarchalischen
konservativen Machtstrukturen des Medizinsystems (die vielen kleinen
Halbgötter in Weiß hatten damals wie heute ja noch ihre mächtigen Kli-
nikchefs als feudale Herrscher gottgleich durch die Hochschulreform retten
können), die Kritik an der Macht der Großindustrie (Pharma- und Geräte-
teindustrie) und die Thesen von der psychosomatischen Bedingtheit
(Eingebundenheit) *aller* Krankheiten erleichterten Vorurteilsstrukturen, die
die Psychosomatik in die Nähe revolutionärer Ideen bzw. philosophischer
Disziplinen rückten. Bei aller Sympathie gegenüber kritischen bzw. linken
(wie es damals hieß) Denkansätzen, so muß man doch sagen, daß diese Befürchtungen und Etikettierungen (leider?) an der Realität weit vorbeigingen.

Die meisten 'Gründerväter' (Frauen gab es nur sehr wenige), d.h. die nach
1970 berufenen neuen Lehrstuhlinhaber waren (und sind) keineswegs Revolutionäre im Che-Guevara-Look, sondern nette und zur Anpassung und
Kooperation gewillte Menschen, vor denen niemand sich zu fürchten hat.
Die erste wissenschaftliche Fachgesellschaft (HPPS: Hochschullehrer für
Psychosomatik, Psychotherapie, Medizinische Soziologie und Psychologie)
löste sich bald auf, als die ersten Konflikte auftauchten und alle Fächer den
Eindruck hatten, man könne die eigenen Interessen (Lehrstühle, Assisten-
tenstellen, Prüfungsfragen und Abteilungshaushalte) doch eher allein vertreten. Dieser Verein, wie auch das von Thure von Uexküll gegründete Deutsche Kollegium für Psychosomatische Medizin (DKPM) waren sozialpsy-
chologisch bzw. beziehungsdynamisch gesehen eher wie klassische psychosomatische Familien strukturiert: man ging Konflikten lieber aus dem Weg,
verleugnete bzw. verschwieg Differenzen und spielte heile harmonische Familie (Festungstyp nach H.E. Richter). Ein Beispiel möge dies für die Grün-
dungszeit (HPPS) veranschaulichen: Drei Tage vor einer gemeinsamen Tagung in Heidelberg erschien in der FAZ ein einseitiges Pamphlet eines sehr
bekannten Heidelberger Professors, in dem er sich langatmig, vorurteils-
schwer und entwertend dagegen aussprach, daß Hochschullehrer von medizinischen Fakultäten berufen werden, die nicht Medizin sondern ausschließlich Psychologie studiert hatten. Es ging im Grunde darum, das Fach Medizinische Psychologie unter Kontrolle zu halten, und das hieß im Klartext,
auch hier eine medizinisch-psychoanalytische Dominanz (wie in der Psychosomatik) sicherzustellen. Da es sich abzeichnete, daß die Medizinische
Psychologie in Deutschland sehr wissenschaftlich empirisch und nicht or-
thodox schulengebunden (nämlich psychoanalytisch) orientiert sein würde,
war dieser Aufsatz im Grunde eine Unverschämtheit und ein Affront son-
dergleichen. Die Tagung verlief gleichwohl sehr harmonisch und friedlich
und es wurde ausschließlich informell über diesen Konflikt diskutiert. Anstatt einer offenen Auseinandersetzung wurde dort in Heidelberg im Hintergrund der Tagung die Gründung der (Deutschen) Gesellschaft für Medi-

zinische Psychologie (GMP) und der für Soziologie beschlossen und vorbereitet. Es war das Ende einer gemeinsamen Fachgesellschaft und der Beginn eines jahrelangen Nebeneinanders.

Ein wissenschaftlich-gesundheitspolitischer Diskurs innerhalb der bundesdeutschen Psychosomatik kreiste lange Zeit um die Frage der Spezialisierung, d.h. um die Frage, ob man einen Facharzt für das Fach etablieren solle. Eine bedeutende Strömung leitete aus der theoretischen Konzeption der Einheit körperlicher und seelischer Vorgänge den Gedanken ab, daß die Psychosomatik nicht als Spezialdisziplin mit eigenem Facharzt entstehen dürfe, sondern als grundlegende Haltung in allen Bereichen der Medizin integriert zu etablieren sei. Diese vor allem von Thure von Uexküll vertretene Forderung nach einem Paradigmawechsel in der Medizin wurde von ihm theoretisch begründet und im sog. Ulmer Modell einer integriert internistisch-psychosomatischen Medizin auch umgesetzt. Neben einzelnen (an einer Hand abzählbaren) ähnlichen Modellen gilt dieser Versuch heute innerhalb der deutschen Psychosomatik als historisch überholt. Gerade auch in dieser Frage zeigt sich, daß ideologische Debatten häufig von ökonomischen Realitäten moduliert werden: Machtbalancen und die Sicherung ökonomischer Ressourcen dürften bedeutender sein als die sich im Alltag einer solchen Medizin stellenden klinischen Fragen.

Die Struktur des bundesdeutschen Medizinsystems sowie die spezifischen Bedingungen der Sozialversicherung führten unabhängig von den Diskussionen über die Stellung der Psychosomatik in der Medizin zu einer weltweit wohl einmaligen psychosomatischen Versorgungslandschaft. Es entstanden zahlreiche psychosomatische Spezialkliniken, die nahezu alle außerhalb anderer medizinischer Krankenhäuser und oft geographisch weit ab betrieben wurden (ähnlich wie früher psychiatrische Landeskrankenhäuser). Da es sich in den letzten 20 Jahren ökonomisch rechnete, private psychosomatische Kliniken zu besitzen und zu betreiben, haben wir in Deutschland mehr psychosomatische Betten als in ganz West- und Osteuropa zusammengerechnet (vgl. Jordan & Krause-Girth 1989; Schepank 1987). Diese psychosomatischen Kliniken sind personell und materiell in der Regel gut ausgestattet und arbeiten auf hohem wissenschaftlichem Niveau. Weiterhin entstanden durch die Forderungen der Versicherungsträger in zahlreichen Spezialkliniken (Rheuma- und Schmerzkliniken, Asthma-, Krebs- oder Hautkliniken, Kliniken für Herz- und Kreislaufkrankheiten etc.) psychosoziale Abteilungen unterschiedlicher Größe, die entsprechende Zusatzangebote für die PatientInnen bereithielten. Auch was die ambulante psychotherapeutische Versorgung angeht ist die Versorgung der Bevölkerung in den letzten Jahren quantitativ sehr ausgeweitet worden und kann qualitativ als befriedigend mit einigen ernsten Mängeln beurteilt werden.

Wie sehr die reale Entwicklung einer parallel und teilweise unabhängig von den ideologischen Vorstellungen und Debatten verlaufen kann, zeigt die

Geschichte des bedeutendsten Dachverbandes der Psychosomatik, des DKPM (Deutsches Kollegium für psychosomatische Medizin). Mit der Gründung durch Thure von Uexküll war der Gedanke verbunden, eine umfassende Integration der Psychosomatik in das Medizinsystem und die Gesellschaft zu erreichen: Schulenübergreifend sollte die Annäherung zwischen verhaltensmedizinischen und psychoanalytischen Denkrichtungen gefördert werden, weiter sollten die verschiedenen Berufsgruppen (ÄrztInnen, PsychologInnen, Pflegekräfte) hier ihre Heimat erhalten und es sollte darüber hinaus Wissenschaft und klinische Praxis zusammengeführt werden, indem sowohl FachärztInnen aller medizinischen Disziplinen als auch niedergelassene ÄrztInnen hier ihren Ort der Diskussion und Fortbildung erhalten. Von Anfang an zeigte sich allerdings, daß wesentliche Fragen (Machtfragen im Umfeld von politischen Entscheidungen, wie der Novellierung der Approbationsordnung) außerhalb der Gesellschaft debattiert und an ihr vorbei zur Entscheidung gelangten. Die bereits erwähnte spezifische sozialpsychologische Struktur führte dazu, daß Konflikte als lästig, zeitraubend, inadäquat und daher tendenziell deutungsbedürftig angesehen wurden. Psychoanalytische Arroganz und Engstirnigkeit führten dazu, daß die KollegInnen aus der verhaltensmedizinischen Denkrichtung nach einigen Versuchen der offenen Debatte sich zunehmend zurückzogen. Die Integration anderer Berufsgruppen gelang ebensowenig wie die von niedergelassenen KollegInnen oder anderen Facharztdisziplinen. Auch die Verankerung psychosomatischer Forschungen in gesellschaftspolitische Zusammenhänge blieb äußerst zaghaft und daher anderen Verbänden überlassen. So tagen psychosomatisch Tätige seit Jahrzehnten zwei Mal jährlich, ohne hierbei gesellschaftlich aktuelle oder drängende Fragestellungen in den Mittelpunkt ihrer Tagungen gestellt zu haben. Man vermißt Themen wie: Psychosomatische Folgen von Arbeitslosigkeit oder Migration, psychische Folgen der Lebensweise von Kindern und Jugendlichen in unserer Gesellschaft, Gewalt im Lebensalltag von Menschen, psychische Folgen von Krieg, Folter und Holocaust, psychosomatische Krankheiten in der Folge der Veränderung moderner Arbeitsplätze (z.B. Bildschirmarbeit) und viele weitere bedeutende gesellschaftliche Fragestellungen.

Ein für den Autor dieses Aufsatzes unvergeßliches Szenario möge die Diskussions- und Konfliktunfähigkeit des DKPM exemplarisch verdeutlichen: Im Auftrag und mit finanzieller Unterstützung des DKPM machte sich der bekannte Medizinjournalist Jürgen-Peter Stössel etwa 1981 an die Arbeit zu beschreiben, was er selbst die „Sehenswürdigkeiten auf dem Territorium psychosomatischer Theorie und Praxis" nannte. Das äußerst lesenswerte Buch „Wenn Pillen allein nicht helfen — Erfahrungen mit der psychosomatischen Medizin" erschien 1984. Es zeigt historische Perspektiven und Entwicklungslinien auf, schildert Modelle und Personen und benennt auch die politischen Widerstände, die der Psychosomatik in unserer Gesellschaft entgegenstehen. Nach Erscheinen des Buches sollte es auf einer Tagung des DKPM in Düsseldorf im Rahmen einer Podiumsdiskussion debattiert werden. Nun wurde schnell deutlich, daß es einigen führenden Fachvertretern offensichtlich überhaupt nicht ins Konzept paßte, daß hier die Psychosomatik in ihren emanzipatorisch-politischen Kontext gerückt wurde. Obwohl Stössel anwesend war, wurde ihm ein Platz auf dem Podium verweigert. Trotz massiver Forderungen aus dem vollbesetzten Hörsaal blieb es dabei, daß er im Publikum seinen Platz hatte. Die folgende Diskussion ist kaum beschreibbar: Im Mittelpunkt des Bemühens stand die Verhinderung einer offenen Auseinandersetzung mit dem Hinweis, das Buch sei zu politisch und einseitig. Vielmehr bemühte sich die Diskussionsleitung darum, neue Überlegungen anzustellen, wie man die Psychosomatik in der Öffentlichkeit angemessener darstellen könnte. Ein grauenvolles Resultat dieser 'Überlegungen' ist noch heute nachlesbar (Neun (1990) Psychosomatische Einrichtungen. Was sie (anders) machen und wie man sie finden kann). Das Buch von Stössel fand leider keine Neuauflage.

Der Niedergang einer mit vielen (auch emanzipatorischen) Hoffnungen verbundenen Fachgesellschaft ließe sich an weiteren Beispielen veranschaulichen (z.B. Umgang mit der historischen Entwicklung der Psychosomatik, Nationalsozialismus und Psychosomatik), wozu hier allerdings der Platz fehlt. Obwohl junge und wenig engstirnige Personen die Leitung des DKPM übernommen haben, schwebt die Gefahr der Bedeutungslosigkeit dieser Fachgesellschaft heute mehr denn je über ihr, denn die oft widersprüchlichen Partialinteressen haben zur Gründung (Abspaltung) zahlreicher eigener Vereinigungen geführt. So hat Thure von Uexküll das DKPM zwar nicht verlassen (wozu ihm sicher zuweilen zumute war), er hat jedoch mit einer Neugründung auf den politischen Wandel reagiert (Akademie für integrierte Medizin mit Sitz in Ulm). Die Hochschullehrer der Psychosomatik haben ebenfalls ihren eigenen Verein gegründet, weil sie an den Universitäten erneut um ihre Existenz kämpfen müssen (im letzten gescheiterten Entwurf der Approbationsordnung war die Psychosomatik als Prüfungsfach nicht mehr erhalten, was den Kliniken die Möglichkeiten gegeben hätte, die Psychosomatik zu schließen). Die Umstrukturierung der Hochschulen und die bevorstehende Privatisierung der Klinikanteile der Universitätskliniken wird zu einem weiteren dramatischen Stellenabbau in der Psychosomatik führen. Der derzeit aktuelle Modus der Verteilung von Forschungsgeldern nach sog. Impact-Faktoren der Zeitschriften, in denen eine Abteilung publiziert, die Qualitätssicherung und 'evidence based medicine' werden am Ende eine kaum wiedererkennbare Psychosomatik zurücklassen. Ganz anders stellt sich die Situation für die Leiter psychosomatischer Kliniken dar. Hier wird um den Erhalt von Betten und Kliniken, um Kostensätze und -pauschalen gekämpft, weil viele Kliniken als Rehabilitationskliniken in den Sog des Abbaus dieses Bereichs der Krankenversorgung geraten sind. Im dritten

Kraftfeld des Faches Psychosomatik wird auf standespolitischer Ebene um den Erhalt des gerade erst etablierten Facharztes für Psychotherapeutische Medizin gekämpft. Hier haben es die standespolitisch geübteren Psychiater noch immer nicht überwunden, daß ein weiterer Facharzt auf dem 'Psy'-Gebiet entstanden ist. Die immer wieder geäußerten Begehrlichkeiten gehen dahin, einen Suprafacharzt aller 'Psy-Fächer' zu etablieren und so den ungeliebten psychosomatischen Facharzt wieder loszuwerden.

Resümee

Die vorgelegte Darstellung ist äußerst unvollständig und hoch selektiv. Die persönliche Haltung des Autors ist nicht nur unverkennbar als roter Faden eingewebt, sondern der Autor ist Teil der Entwicklung selbst, war und ist gefangen und eingeschnürt in die Verhältnisse, die Karriereerfordernisse, Denkverbote und -hemmungen. Daher sind andere Sichtweisen nötig und möglich (vgl. die jüngst erschienene Darstellung von Hoffmann et al. 1999). Die Frage, ob die Psychosomatik als emanzipatorische Leitdisziplin der Medizin gelten konnte oder kann, ist m.E. eindeutig zu beantworten.

Sofern eine Wissenschaft bzw. eine Disziplin der Medizin überhaupt ohne zeitgleiche soziale Bewegung eine emanzipatorische Funktion erfüllen kann, so ist dies derzeit in Bezug auf die Psychosomatik m.E. nicht der Fall.

Interessant ist, daß eine emanzipatorische Valenz in der Psychosomatik unterliegt bzw. prinzipiell unterliegen könnte. Dieser Zahn wurde ihr nicht gezogen, sondern auf dem Wege ihrer Integration in das System kunstvoll überkront, die Wurzel ist intakt, der Nerv lebt möglicherweise noch. So würde der Versuch, die derzeit gesicherten Erkenntnisse zu psychosozialen Faktoren der Entstehung und des Verlaufs der koronaren Herzkrankheit systematisch zusammenzutragen, zweifellos ein äußerst interessantes Abbild der Realität unserer Gesellschaft und der Einbindung von Individuen sowie der psychischen Funktionsmechanismen ergeben (z.B. psychoökonomische Funktion der Arbeit). Das Wissen über Gewalt und sexuellen wie psychischen Mißbrauch von Kindern könnte (wie bei vielen anderen Arbeitsbereichen der Psychosomatik) durchaus emanzipatorische Kräfte in unserer Gesellschaft fördern und Veränderungen begleiten (im Sinne einer Bereitstellung wissenschaftlicher Kenntnisse).

Dem steht entgegen: ökonomische, politische und sozialrechtliche Strukturen der Gesellschaft und der Medizin prägen die Entwicklung mehr als Hoffnungen, Leitbilder und wissenschaftliche Erkenntnisse. Die Integration in ein System führt immer zuerst zu Anpassung und Assimilation und nicht zum Querdenken. Die Rituale des wissenschaftlichen Geschäfts (Qualifikations- und Publikationsbedingungen und -erfordernisse) verhindern Kreativität genauso wie die Entwicklung neuartiger Ansätze, die nicht im Mainstream liegen. Ob zukünftige Entwicklungen das Wachstum eines Bonsai der kritisch-emanzipatorischen Seite der Psychosomatik fördern, ist höchst zweifelhaft. Meine Vorstellungen bzw. Befürchtungen hinsichtlich einer Psychosomatik nach der Jahrtausendwende habe ich gemeinsam mit Alexa Franke an anderer Stelle niedergelegt (Jordan & Franke 1995).

Die Frage nach der Leitdisziplin in der Medizin ist derzeit strittig. Es sind sicher andere Disziplinen als die Psychosomatik im Rennen um den ersten Listenplatz: Gentechnik, Molekularbiologie, Neurowissenschaften, Infektiologie. Der Psychosomatik droht nicht nur ein hinterer Listenplatz, sondern die Funktionalisierung im Sinne eines Dienstleistungsbetriebs der modernen Medizin: Psychologische Beratung bei humangenetischen Untersuchungen (Corea Huntington, BRCA 1 und 2), die psychologische Begleitung im Rahmen der Transplantationsmedizin (derzeitige Regelleistungen sind Herz- und Lungentransplantation, sowie Beratung bei Lebendnierenspende).

Es liegt nahe, am Ende des Artikels den Titel umzuformulieren: „Die Entmystifizierung der Psychosomatik als eine emanzipatorische Leitdisziplin der Medizin".

Literatur

Alexander F (1977) Psychosomatische Medizin. Grundlagen und Anwendungsgebiete. de Gruyter, New York

Antonovsky A (1997) Salutogenese. Zur Entmystifizierung der Gesundheit. Deutsche Herausgabe von A Franke, DGVT Verlag Tübingen

Balint M (1957) Der Arzt , sein Patient und die Krankheit. Klett, Stuttgart

Balint M (1964) Der Arzt, sein Patient und die Krankheit. Klett-Cotta, Stuttgart

Balint M (1977) Fünf Minuten pro Patient. Suhrkamp, Frankfurt

Basaglia F (Hrsg.) Die negierte Institution oder die Gemeinschaft der Ausgeschlossenen. Suhrkamp, Frankfurt

Bateson G et al. (1972) Schizophrenie und Familie. Suhrkamp, Frankfurt

Beck D (1981) Krankheit als Selbstheilung. Insel, Frankfurt

Bernfeld S et al. (1971) Psychoanalyse und Marxismus. Dokumentation einer Kontroverse. Suhrkamp, Frankfurt

Braun KH, Holzkamp K (Hrsg.) (1977) Kritische Psychologie. Band 1 und 2. Pahl-Rugenstein, Köln

Brede K (Hrsg.) (1974) Einführung in die psychosomatische Medizin. Syndikat, Frankfurt

Deppe HU (1973) Industriearbeit und Medizin. Zur Soziologie medizinischer Institutionen. Fischer, Frankfurt a.m.

Deppe HU, Regus M (1975) Seminar: Medizin, Gesellschaft, Geschichte. Suhrkamp, Frankfurt a.m.

Deppe HU (1978) Medizinische Soziologie. Aspekte einer neuen Wissenschaft. Fischer, Frankfurt a.m:

Dörner K (1975) Bürger und Irre. Zur Sozialgeschichte und Wissenschaftssoziologie der Psychiatrie. Fischer, Frankfurt a.m.

Dörner K (1975b) Diagnosen in der Psychiatrie. Campus, Frankfurt a.m.

Dörner K, Plog U (1978) Irren ist menschlich - oder - Lehrbuch der Psychiatrie/ Psychotherapie. Psychiatrie Verlag Wunstorf

Dührssen A (1987) Historischer Rückblick zu den Psychotherapierichtlinien. Zschr. psychosom. Med. 33, 318 - 322

Dührssen A et al. (1990) Die Psychotherapie zum Ende des 20. Jahrhunderts im deutschsprachigen Bereich - eine Übersicht. Themenheft. Zschr. psychosom. Med. 36

Dührssen A (1992) Frühgeschichte des Arztes für Psychotherapeutische Medizin. Zschr. psychosom. Med. 38, 299-309

Duhm D (1972) Angst im Kapitalismus. Kubler, Heidelberg

Fromm-Reichmann F (1942) A Preliminary Note on the Emotional Significance of Stereotypies in Schizophrenics. Bulletin of the Forest Sanitarium 1, 17

Gitzinger I et al. (1997) „Don't think twice, it's all right" — Ein zweiter Rückblick auf eine Behandlung und ein Ausblick auf offene Fragen. Psychoanalytische Katamnese im Blickwinkel der Psychotherapieforschung. In: Leuzinger-Bohleber M & Stuhr U (Hrsg.) (1997) Psychoanalysen im Rückblick. Methoden, Ergebnisse und Perspektiven der neueren Katamneseforschung. Psychosozial, Gießen

Grawe K et al. (1994) Psychotherapie im Wandel. Von der Konfession zur Profession. Hogrefe, Göttingen

Green H (1978) Ich hab dir nie einen Rosengarten versprochen. Rowohlt, Reinbek

Hoffmann SO, Liedtke R, Schneider W, Senf W (1999) Psychosomatische Medizin und Psychotherapie. Schattauer, Stuttgart

Holzkamp-Osterkamp U (1975) Grundlagen der psychologischen Motivationsforschung 1 und 2. Campus, Frankfurt a.M.

Jordan J, Krause-Girth C (Hrsg.) (1989) Frankfurter Beiträge zur Psychosozialen Medizin. VAS Frankfurt a.M.

Jordan J, Franke A (1995) Kranke in der (post)modernen Gesellschaft. Hat die Psychosomatik noch Bodenhaftung ? Zeitschrift PPmP 45, 160 - 166

Kipphardt H (1975) März. Bertelsmann, München

Lazarus RS (1966) Psychological Stress and Coping Process. MacGraw Hill, New York

Lazarus RS, Folkman S (1984) Stress Appraisal and Coping. Springer, New York

Mentzos S (1991) Psychodynamische Modelle in der Psychiatrie. Vandenhoeck & Ruprecht, Göttingen

Mentzos S (1992) (Hrsg.) Psychose und Konflikt. Vandenhoeck & Ruprecht, Göttingen

Mitscherlich A (1953) Zur psychoanalytischen Auffassung psychosomatischer Krankheitsentstehung. Psyche 7, 561

Mitscherlich A (1966) Krankheit als Konflikt. Studien zur psychosomatischen Medizin I und II. Suhrkamp, Frankfurt

Mitscherlich A et al. (Hrsg.) (1984) Der Kranke in der modernen Gesellschaft. Syndikat, Frankfurt

Neun H (Hrsg.) (1990) Psychosomatische Einrichtungen. Vandenhoeck & Ruprecht, Göttingen

Overbeck G (1977) Das psychosomatische Symptom — Psychische Defizienzerscheinung oder generative Ich-Leistung? Psyche 31: 333 - 342

Overbeck G (1984) Krankheit als Anpassung. Suhrkamp, Frankfurt

Overbeck G (1985) Familien mit psychosomatisch kranken Kindern. Familiendynamische Untersuchungen zum Asthma bronchiale und zur Colitis ulcerosa. Vandenhoeck & Ruprecht, Göttingen

Overbeck G, Overbeck A (Hrsg.) (1978) Seelischer Konflikt — körperliches Leiden. Reader zur psychoanalytischen Psychosomatik. Rowohlt, Reinbek

Overbeck G, Jordan J, Grabhorn R, Stirn A (1998) Neuere Entwicklungen in der Psychosomatischen Medizin — Versuch einer aktuellen Standortbestimmung. (Der Psychotherapeut, in Druck)

Richter HE (1963) Eltern, Kind, Neurose. Klett-Cotta, Stuttgart

Richter HE (1970) Patient Familie. Rowohlt, Reinbek

Richter HE, Wirsching M (Hrsg.) (1991) Neues Denken in der Psychosomatik. Fischer, Frankfurt a.M.

Schepank H (1987) Die stationäre Psychotherapie in der Bundesrepublik Deutschland. Soziokulturelle Determinanten, Entwicklungsstufen und Ist-Zustand, internationaler Vergleich. Zschr. psychosom. Med. 33: 363 - 387

Schneider M (1973) Neurose und Klassenkampf. Rowohlt, Reinbek

Sève L (1972) Marxismus und Theorie der Persönlichkeit. Verl. Marx. Blätter, Frankfurt

Siegrist J (1996) Soziale Krisen und Gesundheit. Hogrefe, Göttingen

Stierlin H (1971) Das Tun des Einen ist das Tun des Anderen. Frankfurt

Stössel JP (1984) Wenn Pillen allein nicht helfen. Erfahrungen mit der psychosomatischen Medizin. Knaur, München

Uexküll T v. (1963) Grundfragen der Psychosomatischen Medizin. Rowohlt, Reinbek

Uexküll T v (Hrsg.) (1979) Lehrbuch der psychosomatischen Medizin. Urban & Schwarzenberg, München

Uexküll T v, Wesiack W (1988) Theorie der Humanmedizin. Grundlagen ärztlichen Denkens und Handelns. Urban und Schwarzenberg, München

Vinnai G (1973) Sozialpsychologie der Arbeiterklasse. Identitätszerstörung im Erziehungsprozeß. Rowohlt, Reinbek

Watzlawick P, Beavin JH, Jackson DD (1972) Menschliche Kommunikation. Formen, Störungen, Paradoxien. Huber, Bern

Willi J (1975) Die Zweierbeziehung. Rowohlt, Reinbek

Wulff E (1972) Psychiatrie und Klassengesellschaft. Athenäum Fischer, Frankfurt a.M.

Zepf S (1976) Die Sozialisation des psychosomatisch Kranken. Campus, Frankfurt a.M.

Zepf S (1976b) Grundlinien einer materialistischen Theorie psychosomatischer Erkrankungen. Campus, Frankfurt a.M.

Zepf S (1981) Psychosomatische Medizin auf dem Weg zur Wissenschaft. Campus, Frankfurt a.M.

Hendrik van den Bussche

Struktur- und Kooperationsprobleme in der ambulanten palliativen Betreuung von Krebspatienten

1 Einleitung

In den Jahren 1995 bis 1997 wurde in Hamburg und Brandenburg ein vom Bundesgesundheitsministerium gefördertes Modellvorhaben zur „Qualitätssicherung in der ambulanten palliativen Therapie von Krebspatienten" durchgeführt. Ausgangspunkt für das Projekt war die Feststellung, daß die palliative hausärztliche Behandlung von Krebskranken erhebliche Defizite aufweist:

- Im Bereich der Schmerztherapie wird insbesondere der Einsatz zentral wirkender Analgetika unnötig verzögert oder dem Patienten gar vorenthalten.

- Bei vielen Hausärzten gibt es Qualifikationsdefizite bezüglich der Verfahren und Techniken, die eine zufriedenstellende palliative Behandlung zu Hause ermöglichen würden (z.B. Anwendung eines Port-Systems, Installation von nicht-störanfälligen venösen Zugängen etc.).

- Die Kooperation zwischen Hausärzten und Spezialisten ist defizitär. Anstatt Absprachen über die Behandlung sind Konkurrenz und Alleinzuständigkeitsgebahren an der Tagesordnung.

- Die qualifizierte palliative Betreuung zu Hause erfordert Teamarbeit mit den anderen ambulanten Leistungsanbietern, insbesondere mit den ambulanten Pflegediensten. Die Koordination der Behandlung findet im Alltag aber kaum statt.

- Für alle beteiligten Berufe gilt, daß palliative Leistungen eine intensive Kommunikation mit den Angehörigen voraussetzen und mit hohen psychischen Belastungen für die Dienstleister einhergehen. Psychosoziale Qualifikation und psychosoziale Unterstützung der Dienstleister sind eher die Ausnahme als die Regel.

Diese Mängel in der Verzahnung und Qualifikation der beteiligten Berufe führen dazu, daß Patienten in der letzten Lebensphase mehr als nötig leiden oder unnötigerweise in Krankenhäuser eingewiesen werden. Ziel aller palliativ tätigen Institutionen und Berufe sollte es aber sein, dem Kranken möglichst häufig eine würdige letzte Lebensphase zu Hause zu ermöglichen. Erforderlich war und ist dementsprechend eine Verbesserung der Kooperation innerhalb der verschiedenen Institutionen und Berufe einerseits und eine Anhebung der Qualifikation der Hausärzte im Palliativbereich andererseits.

Eine Verbesserung der interprofessionellen Kooperation sollte im Projekt mittels einer engeren Verzahnung von Spezialisten der onkologischen Palliativbehandlung (an diesem Modellvorhaben waren zwei Onkologische Schwerpunktpraxen und zwei Palliativstationen beteiligt) und Hausärzten sowie Pflegediensten mittels folgender Instrumente erreicht werden:

- Die Einrichtung eines Informationstelefons über palliative Behandlungsmethoden ("hotline"), über das Experten in der Palliativbehandlung ständig zur Beratung der behandelnden Hausärzte erreichbar sein sollten.

- Die Bereitstellung eines abrufbaren regionalen Palliativteams (schmerztherapeutisch versierter Onkologe und onkologisch fortgebildete Krankenschwester). Die Aufgabe dieses Teams war die Beratung der Hausärzte und Pflegedienste vor Ort, in der Praxis oder in der Wohnung des Patienten.

- Eine Verbesserung der hausärztlichen Qualifikation im palliativen Bereich sollte durch den Aufbau von hausärztlichen Qualitätszirkeln erreicht werden. Experten aus onkologischen bzw. algesiologischen Schwerpunktpraxen, Tumorzentren und Krankenhäusern sollen als Experten bei Bedarf und auf Anfrage des Zirkels hinzugezogen werden.

- Die Einrichtung von interdisziplinären Diskussionsforen ("Palliativkonferenzen") zur Abklärung schwieriger Fälle, zur theoretischen Fortbildung und zur Weiterentwicklung der Behandlungsstandards. An diesen sollten Algesiologen und Onkologen, Hausärzte und Pflegekräfte teilnehmen.

Die Koordination und Evaluation des Projekts oblag dem Verfasser, bei dem auch der Bericht über dieses Forschungsvorhaben erhältlich ist (van den Bussche & Kaduszkiewicz 1998).

Im Projektverlauf mußte festgestellt werden, daß diese Maßnahmen nur in sehr beschränktem Maße erfolgreich waren. Die Nachfrage nach Beratungsleistungen — ob telefonisch oder vor Ort — seitens der Hausärzte blieb gering. Vergleichbares gilt für die Beteiligung von Hausärzten an Qualitätszirkeln. Die Etablierung von interdisziplinären Fallkonferenzen mit Hausärzten und ambulanten Pflegediensten schlug vollends fehl.

Im folgenden wird versucht, die Gründe für die Defizite in der ambulanten palliativen Therapie und den Mißerfolg der beschriebenen Interventionsmaßnahmen zu beschreiben (für vergleichbare Erfahrungen in Baden-

Württemberg vgl. Schwarz et al. 1996). Diese Analyse stützt sich in wesentlichen Teilen auf eine qualitative Auswertung der Wortprotokolle der Besprechungen mit den Ärzten und den Krankenschwestern der vier Teilprojekte. Die wiedergegebenen Textpassagen wurden aus Gründen der Lesbarkeit vielfach gekürzt, ohne jedoch die Aussage substantiell zu verändern. In den Textpassagen wurden die Beteiligten nach ihren Berufen gekennzeichnet (A = Arzt; KS = Krankenschwester). Sind an einem Gesprächsabschnitt mehrere Personen der gleichen Berufsgruppe beteiligt, so wurden sie in der Reihenfolge ihres „Auftretens" mit einer Ziffer zusätzlich gekennzeichnet (z.b. KS1, KS2 etc.). Aus Platzgründen wird in diesem Aufsatz auf die Wiedergabe von mehr als einem Zitat pro These verzichtet.

2 Problemanalyse der ambulanten palliativen Behandlung von Krebspatienten

2.1 Rahmenbedingungen der Akzeptanzsicherung

Eine Ursache für den Mißerfolg liegt in den üblichen Rahmenbedingungen der Forschungsförderung. Die zweijährige Implementationsdauer erwies sich als viel zu kurz für die Bekanntmachung und Akzeptanzsicherung dieses neuen Versorgungsangebots im hausärztlichen und pflegerischen Milieu. Die Gewöhnung der Hausärzte und der ambulanten Pflegedienste an das neue Angebot brauchte sehr viel Zeit und Geduld. Bis es dann soweit war, erschien schon das Projektende am Horizont. Dieses Zeithorizontproblem begrenzte auf der anderen Seite die Motivation der Mitarbeiter und Mitarbeiterinnen, zumal es für eine Fortführung im Sinne einer Übernahme in die Regelversorgung aufgrund der gegebenen Budgetierung (vgl. Abschnitt 2.2) kaum Chancen gab.

Ein besonderes Problem in bezug auf die Akzeptanz bei den niedergelassenen Ärzten stellte der Aufbau palliativer Beratungsdienste in Onkologische Schwerpunktpraxen dar, die bis dato diese Aufgabe nicht wahrgenommen hatten. Während Palliativstationen in der ärztlichen Öffentlichkeit als zuständig für Fragen der Schmerzbehandlung bzw. der terminalen Pflege angesehen und als solche mit der Zeit auch zunehmend in Anspruch genommen wurden, war es für Onkologische Schwerpunktpraxen, die bis dahin in erster Linie kausaltherapeutische Aufgaben wahrnahmen, offenbar schwer, in einem kurzen Zeitraum als Einrichtungen bekannt und akzeptiert zu werden, die ergänzend palliative Beratungsleistungen anbieten.

Erschwerend kam hinzu, daß das Projekt in einem Zeitraum stattfand, in dem die Folgen des Gesundheitsstrukturgesetzes sich bemerkbar machten. Die Schwerpunktpraxen, die Palliativstationen und die Hausärzte waren durch die Budgetierung ihrer Leistungen bzw. die Einführung neuer Honorierungskonzepte mit unbekannten Folgen materiell wie psychologisch erheblich unter Druck und investierten daher eine beträchtliche Energiemenge in die Sicherung der eigenen Existenz. Zeitaufwendigen neuen Kooperationsprojekten haftete der Beigeschmack eines Luxusgeschäfts an. Zunehmende Konkurrenzkämpfe und unsichere Zukunftsaussichten erwiesen sich als denkbar ungünstige Bedingungen für eine Verbesserung der Kommunikation und Kooperation in ohnehin wenig kooperationsbereiten Tätigkeitsfeldern. Aus der Sicht der Krankenschwestern wirkte sich die Angst der Hausärzte um eine Budgetüberschreitung direkt auf die Versorgung und die Kooperation aus:

KS: *Diese Angst überall, sie werden belastet, ihr Kontingent; (...) ich kann es schon nicht mehr hören, wenn ich dann immer vorgerechnet bekomme, wenn man ein Dekubitusfell will für 90 Mark und die dann sagen, ja ich habe aber für den Patienten im viertel Jahr bloß 80 Mark. (...) Brauchen sie nicht denken, daß wir da (eine Salbe) draufschmieren dürfen, der soll kühlen, Wasser kostet nichts, kriegen sie gesagt.(...) Ich meine, (...) die müssen rechnen, aber bei manchen, die übertreiben es dann auch tüchtig.*

Die Finanzierungsprobleme der hausärztlichen Betreuung Krebskranker werden auch dadurch illustriert, daß in der Anfangsphase des Projekts (Anfang 1996) eine Reform des Einheitlichen Bewertungsmaßstabs (EBM) in Kraft trat, die zum ersten Mal eine einmal pro Quartal abrechenbare, gesonderte Ziffer (Nr. 20) für die koordinierenden und kommunikativen Leistungen bei terminal Kranken beinhaltete. Der damit verbundene Punktwert betrug 1800 Punkte, was Anfang 1996 ca. 130 DM entsprach. Vergleicht man aber diesen Punktwert mit anderen Ziffern des EBM, so kommt man zu dem Ergebnis, daß sie exakt einer Stunde sonstiger qualifizierter hausärztlicher Gespräche (Ziffer 10 oder 11) entsprach. Selbst der Laie wird nachvollziehen können, daß die Koordination der Betreuung eines moribunden Kranken nicht mit einem Aufwand von einer Stunde zu bewältigen ist.

2.3   Zeitnot und Kurzzeitperspektive in der vertragsärztlichen Versorgung

Diese Finanzierungsprobleme verschärften aber nur die sattsam bekannten strukturellen Defizite in der ambulanten Versorgung. In erster Linie ist hier die Zeitnot zu nennen, unter der die vertragsärztliche Versorgung in der Mehrzahl der Praxen stattfindet. Sollen die Patienten im Wartezimmer und

— bei den hausärztlich Tätigen — auf der Hausbesuchsliste alle am gleichen Tage versorgt werden, bleibt kaum Zeit für die extrem zeitaufwendigen Aufgaben der Betreuung terminal Krebskranker bzw. der Abstimmung mit und der Anleitung von Angehörigen und Pflegekräften.

Dieser Zeitdruck führt dazu, daß der Versorgungsprozeß nicht langfristig, vorausschauend betrachtet wird und entsprechende Maßnahmen rechtzeitig eingeleitet werden, sondern in kurze, reaktive Handlungsepisoden zerfällt. So unterbleiben oft systematische Informationen der Angehörigen und des Pflegedienstes über mögliche Symptomverschlechterungen. Treten solche Symptome dann „unerwartet" auf, kommt es vielfach zu einer kurzfristigen Krankenhauseinweisung seitens der unvorbereiteten Angehörigen. Die Funktion des Hausarztes als „case manager" ist somit als defizitär anzusehen, auch wenn festgestellt werden muß, daß die niedergelassenen Spezialisten sich aus den gleichen Gründen nicht anders verhalten:

A: *Wenn er die Familie schon ewig betreut, dann kann (der Hausarzt) doch nicht sagen, so, ich ziehe mich jetzt aus der Verantwortung.*

KS1: *Aber er kann doch jemanden hinzuziehen. Er kann den Schmerzthera-peuten, er kann (...) den potenten Internisten mit(einbeziehen) (...) und einen Pflegedienst. Man kann es schon etwas verteilen, (...) aber es muß drüber gesprochen werden, es muß sich auch abgesprochen werden.*

A: *Na ja, (...) bloß (..) wieviel Schmerztherapeuten haben sie denn, wieviel Internisten, die sich engagieren, (...) und sind die denn am Wochenende greifbar und und und (...)*

KS2: *Aber ich denke, der Vorteil, den der Hausarzt auch hat, ist doch eben, den Patienten (...) seit langer Zeit zu kennen. Und auch im (fortgeschrittenen) Tumorstadium (...) ist es ja doch so, daß sich bei einem Patienten irgendwie zwei, drei Symptome herausstellen, die sein Problem sind, die mal auftreten und schlimm sind und mal wieder besser werden (...). Und da denke ich, hat er schon die Möglichkeit, so ein bißchen zu gucken und das auch zu erklären, was kann wiederkommen (...) und wie gehen wir dann in dem Fall damit um. Kommt vielleicht noch mal ein Krampfanfall, wird die Luft schlechter oder kommen die Bauchschmerzen mal wieder. (...) Und da vielleicht auch mit den Angehörigen und auch mit dem Krankenpflegedienst so ein bißchen zu planen, also langfristig zu gucken, was machen wir denn da, wenn...*

2.4   Das ärztliche Selbstverständnis und die Ohnmacht vor dem Tod

Abgesehen vom Zeitdruck stellt sich für alle Ärzte, die palliative Aufgaben übernehmen, das Problem, sich auf Situationen einlassen zu sollen, für die sie nicht aus- bzw. weitergebildet wurden. Das ärztliche Selbstverständnis ist bis heute primär auf die Heilung von Krankheiten ausgerichtet, weniger auf die Begleitung aussichtsloser Behinderungen („cure" statt „care"). Eine dementsprechend häufige Reaktion auch bei Hausärzten ist aus der Sicht der Schwestern der Palliativteams die Nichtauseinandersetzung mit Leiden und Tod und das häufige Hinwegsehen über Schmerzen und Ängste:

KS1: *Man darf wirklich die Leidensfähigkeit der Patienten und der Angehörigen nicht unterschätzen, die glauben nämlich, es ist ihr Ding und sie müssen damit fertig werden; und wenn es dann überhaupt nicht mehr geht, dann werden die Angehörigen ins Pflegeheim oder ins Krankenhaus abgeschoben (. .). Und das entsteht aus diesem Leidensdruck.(..) (Die) niedergelassenen Ärzte, (.) die haben oft nicht den Leidensdruck, können ihn nicht wiedergeben.*

KS2: *Nur dann, wenn man unmittelbar betroffen ist, hat man auch einen Leidensdruck. Und schon, wenn man fünf Schritte daneben steht, sieht man das nicht mehr, weil man dicht macht, weil man es nicht sehen will.*

Lassen Hausärzte sich auf den palliativen Versorgungsprozeß wirklich ein, haben sie eine psychisch extrem schwierige Situation zu bewältigen, und sie finden hierfür keine Hilfen vor. Auch aus der fallbezogenen Dokumentation der Hamburger Hausärzte, die am Qualitätszirkel im Rahmen dieses Projekts teilnahmen, geht hervor, daß, vom Zeitdruck abgesehen, weniger die medizinisch-fachlichen als die psychosozialen Aspekte der Palliativbehandlung das wichtigste Problem des Hausarztes sind. Die Bewältigung der eigenen Ohnmachtsgefühle und die psychische Stützung des Patienten wurden hier als schwierigste Aufgaben bezeichnet (vgl. auch Gaßmann & Schnabel 1996).

2.5   Sektorales Denken, Anbieterkonkurrenz und Hierarchiegefälle

Die beschriebenen Budgetprobleme verschärften auch die bekannten Konkurrenzkämpfe zwischen den verschiedenen Sektoren und Berufsgruppen: Dies betrifft zunächst das Konkurrenzverhältnis zwischen vertragsärztlichem Sektor und Krankenhaus. Grenzüberschreitende Aktivitäten des einen oder anderen Sektors werden nicht als Versuch gesehen, das eine oder andere Versorgungsproblem an der Schnittstelle zu lösen, sondern werden in erster Linie als verhinderungsbedürftige Absicht des einen Sektors wahrgenommen, in den anderen zu „wildern" und dadurch den eigenen Aktionsraum zu erweitern.

KS: *Es sind ja aber auch komische Mechanismen, die da im Moment laufen. Ich bin ja auch wirklich an manche Dinge so dermaßen naiv und blauäugig rangegangen. Ich habe mir nie vorstellen können, wie Ärzte untereinander konkurrieren und nichts abgeben mögen. Und das wirkt sich natürlich auch auf unsere Arbeit aus.(...) Brückenschwester, was ist das? Wo ist die angesiedelt? Kran-*

kenhaus? Krankenhaus ist eigentlich Konkurrenz zu den niedergelassenen Ärzten. Da muß man ganz vorsichtig sein.

Vergleichbares gilt für das Verhältnis von Spezialist und Allgemeinarzt. Die Aus- und Weiterbildungsstrukturen haben dazu geführt, daß sich zwischen Hausärzten und Spezialisten ein hierarchisches Gefälle herausgebildet hat. Demnach gelten Handlungskonzepte und Qualifikation des Spezialisten denen des Hausarztes als per se überlegen. Spezialisten vertreten diese Auffassung in selbstbewußter, manchmal arroganter Weise. Auf der hausärztlichen Seite korrespondiert dies oft mit offenen oder latenten Minderwertigkeitsgefühlen, die einer selbstbewußten Kooperation mit dem Spezialisten im Wege stehen. Dementsprechend wurden die palliativen Beratungsangebote des Projekts von manchen Hausärzten in erster Linie als Interventionsangebote von Spezialisten — in einem Fall aus dem vertragsgebietsärztlichen, im anderen Fall aus dem Krankenhausbereich — angesehen, die für das hausärztliche Tun „prinzipiell" nichts Gutes bringen können.

Ein anderes Indiz für die gewachsene Konkurrenz ist, daß die Zahl der Überweisungen — ein essentielles Indiz für Kooperation und Kommunikation innerhalb der Versorgung — und damit die Bereitschaft zur gemeinsamen Behandlung in den letzten Jahren schlagartig zurückgegangen ist (Daten des WidO und des ZI; zitiert nach Ärzte-Zeitung, 17.10.1996).

2.6   Spezifische Probleme in bezug auf Qualifikation und Aufgabenwahrnehmung in der Palliativtherapie

Die in Abschnitt 2.5 beschriebenen generellen Probleme haben ihr spezielles palliativmedizinisches Korrelat. Beide Seiten — die Hausärzte einerseits und die Onkologen bzw. Algesiologen andererseits — zeigten während des gesamten Projekts durchweg eine kritische bis negative Einstellung in bezug auf die Qualifikation und die Aufgabenwahrnehmung der jeweils anderen Seite (vgl. Abschnitt 2.6.1). Auch seitens der Krankenschwestern der Palliativteams werden vielfach vergleichbare Defizite bei den Hausärzten beklagt (vgl. Abschnitt 2.6.2). Diese gegenseitige Kritik hängt eng zusammen mit unterschiedlichen Auffassungen über die Frage der Zuständigkeit für die palliative Behandlung (vgl. Abschnitt 2.7) und über das „richtige" palliative Behandlungskonzept (vgl. Abschnitt 2.8).

2.6.1   Die Sicht der Ärzte der Palliativteams

In bezug auf die Qualifikation der Hausärzte beklagen die Onkologen Defizite in der Beurteilung klinischer Krankheitsbilder sowie eine unzureichende Informationsvermittlung durch die Hausärzte. Deutlich wird in folgendem Zitat auch, wie sehr Rücksichtnahmen das Klima der „Kooperation" prägen:

A: *(Die) meisten Praktiker können einen klinischen Zustand kaum adäquat einschätzen. Gestern hatte ich einen Patienten bei mir mit einer Tachyarrhythmie, man sah, wie das in ihm wirtschaftete (...). So, und dann habe ich diesen Fehler gemacht, den sie als niedergelassener Facharzt immer mal wieder machen, ich habe also (...) versucht, ihn diplomatisch noch ein bißchen dafür zu sensibilisieren, daß ich eigentlich der Ansicht bin, daß er nun wirklich in die Klinik gehört (...). (Ich) hätte ihn sofort einweisen müssen, koste es auch die Zusammenarbeit mit diesem Kollegen. Am Abend ist er dekompensiert und in die Klinik mit einem Blaulicht. (...) Unabhängig davon — und da versuche ich dann immer diplomatisch zu sein, aber man darf dann eben, wie gesagt, nicht zu diplomatisch sein — kriege ich objektive Nachrichten nicht mal durch diese Kollegen.*

Beklagt wurden ferner — wie auch von den Krankenschwestern (vgl. Abschnitt 2.6.2) erhebliche Mängel in der Schmerztherapie. Zentral wirkende Analgetika z.B. würden nicht, nicht richtig oder zu spät eingesetzt. Bestätigt wird diese Ansicht durch eine Reihe von Untersuchungen, die Verschreibungsdefizite und Qualifikationsprobleme im Bereich der hausärztlichen Schmerztherapie aufdecken (Details in van den Bussche & Kaduszkiewicz 1998). Am aufschlußreichsten ist diesbezüglich eine rezente Infratest-Studie, die die Hausärzteschaft mittels einer multivariaten Analyse in vier Typen auflöst. Diese Typologisierung zeigt, daß ca. ein Fünftel der Hausärzte der Betäubungsmitteltherapie eindeutig ablehnend gegenübersteht. Ein Viertel der Hausärzte hat ihr gegenüber deutliche Bedenken, was vermutlich zu einer unzureichenden Verordnung führt (Potthoff & Urbahn (1998). Nicht unerwähnt werden sollte, daß es nach dieser Studie auch bei Krankenhausärzten vergleichbare Defizite zu geben scheint. Erschreckend ist, daß unter Hausärzten auch heute noch Grundeinstellungen bemerkbar sind, die Schmerzen als unausweichliche Begleiterscheinung des Lebens und des Sterbens betrachten:

KS: *Wir haben dann halt auch Ärzte, meistens konfessionell gebunden, die dann sagen, Schmerzen sollen ausgelebt werden, also dann kriege ich meine Probleme, dann werde ich auch böse, weil der Arzt geht wieder weg nach 10 Minuten und wir müssen den Leidensweg begleiten. (...) ich beeinflusse dann den Patienten und die Angehörigen, die wechseln glatt noch kurz vor Ende den Hausarzt, weil ich das nicht mit ansehen kann.*

Eine Ursache für die behauptete mangelnde Qualifikation der Hausärzte wird in der Tatsache gesehen, daß die Zahl der Tumorpatienten, die ein Hausarzt pro Jahr behandelt, zu gering ist, um wirklich Erfahrung und Routine zu erwerben. Dementsprechend würden die Hausärzte sich überschätzen, in allzu wenig Fällen Rat holen oder überweisen:

A1: *Also, der Hausarzt kann alles machen, er muß es nur können. Und wenn er es nicht kann, muß er sich Hilfe holen, er muß sich relativ häufig Hilfe holen, das ist aus der rein statistischen Verteilung schwieriger Krankheiten ja schon klar (...).*

A2: *Aber das heißt doch unterm Strich, daß tatsächlich das Problem besteht, daß sich zwei Fachleute nicht so verständigen können, daß der eine nachher weiß von dem anderen, was nun wirklich Sache ist.*

Die Spezialisten der Palliativteams beklagten darüber hinaus, daß Hausärzte in vielen Fällen ihre „Mitbehandlungsaufgaben" nicht ausreichend wahrnehmen. Viele seien froh, wenn ein Onkologe die gesamte palliative Betreuung übernimmt und dem Hausarzt alle Aufgaben abgenommen werden. Nicht wenige würden es auch unabhängig davon ablehnen, Krebspatienten im palliativen oder terminalen Stadium überhaupt zu betreuen:

A: *(Wenn) wir aktiv werden im ambulanten Sektor, ziehen sich die Hausärzte gerne zurück, also gerade zum Beispiel bei Herrn X, da war ich zum Schluß ganz alleine dran, der Doktor hat sich dann zurückgelehnt. Bei Y war das ähnlich, als er dann praktisch seine Symptomatik ausbildete, hat er nicht seinen Hausarzt angerufen, sondern hat mich angerufen, da bin ich dann da hingereist. Zu der Hausärztin habe ich gar keinen Kontakt gehabt, die (...) hat gesagt, machen sie mal.(...) Die war offensichtlich froh, daß sie ihr Problem vom Tisch hatte.*

Demgegenüber äußerten Hausärzte vielfach die Kritik, die niedergelassenen Onkologen würden den Patienten allzu lange in monopolistischer Weise behandeln und ihn dem Hausarzt nur „zurückgeben", wenn das Sterben unmittelbar bevorstünde. Für die Bewältigung dieser schwierigen letzten Phase seien die Hausärzte dann alleine gelassen. Die Krankenschwestern bestätigen dies:

KS: *Und ich kann die Hausärzte auch verstehen, daß sie, wenn die Patienten erst mal sterbend sind, das Gefühl haben, jetzt für diesen schwierigen Rest, da sind sie wieder zuständig, da halten die Experten sich raus; das finde ich durchaus verständlich, weil das ist der Bereich, da ist nicht mehr viel Geld zu verdienen, im Gegenteil, da setzt man ja eher zu (...).*

2.6.2   Die Sicht der Krankenschwestern der Palliativteams

Auch die Krankenschwestern der Palliativteams sind mit der Kooperation mit den Hausärzten alles andere als immer zufrieden (vgl. auch Gaßmann et al. 1992). Mangelnde Kommunikation über die Versorgungserfordernisse sowie Verschreibungsprobleme in der Schmerztherapie stehen dabei im Vordergrund:

KS: *(Bei) xy, da hat der Pflegedienst auch ganz verzweifelt angerufen, weil die meinten, daß die Patientin nicht genügend Schmerzmittel kriegt und der Arzt hat gesagt, nee, nee, die ist ja sowieso schon ein bißchen insuffizient, da können wir nicht noch Morphin geben. Und sie hat geschrien vor Schmerzen, daß die Nachbarn nachts da mit dem Besenstil an die Decke geklopft haben.(...) Und ich habe den Doktor dann einmal angerufen und der hat gesagt, ja, ja, er kümmert sich, und hat nichts verändert.*

Unzufriedenheit gibt es — wie bei den Ärzten der Palliativteams — ebenfalls bezüglich der Erreichbarkeit des Hausarztes, speziell in Notfallsituationen. Dies führe — insbesondere bei plötzlichen Verschlechterungen des Allgemeinzustandes — oft zum Einschalten des Notarztes und zur Einweisung in das Krankenhaus, entweder seitens der Angehörigen oder seitens des ambulanten Pflegedienstes:

KS1: *Aber die haben natürlich nicht die Zeit, die setzen sich da nicht eine Stunde hin und reden darüber, wie es mal weitergehen soll. Vermitteln aber manchmal das Gefühl, egal was kommt (...), ich stehe zur Verfügung.*

KS2: *Ja, lassen dann also auch ihre Privatnummern da und sind dann auch schon bereit, sich nachts anrufen zu lassen, das machen schon einige.*

Auch wird moniert, daß Hausärzte von sich aus eine Einweisung vorschlagen, auch wenn Pflegedienste bzw. Angehörige noch Möglichkeiten der Weiterversorgung zu Hause sehen. Im Einzelfall werden Blanco-Einweisungsscheine den Pflegekräften übergeben, um sich nicht weiter um den Patienten kümmern zu müssen. Defensivmedizinische Momente spielen auch hier eine bedeutende Rolle:

KS: *Früher sind sie wöchentlich gekommen,(...), und geht es ans Sterben, dann werden die Abstände immer größer (...) und dann wird diskutiert, rufen Sie doch bitte den Notdienst oder Bereitschaftsdienst (...), ich kann auch nichts tun. (...) nehmen Sie bitte die Einweisung mit und entscheiden Sie es, ob Sie die brauchen oder nicht. Wir kriegen also die Einweisung in die Hand gedrückt, (...) fix und fertig, ohne Datum.*

Die Krankenschwestern beklagten auch die Hierarchie- und Kompetenzkonflikte in der alltäglichen Kooperation mit Hausärzten (vgl. auch Gaßmann et al. 1992; Schwarz et al. 1996). Hausärzte reagierten oft pikiert, wenn Pflegekräfte eigene Vorschläge zur Organisation der Betreuung vorbrachten bzw. auf eine unzureichende Medikation hinwiesen:

KS1: *Ich mache das natürlich ganz ganz vorsichtig.*

KS2: *Und trotzdem fühlen sie sich noch auf den Schlips getreten.*

KS1: *Wo arbeiten Sie? Was machen Sie da? Welche Abteilung ist das? Wer leitet die Abteilung?*

Die Unzufriedenheit mit den Hausärzten wird auch daran deutlich, daß ambulante Pflegedienste nach Darstellung einer Krankenschwester im Einzelfall die Übernahme der Pflege von der Frage abhängig machen, wer der betreuende Hausarzt ist:

KS: *Das ist schon so, der eine Pflegedienst, der sagt, (...) wer ist der Hausarzt, wenn wir die Pflege übernehmen. Ja, ein Doktor so und so. Mit dem arbeiten wir grundsätzlich nicht zusammen. Wenn ihr den Arzt da nicht wechselt, dann übernehmen wir die Pflege nicht. Das haben wir auch schon erlebt.*

Andererseits ist aus der Sicht der Hausärzte die Kooperation mit den ambulanten Pflegediensten zumindest in der Stadt dadurch schwierig, daß die Zahl der Anbieter ständig wächst bzw. sich ändert, was eine Einschätzung der Pflegequalität erschwert, zumal es der Versicherte und nicht der Hausarzt ist, der über die Auswahl des Pflegedienstes entscheidet. Ferner bietet nicht jeder Pflegedienst eine Betreuung „rund um die Uhr" und verfügt über ausreichend qualifiziertes Personal für die schwierigen technischen und psychosozialen Aufgaben der Betreuung terminaler Patienten (vgl. Abschnitt 2.10.2).

2.7 Zuständigkeitskonflikte in der ambulanten Palliativtherapie

Die beidseitige Kritik an der Aufgabenwahrnehmung hängt eng zusammen mit der umstrittenen Frage, wer denn eigentlich überhaupt für welche Aspekte bzw. Abschnitte der Versorgung Krebskranker zuständig sein sollte. Monopolistische Ansprüche in bezug auf die Zuständigkeit sind eher die Regel als die Ausnahme: In Sachen Behandlung von Krebspatienten erklären sich faktisch alle Arztgruppen offenbar gerne für allein- bzw. für mitzuständig. Im städtischen Bereich sind dies der Krankenhausarzt, das Tumorzentrum, der niedergelassener Onkologe, bei einzelnen Organtumoren auch noch der entsprechende Facharzt. Die aktuellen Diskussionen um Zusatzbezeichnungen, Onkologie- bzw. Schmerztherapievereinbarungen, Konzepte des „onkologisch verantwortlichen Arztes" bzw. des „geschlossenen Versorgungskreises" von Klinik und Spezialistenpraxis sind auch Ausdruck der beträchtlichen Zuständigkeitsprobleme und des Konkurrenzdrucks in diesem Bereich.

Allerdings bleiben die Ausführungen der Spezialisten in bezug auf die Frage, wie eine sachgerechte und praktikable Arbeitsteilung und Kooperation zwischen den verschiedenen Arztgruppen konkret aussehen könnte, bemerkenswert vage und hilflos, vermutlich weil sie die Lösung der bereits im Abschnitt 2.6.1 beschriebenen allgemeinen Konkurrenzprobleme implizieren:

A1: *(Zumindest) die Patienten, die wir jetzt kennen, (...) darum geht es ja, daß sie wirklich erbärmlich hin und her geschoben werden zwischen verschiedenen Fronten (...), Krankenhaus, Familie, verschiedene Praxen.*

A2: *(Das) Problem wäre sehr viel einfacher zu lösen gewesen, wenn es zwischen Hausarzt und Facharzt eine Verbindung gegeben hätte und eine Einigung darüber, welche Arbeit wie geleistet wird (...).*

A3: *(..) Es würde nur funktionieren, wenn es eine Einigkeit darüber gibt und eine Organisationsform, die das erzwingt, daß sich die Behandlung schwieriger Patienten zwei Ärzte teilen: ein Hausarzt und ein Spezialist. Wie man das finanziell löst (...) ist völlig wurscht, (...), unmöglich finde ich es nicht. (...) Alle diese Diskussionen, die wir hier führen, wären überflüssig, wenn das so klappen würde.*

Es fehlt mit anderen Worten ein klares und beidseitig akzeptiertes Konzept der „Mitbehandlung", das die materiellen Interessenlagen mitthematisiert und auch noch regional unterschiedliche Angebotsstrukturen berücksichtigt. Die Folge dieses ungeklärten Zuständigkeitsproblems ist, daß die Frage, welche Behandlung und Betreuung in welcher Qualität dem einzelnen Menschen während der palliativen bzw. terminalen Phase seines Krebsleidens zuteil wird, im städtischen Bereich in einem nicht akzeptablen Umfang variiert. In ländlichen Regionen hingegen dürften die Konkurrenzprobleme zwar geringer sein, dafür steht Spezialwissen mit Sicherheit deutlich weniger zur Verfügung, sowohl im kurativen wie im palliativen Bereich.

2.8 Differenzen über das palliative Behandlungskonzept: Chemotherapie als Psychotherapie

Die beschriebenen gegenseitigen Kritiken von Hausärzten und Spezialisten in bezug auf Qualifikation, Aufgabenwahrnehmung und Zuständigkeit sind auch darauf zurückzuführen, daß es an einem hinreichenden Konsens darüber fehlt, was therapeutisch in der letzten Phase des Krebsleidens sinnvoll ist. Einerseits sind sich alle Beteiligten darüber einig, daß es wichtig ist, dem Patienten nie das Gefühl zu geben, daß nichts mehr für ihn getan werden kann:

KS: *Diese Redewendung (...) „Ich kann für Sie nichts mehr tun", das ist etwas ganz Schlimmes. Man kann dann zusehen, wie die Patienten wegrutschen, die wollen dann nicht mehr, die hören kein Radio mehr, kein Fernsehen mehr, sie reden kaum noch.*

Andererseits gibt es über das richtige Tun erhebliche Meinungsunterschiede. Während die niedergelassenen Onkologen die Grenze des Therapieendes relativ spät ansetzen, finden sich bei Hausärzten bzw. Pflegediensten viele, die den Zielen einer aktiven Krankheitsbewältigung, einer frühzeitigen Auseinandersetzung mit dem nahenden Tod und eines sanften und schmerzlosen Sterbeprozesses die höchste Priorität einräumen und skeptisch gegenüber präterminalen chemo- bzw. strahlentherapeutischen Interventionen eingestellt sind. Ein Protagonist der Chemotherapie:

A: *Der Patient spürt ja auch sehr schnell, er erlebt das Fortschreiten seines Leidens und er möchte (...) gegen das Fortschreiten behandelt werden, er möchte genesen; und beim Hausarzt weiß er, er kriegt dort Morphium, eine Supportivtherapie und wenn er zum Onkologen geht, dann hat er immer noch die Hoffnung, daß noch was getan werden kann. Insofern ist Chemotherapie dann auch Psychotherapie.*

Die mögliche Kehrseite der langen Therapien ist, daß eine adäquate pflegerische Versorgung erst zu einem so späten Zeitpunkt beginnen kann, daß die notwendige Vertrauensbildung und der Aufbau einer intensiven Kommunikation mit dem Patienten, auch über den nahenden Tod, nicht mehr stattfinden kann:

A: *Das ist (...) so ein bißchen der Punkt, der mir Chemotherapien schwierig macht (...). Aber ich glaube, daß sie so einen Vorschub leistet, das Thema so ganz weit wegzuschieben. Für manche Patienten ist es sicher gut, die reden nie darüber und die sterben auch ohne es benannt zu haben, das ist ja o.k.; aber diejenigen (...), die sich auseinandersetzen, die müssen — Chemo hin oder her — eine Möglichkeit dazu bekommen und nicht, daß das so aufgeschoben wird und dann irgendwie an einem Moment, wo wirklich die Kräfte so niederliegen, dann das zum Thema wird. Dann können sie nicht mehr. Das andere, das braucht aber mehr Zeit, und wenn (der) Arzt da keine entsprechenden Signale aussendet, dann wird der Patient (...) sich natürlich immer an dem orientieren, was ausgesendet wird, und das andere schön für sich behalten.*

Bei alledem sollte klar gesehen werden, daß die gewählte palliativtherapeutische Konzeption auch mit den ökonomischen Möglichkeiten bzw. Zwängen zusammenhängt, unter denen die Einrichtung steht. Ein Arzt aus einer stationären Palliativeinrichtung:

A: *(...) Frau X, mit einem Magenkarzinom, der ging es gut, die fühlte sich gesund, da hatte der Chirurg gesagt, ich denke nicht, daß eine Chemotherapie den Nutzen bringt, den sie erwarten; und die war dann noch 3 Wochen bei uns stationär, mit Gesprächen, wie sie sich umstellen kann und dann ist sie nach Hause gegangen. Wochenendurlaub. Es war eine Menge Arbeit, sie da zu begleiten und sie zu stützen (...). Sie hat sich dann wirklich so langsam aufgebaut. Sie hat da für sich was gesucht, wie kann ich mit dieser Krankheit umgehen? Aber das kostet Zeit.*

2.9 Der reale Entwicklungsstand der Qualitätssicherung in der vertragsärztlichen Versorgung

Aus der Sicht der ärztlichen Spezialisten der Palliativteams sind der Entwicklungsstand der Qualitätssicherung und der Fortbildung zu defizitär, um kurzfristig eine Verbesserung der Situation realistisch erscheinen zu lassen:

A1: *Es gibt ja in keinem Bereich der Medizin eine Qualitätskontrolle, weder im stationären noch im ambulanten Bereich. (...) Das Problem ist auch, (...) gerade auf dem Schmerzsektor (...), es ist niemand da, der sich dafür interessiert und der das sponsern will, weil die Pharmafirmen genau wissen, wenn man eine ordentliche Qualitätskontrolle macht, kann es passieren, daß ein Haufen Medikamente wirklich auf die Nase fallen (...).*

A2: *(Aber) wenn wir nicht ein Mittel in die Hand kriegen, auch wirklich Druck zu machen auf die Fortbildung, so daß also jeder, ich sage jetzt mal, bis hin zum Approbationsentzug (...) nachweisen muß, daß er in qualifizierten Fortbildungen ist. (...) Also wenn es nicht da auch ein Druckmittel gibt, dann wird es auch keine Veränderung geben.*

2.10 Probleme der Sicherstellung einer adäquaten ambulanten Pflege

2.10.1 Die Diskrepanz zwischen Bedarf und Angebot

Alle Befragungen ergeben übereinstimmend, daß die Menschen als bevorzugten Ort ihres Sterbens stets die häusliche und familiäre Umgebung nennen (Kleeberg 1993). Vergleicht man Wunsch und Wirklichkeit in bezug auf den Sterbeort, lassen sich allerdings erhebliche Diskrepanzen feststellen. In Hamburg z.B. starb nach Auswertungen des Hamburger Krebsregisters im Zeitraum 1984-1996 nur ca. ein Viertel der Krebskranken zu Hause bzw. im Altenheim. Allerdings ist — trotz des Wachstums der Einpersonenhaushalte — in den letzten Jahrzehnten eine deutliche Zunahme des Sterbens in häuslicher Umgebung (+ 18 % in acht Jahren) zu beobachten (van den Bussche et al. 1997).

Neben dem Wunsch des Patienten sind hierfür auch gesundheitspolitische Gründe maßgeblich: Der in § 3 des Pflegeversicherungsgesetzes festgelegte Vorrang der ambulanten vor der stationären Pflege und die Kostensenkungszwänge in den Krankenhäusern führen zu einer Verlagerung der Betreuung sterbender Menschen vom stationären zum ambulanten Bereich. Die pflegerischen Betreuungskapazitäten im ambulanten Bereich reichen dafür keinesfalls aus. Zwar ist die Zahl der Pflegedienste in einer Großstadt wie Hamburg in den letzten Jahren enorm gewachsen und beträgt z.Z. ca.

430. Die überwiegende Mehrzahl dieser Pflegedienste ist aber aus infrastrukturellen und personellen Gründen nicht in der Lage, eine schwierige palliative bzw. terminale Pflege zu übernehmen. Für den ambulanten Bereich wird — neben der regulären Versorgung durch private ambulante Pflegedienste und Sozialstationen — ein Bedarf von einem auf die terminale Pflege spezialisierten ambulanten Pflegedienst auf ca. 200.000 Einwohner gesehen (Faßmann 1995), was für Hamburg einen Bedarf von acht spezialisierten ambulanten Teams ergäbe. Zur Zeit aber ist in Hamburg nur ein spezialisierter Dienst, das Hospizpflegeteam der Hamburger Gesundheitshilfe e.V., tätig. Dieser Dienst kann nur ca. 50 terminale Patienten pro Jahr versorgen.

2.10.2 Die Komplexität der pflegerischen Aufgaben

Ein Grund für die Diskrepanz zwischen Bedarf und Angebot liegt sicherlich in der Komplexität und in der Belastung, die mit der Erfüllung solcher pflegerischen Aufgaben einhergehen. Folgende Interviewauszüge machen diese Alltagsprobleme deutlich. Zentral für den Erfolg einer palliativen Pflege ist die pflegerische Anleitung und die psychische Unterstützung der Angehörigen:

KS: *(Vermittelt werden muß), was es heißt, einen sterbenden Patienten zu betreuen, was da an Komplikationen auftritt, wie man damit umgeht. Muß der Sterbende unbedingt essen, muß er unbedingt trinken? Braucht er eine Infusion in der terminalen Phase? (...) Was passiert, wenn er auf einmal verwirrt ist oder der Hirndruck steigt bei Metastasen? Wenn er nicht mehr Wasser lassen kann? (...) Und wenn man also darüber in der Lage ist, Auskunft zu geben (...), wenn das auftritt, können sie dort und dort anrufen und Hilfe bekommen. Wenn da so ein Sicherheitsfaktor da ist, dann geht das.*

Daneben sind die technischen, psychologischen und bürokratischen Probleme beim Einsatz von Hilfsmitteln — illustriert am Thema Schmerzpumpen — zu meistern:

KS: *Dann unsere Pumpenpatienten, die (...) müssen wir ja erst an dieses Maschinchen gewöhnen. Und das ist also wie eine Black-Box, ich erkläre das denen zwar, sie sind beim Füllen dabei, sie sind beim Anlegen dabei, ich tippe mit denen sogar die ganzen Blätter durch, die ganzen Programme, daß sie wirklich sehen, wir geben da nichts ein, was sie nicht wissen, aber das ist eben alles sehr, sehr zeitintensiv. Und dann brauchen sie natürlich auch Personal, was sehr technikfreudig ist (...). Denn (...) die Sauerstoffgeräte und die Schmerzpumpen, wir kriegen da von jeder Kasse eine andere verpaßt. (...) Wir haben jetzt 13-14 verschiedene Pumpensorten (...). Das sind alles solche Sachen, womit wir auch zu kämpfen haben.*

Die pflegerische Arbeit muß gelegentlich auch unter negativen Bedingungen stattfinden, die nicht die Krankenschwestern verursacht haben:

KS: *Schlimm sind die Patienten, die nicht wissen, daß sie sterben müssen, die gar nicht wissen, daß sie Krebs haben, (...). Mit denen haben wir die größten Probleme. Die sagen dann, Schwester, muß ich etwa sterben? (...) Wir haben aber viele Ärzte, die sagen, nein, der würde das nicht verkraften, der tut sich was an. Das ist so eine Entschuldigungsfloskel. (...) Mit den Patienten ist schwierig zu arbeiten. (...) Ganz verrückt wird es, wenn dann auch noch das Erben mit uns durchdiskutiert wird.*

Eine wesentliche Aufgabe der Pflegekräfte besteht darin, die Finanzierung der Pflege bei den Kostenträgern rechtzeitig durchzusetzen:

KS: *(Wenn) es darum geht, Anträge zu stellen für irgendwelche Hilfsmittel: Wenn ich mich darauf beschränke, den Antrag auszufüllen und da rüber zu faxen, dann bleibt er liegen auf dem Schreibtisch; wenn ich dann aber anrufe und mit den Leuten direkt spreche, ich habe hier einen Patienten, der wird bestimmt in den nächsten 10 Tagen sterben und sein größter Wunsch ist es, aus seinem Hochhaus noch mal rauszukommen in den Garten und dazu braucht er einen Rollstuhl und das muß jetzt schnell gehen, sonst schafft er das nicht mehr. Dann geht das, das rührt die Leute irgendwie an.*

Was Pflege realiter noch umfaßt, illustriert folgendes Zitat:

KS: *Wir kriegen ja auch Sparbücher ausgehändigt, wir kriegen Umschläge mit Dokumenten, wo also irgendwelche Kaufverträge drin sind, irgendwelche Hypotheken, Überschreibungen oder Aktien neuerdings angetragen, (die) wir verwahren sollen. (...) Dann dürfen wir das (den Angehörigen) nicht sagen, (...) erst nach Ableben. Das ist praktisch ein Notar- oder Rechtsanwaltstatus. So, und dann werden wir beschimpft, wenn wir (...) ein neues Testament in die Hand gedrückt gekriegt haben (...), das wir bezeugt haben. Sicher bezeugen wir, wenn die im Vollbesitz ihrer geistigen Kräfte sind.*

2.10.3 Die Finanzierungsproblematik

Die Deckung der Kosten der Arbeit sowohl eines allgemeinen wie auch eines spezialisierten Pflegeteams erfolgt zur Zeit gemäß der aktuellen Sozialgesetzgebung über Entgelte der Krankenkassen, der Pflegekassen und ggf. der Sozialhilfeträger. Die Bewilligung der einzelnen Leistungen erfolgt vielfach nach bürokratisch komplizierten und zeitaufwendigen Prozessen, die Kostenträger verfahren hierbei zunehmend restriktiv, und die Vergütungssätze reichen oft nicht aus, um eine qualifizierte Pflege sicherzustellen. Gefeilscht wird um Einstufung in die drei Pflegesstufen und die Zahl der Einsätze pro Tag. Die Mehrzahl der präterminalen Krebspatienten wird zunächst in Pflegestufe I eingestuft, lediglich in den letzten Tagen wird Pflegestufe II bzw.

(sehr selten) III zu Grunde gelegt. Das Problem der Begutachtung liegt im rasch wechselnden Zustand der Patienten: Selbst bei Eilbegutachtung ist eine zeitnahe Entscheidung der Kasse kaum möglich und kurz nach Erstellung der Gutachten schon eine veränderte Situation gegeben. Häufig erfolgt erst nach dem Tode eine Höherstufung nach Aktenlage. Dies führt immer wieder zu finanziellen Unsicherheiten, welche alle Beteiligten zusätzlich stark belasten.

Die Höhe des Entgelts für die Leistungen der Pflegekasse ist begrenzt, z.B. auf DM 1800/Monat in Pflegestufe II. Darüber hinausgehende Kosten müssen vom Patienten bzw. seinen Angehörigen übernommen oder aber beim Sozialamt beantragt werden. Ca. zwanzig Prozent der Pflegekosten bei terminalen Patienten werden weder von den Kassen noch von der Sozialhilfe getragen. Diese Selbstbeteiligung der Patienten ist eine Ursache dafür, daß Patienten bzw. Angehörige das Krankenhaus als Sterbeort „bevorzugen", da dort eine wesentlich geringere Eigenbeteiligung verlangt wird.

Ferner ist zu bedenken, daß die üblichen Kostensätze in der Pflege davon ausgehen, daß ein Großteil der Leistungen von weniger qualifizierten bzw. nicht vollzeitbeschäftigten — d.h. dementsprechend relativ billigeren — Kräften erbracht wird. Für eine ambulante Hospizpflege sind aber langjährig erfahrene, in Sterbebegleitung durch Supervision und Fortbildung qualifizierte Mitarbeiter und Mitarbeiterinnen erforderlich, was entsprechende Mehrkosten mit sich bringt.

Wesentliche Elemente einer guten Sterbebegleitung werden überhaupt nicht vergütet. Dazu gehören u.a. die schwierigen Leistungen wie Beratungsgespräche mit Patienten bzw. Angehörigen, langwierige Vor- und Nachbereitung der pflegerischen Maßnahmen sowie Trauerbegleitung der Angehörigen auch über den Tod hinaus. Das Problem der Unterfinanzierung palliativer und finalpflegerischer Leistungen wird über eine mehr oder weniger „trickreiche" Mischkalkulation „gelöst". Ein spezialisierter Pflegedienst ist mit anderen Worten nach den heutigen Konditionen nicht finanzierbar, es sei denn, er bzw. der Träger bietet auch Leistungen für weniger pflegebedürftige Patienten an:

KS1: *Wobei auch ein bißchen Schindluder getrieben wurde, wenn eben ein viertel Jahr lang wegen Blutdruckmessen eine examinierte Schwester in den Haushalt geschickt wird und die wirklich bloß Blutdruck mißt, Kaffee trinkt und wieder geht. Dann sage ich mir einfach, das ist auch fehlinvestiert gewesen, die haben einfach einen Regelmechanismus vergessen, der die Pflegedienste kontrolliert und das alles auch ein bißchen strafft (...). Es wäre sicherlich angebrachter gewesen, z.B. suizidgefährdete Patienten psychisch von einem Pflegedienst führen zu lassen. Das wurde nie bezahlt. (Für) Kommunikation, Mobilisation, psychische Betreuung, gibt es überhaupt keinen Abrechnungsmodus (...).*

KS2: *Ja genau, und damit dann gewährleistet ist, daß einmal am Tag jemand guckt, wird dann eben aufgeschrieben, drei mal täglich RR.*

KS1: *Und das ist eben in diesem Land so ein Blödsinn, eine Schizophrenie (...); da wird eben drei mal Zucker gemessen (...) und eigentlich braucht er es gar nicht, weil es nicht mehr wichtig ist. Er braucht eine ganz andere Betreuung.*

2.10.4 Im übrigen auch hier: Konkurrenz anstatt Kooperation

Die Kooperation mit Pflegediensten litt und leidet an der starken Konkurrenz der Dienste untereinander. Da mit dem Eingeständnis eigener Insuffizienzen ein Verlust von Patienten befürchtet wurde, war auch der Austausch zwischen den Pflegediensten und dem Palliativteam alles andere als einfach. Probleme gab es in erster Linie mit Pflegediensten, die nicht an der Pflegequalität, sondern nur an den monetären Aspekten interessiert waren:

KS: *Ich habe schon ein paar Pflegedienste, mit denen ich ganz gerne zusammenarbeite, von denen ich weiß, daß sie einen ähnlichen Anspruch an ihre Arbeit haben wie wir (...). (Die anderen) konkurrieren untereinander ja ganz fürchterlich, (...) das, was so Finanzierung und so was betrifft, da wollen die sich (...) nicht in die Karten gucken lassen.*

3 Fazit

Die im Projekt vorgefundenen Kooperations- und Kommunikationsprobleme in der ambulanten Palliativtherapie sind zum Teil keineswegs spezifisch für diesen Behandlungsbereich, sondern gewissermaßen Standardprobleme der Versorgung chronisch Kranker in unserem Gesundheitswesen.

Die gegenwärtige hausärztliche Aufgabenwahrnehmung in der supportiven Versorgung ist — wie beschrieben — oft defizitär. Dies gilt sowohl in bezug auf die Erreichbarkeit für Patienten und Angehörige als auch für die Kooperationsbereitschaft mit anderen Diensten. Zeitdruck und Unterfinanzierung supportiver Leistungen charakterisieren die aktuelle Situation. Mit der allseits akzeptierten, aber schwer realisierbaren Forderung nach einer stärkeren Berücksichtigung der Betreuung chronisch Kranker in der Ausbildung aller Ärzte bzw. der Weiter- und Fortbildung aller Hausärzte ist dem Problem nicht beizukommen. Unter den gegenwärtigen Organisationsformen und Finanzierungssystemen der vertragsärztlichen Versorgung ist eine flächendeckende maßgebliche Verbesserung kurzfristig nicht zu erwarten. Hier sind eine Neudefinition der Hausarztrolle im Sinne des Primärarztmodells und ein grundlegend anderes Honorierungssystem vonnöten. Bis dahin sollte die Frage geprüft werden, ob Hausärzte, die sich der

Aufgabe der supportiven und terminalen Versorgung in qualifizierter und engagierter Weise stellen, nicht über Sondervereinbarungen mit den Krankenkassen besonders vergütet werden könnten. Genauer festzulegen wäre, welche Kenntnisse und Fähigkeiten hierfür erforderlich sind, wie der Leistungsaufwand zu beziffern bzw. zu dokumentieren ist, und welche Qualitätssicherungsmaßnahmen vorzusehen wären. Es kommt darauf an, die humane und die ökonomische Bedeutung einer qualifizierten hausärztlichen und pflegerischen Betreuung in der häuslichen Umgebung stärker in das Blickfeld der Öffentlichkeit, der Gesundheitspolitik und der Kostenträger zu rücken.

Literatur

van den Bussche H, Jürgens R, Kellermann B (1997) Hausärztliche Versorgung krebskranker Menschen — Die letzte Lebensphase: Probleme und Lösungsansätze. Zeitschrift für Allgemeinmedizin 73: 407 -410

van den Bussche H, Kaduszkiewicz H (1998) Modellvorhaben zur Qualitätssicherung in der ambulanten supportiven Therapie von Krebspatienten. Typoskript. Hamburg

Faßmann H (1995) Sterbebegleitung in Deutschland. Altenpflege H. 6: 384 - 386

Gaßmann R, Hünefeld A, Resb F, Schnabel E (1992) Untersuchung zur Versorgung Sterbender und ihrer Angehörigen in Nordrhein-Westfalen. Ministerium für Arbeit, Gesundheit uns Soziales, Düsseldorf

Gaßmann R, Schnabel E (1996) Die Betreuung Sterbender durch den Hausarzt im Kontext medizinischer, pflegerischer und psychosozialer Versorgung. Beiträge zur Gerontologie und Altenarbeit Bd. 95. Deutsches Zentrum für Altersfragen, Berlin

Kleeberg UR (1993) Terminal kranke Tumorpatienten — Voraussetzungen für eine häusliche Pflege. Deutsches Ärzteblatt 90: A1 2837 - 2839

Potthoff P, Urbahn D (1998) Hemmfaktoren bei der Durchführung einer wirksamen Schmerztherapie nach WHO-Stufenschema. Schriftenreihe des Bundesministeriums für Gesundheit Band 92, Baden-Baden

Schwarz R, Sommerfeldt S, Riesbeck M, Gerstner M, Roos K (1996) Abschlußbericht zur Studie: Evaluation von Modellprojekten „Häusliche Betreuung schwerkranker Tumorpatienten". Typoskript, Heidelberg

Alf Trojan

Beteiligung von Patienten an der Qualitätsverbesserung im Gesundheitswesen

Erfahrungen und Ergebnisse aus sechs Selbsthilfe-Foren der Ärztekammer Hamburg

Anfang der siebziger Jahre entstanden im Kontext der Gesundheitsbewegung die ersten Ansätze für die organisierte Vertretung von Patienteninteressen. Bis heute ist umstritten, ob man von einer „Selbsthilfebewegung" sprechen kann. Unumstritten ist jedoch, daß mit den seinerzeit zum ersten Mal in größerem Umfang öffentlich auftretenden Selbsthilfegruppen das „Objekt" der Gesundheitsversorgung zum „Subjekt" wurde. Erst nach vielen Fehleinschätzungen in unterschiedlicher Hinsicht entstand allmählich ein realistisches Bild davon, in welchem Maße und in welcher Weise Selbsthilfegruppen eine ergänzende und korrigierende Kraft im Gesundheitswesen darstellen können. Auf dieser Basis wurde es möglich, daß die Ärztekammer Hamburg 1991 einen neuen Ausschuß ins Leben rief: den Ausschuß für die Zusammenarbeit mit Selbsthilfegruppen. Da der Ausschuß von Anfang an nicht nur Zusammenarbeit predigen, sondern auch praktizieren wollte, entstanden aus diesem Kreis die „Selbsthilfe-Foren". Ohne daß dies anfangs so genannt wurde, standen diese Foren im Dienste des Austauschs zwischen Ärzten und Selbsthilfegruppen über die „Qualitätsverbesserung" der Patientenversorgung. Mit den (hier nicht zu diskutierenden und in vielen Aspekten bedrohlichen) Strukturveränderungen im Gesundheitswesen hat die Patientenorientierung (nicht auf alle, aber auf viele Patienten) starken Aufwind bekommen. Das letzte von insgesamt sechs Selbsthilfe-Foren hat daher die Qualität der Versorgung aus Patientensicht in den Mittelpunkt gestellt. Dies geschah, um die systematische Beteiligung von Patienten im Gesundheitswesen stärker zur Geltung zu bringen.

Über die Erfahrungen und Erkenntnisse aus den Selbsthilfe-Foren, an denen der Autor als Vorsitzender des Selbsthilfe-Ausschusses der Hamburger Ärztekammer unmittelbar beteiligt war, soll im folgenden berichtet werden. (Wenn dieser Bericht in der „Wir"-Form erfolgt, soll damit die dankbare Anerkennung der Verdienste der Ausschußmitglieder und insbesondere auch des Mitveranstalters KISS (Kontakt- und Informationsstelle für Selbsthilfegruppen), namentlich seiner Leiterin Astrid Estorff-Klee, zum Ausdruck gebracht werden.)

Seit 1992 führt die Ärztekammer Hamburg jährlich ein Selbsthilfe-Forum durch. Dazu werden die Selbsthilfegruppen eines bestimmten Bereiches eingeladen, sich im Großen Saal der Ärztekammer mit Informationsständen vorzustellen und an einer gemeinsamen Diskussion mit Ärzten teilzunehmen. Für die ersten fünf Foren wurden jeweils Gruppen eines bestimmten Krankheitsbereichs ausgewählt. Grundlage für die Einladungsliste war stets das (inzwischen in 12. Auflage erschienene) Verzeichnis „Selbsthilfegruppen im Gesundheitswesen, Raum Hamburg". Entsprechend der dortigen Gliederung wurden Selbsthilfegruppen aus den Bereichen „Innere Erkrankungen", „Behinderungen, orthopädische-neurologische Erkrankungen" „Haut- und Allergieerkrankungen", „Psychisch Kranke", „Sucht" sowie „Tumorerkrankungen" in die Räume der Ärztekammer eingeladen.

Das 6. Selbsthilfe-Forum hatte einen anderen Charakter: Hier gab es eine spezifische Thematik, nämlich die „Qualitätsverbesserung im Gesundheitswesen aus Patientensicht". Außerdem wurden anhand der KISS-Kartei alle Gruppen angeschrieben, von denen wir glaubten, daß sie etwas zu dieser Frage zu sagen hätten (N = 652). Dem Anschreiben war ein kurzer Fragebogen beigefügt, der Kritik und Verbesserungsvorschläge der Selbsthilfegruppen erhob. Diese Informationen sollten helfen, das Forum vorzubereiten und ein systematischeres Bild zu gewinnen, als es mit einer ca. 2-stündigen Diskussion möglich ist. Wir möchten hier Erfahrungen aus diesen Selbsthilfe-Foren sowie einige Ergebnisse aus der Befragung berichten. Unsere Hoffnung ist, daß das Hamburger Modell der Kooperation zwischen Selbsthilfegruppen und Ärzten andernorts Nachahmer findet und daß die Bedeutung der Selbsthilfegruppen für die Verbesserung der Versorgungsqualität stärker anerkannt und genutzt wird.

Seit langem ist bekannt, daß Ärzte Veranstaltungen von und mit Selbsthilfegruppen so gut wie gar nicht besuchen. Um diesem Problem zu begegnen, konnten die Selbsthilfegruppen in der Vorbereitungsphase der SH-Foren Ärzte vorschlagen, die ihrer Meinung nach persönlich eingeladen werden sollten. Auf diese Weise wurde erreicht, daß genügend Ärzte kamen, um tatsächlich von einem Dialog zwischen Selbsthilfegruppen und Ärzten sprechen zu können. An den ersten fünf Treffen haben jeweils ca. 80-120 Personen teilgenommen, davon zwischen 10-30 Ärzte sowie Selbsthilfegruppenteilnehmer aus zumeist ca. 20-30 verschiedenen Gruppen und Organisationen. Beim 6. Selbsthilfe-Forum war die Anzahl von Ärzten, auch überproportional vielen Chefärzten, noch größer als bei den vorangegangenen Treffen: Es kamen ca. 110 Mitglieder von 70 verschiedenen SHG und über 50 Ärzte.

Der Einstieg in die gemeinsame Diskussion erfolgt anhand der „märchenhaften" Aufforderung, drei Wünsche an die Ärzte bzw. von seiten der Ärzte an die Selbsthilfegruppen zu äußern. Die Diskussion wird von der KISS-Leiterin moderiert, der Ausschußvorsitzende protokolliert möglichst umfassend das Gesagte, um die Wünsche und Anregungen später mit Hilfe des Ausschusses zu diskutieren und nach Möglichkeit umzusetzen. Die Protokolle dieser Veranstaltungen sind für diesen Beitrag inhaltsanalytisch ausgewertet worden.

Neben vielen bereichs- bzw. krankheitsspezifischen Anregungen und Wünschen haben sich natürlich auch viele allgemeine Anforderungen und Wünsche an die Kooperation mit Ärzten bzw. an die Unterstützung durch Ärzte herauskristallisiert. Im Folgenden werden wir vor allem diese allgemeinen Wünsche in komprimierter Form wiedergeben. Dabei kann man grob unterscheiden zwischen solchen Wünschen, die grundsätzlicher Natur sind und sich an Ärzte in allen Versorgungsbereichen richten, Wünschen, die eher für den Bereich der ambulanten Versorgung relevant sind und solchen, die sich an den stationären Bereich richten. Zunächst werden die Ergebnisse der ersten fünf Selbsthilfe-Foren dargestellt. Danach werden wir gesondert auf das letzte Forum vom Dezember 1997 eingehen, in dem es um patientenorientierte Qualitätsverbesserung ging.

Grundsätzliche Wünsche der Selbsthilfegruppen

Die meisten der im folgenden genannten Punkte standen an der Spitze der gemachten Äußerungen.

Arzt-Patient-Beziehung verbessern: Der Arzt wird als Partner gewollt. Wo dies in Einzelfällen erreicht ist, wurde es von den Selbsthilfegruppen lobend hervorgehoben. Mehr Zuhören, mehr Zeit, mehr Resonanz für die Patienten bzw. Selbsthilfegruppen werden gefordert. Die Parkinson-Gruppe hatte beispielsweise 100 Ärzte angeschrieben und nur eine Antwort erhalten; ähnlich drastisch war ein Vorstoß der Sklerodermie-Gruppe bei Ärzten gescheitert. Die Patienten stellen sich als mündig dar. Immer wieder taucht die Formulierung auf, sie wollten „ernstgenommen" werden.

Aufklärung und Information: Dies wird in vielfältiger Weise und mit vielen Schattierungen für einzelne Krankheitsbereiche eingefordert. Am häufigsten wird dieses für die Anfangsphase der Krankheit (z.B. „Offenheit bei der Diagnose") und für den besseren Umgang mit chronischen Krankheiten gefordert.

Ganzheitlichkeit: Dieses magische Wort bezieht sich am häufigsten auf die Berücksichtigung seelischer Probleme, daneben aber auch auf viele Aspekte, die unter anderen Punkten noch angesprochen werden (z.B. angemessene

Versorgungsmöglichkeiten im Übergangsbereich zwischen ambulant und stationär, Toleranz für alternative Therapiemethoden, Kooperation mit anderen u.ä.).

Vielfältige Kooperation: Die Kooperation zwischen Krankenhaus und Praxis wird gerade bei chronisch Kranken als verbesserungsbedürftig angesehen. Mit anderen Berufsgruppen (z.B. Logopäden, Psychologen, Sozialarbeitern) soll kooperiert werden. Alternative Methoden sollen nicht nur anerkannt, sondern auch in den Kooperationsbeziehungen systematisch berücksichtigt werden. Besonders Elterngruppen und psychisch Kranke wünschen sich mehr Zusammenarbeit mit den Angehörigen. Ein besonders kritischer Punkt scheint die Zusammenarbeit mit Ämtern und die Sorgfalt bei ärztlichen Gutachten zu sein. Den Ärzten wird teilweise vorgeworfen, daß sie nicht wüßten, „daß Gutachten Schicksal spielen".

Partnerschaftliche Zusammenarbeit mit Selbsthilfegruppen: Als Voraussetzung hierfür wird gefordert, daß die Ärzte ihre eigenen Grenzen (vor allem bezüglich ihres Wissens und ihrer Hilfemöglichkeiten) anerkennen und auch akzeptieren, daß Selbsthilfegruppen oft über ihren Krankheitsbereich besser Bescheid wissen: „Wir haben ein Wissenspotential, das bieten wir den Ärzten an!" Das Grundelement der Zusammenarbeit besteht darin, daß Ärzte ihre Patienten über Selbsthilfegruppen aufklären und an Selbsthilfegruppen verweisen. Oft werden Ärzte auch als Vortragende für Veranstaltungen von Selbsthilfeorganisationen im Kreis der Betroffenen oder für eine größere Öffentlichkeit gewünscht. Eine besondere Form, die Patienten zu kompetenten Partnern des Arztes zu machen, sind Patientenschulungen. Umgekehrt bieten einige Selbsthilfegruppen auch an, in der Fort- und Weiterbildung der Ärzte für bestimmte Aspekte (Sozialrecht, Umgang mit einer chronischen Krankheit u.ä.) zur Verfügung zu stehen.

Wünsche an den ambulanten Bereich

Wünsche und Erwartungen, die sich in etwas spezifischerer Weise an den ambulanten Bereich richten, sind folgende:

Ausführliche Anamnesen: Solche Wünsche wurden aus dem Bereich psychischer Erkrankungen und Umwelterkrankungen genannt. Allgemein wurde gefordert, daß Diagnosen nicht verschleppt werden dürften (Chronisch entzündliche Darmerkrankungen, Asthma, Zöliakie u.a.).

Bereitwilligeres Überweisen: Drastischste Formulierung dieser Forderung: Ärzte sollten das Motto aufgeben „Vom Feindflug nicht zurückgekehrt". Raschere Kooperation mit den Fachärzten, anderen Organisationen (unter anderem auch den Selbsthilfegruppen) oder spezifischen Diensten (wie Schulungen für Diabetiker, Asthmakranke oder chronische Schmerzpatienten) werden gefordert.

Weniger Medikamente: Dies geht meistens einher mit der Forderung, andere Behandlungsformen und -möglichkeiten besser zu nutzen, z.B. Psychotherapie, Krisenversorgung, besondere Beratungsinstitutionen (wie z.B. Charon — Beratungsstelle für schwerkranke und sterbende Menschen, ihre Angehörigen, Freunde und berufliche HelferInnen), rehabilitative und Nachsorgemöglichkeiten. Der Informationsstand der Ärzte und die Bereitschaft, Informationen an die Patienten weiterzugeben, wurde in vielen Bereichen als unzulänglich kritisiert.

Selbsthilfegruppen in Praxen bekanntmachen: Ein allgemeines Plakat, das auf die Selbsthilfe-Kontakt- und Informationsstellen hinweist, sollte in allen Praxen hängen. Bestimmte Selbsthilfegruppen sollten sich an Aushängebrettern oder durch ausgelegtes Material in den Praxen bekanntmachen können. Am wichtigsten sei jedoch die direkte Information durch den Arzt über Selbsthilfegruppen, die für die Patienten seiner Praxis relevant sind. Selbsthilfegruppen sollten auch in die Veranstaltungen der KV-Kreise (z.B. als Hilfe in der Qualitätssicherung) eingeladen werden.

Patienten über die Praxen besser informieren: Rollstuhlgerechte Praxen und Information darüber, Informationen über in der Praxis vorhandene Fremdsprachenkenntnisse, die bei der Behandlung von MigrantInnen genutzt werden können, sowie Informationen über zum Teil hochspezifische Kompetenzen, die einzelne seltene Krankheiten betreffen, wurden von den Selbsthilfegruppen in diesem Bereich angesprochen.

Wünsche an das Krankenhaus

Wünsche und Erwartungen der Patienten bzw. Selbsthilfegruppen an das Krankenhaus waren die folgenden:

Besuchsdienste von Selbsthilfegruppen organisieren: In Gesprächen können Angst und seelische Belastung abgebaut werden. Einige der Selbsthilfegruppen (insbesondere z.B. die Ilco, Frauenselbsthilfe nach Krebs, Kehlkopflose, CED-Hilfe und andere mehr) bieten hierfür Besuchsdienste im Krankenhaus an. Zusammenarbeit mit Selbsthilfegruppen hieße, auf entsprechenden Stationen systematische Kontakte zu diesen Gruppen zu pflegen und den PatientInnen ihre Angebote bekanntzumachen.

Patienten und Angehörige schulen: Mehr Informationen wünschen sich die chronisch Kranken im Bereich von Diabetes, Asthma und chronischen Schmerzen über die Möglichkeit von Patientenschulungen. Dies bietet ihnen die Möglichkeit, selbständiger mit ihrer Krankheit leben zu können. Bei vielen Krankheiten, insbesondere, wenn Kinder oder alte Menschen betroffen sind, erwarten die Angehörigen Hilfestellungen für ihren Umgang mit den kranken und pflegebedürftigen Familienmitgliedern. Zahlreiche Selbsthilfegruppen sind dementsprechend auch gar nicht Zusammenschlüsse der unmittelbar Betroffenen, sondern ihrer Angehörigen, bei Kindern zumeist der Eltern. Ein Beispiel, bei dem die Angehörigenschulung im Krankenhaus zur „Standardtherapie" gehören sollte, ist der Schlaganfall.

Reha-Selbsthilfegruppen bekanntmachen: In anderen Bereichen haben Selbsthilfegruppen vor allem eine Funktion für die Rehabilitation. So gehört z.b. bei vielen Erkrankungen des Stütz- und Bewegungsapparates die Information über Behindertenverbände und Behindertensportgruppen zur Aufgabe des Krankenhauses. Bei Herzinfarktpatienten gibt es ein relativ flächendeckendes System von Koronar-Sportgruppen. Von einzelnen Selbsthilfegruppen kam die ausdrückliche Anregung, in abschließenden Arztbriefen an den weiterbehandelnden Arzt ggf. auch ausdrücklich auf die mögliche positive Bedeutung einer Selbsthilfegruppe für die jeweilige Krankheit hinzuweisen.

Informationsveranstaltungen mit und über Selbsthilfegruppen: Eine noch unmittelbarere Zusammenarbeit mit Selbsthilfegruppen wird von einigen Kliniken schon jetzt praktiziert: Ärztliche Leitung und die entsprechenden Selbsthilfegruppen organisieren Informationsveranstaltungen für ehemalige Patienten der Klinik oder laden — entsprechend dem Modell der Selbsthilfe-Foren der Ärztekammer — die für ihren Versorgungsbereich relevanten Selbsthilfegruppen zum gemeinsamen Austausch über Versorgungsverbesserungen ein. Im Universitätsklinikum Eppendorf ist dies in jüngerer Zeit beispielsweise von der Hautklinik, der Neurologischen Klinik sowie von Innerer Medizin und Psychosomatischer Abteilung (für Patienten mit implantiertem Defibrilator) praktiziert worden.

Selbsthilfeförderung im Krankenhaus absichern: Eine verbesserte Zusammenarbeit mit PatientInnen bedarf nach Erfahrung vieler Selbsthilfegruppen der systematischen Absicherung. Viele kleine Einzelinitiativen haben sich nur extrem mühsam durchsetzen können oder sind „versandet". Zu einem selbsthilfefreundlichen Klima im Krankenhaus gehören in erster Linie systematische Bemühungen um bessere Informationen für KrankenhauspatientInnen, aber auch für das Personal.

Konkrete Ansatzmöglichkeiten für die bessere Absicherung von Selbsthilfeförderung im Krankenhaus

Informationen im Patienten-Wegweiser: Es sollte klar hervorgehobene Hinweise im Patienten-Wegweiser des Krankenhauses auf die spezifischen Kooperationen mit Selbsthilfegruppen und auf die Kontakt- und Informationsstellen geben. Auch die in den folgenden Punkten genannten Möglichkeiten,

Kontakt mit Selbsthilfegruppen aufzunehmen, sollten im Patienten-Wegweiser klar erkennbar bekanntgemacht werden. Überdies müssen die Patienten auch über Möglichkeiten informiert werden, ihre Beschwerden loszuwerden. Dies sind in Hamburg vor allem die Deputierten der Behörde für Arbeit, Gesundheit und Soziales sowie die Patientenberatung der Verbraucherzentrale Hamburg. Offizielle *„Patientenfürsprecher"*, wie sie in einigen anderen Bundesländern von den Krankenhausgesetzen vorgeschrieben werden, gibt es in Hamburg noch nicht; inzwischen haben jedoch einige Krankenhäuser ehrenamtliche „Ombudsmänner".

„Patienten- bzw. Selbsthilfe-Beauftragte": Aufgrund ihrer bisher unbefriedigenden Erfahrungen in der Zusammenarbeit mit Krankenhäusern wünschen sich viele Selbsthilfegruppen, daß es einen „Patientenbeauftragten" bzw. „Selbsthilfebeauftragten" in jedem Krankenhaus gibt. Über diesen könnten einerseits PatientInnen des Krankenhauses und interessierte Mitarbeiter etwas über Selbsthilfegruppen erfahren. Andererseits hätten die Selbsthilfegruppen einen definierten Ansprechpartner, der ihre Anliegen und Vorschläge innerhalb des Krankenhauses weitervermitteln und betreiben kann. Eine solche Person wäre auch sehr gut geeignet, für einzelne Patientengruppen die Rolle eine Vermittlers zu erfüllen. Insbesondere wurde ein Ansprechpartner für ausländische PatientInnen, also eine Art „Ausländerbeauftragter" für die einzelnen Krankenhäuser gewünscht.

Info-Tafeln bzw. -Stellwände: Dies, damit sich Selbsthilfegruppen und ähnliche Organisationen den PatientInnen eines Krankenhauses bekanntmachen können (gibt es bisher nur in einigen wenigen Krankenhäusern). Je dezentraler solche Informationsmöglichkeiten organisiert werden (also z.B. für jede Klinik oder für einzelne Stationen), desto leichter können PatientInnen und andere Interessenten auf diese Weise erreicht werden.

Krankenhausbibliotheken: Sie sollten Bereiche einrichten, in denen systematisch Erfahrungsberichte von PatientInnen und Selbsthilfeinformationen für verschiedene Krankheiten vorgehalten werden.

Raum für Veranstaltungen: Manche Gruppen wünschten sich, gelegentlich einen Raum im Krankenhaus nutzen zu können. Auch für gemeinsame Veranstaltungen von Krankenhaus-Leitung und Selbsthilfegruppen müßte ein geeigneter Raum verfügbar sein. In der Regel wird sich diese Frage leicht regeln lassen, sofern es nur eine „zuständige Person" im Krankenhaus für Anliegen dieser Art gibt.

Zwischenbilanz

Sind dieses überzogene oder gar utopische Wünsche und Erwartungen, die die Selbsthilfegruppenmitglieder auf den Foren der Ärztekammer geäußert haben? Wir meinen, eine solche Behauptung wäre absurd: Die Selbsthilfe-gruppen fordern kaum je mehr ein als die Einlösung von Ansprüchen, die die Medizin an sich selber stellt. Dabei ist allerdings zu bedenken, daß viele der angesprochenen Probleme nur deswegen so verbreitet sind, weil sie auf Strukturen (Recht, Finanzierung, Organisation etc.) zurückzuführen sind, die nicht im Handumdrehen oder allein durch den berühmten „guten Willen" zu verändern sind. Aber auch wenn man dies anerkennt, bleibt trotz-dem noch ein erhebliches Maß von Möglichkeiten, wie der einzelne Arzt, eine Praxis oder ein Krankenhaus etwas tun kann, um das Verhältnis zu den Patienten bzw. die Zusammenarbeit mit Selbsthilfegruppen zu verbessern (vgl. die zahlreichen Beiträge des Hamburger Ärzteblatts Nr. 10, Okt. 1995).

Der Charakter solcher möglichen Maßnahmen liegt wesentlich darin, die Patientenorientierung und damit auch die Versorgungsqualität zu verbes-sern. Dieses Anliegen hat in den vergangenen Jahren für die gesamte medi-zinische und psychosoziale Versorgung erheblich an Bedeutung und Dyna-mik gewonnen. Nachdem der Ausschuß für die Zusammenarbeit mit Selbst-hilfegruppen Gruppen aller Krankheitsbereiche des Hamburger Verzeich-nisses der Selbsthilfegruppen zu den Foren eingeladen hatte, lag es daher na-he, ein weiteres Forum ausdrücklich in den thematischen Kontext der Quali-tätssicherung zu stellen.

Das 6. Forum unter der Überschrift „Patientenorientierte Qualitätsver-besserung mit Selbsthilfegruppen"

Die Selbsthilfeforschung hat gezeigt, daß Mitglieder von Selbsthilfegruppen Versorgungsmängel erkennen und benennen können. Sie sind dazu besser in der Lage als Durchschnittspatienten, weil sie durch die Mitarbeit in der Gruppe größere Kritikfähigkeit und -bereitschaft erwerben. Das Medizin-System hat dies bisher eher als Last oder gar Belästigung empfunden und nicht als Chance für die Qualitätsverbesserung.

Bei dem 6. Selbsthilfe-Forum gingen wir von der Frage aus, wie das Erfah-rungswissen der Selbsthilfegruppen am wirksamsten für die Qualitätsverbes-serung genutzt werden kann.

Das 6. Selbsthilfe-Forum fand im Dezember 1997 statt, und zwar unter der Überschrift „Patientenorientierte Qualitätsverbesserung — Wie erfahren Patienten ärztliche Qualität?" Weil es offensichtlich war, daß in der Veran-staltung nicht alle Themen zur Sprachen kommen könnten, wurde vor dem eigentlichen SH-Forum ein Fragebogen an 652 Gruppen verschickt mit der Bitte, elf Fragen zur Qualität der gesundheitlichen Versorgung zu beantwor-ten. Diese vorab ausgewerteten und zusammengefaßten Informationen der 55 auswertbaren Gruppenantworten wurden den ärztlichen Diskussionspartnern auf dem Podium zur Verfügung gestellt und waren damit eine wichtige Grundlage für die Diskussion.

Methodische Probleme sollen hier nicht ausführlich thematisiert werden. Aus dem Kontext geht schon hervor, daß es sich um eine Pilotstudie handelte, die primär von der beabsichtigten unmittelbaren Verwendung geprägt ist. Ein wesentlicher Faktor für den geringen Rücklauf war, daß den Gruppen selbst überlassen blieb, wer die offen formulierten Fragen mit welcher Ausführlichkeit beantwortete. Durch die Unsicherheit über das Vorgehen sind wahrscheinlich viele Gruppen von einer Beantwortung abgehalten worden. Die Befragung erhebt daher keinerlei Anspruch, repräsentativ zu sein. Um einen exemplarischen Eindruck zu geben, möchten wir anhand von zwei Übersichten einen Eindruck von den genannten Hauptproblemen vermitteln.

Tabelle 1: Häufigste Problem-Nennungen

	Anzahl der Nennungen
Ausstattung und Aussehen	
• Wege/Zugänge, Rollstuhlgerechtigkeit	21
• Ausstattung/Gestaltung (incl. Wartezimmer)	19
Praxis- bzw. Klinik-Organisation	
• Wartezeiten/Termine	35
• Infos/Aufklärung	14
• „Bittstell"-Rolle/Einflußlosigkeit des Patienten	10
Personal	
• mangelnde Rücksicht/Respekt/Freundlichkeit	16
Kooperation	
• mangelnde Kooperation zwischen Ärzten und Selbsthilfegruppen bzw. Patienten	18
• mangelnde Kooperation zwischen Ärzten	11
• mangelnde Kooperation zwischen anderen Diensten	10
Information/Aufklärung/Kommunikation	
• allgemein (zu wenig Diagnosevermittlung, hierarchisch unverständlich, nicht vertrauensvoll)	24
• spezifisch (bei psychosozialen Problemen, Zeitmangel u.a.)	20

(Probleme mit > 10 Äußerungen; Antworten von N = 55 Selbsthilfegruppen)

Tabelle 1 zeigt die häufigsten Mängel, die in der Beantwortung der ersten fünf Fragen thematisiert wurden. Das daraus entstehende Bild ist uns im Prinzip durchaus vertraut aus den Klagen, die wir in den ersten 5 Selbsthilfe-Foren häufig gehört hatten. Die (Rollstuhl)-Zugänglichkeit spielt deswegen eine so große Rolle, weil ca. 1/3 der antwortenden Gruppen aus dem Bereich von chronischen Erkrankungen und Behinderungen kamen.

In *Tabelle 2* werden die Äußerungen auf eine Frage nach dem größten Handlungsbedarf für Verbesserungen dargestellt. Dabei wurden diese spontanen Äußerungen von uns in den hier wiedergegebenen Kategorien gebündelt. Es fällt auf, daß es neben dem traditionell häufigsten Problem, den Störungen der Arzt-Patient-Beziehung und -Kommunikation, jetzt einen gleichgroßen Block von Klagen gibt, der sich auf die durch neue Gesetze geschaffenen Finanzierungsprobleme richtet: Entweder werden Zuzahlungen in verschiedenen Leistungsbereichen bemängelt oder die vollständige Nicht-Bezahlung von Diensten und Hilfen.

Tabelle 2: Vordringlicher Verbesserungsbedarf im Gesundheitswesen	Anzahl der Nennungen
• Kommunikationsmängel, Beratungsdefizite, zu wenig Zuwendung	26
• Überheblichkeit, mangelnde Einsatzfreude, Entmündigung	13
• gestiegene Kosten für Zuzahlungen, Medikamente, Hilfsmittel, Massagen, Verbandmaterial, Kuren	21
• Nichtbezahlung einzelner Leistungen: Logopädie, Krankengymnastik, Hausbehandlung, Reha, Zahnersatz, Psychotherapie, einzelne OPs, Bestrahlung	18
• Qualifikationsmängel des Personals, incl. Fortbildungsmängeln	11
• Wartezeiten und ähnliche Organisationsprobleme	10

(Probleme mit > 10 Äußerungen; Antworten von N = 55 Selbsthilfegruppen)

Zu der Veranstaltung waren Hamburger Ärzte und insbesondere alle diejenigen, die mit Qualitätssicherung befaßt sind, eingeladen worden. Um eine möglichst große Verbreitung der Patientenwünsche in den Kreisen der mit Qualitätssicherung befaßten Institutionen und Gremien zu erreichen, wurden gezielt einige Ärzte für die Podiumsdiskussion eingeladen und der Präsident der Ärztekammer Hamburg um eine Einführung in das Thema gebeten. Auf dem Podium saßen zwei Mitglieder der kassenärztlichen Vereinigung Hamburg, die sich besonders mit der Qualitätssicherung im ambulanten Bereich befassen. Außerdem waren der Vorsitzende des Kuratoriums „Qualität im Krankenhaus" eingeladen worden sowie der zuständige Referent für Qualität und Patientenschutz der Behörde für Arbeit, Gesundheit und Soziales. Auf der Veranstaltung waren die SH-Gruppen-Mitglieder noch einmal gebeten worden, ihre drei wichtigsten Wünsche zu notieren und dem Moderator der Veranstaltung, einem Redakteur des NDR Hamburg, zur Verfügung zu stellen. Die gesamte Diskussion wurde per Video aufgezeichnet, um dieses Material eventuell in der Aus- und/oder Fortbildung weiter zu verwenden (was zwischenzeitlich auch schon einmal geschehen ist). Die Veranstaltung wurde von allen Teilnehmern als ertragreich und gelungen bezeichnet.

Schon von Beginn an war klar, daß das umfangreiche gewonnene Material über die Gesundheitsversorgung aus Patientensicht nach der Veranstaltung weiter verbreitet werden soll, um die Stimme der Patienten in der Qualitätssicherung stärker als in der Vergangenheit zur Geltung zu bringen. Eine der Maßnahmen, um diesen Vorsatz zu verwirklichen, ist die tabellarische Zusammenfassung der Befragungsergebnisse und der Kartenabfrage zu den Wünschen der SH-Gruppen-Mitglieder bzw. Patienten. Sie wird allen Interessenten zugänglich gemacht, die sich an uns wenden und um eine schriftliche Fassung dieser Ergebnisse bitten.

Weiterhin bekamen alle rund 80 Teilnehmer des SH-Forums diese Unterlagen zugestellt, die sich für eine Weiterarbeit in Form einer oder mehrerer „Arbeitsgruppen" auf der Basis dieser Ergebnisse gemeldet hatten. Diese Veranstaltung fand Anfang März 1998 statt. Dabei kamen jedoch nicht, wie wir es ursprünglich erhofft hatten, gemeinsame Gruppen von Professionellen und Selbsthilfegruppen zustande. Immerhin entstanden aber drei Arbeitsgruppen aus Mitgliedern verschiedener Selbsthilfegruppen, von denen eine beispielsweise eine Checkliste „Der gute Arzt" entwickelte. Die zusammengefaßten Ergebnisse der drei Arbeitsgruppen (weitere Themen: „Das gute Krankenhaus" und „Patientenschulungen") sowie ein Papier der Verbraucherzentrale Hamburg zum „Beschwerdemanagement" werden vom Selbsthilfe-Ausschuß zur Zeit für den Versand an alle Hamburger Qualitätsbeauftragten in Krankenhäusern und in der ambulanten Versorgung sowie an die Vorsitzenden der ärztlichen Berufsverbände aufbereitet.

Eine erste Gelegenheit zur Diskussion der Befragungsergebnisse und möglicher weiterer Schritte gab es auf dem „3. Hamburger Qualitäts-Workshop in Zusammenarbeit mit der Gesellschaft für Qualitätsmanagement in der Gesundheitsversorgung e.V. (GQMG) und der International Society for Quality and Health Care (ISQua)" vom 29.-31.1.1998. Zu diesem Workshop waren auch die 80 Interessenten an der Weiterarbeit in einer Projektgruppe eingeladen worden. Der Workshop war mit insgesamt ca. 60 TeilnehmerInnen, davon ca. 20 aus Selbsthilfegruppen, gut besucht und belegt damit nochmals ein nicht unerhebliches Interesse an der Patientensicht. Dieses Interesse ist sicher überwiegend auf die Konkurrenz der Versorgungseinrichtungen untereinander zurückzuführen. Selbsthilfegruppen können daher heute mit größerer Resonanz für ihre Anliegen rechnen, als dies bisher der Fall war.

Viele Verbesserungen, die sich Patienten wünschen, liegen im Bereich der Zusammenarbeit zwischen dem Medizin-System und den Gruppen, — oft allerdings auch weit jenseits der Einflußmöglichkeiten des Ausschusses. Daher beurteilen wir die „Erfolge" der Selbsthilfe-Foren zwar als durchaus erfreulich, aber doch auch deutlich begrenzt in ihrer Reichweite, wenn es um grundlegende Dinge, wie z.B. die Verbesserung der Arzt-Patient-Beziehung oder die Beseitigung struktureller Versorgungsmängel geht.

Selbsthilfegruppen werden unseres Erachtens als wichtige Informationsquelle für gezielte Qualitätsverbesserungsmaßnahmen noch nicht genügend geschätzt und genutzt. Für eine zukünftige systematische Integration der Selbsthilfegruppen in die Qualitätsverbesserung wird der Blick vor allem darauf zu richten sein, wie die Zuammenarbeit zwischen Ärzten und Selbsthilfegruppen einerseits krankheitsspezifischer organisiert und andererseits spezifischer auf der Ebene einzelner Versorgungsinstitutionen angesiedelt werden könnte.

HINWEIS:

Die als kopiertes Manuskript vorliegenden zusammengefaßten *„Ergebnisse der Ärztekammer-Befragung zur Qualitätsverbesserung aus Patientensicht"* sind ausreichend für den durchschnittlich Interessierten. Wir hatten jedoch auch Anfragen, die sich auf eine möglichst umfassende Dokumentation richteten, um nach dem Modell der Hamburger SH-Foren eigene, gleichartige Veranstaltungen durchzuführen. Für diese Interessenten haben wir eine deutlich erweiterte Mappe zusammengestellt. Sie enthält ergänzend auch Detail-Ergebnisse der schriftlichen Befragung und verschiedene Unterlagen (Planungspapiere, Briefe etc.), die unmittelbar als Vorlagen für Eigenveranstaltungen genutzt werden können. Beide Dokumentationen können unter Beifügung eines mit 3 DM frankierten DIN-A4-Rückumschlages angefordert werden bei: KISS-Altona, Gaußstr. 21, 22765 Hamburg.

Wir hoffen, daß die Dokumentationen Anstoß und Hilfe für gleichsinnige Veranstaltungen an anderen Orten werden und sind gern bereit, bei Bedarf auch im direkten Kontakt weitere Informationen zu geben!

Literatur

Hamburger Ärzteblatt (1995) Arzt und Selbsthilfegruppen. — Beispiele gelungener
   Zusammenarbeit. Schwerpunktheft 49 (1995), Nr.10

Ruprecht T (Hrsg.) (1998) Experten fragen — Patienten antworten. Patientenzentrierte
   Qualitätsbewertung von Gesundheitsdienstleistungen. Konzepte, Methoden,
   praktische Beispiele. Asgard, St. Augustin

Trojan A (Hrsg.) (1986) Wissen ist Macht. Eigenständig durch Selbsthilfegruppen.
   Fischer, Frankfurt a.M.

Trojan A (1997) „Der neue Patient" — Eine Bedrohung der ärztlichen Dominanz? In:
   Nöring R et al. (Hrsg.) Primärärztliche Patientenbetreuung: Lehre,
   Forschung, Praxis. Schattauer, Stuttgart. Seite 236 - 245

Erich Wulff

Mehr Qualität durch mehr Kontrolle?

Seit einigen Jahren boomen auch in der Psychiatrie alle möglichen Vorstellungen, die sich mit dem Wort „Qualität" verbinden lassen. Qualitätssicherung, Qualitätskontrolle, Qualitätsmanagement sind Schlüsselwörter geworden, die, wie die Augen einer Schlange, einen Großteil der in der Psychiatrie Tätigen in ihren Bann ziehen. Ja, die Frage nach der Qualität der eigenen psychiatrischen Arbeit ist geradezu zu einer Gewissensfrage geworden, die einem keine Ruhe läßt: erfülle ich die Standards, halte ich mich an die Normen, die mir als „Qualität" vorgegeben sind? Und: Wie kann ich das so stringent beweisen, daß jeder Zweifel daran ausgeschlossen ist?

Auch früher, in der alten, vorneuroleptischen und vorreformatorischen Verwahrungspsychiatrie, die ich in den fünfziger Jahren noch selber kennengelernt habe, gab es bereits Normen, deren Befolgung der psychiatrischen Arbeit abverlangt wurde. Sie bezogen sich seinerzeit aber nicht so sehr auf die Angemessenheit, die Intensität oder gar den Erfolg der therapeutischer Arbeit und auch nicht auf die Eröffnung eines humaneren Lebensraumes für die sogenannten „Unheilbaren" in der Anstalt, sondern in erster Linie auf eine formale, administrative Korrektheit: Es mußte dokumentiert werden, daß eine rechtliche Grundlage für die Einweisung bestand, die objektive Anamnese und die Diagnose mußten in der Krankengeschichte aufgezeichnet sein, kurze Verlaufsschilderungen, die die Entwicklung der Symptomatik, das Verhalten in der Anstalt, die medikamentöse und ggf. auch die Arbeitstherapie umfaßten, mußten niedergelegt werden, und schließlich hatte, bei Entlassung oder Verlegung, eine Epikrise bzw. ein Arztbrief geschrieben zu werden. Im wesentlichen bezog sich die geforderte „Qualität" auf die Qualität der aufgezeichneten Krankengeschichte. Die vor allem mußte in Ordnung gehalten und gepflegt werden, so als ob sie der eigentliche, der wirkliche Gegenstand psychiatrischer Tätigkeit wäre. Im Vergleich zur Bedeutung seiner Krankengeschichte sank der Patient in Fleisch und Blut und das, was ihm zustieß, fast zur Nebensächlichkeit herab, er verdampfte zu einer Art Phantom, bei dem man sich manchmal fragen mußte, ob es überhaupt existierte. In jenen 50er Jahren schlugen manche Ärzte die Krankengeschichte ihrer Patienten auch häufiger auf, als daß sie diese selbst sahen. Vor allem dann, wenn es sich um Langzeitpatienten handelte. Ich erinnere mich aber auch daran, daß ein älterer Kollege in der Anstalt, in der ich als Famulus tätig war, und der die Krankengeschichten seiner Patienten sehr bruchstückhaft führte, den Verlauf und manchmal sogar Stücke der Anamnese später einfach dazu erfand. Man fand das zwar etwas skurril, man lachte darüber, aber niemand stieß sich ernsthaft daran. Der Patient war damals so etwas wie eine administrative Wirklichkeitskonstruktion: Er war eben dasjenige, was von ihm in der Akte niedergeschrieben wurde. Als guter Psychiater galt, wer ein guter Aktenführer war.

Dieser bürokratische, befehlsadministrative, d.h. auf Kontrolle von oben abgestellte Qualitätsbegriff hat in weiten Bereichen der Psychiatrie Geltung behalten bis zur Psychiatriereform der 70er Jahre. Mit dieser kam es vielerorts zu einer radikalen Umbewertung: Verlangt wurden jetzt persönliche Präsenz und Zuwendung zu den Kranken, verlangt wurden innovative Ideen zur Therapie und zur Krankenversorgung sowie deren Realisierung in der psychiatrischen Alltagspraxis. Es ging darum, auf den Stationen therapeutische Gemeinschaften aufzubauen, die Geschlechtermischung durchzusetzen, Tageskliniken, Wohnheime und Behindertenwerkstätten einzurichten, Arbeitsmöglichkeiten in der freien Wirtschaft zu finden und vor allem: mit den Patienten zu reden. Dies alles war plötzlich ungleich wichtiger geworden als die saubere Führung einer Krankengeschichte. Ja, die Zeit, die für die Führung der Krankengeschichte verwendet werden mußte, galt für manche jetzt sogar als den Patienten und der innovatorischen Reformarbeit gestohlen. Die Qualität der Krankengeschichten wurde damit zwangsläufig schlechter, die Eintragungen wurden spärlicher, immer weniger präzise, der deskriptiv-psychopathologische Aspekt verlor immer mehr an Bedeutung, weil nun auch die Diagnose in den Verdacht geriet, eine ausgrenzende Zuschreibung zu sein, und so auch kein Zwang mehr bestand, einen genauen psychischen Befund zu formulieren. Das rechtlich Unabdingbare blieb als Gerüst der Krankengeschichte übrig, ansonsten beschränkte sie sich auf ein paar stichwortartige Bemerkungen und die abschließenden Arztbriefkopien. Die neuen, sozial- und beziehungstherapeutischen Aspekte fanden in der Krankengeschichte aber oft auch keinen Eingang. Die Probleme der Alltagsbewältigung der Patienten, ihre Beziehungsprobleme, Überlegungen zur Übertragungs- und Gegenübertragungsproblematik im therapeutischen Alltag wurden nur selten — anstatt der Psychopathologie — aufgezeichnet. Darüber wurde bestenfalls im Team gesprochen — und vieles davon bald danach auch vergessen. Als Qualität galt jetzt eine intensive Hier-und-Jetzt-Beziehung zum Kranken, die gelungene Integration der multiprofessionalen Aspekte im Team, die Verwirklichung eines gemeindepsychiatrisch orientierten Netzwerkes von Behandlungseinrichtungen und der Rehabilitationserfolg auf der Wohn- und Arbeitsachse.

Von zwei Seiten wurde nun, spätestens Ende der 80er Jahre, diese Wende von einer eher kontemplativen psychiatrischen Schriftkultur zu einer Kultur der Präsenz und des Handelns, die mit der Psychiatriereform in viele stationäre Einrichtungen eingezogen war, wiederum in Frage gestellt.

Einmal war es die beginnende Verrechtlichung ärztlichen Handelns. Die Halbgötter in Weiß, auch die psychiatrischen, auch lange Zeit, nachdem sie ihre Kittel ausgezogen hatten, in allen ihren Entscheidungen unangefochten und nahezu jeder Außenkontrolle entzogen, wurden zunehmend mit Kunstfehler- und Schadensersatzprozessen überzogen, manchmal auch mit strafrechtlich relevanten Beschuldigungen, etwa bei Selbstmordfällen. Dies machte wieder eine genauere Dokumentation nötig — eine Dokumentation sowohl der somatischen Behandlungsverfahren als auch der Akte ihrer Anordnung wie auch der Entscheidungen bezüglich Urlaub, Ausgang, Öffnung und Schließung der Stationstüren. Dies alles wurde in Beziehung gesetzt zu einem groben Raster, das den Gefährdungsgrad der Kranken kennzeichnen sollte. Konkret beschrieben wurde zumeist hier nichts mehr, es wurden nur noch vorformulierte Kategorien angekreuzt. Das Hauptmotiv zu dieser Art von Dokumentation war eine juristische Absicherungs- und Rechtfertigungsperspektive. In anderen Sparten der Medizin kam es zur Aushändigung von seitenlangen Aufklärungsbroschüren über Folge- und Nebenwirkungen ärztlicher Interventionen, die manchmal so überbordend wurden, daß nicht wenige Patienten dazu übergingen, sie einfach blind zu unterschreiben. Wenn man bedenkt, wie selbstherrlich die Ärzte vorher ihre Entscheidungen gefällt hatten, mit welchen nahezu erpresserischen Methoden — „Haben Sie nun Vertrauen zu Ihrem Arzt oder nicht — wenn nicht, dann suchen Sie sich einen anderen" — sie ihren Patienten manchmal ihre Therapie aufzwangen, dann kann man die inzwischen gewachsenen Möglichkeiten, ärztliche Entscheidungen auch juristisch angreifen zu können, nur begrüßen. Auf der anderen Seite führte der verrechtlichende Aspekt, wenn er dominant wurde, aber oft auch lediglich dazu, daß es den Therapeuten in erster Linie um ihre eigene Absicherung ging und erst in zweiter Linie um das Wohl ihrer Patienten.

Eine weitere Perspektive, die der Dokumentation des eigenen Handelns (wohlgemerkt, erst in zweiter Linie des Befindens des Patienten) eine erhöhte Wichtigkeit verlieh, war diejenige einer rationalen Personalplanung. Sie setzte ungefähr Anfang bis Mitte der 70er Jahre ein, mit dem Krankenhausfinanzierungsgesetz und der Psychiatrie-Enquête. Bis dahin gab es eben so viel Personal, wie der Krankenhausträger einzusetzen bereit war. Danach bestimmten sich auch die Meßziffern: ein Arzt, ein Psychologe, ein Sozialarbeiter, ein Ergotherapeut auf soundsoviele Patienten. Je mehr Mittel für die Psychiatrie aufgebracht werden konnten, desto günstiger wurden diese Verhältnisse. Und mehr Mittel mußten damals, Anfang der siebziger Jahre, schon deshalb aufgebracht werden, weil die katastrophalen Verhältnisse in der Psychiatrie öffentlich bekannt und damit zu einem sozialpolitischen Skandal erster Ordnung geworden waren. Ab einem bestimmten Zeitpunkt war es die deutsche Krankenhausgesellschaft (DKG), die solche Meßzahlen verbindlich festlegte. Sie bildeten dann die Grundlagen für die Errechnung der Personalkosten und damit auch eine Teilgrundlage für die Vereinbarung über die Höhe der Pflegesätze. Die Frage, warum man eben gerade so viel und nicht mehr und nicht weniger Personal brauchte, spielte damals noch keine große Rolle, sie wurde dementsprechend weder gestellt noch beantwortet. Die retrospektive Erstattung der Behandlungs- und Pflegeaufwendungen — alle Personalaufwendungen wurden z.b., wenn sie nur die Indexzahlen berücksichtigten, auch bezahlt — machte detailliertere Aufschlüsselungen über Jahre auch unnötig.

Verlangt wurden diese dann 1990 aber im Rahmen der Psychiatrie-Personalverordnung (PsychPV). Nun wurden erstmals auch verbindliche Meßzahlen auch für die Zeit angesetzt, die die therapeutischen Akte der einzelnen Berufsgruppen (Ärzte, Psychologen, Sozialarbeiter, Ergotherapeuten, Krankenpfleger usw.) bei den einzelnen Patientengruppen — Notfallpatienten, Akutpatienten, chronische Patienten, Suchtpatienten usw. — dauern sollten, wie viel Arbeitsminuten der verschiedenen Therapeuten einem Intensiv-, einem Akut-, einem Sucht-, einem Langzeit-Patienten pro Tag oder pro Woche also zustanden. Auf diese Weise konnte jetzt der Personalbedarf in einer stationären Einrichtung errechnet werden. Dementsprechend mußten nun zu bestimmten Stichtagen alle Patienten „klassifiziert" werden, denn je nach ihrer Kategoriezugehörigkeit hatten sie einen unterschiedlichen Anspruch auf Therapie- bzw. Pflegezeiten. Die dokumentatorischen Aufgaben, die sich aus einer solchen Planungsperspektive ergeben, sind, wenn die Meßzahlen festgelegt sind, immer noch verhältnismäßig einfach zu bewältigen. Stationsarzt, Stationsschwester und Oberarzt sehen an den jeweiligen Stichtagen einfach alle ihre Patienten durch und ordnen sie in eine der vorgegebenen Kategorien ein.

Diese Bemessungsgrundlage der PsychPV, die den Status eines Bundesgesetzes besitzt, hatte zunächst für die meisten stationären Institutionen eine Vermehrung der Stellen mit sich gebracht. Dies darf aber den Blick dafür nicht verschließen, daß es sich dabei schon um eine — zunächst noch verhältnismäßig großzügige — Budgetierung therapeutischer Leistungen gehandelt hat. Eben dieser und kein anderer Zeitaufwand von Ärzten, Psychologen, Ergotherapeuten, Pflegekräften usw. steht einem Patienten der Kategorie A, diese einem der Kategorie B, und diese einem der Kategorie C zu. Diese Meßzahlen lassen sich, je nach Finanzlage, auch nach unten verändern. Mit ihnen werden zudem auch die technischen Voraussetzungen dafür geschaffen, eine definierte Menge von Leistungen als einer Grundversorgung zugehörig, und andere, aber auch die über diese Menge hinausgehenden demgegenüber als Kann-Leistungen zu definieren, für die dann der Kranke, seine Familie oder eine private Zusatzversicherung aufkommen muß. Die Pflicht, die erbrachten Leistungen einzeln und patientenbezogen auch zeitlich zu dokumentieren, richtet sie nämlich so zu, daß sie als zeitlich und damit auch wertmäßig definierbare Dienstleistungsangebote, ja schließlich als Produkte von Anbietern genau umrissen und dann auch wie Waren mit einer Art Preisschild ausgezeichnet werden können. Es bedarf keiner großen Phantasie, sich vorzustellen, wie man eine solche Dokumentation zu Sparzwecken nutzen kann, etwa indem man die Meßzahlen nach unten verändert und alles, was über das vorgesehene Maß an Leistungen hinausgeht, entweder verbietet oder aber sich extra bezahlen läßt.

Das sind, ich räume es ein, im Moment noch albtraumartige Hirngespinste. Aber auch wenn es noch nicht ganz so schlimm kommt: Eine solche Dokumentation kann auch dazu dienen, bestimmte Leistungen, wie in der Suchttherapie schon geschehen, zwar noch nicht zu privatisieren, sie aber doch aus den Krankenversicherungsleistungen herauszunehmen und sie als Rehabilitation zu definieren, deren Kosten dann der LVA, der BfA und den überörtlichen Sozialhilfeträgern aufgebürdet werden. Verhältnismäßig einfach ließe sich das beispielsweise mit psychotherapeutischen Leistungen, mit Beschäftigungs- und Arbeitstherapie und mit Sozialarbeit machen.

Was mit der Einführung einer solcher einzelfallbezogenen Leistungsdokumentation vorbereitet wird, läßt sich also auch so beschreiben, daß, was vorher als Erfüllung öffentlicher Aufgaben galt, sich jetzt in eine kommerzialisierbare Dienstleistung, und diese sich in ein anbietbares Produkt und damit in eine Vorform von Ware verwandelt, und der Leistungträger, das Krankenhaus, zum Anbieter, zum Verkäufer solcher Waren wird. Was vorher schon in bestimmten Privatkliniken Usus war — auf Hochglanzprospekten ihre verschiedenen Angebote vorzustellen —, könnte sich nun, wo die instrumentellen Voraussetzungen dazu durch eine solche Dokumentation geschaffen sind, auch auf die öffentliche stationäre Krankenversorgung ausdehnen. Vorläufer war hier die Leistungsabrechnung der niedergelassenen Ärzte, deren Tätigkeiten ja auch im einzelnen dokumentiert sind und in der ärztlichen Gebührenordnung ihren Preis haben. Über Jahrzehnte wurden sie von den Krankenkassen anstandslos bezahlt, wogegen kritische Mediziner erfolglos polemisiert hatten. Hier erfolgte aber auch zuerst — und zwar bevor sie den stationären Bereich ergriff — eine Budgetierung: Nach einem Punktesystem kann man heute der Wert eines solchen Produktes in Abhängigkeit von der Leistungsmenge variieren lassen. Wird eine einzelfallbezogene Dokumentation der Zeitdauer von Leistungen zur Pflicht, so ist vorauszusehen, daß auch in der stationären psychiatrischen Krankenversorgung und Pflege ausgerechnet werden wird, wieviel Medikamente, wieviel Ergotherapie, wieviel Gespräche, wieviel Gruppensitzungen, wieviel Pflegepräsenz einem Patienten einer bestimmten Kategorie als Versicherungsleistungen noch zustehen. Was darüber hinausgeht, würde dem Krankenhaus dann nicht mehr ersetzt, so daß es dann vor der Alternative stünde, Personal abzubauen bzw. Sachmittel zu kürzen — oder aber die überschüssigen Leistungen sich privat bezahlen lassen.

Das sind nicht bloß Hirngespinste. Es ist die Extrapolierung dessen, was jetzt schon geschieht, in die Zukunft hinein. In den Wahrendorff'schen Anstalten, einer großen Privatklinik, die — noch — in die Sektorisierung des Großraums Hannover miteinbezogen ist, wurde der frühere Chefarzt mit einer Klage belegt, weil er akute und Langzeitpatienten, seinem therapeutischen Konzept entsprechend, auch mal auf der gleichen Station versorgt hatte und ihnen dann auch das gleiche Ausmaß therapeutischer Angebote zukommen ließ. Die Krankenkasse, die für die Akutkranken bezahlte, fühlte sich benachteiligt und klagte. Die Folge dieser Auseinandersetzung war, daß nun auch eine strikte räumliche Trennung von Akut- und Langzeitpatienten erfolgen mußte, damit die letzteren nicht — auf Kosten der Krankenkasse — mehr Zuwendungen erhielten, als ihnen zustand. Als es zu diesem Zwischenfall kam, war nur der Pflegesatz für Akut- und chronisch Kranke unterschiedlich, eine zeitbezogene Dokumentationspflicht der ärztlichen und pflegerischen Zuwendungen für den einzelnen Patienten war noch nicht eingeführt. Ist dieses aber der Fall, dann läßt sich auch für den einzelnen Patienten ausrechnen, wieviel Minuten Gespräch, Ergotherapie, Gruppentherapie etc. er bekommen hat, zu wenig oder zu viel. Die Therapiezeit würde damit — dem zynischen Sprichwort „Zeit ist Geld" zufolge — ganz brutal und ausschließlich als geldwertförmige Ware definiert, und ihre Verausgabung an „Unberechtigte" als Unterschlagung oder Betrug.

Und das Merkwürdigste daran ist, daß dies den meisten von uns bereits als völlig selbstverständlich erscheint.

Vorbereitet wird eine solche innere Haltung durch das genutzte Vokabular, um mit Foucault zu sprechen, durch die Übernahme des neoliberalen betriebswirtschaftlichen Diskurses durch die Psychiatrie. Qualitätsmanagement, Anbieter, Nutzer, Kunde, Klient, Produkt, fast alle diese neuen Begriffe definieren sich als Geschäftsbeziehungen. Hat sich dies einmal im Kopf festgesetzt, daß es sich bei der Krankenhaus-Arzt-Therapeut-Pfleger-Patientenbeziehung um eine Geschäftsbeziehung handelt und sonst nichts, bei der auch das therapeutische Verhalten, ja jede menschliche Zuwendung ökonomisch gesteuert wird, und wo das Ergebnis jeder therapeutischen Tätigkeit einen puren Warencharakter hat, dann ist es auch nicht mehr möglich, aus dieser Logik auszubrechen, einer Logik, die die Logik der Kapitalverwertung ist. Man kann sich ihr nur unterwerfen, bestenfalls Schlupflöcher suchen, bis zu denen diese Logik noch nicht ganz vorgedrungen ist, oder aber, indem man etwas schummelt, für eine ein bißchen gerechtere Verteilung der Ressourcen sorgen. Daß die Fragen der Arzt-Patient-Beziehung, der sozialen Verantwortung für Kranke und Schwächere, mit dem psychiatrischen Diskurs bislang untrennbar verknüpft, aus diesem mehr und mehr ausgegliedert werden, signalisiert gerade die Preisgabe des psychiatrischen Handelns an die Prädominanz der Wirtschaft. Hier werden, wie Deppe (1998) es treffend dargestellt hat, soziale Grundrechte kommerzialisiert.

Sicher ist, daß eine solche ökonomische Steuerung des therapeutischen Handelns auch im psychiatrischen Krankenhaus nicht möglich ist ohne die enormen Fortschritte elektronischer Datenverarbeitung.

Jetzt erst, nachdem wir der budgetären, produkt- und warenförmigen Orientierung von Dokumentationen psychiatrischer Arbeit nachgegangen sind, kann ich auf die Qualitätssicherung und die Qualitätskontrolle durch eine einzelfallbezogene Dokumentation der psychiatrischen Versorgungsarbeit zurückkommen. Im Prinzip geht es hier um 5 Fragen:

1. Sind die Einrichtungen angemessen räumlich und sachlich ausgestattet?

2. Sind die Mitarbeiter angemessen ausgebildet und werden sie danach auch weiter- und fortgebildet?

3. Was tun die Mitarbeiter wirklich — sitzen sie ihre Arbeitszeit bloß ab oder erbringen sie die von ihnen erwarteten Leistungen, und dies auch in erwartetem Ausmaß?

4. Tun sie bei den jeweiligen Patienten das Richtige und Notwendige — oder tun sie das Falsche, zu wenig oder gar zu viel?

5. Zu welchem Ergebnis führen bei den Patienten die erbrachten Leistungen — helfen sie beispielsweise stationäre Aufnahmen zu vermeiden, vermindern sie den Medikamentenverbrauch, führen sie zu einer Rehabilitation der Wohn- oder Arbeitsachse?

Das unter den Punkten 1 und 2 subsummierte wird als „Strukturqualität", das unter 3 und 4 beschriebene als „Funktions- bzw. Prozeßqualität", das unter 5 registrierte als „Ergebnisqualität" bezeichnet.

Ich denke, daß die Punkte 1, 2 und 5 keine grundsätzlichen berufsethischen Probleme in sich bergen. Die Strukturqualität ist zudem verhältnismäßig leicht zu beschreiben. Obwohl gut ausgestattete Räume, moderne medizinische Geräte, gut ausgebildete therapeutische Mitarbeiter keine Garantie für qualitativ hochwertige Arbeit abgeben, und eine solche manchmal auch unter beengten Verhältnissen, von engagierten Anfängern geleistet werden kann, gilt im großen und ganzen doch der Satz, daß eine gute Ausstattung und eine gute Ausbildung der Therapeuten die Patienten zufriedener machen und ihnen unter solchen Bedingungen auch besser geholfen werden kann. Auch Feststellungen hinsichtlich der Ergebnisqualität zu treffen, ist völlig legitim und für alle Beteiligten wünschenswert. Hier lauern allerdings schon Tücken im Detail. Katamnestische Studien sind schwierig und eigene Vormeinungen, wenn nicht sogar Vorurteile schleichen sich nicht selten schon in die Merkmalsdefinitionen oder in die statistischen Aufarbeitungen ein. Aber es handelt sich hier gleichwohl in erster Linie um methodische und technische Probleme, die — wenigstens im Prinzip — lösbar erscheinen.

Am fragwürdigsten ist aber die Ermittlung der Prozeß- bzw. Funktionsqualität, d.h. genauer ihre Feststellung durch eine ausgedehnte, einzelfallbezogene Dokumentation der benötigten Zeit für alle therapeutischen Aktivitäten. Denn in der Tat soll aus solchen Dokumentationen laut § 2 Abs. 4 SGB V hervorgehen, ob „die Leistungen wirksam und wirtschaftlich erbracht und nur im notwendigen Umfang in Anspruch genommen werden". Hier wird also tatsächlich ein Instrument geschaffen, das eine Rationierung therapeutischer Aktivitäten nicht nur zuläßt, sondern auch dazu beitragen soll, sie durchzusetzen. Erfaßt werden sollen in den Dokumentationen nach der PsychPV sogar „kurze Gespräche mit Patienten mit allgemeinem Inhalt", also beispielsweise ein Wortwechsel mit einem oder zwei Patienten auf dem Flur. Dieses Prinzip der Rationierung ähnelt in einigen Hinsichten denjenigen der Lebensmittelrationierung im Krieg: Da gab es Erwachsenen- und Kinderkarten, Karten für Normalverbraucher, für Schwer- und Schwerstarbeiter — zu Kriegsbeginn im übrigen noch ziemlich reichlich für alle Kategorien! Ähnlich wird in der PsychPV verfahren: Intensive, akute und chronische Patienten bekamen mit der PsychPV jeweils unterschiedliche Rationen verschiedener therapeutischer Zuwendungen, aber im ganzen eben doch noch ziemlich reichlich. Die jetzt verlangte Dokumentation wird sicherstellen können, daß therapeutische Akte darüber hinaus nicht auch noch „markenfrei" abgegeben werden können.

Mit der Einführung einer solchen Dokumentation ändert sich aber auch die Beziehung zwischen den Kosten- und Leistungsträgern und den Therapeuten. Deren therapeutische Akte unterliegen dann nicht mehr ihrer eigenen Verfügung. Kontrolliert soll ja nicht bloß werden, ob jeder Patient auch das bekommen hat, was ihm zusteht — dies könnte in gewissen Grenzen noch legitim, ja manchmal sogar notwendig sein —, nein, kontrolliert soll auch werden, ob jemand nicht zu viel bekommen hat — zumindest werden durch eine solche Dokumentation die Voraussetzungen auch für diese Art von Kontrollen geschaffen. Ärztliches und therapeutisches Handeln sind somit — als Teil der Arbeitszeit des Therapeuten — als vermarktbarer Besitz der Kostenträger definiert, über die er, der Kostenträger, volle Verfügungsgewalt hat — bis in die Einzelheiten des therapeutischen Handelns hinein. Denn der Kostenträger hat die Arbeitszeit dadurch, daß er den Leistungsträger dafür bezahlt, ja gekauft. Das beträchtliche Maß eigener Verantwortlichkeit und eigenen Handlungs- und Entscheidungsspielraums, das dem Arzt im öffentlichen Dienst bisher zugestanden war, und das die Psychiatriereform auch für die nichtärztlichen Mitarbeiter erkämpft zu haben glaubte, wird durch solche Dokumentationen immer weiter eingeengt — zumindest werden durch sie die technischen Voraussetzungen für eine solche Einengung geschaffen. Dann ist es im Kapitalismus meist nur eine Frage der Zeit, bis sie auch wirklich durchgesetzt wird. Vorauszusehen ist damit auch eine zunehmende Standardisierung des therapeutischen Vorgehens. Der Patient wird mehr und mehr zu einem Werkstück, es geht darum, ihn — durch die richtige Diagnose — auf das dazu passende therapeutische Fließband zu setzen, auf welchem er dann mit Hilfe der ihm zustehenden therapeutischen Akte behandlungsmäßig und pflegerisch zugerichtet wird. Der Arzt — und alle Therapeuten — werden damit ihrerseits auch zu einer Art Werkzeug, zu Robotern, die ein von den Kostenträgern mit Hilfe von deren psychiatrischen Experten festgelegtes therapeutisches Programm exekutieren. Aus der Arzt-Patienten-Beziehung mit ihren vielfältigen Facetten wird diejenige eines Gesundheitsproduktionsarbeiters zu seinem Produkt. Bestenfalls kann dieses „fordistische" Modell noch durch ein etwas moderneres „toyotistisches" — im „Teamwork" — ergänzt werden.

Gleichzeitig ermöglicht eine solche Dokumentation auch, für die Verstöße gegen die Produktionsregeln die einzelnen Therapeuten persönlich verantwortlich zu machen. Wendet einer sich z.B. einem Langzeitpatienten länger zu, als der PsychPV-Katalog vorsieht, oder verordnet er ihm mehr Ergotherapie, Musiktherapie oder Bewegungstherapie, so wird er auf lange Sicht mit Sanktionen rechnen müssen. Die wendehälsige Bereitschaft mancher Juristen, die gesellschaftlichen Voraussetzungen für restriktive sozialpolitische „Reform"-Regelungen als selbstverständlich zu akzeptieren, hier, in unserem Falle, die Verwandlung der Arzt-Patient-Beziehung in ein Warenverhältnis, weckt die Befürchtung, daß eines Tages auch eine strafrechtliche Subsummierung unverdienter Zuwendung an einen Kranken beispielsweise unter dem Sachverhalt des Betruges, der Veruntreuung oder der Unterschlagung stattfinden könnte. Froh kann der Therapeut dann sein, wenn er lediglich zivilrechtlich Ersatz leisten muß.

Um meine These noch einmal zusammenzufassen: Es geht bei der Forderung nach einer detaillierten einzelfallbezogenen Dokumentation jeden einzelnen ärztlichen Aktes gar nicht in erster Linie um Qualitätssicherung und Qualitätskontrolle, also gar nicht darum festzustellen, daß jemand das ihm Zustehende an Behandlung auch bekommen hat. Vielmehr ist dies der ideologische Schleier, der verdecken soll, daß damit die Budgetierung und Rationierung ärztlicher Aktivitäten auch im psychiatrischen Krankenhaus erzwungen und durchgesetzt werden soll. Und wenn dabei schon von Qualitätskontrolle gesprochen wird, so handelt es sich eher darum, sicherzustellen, daß nicht zuviel „Qualität" ohne einen entsprechenden Anspruch darauf verausgabt wird. Eine solche Betrachtungsweise nach Managementgrundsätzen läßt es auch für die im Gesundheitsbereich Tätigen immer selbstverständlicher werden, daß ihre eigenen professionellen Beziehungen die Form eines Warenverkehrs und ihre therapeutische Aktivitäten die Form einer Ware mit entsprechendem Tauschwert annehmen. Am deutlichsten zeigt sich das darin, daß sogar die Transformation der bisher unverwerteten Zeitnischen in Ware dabei noch als „Wertschöpfungsprozeß" ausgelegt wird. Natürlich handelt es sich dabei um eine moderne Variante, in welcher psychologische Faktoren wie die öffentliche Meinung, Mitarbeiterzufriedenheit usw. Kosten und Werte der produzierten Waren mitbestimmen. Die einzelnen Qualitäten, d.h. die warenwertsteigernden Faktoren können dann noch in ein Punktesystem übertragen werden, durch das sich „Qualität" auch noch quantifizieren läßt. Daß dies keine pure Erfindung ist, können wir schon in den beiden Schwerpunktheften Qualitätssicherung der „Sozialpsychiatrischen Informationen" nachlesen. Auch dort spricht man, wahrscheinlich um die medikalisierten Begriffe Arzt, Patient, Therapeut, Behandlung usw. loszuwerden, gerne von „Anbietern" und „Nutzern" — ja von „Usern", was schon wieder einen anderen Nebenklang hat, aber auch von „Klienten" und „Kunden". Therapeutische Verfahren und Versorgungsmodelle kommen neu „auf den Markt", müssen sich dort durchsetzen oder wenigstens „überleben" etc. Daß diese Art von Begriffen gewählt wird, die eine Warenbeziehung unterstreichen, und nicht die Begriffe Arzt-Therapeut-Patient etwa durch solche wie Hilfeleistende und Hilfesuchende ersetzt werden, trägt zur zunehmenden Verselbstverständlichung der betriebswirtschaftlichen Kategorien und der Warenbeziehungen im Klinikalltag noch bei. Die Ideologie der „Qualitätssicherung" und des „Qualitätsmanagements", aber auch der gewählte betriebswirtschaftliche Jargon sind die Vehikel dafür, daß die Logik des Kapitals und des Warenwertes auch die Arzt-Patient-Beziehung zunehmend usurpiert und sich auch in den Köpfen aller Betroffenen festsetzen kann.

Als letzter Punkt muß noch berücksichtigt werden, welche Folgen die Verpflichtung zu einer so ausgedehnten Dokumentation für die therapeutische Arbeit hat. Von der betriebswirtschaftlichen Perspektive war schon die Rede, auch von der Gefahr der Verwandlung ärztlicher Tätigkeit in standardisierte Fließbandarbeit. Aber darüber hinaus ist ein Einstellungswechsel zu befürchten, der die Aufmerksamkeit von Patientenproblemen weg darauf lenkt, ob dieser oder jener therapeutische Akt überhaupt angebracht ist, wie ich ihn am besten dokumentarisch festhalten und mich selber legitimieren kann. Der unbefangene und offene therapeutische Umgang mit dem Patienten kann so empfindlich gestört werden. Ich bin mehr damit beschäftigt, wie ich mich absichere, als damit, den hilfesuchenden oder hilfsbedürftigen Patienten beizustehen. Dies kann sich bis in die oberen Hierarchieetagen fortsetzen: Auch Oberarzt und Chef überprüfen dann in erster Linie die Dokumentation und erst in zweiter Linie das wirkliche diagnostische und therapeutische Geschehen. Die vielen Zwischentöne im therapeutischen Geschehen, dasjenige, was in den ärztlich-therapeutischen Akten sich nicht als definierbares Produkt darstellen läßt, sondern definitions-transzendent bleibt, das alles droht beim Überhandnehmen der dokumentarischen Aufgabenstellungen im Bewußtsein der therapeutischen Mitarbeiter verloren zu

gehen. Aber auch auf einer viel elementareren Ebene: der enorme Zeitaufwand, der verlangt wird, verschlingt Kontakt- und Therapiezeit für die Pa
tienten.

Ich bin der Auffassung, daß der betriebswirtschaftlichen Wende im therapeutischen Geschehen auch innerhalb des Krankenhauses, die alle Zeitnischen „wertschöpfend" in zeitlich definierbare und so auch kapitalisierbare
therapeutische Aktivitäten und damit letztlich in Warenwert zu verwandeln
droht, Widerstand geleistet werden muß. Er bestünde vor allem darin, die
Selbstverständlichkeit des Vermarktungsgeschehens ärztlicher Akte in ver-
käufliche Produkte im eigenen Kopf kritisch in Frage zu stellen, z.B. eben
nicht von Qualitätsmanagement, sondern von optimaler Lebensraumgewäh-
rung, Diagnostik und Therapie, nicht von Anbietern, Nutzern, Kunden und
Klienten, sondern, wie bisher, von Therapeuten und Patienten oder, wenn
man diese medikalisierten Begriffe nicht will, von Hilfesuchenden bzw.
-bedürftigen und Hilfeleistenden der Psychiatrie zu reden. Es geht darum,
sich dem lediglich am Produktwert orientierten betriebswirtschaftlichen
Denken zu verweigern — um überhaupt mit klarem Kopf im Interesse des
Patienten handeln zu können. Solange die gesellschaftliche Wirklichkeit ausschließlich vom Profitstreben des Kapitals diktiert bleibt, Kapital- und Wa-
renwertlogik gesellschaftlich dominant und allen anderen Logiken überge-
ordnet bleiben, wird man es wahrscheinlich bei einer solchen Verweige-
rungsstrategie vor allem im diskursiven Bereich, also im Bereich des Denkens und Redens bewenden lassen müssen, bis ein anderes, auf Solidarität
begründetes Gesellschaftsprinzip sich irgendwo auf dieser Welt durchsetzen
kann, das uns seine eigene, auf der Dialektik von Individuum und Gesellschaft beruhende Logik wieder eröffnet.

Literatur

Deppe HU (1998) Neoliberalismus und Arzt-Patient Beziehung. In: Deppe HU (Hrsg.)
Medizin und wirtschaftlicher Wettbewerb. VAS, Frankfurt a.M.
Seite 125 - 134

5. Teil:
Integrierte Versorgung und Zukunftsoptionen

Winfried Beck

30 Jahre innerärztliche Opposition

Bleibende Leistungen, Irrtümer und Zukunftsoptionen einer kritischen Medizin

> *Wir beklagen diese Gemüter tief, die in der ängstlichen Umklammerung zunftmäßiger oder persönlicher Zustände den Sturm der Weltgeschichte zu überstehen hoffen und jedes Streben derer, die ihr Schiff in den Sturm zu steuern wagen, von dem kleinlichen Standpunkt ihrer Zunft oder ihrer Person zu beurteilen versuchen.*
>
> *Rudolf Virchow*

Innerärztliche Opposition verbinden viele mit den kritischen Ärztekammerlisten, dem Verein demokratischer Ärztinnen und Ärzte (vdää), dem Präsidenten der Berliner Ärztekammer, Ellis Huber, oder mit den Ärzten zur Verhütung des Atomkriegs (IPPNW). Sie alle eint das Bekenntnis zur sozialen Verantwortung des Arztberufes, einem Wert, den sie von der verkammerten Ärzteschaft mit ihrem ständisch-zünftigen Selbstverständnis nicht oder zumindest nicht ausreichend vertreten sehen. Sozial verantwortliche Medizin zu betreiben bedeutet für diese ÄrztInnen aber auch, die Grenzen des jeweiligen Arbeitsplatzes in Praxis, Klinik, Institut oder Universität zu sprengen, in die Öffentlichkeit zu gehen, Politik zu machen.

Für diese kämpfen aber ÄrztInnen nicht erst seit 30 Jahren. Schon in den Zeiten der bürgerlichen deutschen Revolution 1848 machten die Veränderungen auch vor dem Gesundheitswesen nicht halt. Virchow und andere gründeten die Zeitschrift „Medicinische Reform". Sie forderten Demokratie als erste Bedingung zur Lösung der sozialen Frage, gleiche politische Rechte, Vernichtung der Vorrechte, die Emanzipation der Person. Sich selbst betrachteten diese Ärzte als Ärzteopposition, die die Macht der Bürokratie radikal und total in allen Verwaltungszweigen stürzen wollte. Sie verstanden sich weniger als innerärztliche als vielmehr eine gegen den reaktionären Staat gerichtete Opposition. Viele, aber nicht alle ihrer Forderungen wurden umgesetzt. Das Scheitern der 48er Revolution war auch gleichbedeutend mit dem Ende medizinischer Reformen.

Nach dem Ersten Weltkrieg in der 1. deutschen Republik gründeten 1924 sozialdemokratische und kommunistische ÄrztInnen mit dem Ziel einer Sozialisierung des Heilwesens den Verein sozialistischer Ärzte (VSÄ). Die 1500 Mitglieder verstanden sich sowohl als innerärztliche Opposition gegen die konservative Ärzteschaft als auch als politische Opposition gegen die den sozialen Fortschritt hemmenden politischen Kreise. *„Uns sozialistische Ärzte einte die Pflicht, in gemeinsamen Aussprachen und Aktionen bürgerlichen Kollegen die Erkenntnis zu vermitteln, daß der Arzt, der es ernst mit seinem Beruf meint, die Krankenversicherung als eine zwangsläufige Ergänzung zum Raubbauprozeß des Kapitalismus an Arbeitskraft und Gesundheit des Lohnarbeiters — trotz ihrer Mängel — nicht entbehren kann"* (Simmel 1931). Sie waren der Auffassung, daß ihr Ziel eines *„sozialistischen Heilwesens"* nur durch *die „Überwindung der kapitalistischen durch die sozialistische Gesellschaft möglich"* sei. Die Nationalsozialisten beendeten diesen Versuch auf brutale Weise. Viele der Mitglieder des VSÄ wurden aus politischen und rassistischen Gründen verfolgt, ermordet oder ins Exil getrieben.

Nach dem Zweiten Weltkrieg waren es gewerkschaftlich organisierte ÄrztInnen, die als erste gegen die ständisch-reaktionäre Kammer- und Gesundheitspolitik aufbegehrten. Der 5. ordentliche Gewerkschaftstag der Gewerkschaft Öffentlicher Dienst, Transport und Verkehr (ötv) beschloß 1964 in Dortmund die Gründung einer „Hauptabteilung Gesundheitswesen" mit verschiedenen Fachgruppen, darunter dem „Bund gewerkschaftlicher Ärzte" (BGÄ). Dieser war maßgeblich an den gesundheitspolitischen Forderungen der ötv und des Deutschen Gewerkschaftsbundes (DGB) beteiligt. Die Mitgliederzahl stieg kontinuierlich bis 1985 auf über 3.300 Mitglieder.

Das Nebeneinander ärztlicher und nichtärztlicher Berufsgruppen in unterschiedlichen Gremien war allerdings nie konfliktfrei, ging es doch um sehr unterschiedliche Einkommen und damit auch Interessen in jeweils ein- und demselben Betrieb, dem Krankenhaus. Die Kandidatur gewerkschaftlich organisierter ÄrztInnen zu Ärztekammerwahlen seit dem Jahre 1974 unterstrich diese Interessensgegensätze. Der Gewerkschaftstag in Berlin beschloß 1980 die Auflösung des BGÄ: *„Die berufliche und fachliche Mitgliederbetreuung ist arbeitsplatzbezogen zu organisieren, die Gliederung der Abteilungen richtet sich grundsätzlich nach dem Betriebsprinzip"* (ötv 1984) Auch wenn in Frankfurt ötv-KollegInnen noch für einige Jahre als „Arbeitsgemeinschaft gewerkschaftliche Ärzte" weitermachten, war die Grundlage für eine Ärzteopposition durch ötv-Mitglieder weggefallen. Diese Entwicklung war für viele enttäuschend und überraschend zugleich, hatte doch noch im Januar 1973 der legendäre Marburger Kongress „Medizin und gesellschaftlicher Fortschritt" mit mehreren tausend Teilnehmern die Nähe zu den DGB Gewerkschaften ausdrücklich hervorgehoben.

Parallel zu dieser Entwicklung entstand ohne direkten Kontakt zu den Gewerkschaften eine Gesundheitsbewegung unter Einbeziehung auch nichtärztlicher Berufsgruppen. Höhepunkte waren die Gesundheitstage, hervorgegangen aus den Gesundheitsläden. Am 19. Juli 1978 entstand diese erste alternative und berufsübergreifende Form einer patientenorientierten „Basismedizin" in Berlin. Es folgten Gründungen in Frankfurt, München und anderswo. Der erste Gesundheitstag 1980 in Berlin, bewußt als Gegenveranstaltung zum damals ebenfalls in Berlin stattfindenden Deutschen Ärztetag bezeichnet, war ein Paukenschlag. Erstmals wurde mit der nationalsozialistischen Vergangenheit dieser Berufsgruppe umfassend abgerechnet. Es folgten Gesundheitstage in Hamburg (1981), in Bremen (1984) und schließlich, unter deutlich zurückgehenden Teilnehmerzahlen, in Kassel (1987).

Neben den Ärzten gab es auch andere Berufsgruppen, die sich als berufsinterne Opposition organisierten. Eine kleine Gruppe Marburger Zahnärzte begann im Jahre 1977 mit der Gründung des Vereins demokratische Zahnmedizin (VDZM) und der Herausgabe einer Zeitschrift „Der Artikulator". Im Gegensatz zu den Ärzten versuchten die Zahnärzte von Anfang an, die nichtärztlichen Mitarbeiter einzubeziehen, ein Versuch, der de facto scheiterte. Die Apotheker schließlich schlossen sich 1995 zum Verband Demokratischer Pharmazeutinnen und Pharmazeuten (VDPP) zusammen.

Innerhalb der Ärzteschaft entwickelte sich unter dem wachsenden reaktionären Druck aus den Ärztekammern eine neue Form der Opposition: die Kandidatur auf linksorientierten Listen gegen die unisono auftretenden traditionellen Ärzteverbände. 1974 gelang es in Berlin einem Bündnis von ötv — Marburger Bund (mb) — und einer Praxisärzteliste auf Anhieb, einen Stimmenanteil von 28,5 % in der Ärztekammer zu erreichen. Möglich war dies durch den Berliner Sonderfall, gekennzeichnet durch einen mb, der sich, im Gegensatz zu dem in der BRD, als Opposition zur Standesführung verstand. In Hessen waren es auch ötv-Kolleginnen und -Kollegen, die 1976 als Liste demokratischer Ärzte 10,6 % der Stimmen errangen. Im Gegensatz zu Berlin handelte es sich hier nicht um ein Bündnis verschiedener Listen, sondern um eine Gruppierung, die sich in ihrem Selbstverständnis als Sammelbecken aller sozial verantwortlichen ÄrztInnen und solchen aus der damals dem Höhepunkt zustrebenden Friedensbewegung begriff, seien sie Niedergelassene, Kliniker, Wissenschaftler oder in Gesundheitsämtern tätig. Das hessische Modell wurde zum Vorbild in fast allen Kammerbezirken der damaligen BRD und Westberlins. 1983 wurde aus dem Listenbündnis in Berlin die „Fraktion Gesundheit", die 1986 einen Stimmenanteil von 48,4 % errang und dann über ein Listenbündnis den ersten und einzigen Ärztekammerpräsidenten aus der Opposition, Ellis Huber, stellen konnte. Auch wenn sich die Namen unterschieden, in allen Kammern außer Schleswig-Holstein schafften linke Listen den Sprung in die Selbstverwaltungsorgane:

1977	„Ärzte für ein soziales Gesundheitswesen" in Westfalen-Lippe und Liste soziales Gesundheitswesen in Nordrhein
1978	„Liste demokratischer Ärzte" in Hamburg (seit 1982 umbenannt in „Unabhängige Liste demokratischer Ärzte" Nord-Baden und „Liste demokratischer Ärzte" in Nord-Württemberg
1985	„Liste demokratischer Ärzte" in Westfalen-Lippe
1986	„Liste demokratischer Ärzte" im Saarland, „Unabhängige Liste demokratischer Ärzte" in Nord-Baden, „Liste unabhängiger demokratischer Ärzt-Innen" in Südbaden, „Liste demokratischer Ärzt-Innen" in Bayern mit Schwerpunkten in München und Nürnberg
1987	„Liste Gesundheit" in Bremen und als vorläufig letzte Gründung
1989	„Liste Gesundheit" in Hannover.

Der deutsche Einigungsprozeß führte unter tatkräftiger Mitwirkung der westdeutschen Ärztekammern zu einer Über-Nacht-Verkammerung auch der Ärzteschaft in den fünf neuen Ländern. Die Chance zur Gründung einer Opposition war von vornherein überhaupt nicht gegeben. Zu fremdbestimmt war das neue System, zu schwer wiegen noch heute die individuellen Existenzprobleme der Kolleginnen und Kollegen nach dem Über-Nacht-Systemwechsel. Die innerärztliche Kammeropposition ist und bleibt wohl noch auf Jahre hinaus auf die alten Bundesländer beschränkt.

Die rasch wachsende Zahl unterschiedlichen Listen, welche vor allem die Opposition zur herrschenden Standes- und Gesundheitspolitik verband, machte eine Vernetzung notwendig. Im Dezember 1982 gründete sich die „Arbeitsgemeinschaft der Listen demokratischer Ärzte" in Dortmund. Ihr gehörten die „Liste demokratischer Ärzte" Hessen, Nord-Württemberg, Saarland, Westfalen-Lippe, die „Liste soziales Gesundheitswesen" Nordrhein sowie die „Unabhängige Liste demokratischer Ärzte" Nord-Baden und Rheinland-Pfalz an. Eine lose Zusammenarbeit bestand mit der „Hamburger Ärzteopposition" und der Berliner „Fraktion Gesundheit". Die Arbeitsgemeinschaft publizierte einen Rundbrief (er erscheint noch heute als Teil des Rundbriefes des vdää) und verabschiedete ein am 12. Juli 1983 in der Frankfurter Rundschau veröffentlichtes Positionspapier „Gemeinsam gegen den Sozialabbau zur Wehr setzen". Die Arbeitsgemeinschaft sah ihre Aufgabe neben der politischen Arbeit auch darin, Anträge in den einzelnen Kammern zu koordinieren und die Deutschen Ärztetage vorzubereiten.

Bemerkenswert ist das Fehlen jeglicher Opposition in den Kassenärztlichen Vereinigungen (KV). Die wenigen zaghaften Versuche, über Listenkandidaturen bei KV-Wahlen in diese Gremien hinein zu wirken, scheiterten in der Regel kläglich. Zu unvereinbar sind offenbar die Voraussetzungen. Wer für KV-Arbeit, gleich welcher politischen Ausrichtung, wählbar sein will, muß bereit sein, die ökonomischem Interessen offensiv zu vertreten, und das läßt sich mit einer sozialen Gesundheitspolitik nur sehr begrenzt vereinbaren. Sozial engagierten ÄrztInnen fehlte deshalb in der Regel die nötige Motivation zur Kandidatur. Und wenn sie sich doch dazu entschließen, spürt das Wahlvolk mit geschulter Unternehmersensibilität, wer am ehesten verspricht, die unmittelbaren wirtschaftlichen Interessen zu vertreten.

Die ärztliche Opposition in den Kammern ist, anders als in den KVen, ein fester Bestandteil nicht nur im ärztlichen Bewußtsein. Der „Fraktion Gesundheit" in Berlin gelang es über Koalitionen die Mehrheit zu erreichen, sogar den Präsidenten zu stellen. Die Übernahme der Macht in immer mehr Kammern schien nur noch eine Frage der Zeit zu sein. Doch daraus wurde nichts. Bis etwa 1992 legten die oppositionellen Listen Wahl für Wahl zu und erreichten schließlich einen durchschnittlichen Prozentsatz der Stimmen von 22 %. Dann gab es plötzlich, und für die meisten unerwartet, einen Knick in der Erfolgskurve:

1996 Verlust der „LDÄÄ" in Hessen von 18 auf 13 Sitze, 1993 „Liste Soziales Gesundheitswesen" in Nordrhein von 15 auf 9, in Westfalen-Lippe von 14 auf 9 und schließlich die „Liste Gesundheit" in Niedersachsen von 7 auf 2 (dies allerdings wahlrechtsbedingt). 1994 verliert die „Liste Gesundheit" im Saarland die Hälfte ihrer Mandate (von 4 auf 2). Im Juni 1996 schafft die „LSG" in Rheinland-Pfalz nach 1991 erstmals wieder den Einzug mit 12 von 80 Mandaten. In Nordwürttemberg erobert die „LDÄÄ" einen Sitz hinzu. Die „Hamburger Ärzteopposition" wird vorübergehend stärkste Fraktion mit einer Verbesserung von 14 auf 16 Sitzen, verliert diese Position allerdings im Oktober 1998 an den mb und landet bei 11 Sitzen. In München erfolgt zum Jahresende 1994 ein massiver Einbruch für die „LDÄÄ" mit 15 gegenüber 23 Mandaten vor 4 Jahren, 1998 folgt ein Umschwung mit erneut 21 Mandaten. Die Berliner „Fraktion Gesundheit" landet 1998 bei 34,9% und erhält nur noch 17 der 45 Sitze (1986 noch 48,4%). Daß Ellis Huber Ende Januar 1999 nicht wieder zum Kammerpräsidenten gewählt wurde, markiert einen deutlichen Einschnitt in der bisherigen Geschichte der oppositionellen Ärztekammerlisten.

Trotz dieser uneinheitlichen Entwicklung der Wahlergebnisse sind wichtige Erfolge der Ärztekammeropposition festzumachen. Die Ärztekammer Berlin schuf den ersten Menschenrechtsbeauftragten, unterstützt ein Zentrum für Folteropfer, organisiert die medizinische Versorgung Obdachloser und veröffentlichte unter persönlichen finanziellen Risiken des Präsidenten eine Positivliste von Arzneimitteln. Ellis Huber steht in dieser Republik für eine Ärzteschaft in sozialer Verantwortung. Ohne ihn und die Berliner Ärztekammer mit ihrer Fraktion Gesundheit sähe die bundesdeutsche gesundheitspolitische Realität, nicht nur im Reflex der Medien, anders aus. Die Aufarbeitung der Nazi-Geschichte, die Verwicklung der Ärzteschaft in deren Verbrechen — damals das Tabuthema — ist seit 1989, dem 92. Deutschen Ärztetag (DÄT) in Berlin selbstverständliche Pflichtübung für Bundesärztekammerpräsident Vilmar und andere Funktionäre in der Ärzteschaft. H. J. Sewering, einer der letzten noch lebenden Ärzte mit nachgewiesener Nazivergangenheit, verlor alle Funktionärsposten. Seine geplante Wahl zum Präsidenten des Weltärztebundes konnte verhindert werden. Es gibt eine Wanderausstellung der Bundesärztekammer „Der Wert des Menschen — Medizin in Deutschland 1918 bis 1945", offizielle Dokumentationen zu diesem Thema in Bayern und Hessen, Veranstaltungen der Landesärztekammern in Hadamar und anderswo.

Die Unterstützung des Apartheidregimes in Südafrika durch die Bundesärztekammer, u.a. durch die Einladung der rassistischen Ärzteorganisation MASA zu den Deutschen Ärztetagen, ist passé. 1989, beim ersten DÄT im Deutschen Reichstag, hielten oppositionelle Delegierte noch ein Transparent über die Ränge: „Apartheid macht krank, deshalb MASA Ärzte nicht willkommen". Wenig später verurteile die MASA öffentlich die Apartheid. Heute gibt es keine Apartheid mehr. Noch vor drei Jahren waren die hessischen Delegierten von den meisten und wichtigen Ausschüssen, vom Präsidium und vor allem auch von den Deutschen Ärztetagen ausgeschlossen. Diesen „Netzbeschmutzern" bescheinigte der damalige Präsident Klotz in einem Editorial zum Hessischen Ärzteblatt noch mangelnde Reife. Die „LDÄ" verlor zwar einen Prozeß um die angemessene Beteiligung an den DÄT, politisch war diese Entscheidung aber längst überfällig. Heute sind oppositionelle Delegierte in allen Ausschüssen, dem Präsidium und bei allen Ärztetagen vertreten. Die Ablehnung des gemeinsamen Antrages des vdää und der IPPNW auf Mitgliedschaft im Präsidium des DÄT war nur von kurzer Dauer. Man löste dieses Gremium einfach auf und vermied so die Peinlichkeit einer fortgesetzten Ausgrenzung dieser beiden Verbände. Die Konfrontation zwischen vdää und mb — es gab einen Aufruf des vdää, den mb zu verlassen und in die ötv einzutreten — hat heute keine vergleichbare Grundlage mehr. ötv und mb, vor einem Jahr noch unvorstellbar, bilden seit Herbst 1994 eine Tarifgemeinschaft. Die Forderung der Opposition nach Umweltausschüssen bei den Kammern und der Einführung eines Arztes für Umweltmedizin stießen auf arrogante Ablehnung. Heute gibt es keine Kammer ohne Umweltausschuß, ist der Facharzt für Umweltmedizin längst Selbstverständlichkeit.

Die Opposition hat gründlich aufgeräumt und zwar nicht nur inhaltlich, sondern auch ökonomisch, in dem sie Ämterfilz und Patronage öffentlich machte. Solange Ärztekammern und KVen als Zwangskörperschaften bestehen, ist es politisch unvermeidbar, in diesen Kammern auch aktiv zu handeln. Die Alternative wären Verhältnisse wie vor den 70er Jahren, als die Ärzteschaft mit einer Stimme ohne jeden Widerspruch ihre Politik propagieren konnte.

Allerdings gibt es Grenzen des Wirkungsbereiches der Listen in den Landesärztekammern angesichts fehlender organisatorischer Basis außerhalb der Ärzteparlamente. Zwar konnte das Frankfurter Büro der „Arbeitsgemeinschaft der Listen demokratischer Ärzte" mit Hilfe der regelmäßigen Zahlungen der Delegierten auf ein Sonderkonto einen (viermal pro Jahr erscheinenden) Rundbrief mit Veröffentlichungen und Anträgen der Listen erstellen, die Konzentration auf die Gremienarbeit ließ die außerparlamentarischen Möglichkeiten jedoch ungenügend genützt. Zunehmend wurde der Wunsch von weniger kammerpolitisch interessierten KollegInnen nach einem organisatorischen Rahmen für gesundheits- und sozialpolitisches Engagement geäußert.

Der wachsende Widerspruch zwischen der Gesundheitsgefährdung durch die ökologische Katastrophe, durch die, damals noch subjektiv stärker erlebte, atomare Bedrohung, durch die sich allgemein verschlechternden Arbeits- und Lebensbedingungen einerseits und die Sprachlosigkeit oder bornierte Hilflosigkeit der Standesführung andererseits hatte bereits alternative ärztliche Bewegungen entstehen lassen. Die Internationale Ärztevereinigung zur Verhütung des Atomkriegs (IPPNW) war mittlerweile auch vom Deutschen Ärzteblatt nicht mehr zu übersehen, die Gesundheitstage hatten Signale für einen menschlicheren Medizinbetrieb gesetzt, ÄrztInnen beteiligten sich an Selbsthilfe- und Bürgerinitiativen.

Eine Alternative zu den mächtigen Standesverbänden, ein Gegengewicht zur Bundesärztekammer mit ihren weitverzweigten Verbindungen zu den konservativen Parteien, dem Innen- und dem Verteidigungsministerium, zur Pharma- und zur Geräteindustrie und zur Versicherungswirtschaft waren und sind diese Bewegungen allerdings nicht. Wiederholt wurde daher die Anregung zur Gründung eines entsprechenden Verbandes geäußert und genauso oft wieder verworfen. Es waren vor allem zwei Gründe, die gegen eine organisatorische Weiterentwicklung vorgetragen wurden: Zum einen befürchtete man die Bürokratisierung durch eine bundesweite Organisation, die Gefahr der Zentralisierung, der Erstickung basisdemokratischer Strukturen. Zum anderen wurde die Gefahr eines neuen Standesverbandes im alternativen Gewande beschworen, solange ausschließlich ÄrztInnen Mitglieder werden konnten. Anzustreben sei vielmehr eine berufsübergreifende Vereinigung aller im Gesundheitswesen Beschäftigten.

Daß gerade dieses Ziel in den Friedensinitiativen im Gesundheitswesen nicht erreicht werden konnte, war allerdings noch gut im Gedächtnis, hatte sich doch die IPPNW gegen die zahlreichen berufsübergreifenden Friedensinitiativen durchgesetzt, nicht zuletzt wegen des hohen Sozialprestiges des ärztlichen Berufes. Auch die Erfahrung im VDZM hatten gezeigt, daß aktive Beteiligung anderer Berufsgruppen, wie hier ZahntechnikerInnen und ZahnartzhelferInnen de facto nicht stattfindet. Vergleichbares galt und gilt für die Sozialdemokraten im Gesundheitswesen. Die aus der Arbeitsgemeinschaft Sozialdemokratische Ärzte (ASÄ) hervorgegangene SPD-Arbeitsgemeinschaft (ASG) hat keine Erhöhung ihrer Wirksamkeit in gesundheitspolitischen Fragen erfahren. Im Gegenteil haben die hier organisierten ÄrztInnen kaum Einfluß auf die Standesgremien oder andere sozialpolitisch relevante Bereiche.

Wie bei der ASG hatte die Auflösung des BGÄ keineswegs zu einer Intensivierung der gemeinsamen Arbeit der im Gesundheitswesen organisierten Berufsgruppen geführt, sondern eher eine Lähmung der wenigen gewerkschaftlich organisierten ÄrztInnen bewirkt, sozusagen ein politisches Vakuum hinterlassen. Andererseits: Wie würde sich das Verhältnis eines neuen berufsübergreifenden Verbandes zur ötv gestalten? Wäre es nicht sinnvoll, eine solche gemeinsame, alle Berufsgruppen umfassende Arbeit innerhalb dieser Gewerkschaft zu intensivieren, statt einen neuen, möglicherweise mit der ötv konkurrierenden Verband zu gründen, also letztlich eine Schwächung der ötv in Kauf zu nehmen?

All diese Überlegungen mündeten in die Mehrheitsauffassung, für die Gründung eines Vereins demokratischer Beschäftigter im Gesundheitswesen fehle das Fundament. Andererseits konnten sich die Delegierten auf die jahrelange Erfahrung in den Kammern und auf die bundesweite Struktur der Arbeitsgemeinschaft der Listen stützen. Vor allem aber herrschte die Erkenntnis, daß ein Gegengewicht zu den allmächtigen Kammern und Verbänden dringend geschaffen werden müsse, gab es und gibt es doch keine vergleichbar privilegierte und politisch einflußreiche Berufsgruppe im Gesundheitswesen. Die Einführung eines Sanitärscorps in der Bundeswehr und der Entwurf eines Zivilschutzgesetzes waren auf Drängen der Ärzteschaft erfolgt. Die Regelung des § 218 wurden ärztlicherseits entscheidend im Sinne einer Verschärfung beeinflußt. Die kritiklose Unterstützung der Pharmaindustrie, die Verfilzung mit der Versicherungswirtschaft war konkrete Erfahrung der ÄrztInnen bei den gesponsorten Fortbildungsveranstaltungen oder bei den Werbeschreiben durch die Kammerpräsidenten für sogenannte Gruppenverträge mit privaten Krankenversicherungen. Selbst im internationalen Rahmen zeigte sich der Einfluß der Bundesärztekammer. Die Wiedereingliederung der rassistischen Medical Association of South-Africa (MASA) in dem von der Bundesrepublik Deutschland und den USA dominiertem Weltärztebund ging vor allem auf die Aktivitäten der bundesdeutschen Delegierten zurück.

War nicht angesichts dieser Machtkonzentration eine reine Ärztevereinigung als Gegengewicht wirkungsvoller als eine viele Berufsgruppen umfassende Organisation? Die hessischen Delegierten der „Liste demokratischer Ärzte" jedenfalls meinten, nicht länger warten zu können und entschlossen sich, die Gründung eines bundesweiten Vereins zu initiieren. Sie schafften die formalen Voraussetzungen dafür am 24. September 1985 durch Eintragung in das Frankfurter Vereinsregister und ermöglichten einen inhaltlichen

Einstieg durch die Vorlage eines Programmentwurfs. Zentrale Aussage war das Bekenntnis zum politischen und sozialen Engagement des Arztes: *„Die Barrieren zwischen Gesundheit und Politik sind künstlich. Sie müssen abgetragen werden, weil sie bei der Bekämpfung von Krankheit und der Förderung von Gesundheit hinderlich sind (...) Die Einflußnahme auf die Politik mit dem Ziel der Veränderung der Lebens- und Arbeitsbedingungen muß hinzukommen, wenn die Lebensumstände und damit die Gesundheitslage der Bevölkerung verbessert werden soll."*

Der Verein Demokratischer Ärzte und Ärztinnen (vdää) stellte sich damit bewußt in die Tradition fortschrittlicher ÄrztInnen zu Beginn dieses Jahrhunderts. Im Gegensatz zur bundesdeutschen Standesführung wurden die Ziele der Weltgesundheitsorganisation für eine europäische Gesundheitspolitik, das Programm Gesundheit 2000, unterstützt, das Bekenntnis zu den Grundsätzen der Weltgesundheitsorganisation abgelegt. *„Wir bekennen uns aus sozialer Verantwortung zu den Grundsätzen der WHO: Die Gesundheit ist der Zustand des vollständigen körperlichen, geistigen und sozialen Wohlbefindens, und nicht nur das Freisein von Krankheit und Gebrechen. Die Erlangung des bestmöglichen Gesundheitszustandes ist eines der Grundrechte eines jeden Menschen ohne Unterschied der Rasse, Religion, politischen Bekenntnisses, der wirtschaftlichen oder sozialen Stellung."* In dieser Definition wurde die Entsprechung zu Art. 2 Abs. 2 unseres Grundgesetzes gesehen: *„Jeder hat das Recht auf Leben und körperliche Unversehrtheit."*

Breiten Raum nahm die Beschäftigung mit der Frage der Demokratisierung ein. Demokratisierung nicht nur innerhalb der ärztlichen Berufsvertretungen, innerhalb des Gesundheitswesens, sondern auch im gesellschaftlichen Rahmen: *„Die Durchsetzung demokratischer Prinzipien im Gesundheitswesen ist allerdings abhängig von der allgemeinen Entwicklung des demokratischen Fortschritts, denn das Gesundheitswesen läßt sich nicht aus der Gesellschaft herauslösen. Es ist vielmehr eng mit der Wirtschaftsstruktur verbunden. Insofern ist die Demokratisierung stets im Zusammenhang mit den gesellschaftlichen Rahmenbedingungen zu sehen. Seitdem die tiefgreifende Wirtschaftskrise sich auch nachhaltig im Gesundheitswesen auswirkt, kommt es nicht nur zum Abbau sozialer Leistungen, sondern auch zur massiven Einschränkung und Behinderung der Rechte der Arbeitnehmer. Für uns steht im Vordergrund ärztlichen Handelns die Orientierung an der sozialen Verantwortung unter demokratischen Arbeitsbedingungen. Wir gehen davon aus, daß dies in einem der reichsten Länder der Erde möglich ist."*

Diese Aussagen erscheinen aus heutiger Sicht aktueller denn je. Die Frankfurter Rundschau titelte am 28.10.1986: *„Konkurrenz von links für die Etablierten gegen die konservativen Medizinverbände"*. Heute ist der vdää aus der gesundheitspolitischen Landschaft nicht mehr wegzudenken. SPD, Grüne, PDS legen Wert auf seine Statements bei Anhörungen, laden Vertreter zu öffentlichen Veranstaltungen ein, die Medien brauchen diese „*andere Stimme*" aus der Ärzteschaft.

Das Werbeblatt des vdää trägt den Titel des Buches von Hans-Ulrich Deppe: „*Krankheit ist ohne Politik nicht heilbar*" (Deppe 1987). Und dies ist kein Zufall. Hans-Ulrich Deppe war aktiv im Bund gewerkschaftlicher Ärzte, Mitbegründer der Liste demokratischer Ärzte in Hessen, er hielt den Festvortrag auf der Gründungsversammlung des vdää. Seine wissenschaftliche und politische Arbeit hat wie die keines anderen die Ärzteopposition befruchtet. In dem von ihm gemeinsam mit Winfried Beck, Renate Jäckle und Udo Schagen 1987 (Beck et al. 1987) herausgegebenen Buch „Ärzteopposition" finden sich seine bis heute gültigen Überlegungen zur Politik einer ärztlichen Opposition. „*Ob es also gelingt, die Gesundheitsbewegung oder Teile von ihr zu unterlaufen und schließlich zu integrieren, hängt nicht zuletzt davon ab, wie diese sich selbst dazu verhält.*" Eine seiner Anregungen, dies zu unterbinden, lautet: „*Es sind inhaltliche Alternativen — bis hin zu konkreten Modellen — zur bestehenden Gesundheitspolitik phantasievoll zu entwickeln und bestehende auszubauen. Zu denken ist dabei an die Präzisierung von primärer Prävention, Gesundheitsförderung, Benennung von konkreten Abrüstungsvorschlägen, neue Formen der Krankenversorgung, die Partizipation der Patientenselbsthilfe und demokratische Berufspolitik.*"

Der vdää versuchte 10 Jahre später diese Idee umzusetzen und verabschiedete mit großer Mehrheit gemeinsam mit dem VDPP die „Perspektiven Gesundheit". Grundlage war die Erkenntnis, daß ein Politikwechsel von innen heraus nicht möglich ist, und deshalb nach Alternativen zum herrschenden System gesucht werden muß, daß neben die parlamentarische Arbeit die Suche nach Modellen zu treten hat, Modellen, bei denen PatientInnen Einfluß nehmen, die unterschiedlichen Berufsgruppen im Gesundheitswesen gleichberechtigt und partnerschaftlich mitgestalten und bei denen wissenschaftlicher Sachverstand mit in die Entscheidungen über die Gestaltung des Gesundheitswesens einfließt. Gesundheit ist eine öffentliche Aufgabe. „Öffentlich" muß nicht heißen „staatlich", aber der Schutz der gesundheitlichen Interessen des einzelnen und der Allgemeinheit darf Einzel- und Gruppeninteressen nicht untergeordnet werden. Dies trifft nicht nur auf die Ärzteschaft zu, sondern gilt auch für die GKV. Die jüngste Entwicklung zeigt, daß gesetzliche Kassen durchaus ökonomische Zielsetzungen höher als ihren sozialen Auftrag werten können, wenn sie z.B. Mitglieder mit hohen Einkommen mehr Leistungen zukommen lassen als chronisch Kranken mit niedrigem Einkommen. Auch der „Bundesausschuß der Ärzte und Krankenkassen" kann nicht die notwendigen Voraussetzungen erfüllen, um als Mittler zwischen den Interessengruppen zu fungieren. Ihm fehlte die demokratische Legitimation, die Betroffenenseite und der sozialpolitische Sachverstand.

Die konkreten Forderungen des vdää und VDPP sollen abschließend zitiert werden:

„Die Selbstverwaltung des Gesundheitswesens mit ihren ständisch und berufsgruppenspezifisch strukturierten Organen ist in dieser Form nicht mehr zeitgemäß. Überfällig wäre eine klare Abgrenzung und institutionelle Trennung der verschiedenen Interessen, Bereiche und Funktionen. Sinnvoll wäre grundsätzlich ein dreigegliedertes, föderales Modell mit folgenden Komponenten (z.B. Körperschaften öffentlichen Rechts auf Landes- bzw. Bezirksebene):

Komponente A: Darin sind die Kostenträger (Kranken- und Pflegekassen, Rentenversicherungsträger, Berufsgenossenschaften, Sozialhilfeträger) vertreten.

Komponente B: Sie wäre eine demokratisch verfaßte, quotierte Vertretung aller Anbieter bzw. Gesundheitsfachberufe (Vertreter der stationären Einrichtungen, Primärärzte, Spezialärzte, Zahnärzte und -techniker, Psychologen, Pflegekräfte, Krankengymnasten, Ergotherapeuten, Hebammen, Logopäden, Ökotrophologen, Apotheker, Heil- und Hilfsmittelhersteller, Rettungsdienste, evtl. auch Vertreter unkonventioneller medizinischer Methoden).

Komponente C: Sie müßte einerseits gesundheitswissenschaftliche Kompetenz versammeln (unabhängige Experten wie z.B. Public-Health-Fachleute, Sozialmediziner, Juristen, Gesundheitsökonomen), gleichzeitig aber auch die Verbraucherseite repräsentieren (Vertreter der Versicherten, der Patientinnen und Patienten und von Selbsthilfegruppen, Patientenbeauftragte, Ombudspersonen). Komponente C würde (unter Einbeziehung der Vertreter von Komponente A und B) Dokumentations-, Planungs- und Kontrollaufgaben übernehmen, z.B. die Gesundheitsberichterstattung und Evaluation; sie würde eine wissenschaftlich fundierte, morbiditätsorientierte, für alle Beteiligten verbindliche Bedarfsplanung für alle Versorgungsbereiche erstellen; sie wäre auch verantwortlich für die Festlegung von Gesundheits- und Qualitätszielen, konkreten Qualitätsanforderungen, für die Zulassung und regelmäßige Akkreditierung aller Anbieter (auch der sonstigen Leistungserbringer nach §§ 124, 126 SGB V) nach bedarfs- und qualitätsorientierten Kriterien; zu ihren Aufgaben zählten weiterhin das Controlling, d.h. Qualitäts-, Wirtschaftlichkeits- Plausibilitäts- und Gesundheitsverträglichkeitsprüfungen sowie die berufsrechtliche Aufsicht. Die Komponenten A und B wären Vertragspartner für regionale Gesamtverträge. Der Sicherstellungs- und Gewährleistungsauftrag obläge ihnen gemeinsam. Die Teile oder Sektionen der Komponente B sollten jeweils ein eigenes Verhandlungsmandat mit der Komponente A und ein Vertragsrecht erhalten, um z.B. eigene Verteilungsmaßstäbe für Investitionen und Honorare sowie spezifische Qualitätsforderungen auszuhandeln. Auf Bundesebene gäbe es Dachverbände der jeweiligen Komponenten. Ärzte-, Zahnärzte, Apothekerkammern, Kassenärztliche und -zahnärztliche Vereinigungen in ihrer gegenwärtigen Form, aber auch der Medizinische Dienst der Krankenversicherung wären überflüssig. Die gewerkschaftlichen Aufgaben dieser Institutionen würde die Komponente B bzw. deren Sek-

tionen übernehmen, die hoheitlichen bzw. öffentlich-rechtlichen (Kontroll-) Aufgaben die Komponente C. Sie hätte ein Vetorecht gegen die Verträge zwischen A und B, um z.b. Qualitätsdumping, nicht indizierte Leistungsausweitungen oder Planabweichungen zu verhindern. Die bestehenden gesundheitswissenschaftlichen Institute könnten der Komponente C an- oder eingegliedert werden. Eine Ausweitung der Verkammerung von Heilberufen (z.b. auf die Pflegeberufe) wäre hinfällig. Die bestehende Berufsgerichtsbarkeit der Ärzte-, Zahnärzte- und Apothekerkammern könnte ebenfalls abgeschafft werden; ihre Rolle übernähme die Justiz, u.a. auf der Basis einer Patientenschutzgesetzgebung. Die Obersten Landesgesundheitsbehörden bzw. der Bundesgesundheitsminister blieben weiterhin oberste Aufsichts- (Rechts- und Fachaufsicht) und Steuerungsinstanz für alle drei Komponenten."

Dieser Vorschlag mag utopisch klingen. Die darin geäußerten Ideen werden möglicherweise sehr bald ihren utopischen Charakter verlieren, wenn im Rahmen der Vereinheitlichung der Sozialsysteme in der Europäischen Union korporatistische Strukturen wie Kammern und KVen fossilen Charakter annehmen werden und nicht zuletzt auch ökonomische Zwänge einen Systemwechsel provozieren.

Literatur

Beck W, Deppe HU, Jäckle R, Schagen U (Hrsg.) (1987) Ärzteopposition. Jungjohann

Deppe, HU (1987) Krankheit ist ohne Politik nicht heilbar. Suhrkamp, Frankfurt

ötv (1984) Geschäftsbericht der Gewerkschaft ötv 1980–1983, Stuttgart, Seite 593 f

Simmel E (1931) Gedanken zum Zusammenschluß sozialistischer Ärzte.
Der sozialistische Arzt 7: 135 f.

Udo Schagen

Ende und Wiederauferstehung des Hausarztes in der DDR

Zentralstaatliche Vorgaben und ihre Rücknahme

Vorbemerkung

Der Begriff „Hausarzt" wird in diesem Aufsatz synonym mit den Begriffen „Praktischer Arzt", „Allgemeinmediziner" oder „Facharzt für Allgemeinmedizin" verwandt. Als konstituierendes Element hausärztlicher und allgemeinärztlicher Tätigkeit wird dabei die besondere Kenntnis der Lebensumstände das Patienten in Gesundheit und Krankheit betrachtet, die auf dem Hintergrund langjähriger kontinuierlicher Betreuung entsteht. Zwar gab es auch nach 1960 in der DDR die Auffassung, der Allgemeinarzt könne und solle in erster Linie nur die Verteilerfunktion („Dispatcher") zu den spezialistischen und (vermeintlich) qualifiziertere Medizin anbietenden Einrichtungen erfüllen, jedoch erlangte diese Position niemals Definitionsmacht und offiziellen Status, sondern wurde regelmäßig argumentativ als falsch bekämpft.

Im Sommer 1998 legte der Bundesminister für Gesundheit den Entwurf eines Gesetzes zur „Förderung der Weiterbildung in der Allgemeinmedizin" (§ 105 a SGB V) vor, durch das die Zahl allgemeinärztlich qualifizierter Ärzte zur Sicherstellung der hausärztlichen Versorgung zu Lasten der spezialistisch tätigen Fachärzte gefördert werden soll. Der Entwurf wurde noch in der Amtszeit der Regierung Kohl von Minister Seehofer im Konsens mit der Gesundheitsministerkonferenz, den Gesetzlichen Krankenkassen, der Deutschen Krankenhausgesellschaft, der Kassenärztlichen Bundesvereinigung und der Bundesärztekammer vorbereitet und im Oktober 1998 allen Beteiligten zur Stellungnahme vorgelegt. Ein „Initiativprogramm zur Sicherstellung der allgemeinmedizinischen Versorgung", das Grundlage für diesen Gesetzentwurf war, war von einer Arbeitsgruppe der o.g. Beteiligten nach Beratungen seit 1997 schon im Frühjahr 1998 verabschiedet worden (Beschluß des 101. Deutschen Ärztetages vom 19. März 1998; Beschluß der 71. Gesundheitsministerkonferenz vom 18. Juni 1998). Dieses Initiativprogramm gibt einen finanziellen Anreiz für die Einrichtung von zunächst 3000 und im Jahre 2000 weiteren 3000 Weiterbildungsstellen für Allgemeinmediziner bei niedergelassenen Ärzten und Krankenhäusern, so daß bei der bestehenden Arbeitslosigkeit von vielen Hochschulabsolventen damit zu rechnen ist, daß sich entsprechend viele für diese Weiterbildung entscheiden werden. Die neue Gesundheitsministerin Andrea Fischer leitete den Gesetzentwurf dem Bundestag und Bundesrat zur Beschlußfassung zu.

Wie konnte es zu diesem Konsens über einen zentralen Eingriff in das sonst so sorgsam gehütete System eines gegliederten Gesundheitswesens kommen?

Zum ersten Mal in der Geschichte der Bundesrepublik wurde damit eine in das System der ärztlichen Berufsausübung eingreifende zentrale Steuerungsmaßnahme im Sinne einer direkten Lenkung von Ärzten in ein bestimmtes Berufsfeld vorgesehen. Die Überwachung der Berufsausübung gehört an sich, im Gegensatz zur Berufszulassung, in die Kompetenz der Ärztekammern, denen die Bundesländer sie zur Selbstverwaltung übertragen haben. Das Vertrauen auf die Selbstregulierungskräfte dieses, von Ärzteorganisationen gern freiheitlich genannten Systems hatte zu einer Fehlentwicklung geführt, die zwar schon seit Jahren benannt, aber nicht wirksam korrigiert worden war: die Zahl der hochspezialisierten Fachärzte war bundesweit auf über 60 % aller niedergelassenen Ärzte angestiegen (KBV 1997). Noch dazu waren die meisten der weniger werdenden Allgemeinmediziner vor der Niederlassung nicht qualifiziert auf ihre Tätigkeit vorbereitet (Andreß et al. 1979). Überblicke zur Problematik der hausärztlichen Versorgung, zum System ärztlicher Weiterbildung sowie zu weiterführender Literatur finden sich an anderer Stelle (Schagen 1993 und 1996).

Das von Gesundheitspolitikern und ärztlichen Standesvertretern der alten Bundesrepublik als undemokratisch und ärztefeindlich bezeichnete DDR-Gesundheitswesen hatte den Hausarzt Ende der vierziger Jahre über zentrale Steuerungsmaßnahmen zunächst zwar fast ganz abgeschafft, aber ab 1961 schon wieder eingeführt. Die Begründungen, mit denen das unter westdeutschen Gesundheitspolitikern allgemein als schwerfällig und unflexibel geltende System mehrfach geändert wurde, so daß es erheblich effektiver auf die neuen Anforderungen in der Medizin reagieren konnte als das westdeutsche, verdienen nachgezeichnet zu werden.

Kurt Winters Aufsatz zur „Demokratisierung des Gesundheitswesens und Errichtung von Polikliniken"

1947 begründete der 37jährige Leiter der Abteilung Gesundheitswesen bei der Landesregierung Brandenburg, Dr. med. Kurt Winter, wie das Gesundheitswesen in der Sowjetischen Besatzungszone demokratisiert, Polikliniken

errichtet und warum für die Zukunft auf Hausärzte verzichtet werden könne.

Winter, 1910 im Rheinland geboren, mußte, unter die Verfolgungsmaß-
nahmen der NS-Rassegesetze fallend, sein Medizinstudium 1933 in der
Schweiz fortsetzen, von wo er nach dessen Beendigung 1937 zur Unterstützung der Internationalen Brigaden nach Spanien ging und Mitglied der KPD
wurde. 1938 fand er Zuflucht in der schwedischen Emigration, wo er u.a. als
Sozialarzt wirken konnte. Nach der Rückkehr aus der Emigration war er
1946 zunächst Amtsarzt in Teltow geworden und Anfang 1947 in die Ge-
sundheitsbehörde des Landes Brandenburg gewechselt.

Noch vor dem „Befehl 272 der Sowjetischen Militäradministration
(SMAD) über die Errichtung von Ambulanzen und Polikliniken zur Sicherstellung der ärztlichen Betreuung der Bevölkerung in der SBZ", dessen frü-
heste Veröffentlichung auf den Februar 1948 datiert ist, erschien am 1. Dezember 1947 in der ersten, in Deutschland nach dem Krieg wieder erscheinenden medizinischen Fachzeitschrift „Das deutsche Gesundheitswesen"
Kurt Winters Beitrag „Demokratisierung des Gesundheitswesens und Errichtung von Polikliniken". Auch diese Reihenfolge spricht dafür, daß es
sich bei den, natürlich mit Zustimmung der sowjetischen Militärverwaltung
eingesetzten, Administratoren im Gesundheitswesen nicht um unselbständi-
ge Befehlsempfänger handelte, sondern um aktive Mitarbeiter an den Befeh-
len der SMAD. *„Die Mitarbeiter der Zentralverwaltung arbeiteten eng mit den
Offizieren des Medizinischen Dienstes der SMAD zusammen. Sie berieten gemeinsam die Notwendigkeit und den Inhalt der SMAD-Befehle und legten die
wichtigsten Maßnahmen zu ihrer Durchführung fest. Diese fanden ihren Niederschlag in den Verordnungen der Zentralverwaltung."* (Domeinski 1987, Seite
59). Belege zur Stützung der These einer engen und von deutscher Seite in-
itiativ vorgehenden Zusammenarbeit mit der sowjetischen Besatzungsmacht
sind inzwischen auch für die zweite für das Gesundheitswesen wichtige Behörde, die Zentralverwaltung für Arbeit und Sozialfürsorge (DZAS) dargestellt (Hoffmann 1996, Seite 335).

Zum Zeitpunkt der im folgenden referierten Veröffentlichung war Winter zwar noch nicht Mitarbeiter in der obersten deutschen Gesundheitsbe-
hörde der SBZ. Erst ein Jahr später wechselte er als einer ihrer Vizepräsiden-
ten direkt in die Zentralverwaltung für das Gesundheitswesen (DZVG) in
Berlin. Trotzdem kann er, auch aufgrund der räumlichen Nähe und der engen Zusammenarbeit mit dieser Verwaltung, zu den von Domeinski beschriebenen Mitarbeitern gerechnet werden.

Winters Aufsatz dient deutlich mehreren Zielen.

Zum einen wendet er sich werbend um Verständnis für den Aufbau des neuen Gesundheitswesens an seine ärztlichen Kollegen, die in ihrer Mehrheit den Intentionen der SMAD und der wieder zugelassenen Parteien, der SED sowie ihrer Bündnispartner CDU und LDPD, fern standen. Zur Erinnerung: 60 % der deutschen Ärzte waren schon lange vor Ausbruch des Krieges freiwillige Mitglieder der NSDAP und anderer NS-Organisationen geworden und hatten, wie andere Teile der Bevölkerung, den NS bis zur Kapitulation unterstützt. Die noch bis 1944 vorhandenen Hoffnungen der Alliierten und zahlreicher Emigranten auf nennenswerten Widerstand aus Deutschland gegen den von Deutschen geführten Krieg hatten sich nicht erfüllt. Die Alliierten hatten die Entfernung aller NS-Funktionsträger aus wichtigen Positionen beschlossen und in der SBZ sicher am konsequentesten umgesetzt. Winter versuchte, die Ärzte am humanistischen Verständnis ihrer Berufsausübung zu packen und ihren politischen Irrweg fast zu entschuldigen. Er hält ihnen zugute, daß der Arzt *„ganz unbemerkt (...) in den vergangenen Jahrzehnten in eine einseitige Berufsausbildung gedrängt"* worden sei (Seite 740). Er fährt in seiner Darstellung, vermutlich auch an einen schon lange vor dem Kriege vorhandenen Diskurs zur Krise des Arzttums (Schmiedebach 1989) anknüpfend, dann aber die marxistische Sichtweise der Gesellschaft als notwendig darstellend, unmittelbar fort: *„Seine wissenschaftliche Bildung und Forschung beschränkt sich ausschließlich auf sein engeres Berufsgebiet, so daß schließlich aus ihm ein Spezialarbeiter wurde, dem die verbindende Brücke zur allgemeinen Wissenschaft und damit zu einer verstandesmäßigen und richtigen Einschätzung des Lebens verlorengegangen ist. Dem durchaus großen Spezialwissen steht in der überwiegenden Mehrzahl der Fälle eine beschämend laienhafte Vorstellung von den gesellschaftlichen Verhältnissen gegenüber. Das ist zweifellos eine Folge des Krisenzustandes der bürgerlichen Gesellschaft, ihres fortschreitenden Zerfalls und der fortschreitenden Zuspitzung der Auseinandersetzung zwischen den werktätigen Massen und der herrschenden Schicht. Obwohl der Arzt seinem ganzen Wesen nach auf Seiten des Fortschritts stehen müßte, läßt er sich immer wieder an die Bourgeoisie binden, die seiner zur Erringung ihrer egoistischen und volksfeindlichen Ziele nicht entraten kann. Dieses ist am ehesten durch eine einseitige Spezialausbildung erreicht, denn einseitig ausgebildete Spezialisten fallen am leichtesten auf falsche Propheten à la Hitler herein."*

„Ressentiments" hätten dabei eine Rolle gespielt. Ein solches sei die verklärende Sicht auf den alten Hausarzt, die er andererseits — taktisch? — unkritisch für die Vergangenheit selbst zu teilen bereit ist. *„Zu diesen Ressentiments gehört die Vorstellung des ehemals tätigen Hausarztes. Dieser Hausarzt war sicherlich ein tüchtiger und guter Arzt, freundlich und gütig, nicht gehetzt und ohne Frage nach der Zeit, ein wirklicher Berater und Seelsorger der Familie.*

Er kannte nicht nur alle Krankheiten, sondern auch alle sonstigen Sorgen sämt-
licher Familienmitglieder, und sein Erscheinen allein hatte durch seine beruhi-
gende Wirkung einen wesentlichen therapeutischen Effekt.

Niemand wird den Wert des Arzttums jener Zeit bestreiten und ihm auch
gern einen wehmütigen Gedanken der Erinnerung widmen. Das darf uns jedoch
nicht daran hindern, zu erkennen, daß die Idyllen des 19. Jahrhunderts vorbei
sind, zumal ja schließlich ein eigentlicher Hausarzt nur einer mageren Ober-
schicht der Bevölkerung zugute kam. Die Zeiten und mit ihnen die Menschen
sind andere geworden, so auch das Arztsein. Schon allein die Tatsache, daß der
Praktiker sich ohne Auto schlecht ausgerüstet betrachtet — und leider muß er
heute öfter seine schwere Arbeit ohne Auto verrichten —, wirft darauf ein be-
zeichnendes Licht. Im Verhältnis jedoch wie der ruhige und behäbige Hausarzt
des 19. Jahrhunderts zum autofahrenden von 1947 stehen die Grundlagen der
Diagnose und Therapie von damals zur heutigen Zeit. Die Exaktheit der wissen-
schaftlichen Erkenntnis hat große Fortschritte gemacht. Dafür muß sie jedoch ein
hohes Maß an Technisierung in Kauf nehmen. Inmitten all dieser Apparate hat
es der Arzt viel schwerer, sich als Seele der ärztlichen Kunst zu behaupten. Es
werden an seine menschlichen und fachlichen Qualitäten viel größere Anforde-
rungen gestellt. Diesen Anforderungen ist der Arzt in der heutigen Zeit nur
dann gewachsen, wenn er nicht rückwärts schaut nach dem Vergangenen und
einem in der heutigen Zeit nicht mehr adäquaten Idyll des Hausarztes, sondern
vorwärts strebt nach einer neuen Form des Arztseins, den die heutige Zeit ver-
langt. Ja, der Hausarzt war ein Mensch, der für seine Patienten Verständnis hat-
te. Dieses Verständnis muß der heutige Arzt nicht nur für den einzelnen Fall
aufbringen, sondern er muß darüber hinaus generell für sich die Frage entschei-
den, auf wessen Seite er sich stellen will: für Reaktion oder Fortschritt, für Krieg
oder Frieden. Das ist eine Frage des Verständnisses im weit höheren Sinne, die
über das Verständnis, das man den Sorgen des einzelnen Menschen gegenüber
aufbringt, hinausgeht und vom Arzt verlangt, die Sorgen und Interessen der
werktätigen Massen unseres Volkes zu begreifen. Dieses Verständnis ist notwen-
dig, um die alte Mauer, die nicht ohne Absicht zwischen Werktätigen und intel-
lektuellen Schichten unseres Volkes errichtet wurde, zu beseitigen und eine ver-
trauensvolle Zusammenarbeit beider herzustellen als unabdingbare Bedingung
für den Fortschritt überhaupt und insbesondere für den Fortschritt der medizi-
schen Wissenschaft. Dieser Fortschritt bedeutet die volle Entfaltung der moder-
nen Errungenschaften der Wissenschaft, und diese Entfaltung läßt sich nur ver-
wirklichen, wenn die isolierte und volksfremde Stellung der Intelligenz über-
wunden und wenn die alte erstarrte Form der gesundheitlichen Betreuung
durchbrochen und weiter entwickelt wird.“

Das *„in der heutigen Zeit nicht mehr adäquate Idyll des Hausarztes“* wird mit
der *„isolierten und volksfremden Stellung der Intelligenz“* verknüpft und beides als einer *„vollen Entfaltung der modernen Errungenschaften der Wissen-*

schaft" entgegenstehend bezeichnet! Im weiteren wird der Gedanke der Prophylaxe ausgeführt.

Prophylaxe als neue Aufgabe

„Der Medizin ist heute die Aufgabe gestellt, diesen veralteten Standpunkt (nämlich als wesentlichste Aufgabe die Therapie zu sehen, d. Verf.) *zu überwinden und die Prophylaxe in den Mittelpunkt ihres Interesses, ihrer Forschung und ihrer Arbeit zu stellen. Das bedeutet, daß wir über die überwiegend passive Rolle des stets hilfsbereiten Arztes gegenüber Menschen in Not hinauswachsen und aktive Kämpfer für die Gesundheit des einzelnen sowie der Gesamtheit werden müssen. Das schließt die wissenschaftliche Forschung des Normalverhaltens der Menschen, Frühdiagnose und Frühtherapie in sich ein."* (Seite 741)

Das Festhalten am Hausarzt-Modell wird mit „Maschinenstürmerei" verglichen und sei keine Voraussetzung guten ärztlichen Handelns. *„Vor über 100 Jahren stürmten die Arbeiter die ersten Maschinen. Das hat die Entwicklung nicht aufhalten können. Um dem heutigen Stand der Wissenschaft gerecht zu werden, kann die ärztliche Kunst die Technik nicht entbehren und ist die Zusammenarbeit von Ärzten verschiedenster Fachausbildung eine conditio sine qua non. (...) Gutes ärztliches Handeln heißt: Krankheiten verhüten durch Frühdiagnose und Frühtherapie. (...) Ungezählt sind die Menschen, die wegen falscher Diagnosestellung oder unsachgemäßer Therapie zum mindesten vermehrte Leiden und verlängertes Kranksein auf sich nehmen mußten. Das sachliche Interesse einer dringend notwendigen verbesserten Versorgung der Bevölkerung veranlaßt mich, das zu sagen. Das gleiche sachliche Interesse gab den entscheidenden Anstoß zur Errichtung von Polikliniken. Es gilt in erster Linie, durch diese Einrichtungen die ärztliche Versorgung der Bevölkerung zu heben."*

Polikliniken dienen der Demokratisierung

Und der letzte wichtige Aspekt, der für Winter Polikliniken adäquater als den Hausarzt erscheinen ließ, war die durch die poliklinische Versorgung mögliche Demokratisierung, einerseits einer ausgeglichenen Versorgung aller Bevölkerungsgruppen, andrerseits die des Arztes selbst, der nun mit allen Menschen umgehen müsse und sie dadurch erst verstehen lerne. *„Daneben gibt es noch viele andere Gründe, die uns zur Errichtung der Polikliniken veranlaßten. Ein sehr wichtiger ist dabei die Demokratisierung des Gesundheitswesens. Ein fortschrittliches Gesundheitswesen kann es sich nicht leisten, die besten Fachärzte in den Krankenhäusern nur einer beschränkten Auswahl von ambulant Kranken zugänglich zu machen. Unsere besten Kliniker müssen für jeden ernsten Krankheitsfall — gleich welcher sozialen Herkunft der Patient ist — zu-*

gänglich sein. Durch diese Maßnahme wollen wir jedoch nicht nur unser Ge-
sundheitswesen demokratisieren, sondern gleichzeitig helfen, daß unsere Kollegen
selbst Demokraten werden. Wer täglich mit Menschen aus den breiten Schichten
unseres Volkes umgehen muß, wer sie als Patienten behandelt, der macht mit
ihren Sorgen und Nöten Bekanntschaft, der lernt ihre Mentalität verstehen und
ihr Streben respektieren. (...) Schließlich, was kann es für einen Arzt Schöneres
geben, als in kameradschaftlicher Zusammenarbeit mit Kollegen anderer Diszi-
plinen das Beste für den Patienten zu leisten, und nur in dieser engen Zusam-
menarbeit ist die Garantie für eine optimale Diagnose und Therapie gegeben ..."

Zum Ende des Aufsatzes geht er noch auf einige Gegenargumente ein:
"Das dumme Geschwätz von Massenabfertigung u. dgl. mehr kann uns bei unse-
rer Arbeit nicht beirren. Wieviele Privatpraxen sind nicht heute Stätten der see-
lenlosen Massenabfertigung geworden? Natürlich ist das auch in einer Poliklinik
möglich. Das hängt jedoch nicht von der Form, sondern von der Haltung des
behandelnden Arztes ab und ist demnach eine Frage der Erziehung der Ärzte zu
einer verständnisvollen Haltung gegenüber ihren Patienten. Schließlich wirft
man noch die "schreckliche" Behauptung von der "Sozialisierung der Ärzte" in
die Debatte. Für jeden Arzt muß die optimale Behandlung des kranken Men-
schen das selbstverständliche Primat haben. Sollte es zur Erfüllung dieser Forde-
rung notwendig sein, die Ärzte zu "sozialisieren", so muß man es selbstverständ-
lich tun. Aber, was heißt denn eigentlich "sozialisieren"? Keinem Rechtsanwalt,
der sich als Amtsrichter anstellen läßt, würde es je einfallen zu behaupten, nun-
mehr sei er "sozialisiert" worden."

Kurt Winter stand mit seinen Auffassungen nicht alleine. Im Modell der
Polikliniken sahen viele alte Forderungen der Arbeiterparteien (Labisch
1983, Winter I. 1973) aus der Weimarer Republik verwirklicht und stützten
seine Position: In Schwerin (Mecklenburg) wirkte der Gründer der ersten
Poliklinik der SBZ, Hermann Redetzky (Redetzky 1953), seit 1930 SPD-
Mitglied, später bis 1964 Rektor der Akademie für Ärztliche Fortbildung,
als Leiter des Gesundheitswesens von Mecklenburg. Erwin Jahn war 1946
bis 1948 Leiter des Gesundheitsamts in Halle, der Hauptstadt Sachsen-
Anhalts, und Berater der Landesregierung (Borgers & Schagen 1998). 1945 in
Weimar und dann in Erfurt war Alexander Mette, Nervenarzt, aus der KPD
kommend, später der Inhaber des Medizinhistorischen Lehrstuhls an der
Humboldt-Universität, einflußreiches Mitglied am Landesgesundheitsamt
Thüringen. Präsident der DZVG war Ernst Konitzer, bis 1933 Stadtrat der
SPD und Leiter des Gesundheitsamtes in Magdeburg und damals auch im
deutschen Städtetag sehr einflußreich (Schagen 1999).

Die Erschwerung der Niederlassung, damals meist noch von Hausärzten,
allerdings nicht das Verbot, wie oft angenommen wird (Naser 1999), und die
Förderung von Polikliniken, möglichst mit einer Reihe von Fachärzten
wurde offizielle Linie von Staat und Partei(en) in der Gesundheitspolitik.

Die Beurteilung der Konzeption zur Abschaffung des Praktischen Arztes Ende der fünfziger Jahre und seine Wiedereinführung 1961

Zehn Jahre später wurde von Kurt Winter, nun als Professor und Direktor des Instituts für Sozialhygiene der Humboldt-Universität noch einflußreicher, zusammen mit anderen folgende Auffassung, die diejenige von 1947 weiterentwickelte, vertreten: *„Warum ist der 'frei' praktizierende Arzt beim heutigen Stand der wissenschaftlichen Entwicklung in Wirklichkeit eine Erscheinung, die den wissenschaftlichen Gegebenheiten nicht mehr entspricht?*

1. weil er als praktischer Arzt unmöglich ein so umfassendes medizinisches Wissen besitzen kann, um in der täglichen Behandlung seiner Patienten den Fortschritten der medizinischen Wissenschaften voll gerecht zu werden. Daher hat sich ja auch eingebürgert, alle nicht einfachen Fälle zu überweisen;

2. weil der einzeltätige Arzt nicht über das notwendige Maß an technischer Ausrüstung verfügen kann, das die heutige Medizin für eine exakte Diagnose und Therapie erfordert;

3. weil seine isolierte Arbeitsweise es ihm fast unmöglich macht, der wissenschaftlichen Entwicklung zu folgen;

4. weil die Prophylaxe vernachlässigt wird und

5. die Trennung von stationärer und ambulanter Behandlung aufrechterhalten bleibt ...

Ich halte es daher auch für eine völlig falsche Zielsetzung, den Sisyphuskampf zu führen, Ärzte dafür zu gewinnen, als sogenannte Landärzte tätig zu sein. Statt dessen muß man die ärztliche Versorgung der Landbevölkerung auf sozialistische Weise lösen." Dazu sollten Spezialisten aus den Landkrankenhäusern über motorisierte Gruppen Facharztsprechstunden in den umliegenden Stützpunkten abhalten, was *„den Menschen auf dem Lande in den Genuß des Spezialisten bringt."* (Mette et al. 1958; Renker & Winter 1958). Hintergrund der Schwierigkeit, Landärzte zu finden, war sowohl 1947 die im Vergleich zu den westlichen Besatzungszonen geringe Arztdichte, als auch die seit Mitte der fünfziger Jahre ein Problem darstellende Republikflucht insbesondere jüngerer Ärzte. Die Winter'sche Argumentation geht einerseits gegen den isoliert in eigener Praxis tätigen Arzt. Andrerseits, und darauf kommt es mir in diesem Zusammenhang an, werden noch, wie schon 1947, der „praktische Arzt" und der „Landarzt" der „Sozialistischen Lösung" — Versorgung auch der Landbevölkerung durch „Gruppen von Fachärzten" — antagonistisch gegenübergestellt. Da Winter zu diesem Zeitpunkt (1958) neben seiner Institutsdirektor-Funktion gleichzeitig auch Leiter der Abteilung Medizin im Staatssekretariat für Hochschulwesen (Wissenschaftsministerium der DDR) war und seine Mitautoren Prof. Dr. A. Mette, bis 1958 Leiter der Hauptabteilung Wissenschaft des Ministeriums für Gesundheitswesen und ab 1958

Mitglied des Zentralkomitees der SED, und Dr. G. Misgeld, seit 1958 Nachfolger Mettes im Gesundheitsministeriums, ebenfalls höchste Staats- und Parteifunktionen innehatten, kann das Zitierte als offizielle gesundheitspolitische Auffassung gelten (Spaar 1998, Seite 47, 215).

Zu diesem Zeitpunkt hatten sich aber schon andere Positionen innerhalb der Ärzteschaft formiert und innerhalb weniger Jahre auch politikwirksam durchsetzen können. So findet sich 1959 im Anschluß an einen Artikel des Hauptabteilungsleiters Heilwesen im Ministerium für Gesundheitswesen, Dr. Michael Gehring, ab 1959 einer der Stellvertretenden Gesundheitsminister, in der Zeitschrift „Das Deutsche Gesundheitswesen" eine Diskussion zur Perspektive des „praktischen Arztes" (Gehring; Hügel; Wichmann, alle 1959), auf den zumindest für bestimmte Versorgungsbereiche nicht verzichtet werden könnte. Im Sonderheft der „Zeitschrift für ärztliche Fortbildung" (Herausgeber: Kurt Winter) zum 10jährigen Bestehen der DDR schreibt der Direktor des Instituts für Sozialhygiene der Medizinischen Akademie Dresden, W. Schmincke, u.a.: *„Für die Bevölkerung stellt die Quantität und Qualität der ambulanten Behandlung den bestimmenden Maßstab für die Arbeit des Gesundheitswesens überhaupt dar. Es ist deshalb zu begrüßen, daß die heftigen, zum teil leidenschaftlich geführten Auseinandersetzungen, die in den vergangenen Monaten um den 'praktischen Arzt' geführt wurden, auch eine Fülle grundsätzlicher Probleme der ambulanten Versorgung berührt und zum Teil zu ihrer Klärung beigetragen haben. Es scheint wichtig, hervorzuheben, daß es in der nächsten Zeit bei der Organisation der ambulanten Versorgung vor allem darauf ankommt, der Entwicklung von ambulanten Einrichtungen in der Peripherie besonderes Augenmerk zuzuwenden, nachdem mit dem Aufbau der Polikliniken und Ambulatorien die Grundlagen des sozialistischen Gesundheitswesens geschaffen wurden. ...*

Es ist vielmehr als dringendes Erfordernis anzusehen, diese Einrichtungen (Polikliniken und Ambulatorien, d. Verf.) *weitgehend auf ihre eigentlichen fachärztlichen Aufgaben zu konzentrieren und gleichzeitig ein breites Netz kleiner ambulanter Behandlungsstellen des staatlichen Gesundheitswesens unmittelbar in den Wohngebieten und in engem Kontakt mit der Bevölkerung zu schaffen. Der erste Schritt hierzu wurde durch die Bildung der staatlichen Arztpraxen getan. Künftig wird es aber notwendig sein, die Tätigkeit dieser Einrichtungen wie auch der mit Allgemeinpraktikern besetzten Außenstellen nach dem Bereichsarztprinzip zu organisieren, um sie voll wirksam werden zu lassen. Dies erfordert wiederum die Festlegung und Abgrenzung von Versorgungsgebieten mit jeweils 3000 Einwohnern, für deren prophylaktische und therapeutische Betreuung der zuständige Bereichsarzt primär verantwortlich ist. Die Ärzte in eigener Praxis können in weitestem Umfange in dieses System einbezogen werden, ohne daß sich daraus eine Änderung ihrer rechtlichen Stellung ergibt."*

Im gleichen Heft heißt es in einem Artikel (aus dem Institut von K. Winter!) über die ländliche Gesundheitsversorgung: *„In diesem Zusammenhang* *ist die Schaffung des Berufsbildes des allgemeinpraktischen Arztes, entsprechend dem des Facharztes, dringend erforderlich."* (Knabe 1959).

Endgültig setzte sich diese Vorstellung dann mit dem vom Ministerrat 1960 beschlossenen „Perspektivplan zur Entwicklung (...) des Gesundheitswesens" durch: *„Die Erweiterung der medizinischen Betreuung, (...) die Sicherung der Sprechstundentätigkeit und des Besuchsdienstes sind zur Zeit die vordringlichsten Aufgaben in der ambulanten Versorgung. (...) Zu ihrer Verbesserung müssen die Wohngebiete in Land und Stadt und die Betriebe in ärztliche Versorgungsbereiche aufgegliedert werden (...), die zunächst etwa 3.500 Einwohner umfassen können"* und deren Versorgung durch *„praktische Ärzte und Zahnärzte"* sichergestellt werden soll. Die Aufgaben dieses praktischen Arztes werden nun positiv beschrieben: Sie sollen *„schrittweise zu einer vorbeugenden und nachsorgenden Betreuung übergehen und auf die hygienische Gestaltung der Wohngebiete und Betriebe ihres Bereiches Einfluß nehmen. Auf diese Weise gewinnt der praktische Arzt mit der Zeit eine gute Übersicht über den Gesundheitszustand der von ihm betreuten Bevölkerung, ihre Arbeits- und Lebensbedingungen und über die hygienischen Bedingungen in seinem Bereich; so verkörpert sich in dieser Organisationsform die gute Tradition des Hausarztes auf einer neuen, höheren Ebene und führt zu einem echten Vertrauensverhältnis zwischen Arzt und Patient."*

Nachdem in dieser Periode aber durchaus noch beide sich widersprechenden Konzeptionen diskutiert wurden, kam es darauf an, auch positiv für die Konzeption des wieder für notwendig gehaltenen Praktischen Arztes zu werben. Auf dem von der Akademie für ärztliche Fortbildung der DDR jährlich veranstalteten Kongreß für ärztliche Fortbildung, an dem regelmäßig mehrere tausend Ärzte teilnahmen, konnte der Allgemeinmediziner Dr. J. K. Gärtner aus Hainewalde bei Zwickau 1962 in einem umfangreichen Referat innerhalb einer einen ganzen Kongreßtag einnehmenden Themengruppe zu „Tagesfragen der ärztlichen Praxis" diese Position auch theoretisch begründen. (Gärtner 1963). Dies sei u.a. nötig, da es sonst *„ein Risiko für unsere jungen Kollegen (bliebe), sich als Lebensperspektive einer Arbeit in der Allgemeinpraxis zuzuwenden"*. Gärtner legte deshalb großen Nachdruck darauf, daß diese Konzeption auch eine *„wissenschaftliche Begründung"* erfahre, da sie sonst keine langfristige Perspektive haben könne. Diese führte er in seinem Vortrag durchaus eng gegen die Winter'sche Begründung über 15 Typoskript-Seiten aus: *„Nur durch die Herstellung einer zeitlich dauerhaften, räumlich engen und persönlich festen Beziehung zu der von ihm betreuten Bevölkerung kann der praktische Arzt den gestellten Forderungen nach Einbeziehung der gesamten Lebensumstände (...) in sein ärztliches Handeln für Gesundheitserziehung, Prophylaxe, Therapie und Nachsorge gerecht werden. (...) Die Aufgabe der Einwirkung auf die gesundheitsfördernden Umstände im Leben des Menschen einerseits, auf die der Gesundheit und Leistungsfähigkeit abträglichen Faktoren andrerseits, ist ebenso umfangreich wie oft schwierig. Sie läßt aber auch* *den schönsten Erfolg eines ärztlichen Lebens erreichen, der überhaupt denkbar ist. Sie ist so fest an die Allgemeinpraxis gekoppelt wie keine andere, und keine andere Disziplin kann sie abnehmen!"* Und zusammenfassend stellt er fest, *"daß eine Reihe Gegenstände in der Medizin sich in der Allgemeinpraxis besser beobachten lassen als in den traditionellen Fachgebieten:*

1. die Objektivierung der Daten der Anamnese hinsichtlich ihres zeitlichen und umweltbedingten Zusammenhangs,

2. die Übergangsphasen zwischen Gesundheit und Krankheit, insbesondere der Krankheitsbeginn,

3. die individuelle Reaktivität im Krankheitsgeschehen als innere Krankheitsursachen,

4. die gesellschaftlichen Zusammenhänge der Krankheitsentstehung,

5. die Prophylaxe und die Gesundheitserziehung."

Mit der Einführung des Facharztes „Praktischer Arzt" „dürfte jedoch die Diskussion um die Problematik des Berufsbildes des Praktischen Arztes noch lange nicht beendet sein." Dies schrieb der Oberarzt am Institut Winters, Johannes Otto (1961). Die erlassenen Anordnungen über die staatliche Anerkennung der Fachärzte trügen lediglich zwei Bedürfnissen Rechnung:

„1. Dem Bedürfnis der Praktischen Ärzte nach gleichberechtigter Anerkennung gegenüber den übrigen Fachärzten der Medizin,

2. dem Bedürfnis der Bevölkerung nach einer ausreichenden, qualifizierten ärztlichen Betreuung, vorerst vorzugsweise therapeutischer Art, durch den Praktischen Arzt, die nicht durch andere Fachärzte oder Kollektive von Fachärzten (insbesondere Polikliniken) insgesamt ersetzt werden kann. Damit soll auch der bisherige Trend in die übrigen Fachdisziplinen geändert und für den medizinischen Hochschulnachwuchs wieder das Interesse für eine Tätigkeit als Praktischer Arzt geweckt und gefördert werden."

Er fährt dann fort: *„Immer noch ist der Praktische Arzt vorwiegend die erste Etappe ärztlicher Betreuung der Bevölkerung, und der größte Teil der von ihm beratenen und behandelten Menschen scheidet aus der ärztlichen Betreuung wieder aus, ohne einen Facharzt oder ein Krankenhaus in Anspruch genommen zu haben. Bei einem großen Teil der Fälle steht dabei der Praktische Arzt vor der Frage, ist der vorliegende Fall schwerwiegend, könnten die vorliegenden Symptome die ersten Anzeichen einer ernsten Erkrankung sein, die eine weitere diagnostische Klärung erforderlich machen, eine diagnostische Klärung, die seine Möglichkeit wissensmäßig und apparativ übersteigt."* Weiter zitiert er das Ministerium für Gesundheitswesen vom August 1960, von dem *„bereits die Anregung zur Entwicklung von Arztbereichen gegeben (wurde), in denen der Bereichsarzt neben der therapeutischen Versorgung eines bestimmten Bevölkerungsgebietes sich schrittweise folgenden Aufgaben widmen soll:*

1. *Medizinische Aufklärung und Gesundheitserziehung der Bevölkerung*
2. *Beobachtung und Mitwirkung bei der Verbesserung der hygienischen Verhältnisse*
3. *Auswertung des Gesundheitszustandes der Bevölkerung (Bevölkerungsbewegung, Ergebnisse prophylaktischer Tätigkeit, Krankenstand und Frühinvalidität)."* Und: *„Aber dadurch, daß der Bereichsarzt in seiner Tätigkeit Therapie und Prophylaxe verbindet, ist er auch in der Lage, wissenschaftlich die Erfolge ärztlichen Bemühens zu analysieren und weitere wichtige Gesetzmäßigkeiten in der Beziehung Mensch-Umwelt zu erkennen."*

Die hier dargestellte Diskussion Ende der fünfziger Jahre ist natürlich auch auf dem Hintergrund des gleichzeitig stattfindenden dramatischen Verlustes an Ärzten, die die DDR Richtung BRD verließen, zu sehen. Er wird ausführlich bei Spaar 1995 und 1998 (Seite 79ff) dargestellt. Mit Sicherheit führte auch diese Situation dazu, den Argumenten der verdienten praktischen Ärzte, die in der DDR blieben und das neue Berufsbild des qualifizierten Hausarztes vertraten, mehr Gehör zu schenken. Auch wenn die Diskussion in der DDR zunächst besonders von der Situation der Versorgung auf dem Lande geprägt wurde und, wie zitiert, auch die in eigener Praxis tätigen Ärzte in die dargestellte Funktion der Bereichsärzte mit einbezogen wurden, geht aus der Aufgabenbeschreibung in allen Arbeiten mindestens indirekt hervor, daß dieser neue Allgemeinarzt nicht nur in den seit 1958 aus alten Niederlassungsitzen hervorgegangenen oder neu eingerichteten staatlichen Arztpraxen sondern auch in den Ambulatorien und den Polikliniken seinen festen Platz erhalten sollte. Damit war auch die anfänglich im Winter'schen Aufsatz von 1947 dargestellte Position überwunden, die sich in erster Linie gegen den alten Hausarzt in eigener Praxis richtete und damit dem Hausarzt an sich eine Zukunftsperspektive verwehrt hatte. In allen späteren Arbeiten Winters ist der Facharzt für Allgemeinmedizin mit einem eigenen Qualifikationsgang als Hausarzt im neuen Sinne fester Bestandteil der gesundheitspolitischen Konzeption.

Die Weiterbildung zum Facharzt für Allgemeinmedizin im Vergleich zwischen DDR und BRD

Ergebnis der Auseinandersetzung war die Einführung eines besonderen Weiterbildungsgangs für den Hausarzt, zunächst als „Facharzt Praktischer Arzt" (3 Jahre) im Jahr 1961 (Ministerium 1961; Otto 1961), seine Ausformung in den Weiterbildungsbestimmungen für den „Facharzt für Allgemeinmedizin (prakt. Arzt)" im Jahr 1967 (5 Jahre) (Ministerium 1967) und für den „Facharzt für Allgemeinmedizin" in seinem dann bis 1990 geltenden Profil im Jahr 1974 (Akademie 1975). Die damit in der DDR verbundene Lenkung von Studienabsolventen in diesen Bereich führte dazu, daß im Jahre 1990 der Anteil der „Fachärzte für Allgemeinmedizin" an der Gesamtzahl der ambulant arbeitenden Ärzteschaft einen wesentlich höheren Prozentsatz umfaßte als in der alten Bundesrepublik, nämlich 43%. Zum Vergleich: In der alten Bundesrepublik waren Ende 1990 nur knapp 18% der niedergelassenen Ärzte „Fachärzte für Allgemeinmedizin", die noch dazu wesentlich weniger spezifische, also auf die hausärztliche Versorgung abgestimmte, Qualifikationen hatten als die aus dem Bildungsprogramm der DDR hervorgegangenen.

Viel früher und auch in viel umfangreicherer Weise war dann die Tätigkeit des Allgemeinmediziners auch regelmäßig Gegenstand umfangreicher Studien. So forderte der Gesundheitsminister selbst eine ständige Kontrolle des Arzt-Patient-Verhältnisses und stellte die *„ständige Präsenz der Qualitätsfrage"*, die Analyse, den Vergleich und eine entsprechende Orientierung in den Mittelpunkt (Mecklinger 1972) oder stellte fest, daß *„die Bestimmung des substantiellen Platzes des Facharztes für Allgemeinmedizin in seiner Funktion als Arzt des Vertrauens (Hausarzt) (...) und der sich daraus ergebenden Konsequenzen für die Weiterbildung dieser großen Gruppe von Fachkollegen (...) von besonderer Bedeutung"* sei (Mecklinger 1974).

In einer 1973 durchgeführten umfangreichen Untersuchung stellte z.B. Niehoff (1976) die Sprechstundentätigkeit des Allgemeinmediziners dar. In ihr finden sich auch Hinweise auf weitere Untersuchungen. Indirekt geht aus ihr auch die Beliebtheit der Polikliniken hervor. Die 102 beobachteten Fachärzte für Allgemeinmedizin aus acht Stadtbezirken Berlins, also einem im Vergleich zur DDR insgesamt sehr dicht versorgten Bereich, waren zum weit überwiegenden Teil in staatlichen Arztpraxen und nur zum geringsten in Polikliniken tätig. Die Ärzte in den Polikliniken hatten aber in der gleichen Zeit wesentlich mehr Patienten zu versorgen. Dies entspricht auch der nach der Vereinigung immer wieder von Patienten bestätigten Mitteilung, daß die Polikliniken, hier die Allgemeinärzte in den Polikliniken, bei der Bevölkerung ein hohes Ansehen und dementsprechend einen großen Zulauf hatten.

In der alten und dann vergrößerten Bundesrepublik wurde und wird versucht, nachdem es jahrzehntelang praktisch keinerlei Qualifikationsanforderungen über die Absolvierung des Hochschulstudiums hinaus für die Niederlassung in eigener Praxis als sogenannter Praktischer Arzt gab, diese Entwicklung nachzuholen:

Erst seit 1968 entstand, schrittweise in die Weiterbildungsordnungen eingeführt, die Möglichkeit, die Bezeichnung „Facharzt für Allgemeinmedizin" zu erwerben. Sie wurde insgesamt nur von sehr wenigen Ärzten genutzt, da eine Entscheidung für eine Tätigkeit als Hausarzt auch ohne entsprechende Qualifikation jederzeit ohne weiteres möglich war. Sogar nach langjähriger

Spezialisierung in völlig anderen Fachgebieten konnten sich Spezialisten unmittelbar als Hausärzte betätigen.

Erst seit 1994 ist eine strukturierte Weiterbildung die Voraussetzung für die Niederlassung auch für eine hausärztliche Tätigkeit, die sich zunächst allerdings nur auf drei Jahre beschränkte (Schagen 1996). Für die DDR war die strukturierte Weiterbildung als Voraussetzung einer entsprechenden Tätigkeit 30 Jahre vorher eingerichtet worden (Redetzky 1964).

Und erst für 1999 ist von den Ärztekammern eine Verlängerung der Qualifikationsphase zum Facharzt für Allgemeinmedizin auf fünf Jahre vorgesehen und damit ein Zustand hergestellt, der zwar noch nicht vollständig, aber immerhin schon annähernd den in der DDR seit 1974 geltenden erreicht.

Voraussetzung war die Einführung einer gesetzlichen Grundlage für die Finanzierung durch die Krankenkassen im Artikel 8 des am 18.12.1998 beschlossenen Vorschaltgesetzes, mit dem Bundesregierung, Bundestag und Bundesrat das „Initiativprogramm zur Förderung der Allgemeinmedizin" ermöglichten.

Literatur

Akademie für Ärztliche Fortbildung der DDR, Ehmann G (Hrsg.) (1975) Weiterbildung des Arztes in der DDR. Berlin/DDR

Andreß HJ, Bussche R von der, Deppe HU, Helmert U, Oppen M (1979) Der Karriereverlauf von kassenärztlich tätigen Ärzten. Ergebnisbericht über eine empirische Untersuchung. Eigenverlag, Frankfurt a.M.; Hamburg

Borgers D, Schagen U (1998) Erwin Jahn — Sozialmediziner und Gesundheitspolitiker. Gesundheitsw. 60(Heft 1): 58 -61.

Domeinski H (1987) Zur Wirksamkeit antifaschistisch-demokratischer staatlicher Organe beim Aufbau des Gesundheitswesens in den Jahren 1945-1947. In: Autorenkollektiv (Leitung Horst Jentzsch), Bewährtes Bündnis: Arbeiterklasse und medizinische Intelligenz auf dem Weg zum Sozialismus. Medizin und Gesellschaft 32. Berlin, Seite 57 - 76

Gärtner K (1963) Allgemeinpraxis in unserer Zeit-Allgemeinpraxis und Gesellschaftsordnung. In: Jahreskongreß 1962 für ärztliche Fortbildung vom 17. bis 20. September 1962 in Leipzig für Ärzte und Fachärzte aller Fachgebiete. Schriftenreihe der Ärztlichen Fortbildung. Hrsg. Von H. Redetzky und H. Thiele. Berlin 1963, Seite 161 - 77

Gehring M (1959) Zur Perspektive des praktischen Arztes. Das Deutsche Gesundheitswesen 14: 193

Hügel I (1959) Die Perspektive des praktischen Arztes. Stellungnahme zu der Arbeit von Dr. Gehring. Das Deutsche Gesundheitswesen 14: 1214

Hoffmann D (1996) Sozialpolitische Neuordnung in der SBZ/DDR. Der Umbau der Sozialversicherung 1945-1956. Studien zur Zeitgeschichte 47. Oldenbourg, München

KBV; Kassenärztliche Bundesvereinigung (1997) Grunddaten zur kassenärztlichen Versorgung in der Bundesrepublik Deutschland. Deutscher Ärzte-Verlag, Köln

Knabe H (1959) Die Organisation des Gesundheitswesens auf dem Lande und die Perspektive des auf dem Lande tätigen Arztes. Z ärztl. Fortbildung 53: 1197-1200

Labisch A (1983) Alfred Grotjahn (1869-1931) und das gesundheitspolitische Programm der Mehrheitssozialdemokraten von 1922. MMG 8: 192 - 197

Mecklinger L (1972) Referat auf der Kreisärztekonferenz in Gera 1972. Berlin 1972

Mecklinger L (1974) Z: ges. Hyg. 20: 69-71. Zitiert nach Niehoff 1976

Mette A, Misgeld G, Winter K (1958) Der Arzt in der sozialistischen Gesellschaft. Berlin. Zitiert nach Gärtner K, Seite 161

Minister für Gesundheitswesen (1961) Anordnung Nr. 3 über die Ausbildung und staatliche Anerkennung der Fachärzte Vom 7.1.1961. GBl. DDR Teil II Nr. 3 v. 23.1.1961. — Anweisung über den Gang der Ausbildung zum Facharzt Praktischer Arzt vom 7.1.1961. Verfügungen und Mitteilungen des Ministeriums für Gesundheitswesen Nr. 2 v. 28.2.1961

Minister für Gesundheitswesen (1967) Anordnung über die Ausbildung und staatliche Anerkennung der Fachärzte/Fachzahnärzte. — Facharztordnung/Fachzahnarztordnung — vom 1. Februar 1967. GBl. DDR Teil II Nr. 14 v. 16. Februar 1967. — Bekanntmachung Nr. 2 über die Ausbildungs- und Prüfungsstandards für die Ausbildung von Fachärzten und Fachzahnärzten in Durchführung der Anordnung vom 1.2.1967. Verfügungen und Mitteilungen des Ministeriums für Gesundheitswesen Nr. 23 v. 5. Dezember 1967

Ministerrat der DDR (1960) Perspektivplan zur Entwicklung der medizinischen Wissenschaften und des Gesundheitswesens der Deutschen Demokratischen Republik. Berlin. Zitiert nach; Gärtner K, Seite 162

Naser G (1999) Die Ärzte in eigener Praxis in der Sowjetischen Besatzungszone und in der DDR bis 1961. Ein Beitrag zu ihrem Rechtsstatus. Diss. Med. FU Berlin

Niehoff JU (1976) Die Sprechstundentätigkeit des Facharztes für Allgemeinmedizin. Konzept und Ergebnisse einer empirischen Analyse. Z. ärztl. Fortbild. 70: 1086 - 1089, 1138 - 1142, 1189 - 1192, 1244 - 1247, 1283 - 1288

Otto J (1961) Zum Facharzt „Praktischer Arzt". Z. ärztl. Fortb. 55 (Heft 12): 752 - 756

Renker KH, Winter K (1958) Die Problematik der ärztlichen Versorgung der Landbevölkerung. Das Deutsche Gesundheitswesen 13: 1497 - 1499

Schagen U (1993) Die ärztliche Weiterbildung. In: Habeck D, Schagen U, Wagner G (Hrsg.), Reform der Ärzteausbildung. Neue Wege in den Fakultäten. Blackwell-Wissenschaft, Berlin. Seite 401 - 423

Schagen U (1996) Allgemeinmedizin nach dem 99. Deutschen Ärztetag. Z. Allg. Med. 72 (Heft 13): 801 - 804

Schagen U (1999) Kongruenz der Gesundheitspolitik von Arbeiterparteien, Militäradministration und der Zentralverwaltung für das Gesundheitswesen in der Sowjetischen Besatzungszone? In: Woelk W, Voegele J (Hrsg.) Gesundheitspolitik in Deutschland von der Weimarer Republik bis in die Nachkriegszeit. (Im Druck)

Schmiedebach HP (1989) Der wahre Arzt und das Wunder der Heilkunde. Erwin Lieks ärztlich-heilkundliche Ganzheitsideen. In: Der ganze Mensch und die Medizin, Reihe Kritische Medizin im Argument, Berlin. Seite 33 - 53.

Schmincke W (1959) Zur Organisation der stationären und ambulanten Krankenversorgung in der DDR. Z ärztl. Fortbildung 53: 1193 - 1197

Spaar H (1995) Der Einfluß personeller Verluste, insbesondere von Ärzten, auf die Gesundheitspolitik der SED und die Entwicklung des Gesundheitswesens. In: Interessengemeinschaft Medizin und Gesellschaft (Hrsg.), Das Gesundheitswesen der DDR — zwischen Konzept und Realität. Berlin. Seite 6 - 28

Spaar H (1998) Dokumentation zur Geschichte des Gesundheitswesens der DDR. Teil III: Das Gesundheitswesen der DDR zwischen neuem Kurs und der Schließung der Staatsgrenze (1953-1961). Berlin

Redetzky H (1953) Ärztliche Fortbildung-ein aktuelles Problem beim Aufbau des Sozialismus. Z. ärztl. Fortb. 47 (Heft 5): 145 -1 47

Redetzky H (1964) Obligatorische ärztliche Fortbildung für alle Ärzte, Zahnärzte und Apotheker. Aus der Rede des bisherigen Rektors der Deutschen Akademie für Ärztliche Fortbildung, Prof. Dr. med. habil. Redetzky. humanitas 4 (Heft 7) : 4

Wichmann E (1959) Zur Perspektive des praktischen Arztes. Stellungnahme zur Arbeit von Dr. Gehring. Das Deutsche Gesundheitswesen 14: 1358

Winter K (1947) Demokratisierung des Gesundheitswesens und Errichtung von Polikliniken. Das Deutsche Gesundheitswesen 2 (Heft 23): 740-42. Auch abgedruckt in: Winter K (Hrsg.) (1948), Zur Frage der Polikliniken. Ein Diskussionsbeitrag. Potsdam

Winter I (1973) Zur Geschichte der Gesundheitspolitik der KPD in der Weimarer Republik (Teil I u. II). Z. ärztl. Fortbild. 67 (Heft 9) : 445-472; (Heft 10) : 498 - 526

Thomas Gerlinger und Klaus Stegmüller

Binnendifferenzierung ärztlicher Interessen und kassenärztliche Standespolitik

Die Organisationen der Kassenärzteschaft haben sich in der Geschichte der Bundesrepublik als außerordentlich durchsetzungsfähig erwiesen. Dies zeigte die mit der Verabschiedung des Gesetzes über das Kassenarztrecht von 1955 erfolgte Restauration der Ärztemacht ebenso wie ihr erfolgreicher Widerstand gegen den mit der Blank-Reform beabsichtigten Umbau des Gesundheitssystems sowie ihre Fähigkeit, bis weit in die siebziger Jahre hinein außergewöhnlich hohe Honorarsteigerungen durchzusetzen. Die Erfolge kassenärztlicher Standespolitik hatten unterschiedliche Grundlagen: die Fähigkeit der Standesorganisationen, die Interessen ihrer Mitglieder zu bündeln und im politischen Raum zu artikulieren; die Machtstellung und die ausgeprägte, institutionell abgesicherte Durchsetzungsfähigkeit gegenüber den Krankenkassen; die Fähigkeit, die Öffentlichkeit für die eigenen Forderungen zu mobilisieren; günstige ökonomische Rahmendaten. Die Kassenärzteschaft hat ihre starke Machtposition immer wieder dazu genutzt, die Interessen ihrer Mitglieder — nicht selten durchaus im Widerspruch zu Interessen der Versicherten — durchzusetzen (Webber 1992). Dabei war ärztliche Standespolitik — zuerst und vor allem Honorarpolitik (Deppe 1978, Seite 102ff).

Neue Handlungsbedingungen ärztlicher Standespolitik

In den zurückliegenden Jahren haben sich — seit Mitte der siebziger Jahre allmählich, seit der ersten Hälfte der neunziger Jahre beschleunigt — jene Handlungsbedingungen ärztlicher Standespolitik verändert, die in den vorangegangenen Jahrzehnten Voraussetzung für ihren Erfolg gewesen waren. Zum einen erodierte die institutionelle Durchsetzungsfähigkeit ärztlicher Interessen. Die nur schwach ansteigenden Einnahmen der Krankenkassen, die zumindest partielle Wirksamkeit der Kostendämpfungsgesetze und eine auf die Stabilität der Beitragssätze drängende Koalition aus Politik, Kassen und Unternehmerverbänden erleichterten die Bildung von gesundheitspolitischen Koalitionen gegen die Ärzteschaft und schwächten deren Durchsetzungsfähigkeit (Alber 1992, Seite 46ff, 159ff). Gleichzeitig stärkte der Gesetzgeber allmählich die Kassenseite, indem er die Konkurrenzsituation zwischen den Kassenarten durch eine Reihe von Maßnahmen milderte: Dazu zählten vor allem die Schaffung einer einheitlichen Gebührenordnung für die kassenärztlichen Leistungen und — bei den RVO-Kassen — die Verlagerung der Kompetenz zum Vertragsabschluß mit den Kassenärztlichen Vereinigungen (KVen) von der Kreis- und Ortsebene auf die Ebene der Landesverbände. Zugleich entfielen damit wichtige Voraussetzungen, die es den Ärzten über einen langen Zeitraum hinweg gestattet hatten, außerordentlich hohe Honorarsteigerungen zu erzielen. Nicht zuletzt angesichts staatlicher Interventionsdrohungen sahen sich die KVen seit 1975 wiederholt auch zu honorarpolitischer Mäßigung veranlaßt (Rosewitz & Webber 1990).

Zum anderen erodierte unter den Bedingungen der Kostendämpfungspolitik allmählich die Homogenität ärztlicher Interessen. Die nur noch gering ansteigenden Honorareinnahmen mußten unter einer stark anwachsenden Zahl von Ärzten verteilt werden; gleichzeitig wuchsen die Abstände zwischen den Einkommen medizintechnisch dominierter Fachrichtungen und denjenigen zuwendungsintensiver Disziplinen. Dabei war eine linksschiefe Einkommensverteilung innerhalb der Ärzteschaft charakteristisch: Die Mehrheit der Kassenärzte erzielte nur ein unterdurchschnittliches Einkommen (KBV 1996). Diese Entwicklung mußte um so mehr Konfliktstoff in sich bergen, als sie sich vor dem Hintergrund von seit Jahren im großen und ganzen nur schwachen Einkommenserhöhungen vollzog. Vereinzelt sahen sich Ärzte, insbesondere Berufsanfänger, infolge geringer Einnahmen und hoher Kosten sogar veranlaßt, ihre Praxis zu schließen. Traten in der Vergangenheit angesichts der hohen jährlichen Zuwachsraten die damals ebenfalls großen Einkommensunterschiede in der subjektiven Wahrnehmung der hausärztlichen Disziplinen in den Hintergrund, so gerieten nun angesichts geringer Zuwachsraten und schwindender Verteilungsspielräume die beträchtlichen innerärztlichen Einkommensdifferenzen ins Blickfeld derjenigen Fachrichtungen, die ohnehin strukturell benachteiligt waren.

Die skizzierten Entwicklungen spitzten sich mit der Verabschiedung des Gesundheitsstrukturgesetzes (GSG) erheblich zu. Die strikte sektorale Budgetierung engte — im Zusammenwirken mit dem Anstieg der Zulassungszahlen — den finanziellen Verteilungsspielraum der KVen stark ein. Gleichzeitig zog die mit dem GSG durchgeführte Organisationsreform der Gesetzlichen Krankenversicherung (GKV) weitreichende Auswirkungen für die Handlungskonstellationen der gesundheitspolitischen Akteure nach sich, von denen auch die KVen nicht unberührt blieben (Stegmüller 1996). Die nun allen Versicherten eingeräumte Wahlfreiheit erhöhte für die Kassen den Druck zur Ausgabenbegrenzung, der Risikostrukturausgleich schränkt den honorarpolitischen Handlungsspielraum insbesondere der Ersatzkassen ein und erschwerte es den KVen, die Kassenarten wie in der Vergangenheit gegeneinander auszuspielen. Indem das GSG die Voraussetzungen für eine Wettbewerbsordnung in der GKV geschaffen hatte, gewann nun die Frage an Gewicht, ob und in welcher Form der Sicherstellungsauftrag für die ambulante kassenärztliche Versorgung und damit das Vertragsmonopol der KVen in Zukunft Bestand haben würde. Mit dem Konzept des Einkaufmodells erhoben die Kassen die Forderung, das Verhandlungs- und Vertragsmonopol der KVen in seiner bisherigen Form zu beseitigen. Diese Forderung lag letztlich auch in der Konsequenz der liberalen Gesundheitsökonomie, die die KVen als eine marktwidrige, die angestrebte Effizienzsteigerung im Gesundheitswesen behindernde Einrichtung betrachteten.

Überdies hatten die bisherigen Machtressourcen der Ärzteschaft erheblich an Bedeutung verloren. Die Androhung eines kollektiven Zulassungsverzichts, in der Vergangenheit ein wirkungsvolles Kampfinstrument, war angesichts der wachsenden Ärztearbeitslosigkeit und der skizzierten Interessendivergenzen kaum mehr glaubwürdig. Gleichzeitig drohte das GSG bei kollektivem Zulassungsverzicht der Ärzte mit scharfen Sanktionen: In diesem Falle würde der Sicherstellungsauftrag automatisch an die Krankenkassen übergehen (§ 72a Abs. 1 SGB V) und würde es diesen erlaubt sein, Eigeneinrichtungen zu betreiben (§ 140 Abs. 2 SGB V). Den Ärzten, die sich an einem kollektiven Verzicht beteiligten, würde eine mindestens sechsjährige Zulassungssperre auferlegt werden (§ 95b Abs. 2 SGB V). Anders als in manchen vorangegangenen Auseinandersetzungen konnte die Kassenärzteschaft auch kaum Patienteninteressen und die öffentliche Meinung für die eigenen Forderungen mobilisieren, denn in der Öffentlichkeit wurden die Klagen über die ärztliche Einkommensentwicklung überwiegend als unberechtigt bewertet (Forsa-Institut 1996).

Binnendifferenzierung ärztlicher Gruppeninteressen

Die unter dem Druck der Ausgabendeckelung und steigender Arztzahlen verstärkten Interessendivergenzen forcierten die Erosion des innerärztlichen Zusammenhalts und unterminierten die Handlungsfähigkeit der Kassenärztlichen Bundesvereinigung (KBV). Vor allem das Verhältnis zwischen den verschiedenen Fachgruppen ist von vielfältigen Zerwürfnissen geprägt. Dies zeigte sich insbesondere in der Auseinandersetzung um die Reform der kassenärztlichen Vergütung. Jede einzelne der Fachgruppen war angesichts des restriktiven Finanzrahmens der GKV nunmehr darauf verwiesen, ihre honorarpolitischen Interessen auf Kosten anderer Arztgruppen durchzusetzen. Der KBV bzw. den KVen fiel es daher immer schwerer, breit getragene Mehrheiten für die eigenen Konzepte zu finden. Gleichzeitig verstärkten die Fachverbände ihre Bemühungen, Einfluß auf die Politik der KBV zu gewinnen (Behaghel 1994, Seite 127ff, 231ff). In diesem Zusammenhang erhoben sie mit Nachdruck — und durchaus mit Erfolg — die Forderung, an der Formulierung der KBV-Politik unmittelbar beteiligt zu werden. So gingen der Entwicklung honorarpolitischer Konzepte durch den KBV-Vorstand und ihrer Vorstellung auf den Vertreterversammlungen jeweils extensive Konsultationen zwischen Vorstandsmitgliedern und den Vertretern der Fachverbände voraus. Im Vorfeld der im März 1997 durchgeführten Vorstandswahlen wurde sogar der Vorschlag diskutiert, einzelnen bedeutenden Arztgruppen einen festen Sitz im KBV-Vorstand einzuräumen (Der Kassenarzt). Ins Zentrum rückten die Konflikte zwischen den hausärztlichen Arztgruppen und den fachärztlichen Disziplinen. Sie gipfelten in der Forderung der hausärztlichen Interessenverbände nach Schaffung einer eigenständigen Hausärzte-KV sowie in der Forderung nach Schaffung eines Primärarztsystems. Die Auseinandersetzung um die Reform der kassenärztlichen Vergütung führte die Kassenärzteschaft an den Rand der Spaltung (Gerlinger 1997, Seite 135ff).

Parallel zu dem Wandel in den Beziehungen zwischen den Fachgruppen vollzog sich eine regionale Differenzierung der Interessenlagen. Sie fand zum einen ihren Ausdruck in einer über die Vertragspolitik der KVen vollzogenen räumlichen Ausdifferenzierung der mit den Kassen vereinbarten Versorgungsformen, zum anderen in der Aufwertung des Honorarverteilungsmaßstabs (HVM) für die Zuweisung der kassenärztlichen Einnahmen. Die Tendenz zur Ausdifferenzierung und Regionalisierung ärztlicher Interessen erhielt einen zusätzlichen Schub durch den mit dem GSG und der „dritten" Stufe der Gesundheitsreform eingeleiteten Wandel in den Beziehungen zwischen den Krankenkassen und der Kassenärzteschaft. Die mit der Wahlfreiheit der Versicherten geschaffene Konkurrenzsituation war für die Krankenkassen Anstoß, nach neuen Versorgungsformen zu suchen, die sowohl eine kostengünstigere als auch eine auf die Bedürfnisse der anvisierten Klientel zugeschnittene medizinische Versorgung ermöglichen sollten. Gleichzeitig schuf das 2. GKV-Neuordnungsgesetz (2. NOG) im Rahmen von Modellvorhaben und Strukturverträgen (§§ 73 und 87 Abs. 2a SGB V) neue Möglichkeiten zur Ausdifferenzierung von Versorgungs- und Vergütungsformen. Vor diesem Hintergrund schlossen Verbände der Krankenkassen und die KVen in den vergangenen Jahren eine Vielzahl von Verträgen ab. In diese Vereinbarungen gehen nicht nur die spezifischen Interessen der beteiligten Kassenarten und KVen bzw. Arztgruppen, sondern auch die Besonderheiten der regionalen Versorgungsbedingungen ein. Daher unterscheiden sich die Versorgungsverträge in ihrem Inhalt zum Teil erheblich voneinander. Mit der regionalen Ausdifferenzierung von Versorgungsformen bildete sich zugleich eine außerordentlich große Vielfalt von Vergütungsformen heraus. Mit dieser Entwicklung erfährt die regionale Ebene nicht nur einen vertrags-, sondern auch einen erheblichen honorarpolitischen Bedeutungszuwachs. Weil jeweils nur eine beschränkte Anzahl von Ärzten in solche Vereinbarungen aufgenommen wurde, bezieht sich die fortschreitende Ausdifferenzierung von Vertragsbeziehungen nicht nur auf die Entwicklung zwischen den, sondern auch innerhalb der Regionen. Insgesamt weicht das Bild einer weitgehend homogenen Ärzteschaft zunehmend dem einer fortschreitenden, vielschichtigen Fragmentierung der Interessenlagen (Andersen & Schulenburg 1990; Behaghel 1994, Seite 169ff). Diese Entwicklungstendenzen erschweren es der KBV und den KVen zusätzlich, die Interessen der Ärzteschaft zu bündeln und in breit getragene Politikkonzepte zu überführen.

Die KBV wird weitgehend auf die — allerdings nach wie vor äußerst bedeutende — Funktion beschränkt, mit den Spitzenverbänden der GKV im Bundesausschuß Ärzte und Krankenkassen sowie im Bewertungsausschuß die Leistungslegenden und die Bewertungsrelationen zu vereinbaren. Ohnehin haben sich — angesichts der verschärften Verteilungskonflikte — die regionalen HVM seit den achtziger Jahren zu einem hochdifferenzierten Steuerungsinstrumentarium entwickelt (Heinemann & Liebold 1990), mit dem die KVen nicht nur den spezifischen Versorgungsbedingungen und -erfordernissen ihrer Region gerecht werden, sondern mit dem die Verwerfungen des Honorarsystems entsprechend den regionalen Kräfteverhältnissen zwischen den Arztgruppen und entsprechend den jeweiligen Versorgungserfordernissen korrigiert werden. In diesem Sinne wandelte sich der HVM zusehends von einem Instrument zur Steuerung der medizinischen Versorgung zu einem Instrument der kassenärztlichen Honorarumverteilung (Bossmann 1995, Seite 20ff). Mit der Aufwertung und Ausdifferenzierung des HVM erhöhte sich auch die honorarpolitische Eigenständigkeit der KVen gegenüber der KBV. Die Regionalisierung der Interessenlagen kommt insbesondere darin zum Ausdruck, daß sich der KBV-Länderausschuß in den zurückliegenden Jahren neben dem Vorstand zu einem nahezu gleichberechtigten Führungsgremium aufschwang. Alle wichtigen Vorstandsentscheidungen, insbesondere zur Honorarpolitik, werden zuvor mit dem KBV-Länderausschuß abgestimmt. De facto ist eine politische Initiative des KBV-Vorstands, die nicht vom Länderausschuß getragen wird, kaum mehr möglich.

Grundlinien ärztlicher Standespolitik

Die KBV stand mit dem Wandel der gesundheitspolitischen Konstellationen nicht nur vor der Schwierigkeit, divergierende Gruppeninteressen zusammenzuführen, sondern auch Kernforderungen der Ärzteschaft zu verteidigen und dabei zugleich die Machtposition im gesundheitspolitischen Verhandlungsnetzwerk zu erhalten. Für ärztliche Standespolitiker war insbesondere die Erfahrung prägend, daß die Geschlossenheit ärztlichen Handelns — also die Fähigkeit, „mit einer Stimme" zu sprechen — Voraussetzung für ihre Interessenvertretung war. Das Kernziel der KBV-Politik bestand darin, eine Spaltung der Ärzteschaft zu vermeiden sowie den Sicherstellungsauftrag der KVen und damit die strukturelle Basis ihrer Machtposition zu verteidigen. Daß am Verhandlungsmonopol der KVen unbedingt festzuhalten sei, war trotz aller Interessendivergenzen zu keinem Zeitpunkt umstritten und stellte den gemeinsamen strategischen Fixpunkt der unterschiedlichen Fraktionen innerhalb der Kassenärzteschaft dar. Zu diesem Zweck war sie — besonders in der Honorarpolitik — zu weitreichenden Veränderungen bereit. Am weitesten gingen die Zugeständnisse sicherlich in der Honorarpolitik. Die KBV war schließlich bereit, zur Aufrechterhaltung ihres Sicherstellungsauftrages weitreichende Zugeständnisse zu machen. So nahm sie im Zuge der Vergütungs-/Honorarreform eine weitgehende Abkehr von der Einzelleistungsvergütung in Kauf und stimmte nicht nur einer partiellen Pauschalierung ärztlicher Leistungen zu, sondern auch der Einführung von arztgruppenspezifischen, fallzahlenabhängigen Praxisbudgets für den einzelnen Arzt, mit denen die Summe der individuell abrechnungsfähigen Leistungen begrenzt wurde (Gerlinger 1997). Gleichzeitig lief die Vergütungsreform auf eine Umverteilung zugunsten der hausärztlichen Disziplinen hinaus. Während der EBM-Reform wiederholte sich das nach Webber für die Kassenärzteschaft typische Handlungsmuster (Webber 1988, Seite 156ff; Webber 1992, Seite 234ff): sie stellten ihre unmittelbaren Einkommensinteressen und ihre honorarpolitischen Grundsatzpositionen zurück, um den Sicherstellungsauftrag zu bewahren, einem staatlichen Eingriff vorzubeugen und eine offene Spaltung der Ärzteschaft zu verhindern. Insofern kann das Verhalten der Vorstände der KBV und KVen auch als Beispiel für deren Strategiefähigkeit gelten. Die Konzessionsbereitschaft bedurfte allerdings massivsten inneren und äußeren Drucks. Freilich mangelte es angesichts der restriktiven ökonomischen Rahmenbedingungen und des wachsenden politischen Drucks zur Ausgabenbegrenzung im Gesundheitswesen auch an realistischen Alternativen: Die Finanzmittel der GKV würden auf absehbare Zeit eng begrenzt sein, und daher mußte die Rückkehr zur ungedeckelten Einzelleistungsvergütung einstweilen eine Illusion bleiben. Die Einsicht in die Begrenztheit der Finanzmittel setzte sich auch in der KBV durch.

Das Festhalten an den eigenen honorarpolitischen Grundsatzpositionen ließ sich in den Verhandlungen mit den Kassen und den Beratungen mit dem Bundesgesundheitsministerium nicht durchhalten. Dies wurde nicht zuletzt in der Person des KBV-Vorsitzenden Schorre deutlich, der sich — selbst Angehöriger einer nordrheinischen Oppositionsgruppe und als solcher auch aus Protest gegen eine als zu nachgiebig empfundene KV-Politik in diese Funktion gewählt — nach seinem ersten Amtsjahr zum Pragmatiker wandelte. Auch die Kritik des Hartmannbundes, der in der Vergangenheit stets die Rolle eines standespolitischen Scharfmachers wahrgenommen hatte

(Groser 1992), fiel unter diesen gesundheitspolitischen Rahmenbedingungen letztlich vergleichsweise moderat aus (Hartmannbund 1995, Seite 22ff).

Das Zusammenwirken von Wettbewerbsordnung und restriktivem Finanzrahmen setzt Tendenzen nicht nur zu einer Differenzierung von Vergütungs- und Versorgungsformen frei, sondern beinhaltet die Gefahr, daß auch der solidarisch finanzierte Leistungsumfang in diesen Differenzierungsprozeß einbezogen wird. Unterschiedliche Entwicklungen deuten in diese Richtung. Zum einen gewinnen auf der Seite der Kassenärzteschaft Bestrebungen an Gewicht, einen Zusammenhang zwischen Höhe und Form der Vergütung einerseits sowie Umfang des Leistungsgeschehens andererseits herzustellen. Da sich die im Rahmen der GKV mobilisierbaren Finanzmittel als zunehmend begrenzt erweisen, sind KBV und KVen verstärkt um die Erschließung neuer Finanzquellen bemüht. Auch eine durchgreifende Privatisierung der Behandlungskosten ist eine Option, mit der die ärztlichen Standesfunktionäre immer offener liebäugeln, um die Höhe der Gesamtvergütung jenseits des von der GKV zur Verfügung gestellten Honorarvolumens ausweiten zu können. In der Vergangenheit wurden Forderungen nach „mehr Selbstverantwortung" — wie z.B. im Eckpunkte-Papier der KBV vom Mai 1994 — noch vergleichsweise moderat formuliert sowie mit einem Bekenntnis zum Sachleistungsprinzip und zum einheitlichen, alles medizinisch Notwendige umfassenden Leistungskatalog verbunden (KBV 1994, Seite B-1067ff). Demgegenüber läßt sich in dem Maße, wie eine Erhöhung des von den Kassen gezahlten Honorarvolumens als nicht mehr realistisch erscheint, ein Wandel in den Positionen der Ärzteschaft feststellen, bei dem es sich um weit mehr als um eine bloße Akzentverschiebung handelt. Gegenüber dem Bekenntnis zu den Grundpfeilern des GKV-Systems, dem Bedarfs- und Sachleistungsprinzip, rückt in ihren Diskussionen immer deutlicher die Forderung in den Vordergrund, daß auf die Rationierung der Finanzmittel mit einer Rationierung der Leistungen reagiert werden müsse. So zitierte z.B. „Der Kassenarzt" den KBV-Vorsitzenden mit den Worten: „Es kann nicht mehr alles in dem Umfang und in der Intensität wie in der Vergangenheit angeboten werden" (zit. n. Maus 1996, Seite B-1865), und der Vorsitzende des Berufsverbandes der Allgemeinärzte, Kossow, stellte fest: „Auf die Dauer kann es keine Globalbudgetierung bei sozialrechtlich garantiertem unbegrenzten Leistungsanspruch geben." (Kossow 1996, Seite 41) Auch die Einführung eines Kostenerstattungsmodells wurde — nach einem „rein persönlichen" Vorschlag des KBV-Vorsitzenden — als eine mögliche Option in der KBV diskutiert. Insbesondere der Hartmannbund macht sich für die Kostenerstattung in der GKV stark (Hartmannbund 1996). Es stieg also die Bereitschaft der Kassenärzte und ihrer Standesorganisationen, die Patienten für erbrachte Leistungen privat zur Kasse zu bitten, um die eigenen Honorarwünsche zu befriedigen. So machte z.B. die KV Hessen in einem Rundschreiben an ihre Mitglieder deutlich, daß es unter den gegebenen ökonomischen Rahmenbedingungen dem Arzt nicht mehr zugemutet werden könne, das bisherige Leistungsniveau aufrechtzuerhalten: „Die von den Krankenkassen gezahlten Gesamtvergütungen reichen nicht mehr aus, die Behandlung auf dem derzeitigen Stand fortzuführen. Wir müssen uns aus diesem Grund auf den schwierigen Weg begeben, Leistungen, die nicht Bestandteil der vertragsärztlichen Versorgung sind, und Leistungen, die auf Wunsch der Patienten erfolgen, nur noch im Rahmen der Privatliquidation anzubieten" (Frankfurter Allgemeine Zeitung 1996). Dabei bleibt stets im unklaren, in welcher Hinsicht Ärzte in der Vergangenheit Leistungen erbracht haben, die vermeintlich über das Maß des Notwendigen hinausgegangen seien. Derartige Initiativen tragen dazu bei, die Forderung nach privaten Zuzahlungen durch die Patienten und die Privatliquidation von Kassenleistungen zu legitimieren. Der wachsende Druck der Regierungskoalition auf die Krankenkassen und die Versuche, ihnen die Möglichkeit von Beitragserhöhungen zu versperren, haben diese Neigung zur Privatisierung des Krankheitsrisikos befördert. In dieser Perspektive stellt der Empfehlungskatalog individueller Gesundheitsleistungen (IGEL) ein aus Sicht der Ärzteschaft dem Einkaufsmodell der Krankenkassen entgegenzusetzendes Verkaufsmodell dar, welches das Berufsbild des Arztes in eine Richtung verändert, bei der er — einem Marktplatz gleich — zunehmend als Erbringer von nachgefragten Leistungen fungiert. Darüber hinaus ist eine Sogwirkung eines peu à peu erweiterten individuellen Leistungskatalogs auf den Katalog notwendiger Leistungen der GKV unweigerliche Folge.

Mitgliederinteressen und Vorstandspolitik

Vor diesem Hintergrund war auch *das Verhältnis zwischen Vorständen und Mitgliedern* durch eine wachsende Distanz und Entfremdung gekennzeichnet. Die Vorstände der KBV und der KVen büßten an Handlungsfähigkeit erheblich ein, weil sie zwischen den vom Gesetzgeber und den Kassen formulierten Handlungsanforderungen einerseits und den Interessen der Kassenärzte kaum noch vermitteln konnten (Behaghel 1994, Seite 214ff). Angesichts der ungünstigen Rahmenbedingungen zogen die Reformvorschläge der KBV-Führung und die von ihnen mit den Kassen getroffenen Vertragsvereinbarungen die scharfe Kritik der Mitglieder auf sich. Teilweise kam es sogar zu organisierten Protesten gegen Mitglieder der KBV- bzw. KV-Führungen (z.B. Süddeutsche Zeitung 1996). In einer Reihe von Ländern kam es zur Bildung oppositioneller Gruppierungen wie der „Vertragsärztlichen Vereinigungen". Die mangelnde Durchsetzungsfähigkeit der KVen gegenüber Kassen und Politik stellte sich vielen Ärzten nicht selten als politische Unfähigkeit ihrer gewählten Vertreter dar. Unter diesen Bedingungen litt auch das Ansehen der KVen bzw. der KBV bei den Mitgliedern ganz erheblich (Andersen & Schulenburg 1990, Seite 164ff). Überdies waren die KVen in dem Maße, wie die Kassenärzte zu einer individuellen Ausweitung der abgerechneten Leistungen griffen, gezwungen, ihre Aufsichts- und Kontrollfunktion gegenüber ihren Mitgliedern stärker hervorzukehren. Mit der Verschärfung der Wirtschaftlichkeits- und Plausibilitätsprüfungen zogen sie den Unmut vieler Ärzte auf sich. Daß die KBV sich in der Frage der Vergütungsreform überhaupt noch zu einem Handlungskonzept durchringen konnte, hat seine wichtigste Voraussetzung in der Zwangsmitgliedschaft der Kassenärzte in den KVen und im hohen Kassenanteil an den gesamten Honorareinnahmen. Diese Kombination stellt eine außerordentlich hohe Hürde für die einzelnen Kassenärzte dar, von ihrer „Exit-Option" Gebrauch zu machen. Mit den skizzierten Entwicklungen waren wichtige Grundlagen für eine autonome Handlungsfähigkeit der Kassenärzteschaft entfallen.

Staat und Kassenärzteschaft

Nachdem lange Zeit die Vetomacht der Arztverbände im Mittelpunkt der sozial- und politikwissenschaftlichen Diskussion standen, stellt die jüngere Forschung den Rückgang kassenärztlichen Einflusses auf die Entwicklungsrichtung der Gesundheitspolitik heraus (Behaghel 1994; Döhler & Manow 1995, Seite 19ff, 37ff). Es ist ohne Frage zutreffend, daß die ärztlichen Standesorganisationen gegenüber den fünfziger und sechziger Jahren an gesundheitspolitischem Einfluß verloren haben. Vor allem die Entwicklung der kassenärztlichen Vergütungsreform ist prägnanter Ausdruck dieser Entwicklung. Die Kassenärzteschaft ihrerseits mußte die Erfahrung machen, daß der Staat in Zeiten der Krise auch Privilegien der Ärzte — wenn auch nur partiell — beschnitt, um die allgemeinen Verwertungs- und Reproduktionsbedingungen des Kapitals aufrechtzuerhalten bzw. zu verbessern.

Jedoch sollte die Feststellung von Positionseinbußen der Kassenärzteschaft und ihrer Organisationen im Vergleich zu den fünfziger und sechziger Jahren nicht den Blick dafür verschließen, daß ihr Einfluß im Gesundheitswesen nach wie vor außerordentlich groß ist. Verschiedene Indikatoren können dafür herangezogen werden. Trotz für sie ungünstiger Rahmenbedingungen haben sie es in der Vergangenheit immer wieder verstanden, ihre strukturelle Machtposition zu bewahren. Die Konstruktion der KVen — ihr Doppelcharakter als mit gleichsam hoheitlichen Funktionen ausgestatteten Körperschaften des öffentlichen Rechts und als Interessenorganisationen einer Berufsgruppe — besteht trotz restriktiver ökonomischer Rahmenbedingungen fort und sucht im Kreis der OECD-Staaten ihresgleichen. Er garantiert den KVen in allen Fragen der kassenärztlichen Versorgung einen entscheidenden Einfluß und trägt dafür Sorge, daß ärztliche Interessen in die betreffenden Entscheidungen Eingang finden (Wanek 1994, Seite 137ff,

274ff). Ebenso erscheint bei der Einkommensentwicklung weniger die Tatsache bedeutungsvoll, daß Ärzte gegenüber den abhängig Beschäftigten seit den siebziger Jahren im Durchschnitt geringere Wachstumsraten aufweisen, sondern der Umstand, daß sie trotz der gegebenen Rahmenbedingungen nicht noch weit stärkere Einbußen erlitten haben. Auch die Einkommensrelationen fallen im Vergleich der OECD-Staaten — von den USA einmal abgesehen — für die Ärzte nirgendwo so günstig aus wie in Deutschland (Alber 1992, Seite 105). Schließlich haben sie es immer wieder verstanden, sich die Konkurrenzsituation der Kassen zunutze zu machen und auf diesem Wege noch in den Jahren 1990 bis 1992 trotz widriger wirtschaftlicher Rahmendaten beachtliche honorarpolitische Erfolge erzielt. Die Durchsetzungsfähigkeit der KVen hat gelitten, sie sind aber auch nicht der Papiertiger, zu dem sie bisweilen gemacht werden (Döhler & Manow 1997).

Daß die Kassenärzteschaft bei manchem Einflußverlust nach wie vor über eine starke Machtposition im Gesundheitssystem verfügt, obwohl die Voraussetzungen für ihre Durchsetzungsfähigkeit zunehmend unterminiert worden waren, verdankt sie nicht zuletzt dem Umstand, daß der Gesetzgeber ihre Stellung im System der Selbstverwaltung stützte. Nur er verfügt über die Möglichkeit, auf dem Wege der Rechtsetzung den Akteuren ihre Position im Verhandlungsnetzwerk des Gesundheitssystems zuzuweisen (Mayntz 1990, Seite 288f), und er hat davon durchaus im Interesse der Kassenärzteschaft Gebrauch gemacht. Die Grundlage ihrer Machtposition beruht heute weniger auf einem eigenständigen Handlungs- bzw. Drohpotential als in den nach wie vor engen klientelistischen Beziehungen zur vormaligen liberal-konservativen Regierungskoalition. Sie ist weniger Resultat einer autonomen Machtentfaltung als vielmehr Folge einer politisch vom Staat entliehenen Stärke. Nur so war es möglich, daß die Kassenärzte in der „dritten Stufe" der Gesundheitsreform weitgehend von den negativen Konsequenzen der fortschreitenden Ökonomisierung der Gesundheitspolitik verschont blieben.

Hier offenbarte sich der Klientelismus in einer Reihe von Reformbestimmungen. Als Erfolg konnte sie vor allem die im 2. GKV-Neuordnungsgesetz vorgesehene Einführung von Regelleistungsvolumina (§ 85 Abs. 2 SGB V) für den einzelnen Vertragsarzt verbuchen. Die Regelleistungsvolumina sollten nun zu einem festen Punktwert, alle weiteren Leistungen zu abgestaffelten Punktwerten vergütet werden. Diese Bestimmungen liefen auf eine Öffnung des Deckels für das kassenärztliche Honorarvolumen hinaus. Die KBV-Politik erwies sich insbesondere im Hinblick auf das Kernziel, das sie mit ihrer honorarpolitischen Kompromißbereitschaft zu erreichen hoffte — den Erhalt ihrer strukturellen Machtposition —, als durchaus erfolgreich: Der ambulante Sicherstellungsauftrag und das Vertragsmonopol der KVen wurden nicht angetastet. Nach wie vor waren die KVen der obligatorische Vertragspartner der Krankenkassen. Sie waren gegen ihren Willen nur dann zu einem Vertragsabschluß verpflichtet, wenn mindestens die Hälfte der von einem Vorhaben betroffenen Ärzte dies wünschte (§ 64 Abs. 2 SGB V). Selbst diese Modifikation betraf nur Vereinbarungen über Modellvorhaben, und auch in einem solchen Fall mußte der betreffende Vertrag immer noch mit der Gesamt-KV abgeschlossen werden. Einem „Einkaufsmodell" der Krankenkassen wurde damit eine klare Absage erteilt. Nimmt man hingegen die theoretischen Modelle und praktischen Vorschläge der regierungsnahen Gesundheitsökonomie zum Maßstab, so hätte der Sicherstellungsauftrag der KVen für die ambulante Versorgung schon lange der Vergangenheit angehören müssen. Der Aufrechterhaltung der bedeutendsten KV-Privilegien entsprach die Fortschreibung der Begrenzung der vertragspolitischen Handlungsfreiheiten für die Kassen. Diejenigen Gestaltungsmöglichkeiten der Kassen, die mit der „dritten Stufe" der Gesundheitsreform erweitert wurden — Beitragsrückerstattung, Kostenerstattung und Selbstbehalt —, beinhalteten vor allem neue Optionen zur Privatisierung des Krankheitsrisikos und richteten sich damit insbesondere gegen Versichertengruppen mit einem überdurchschnittlichen Behandlungsaufwand (Gerlinger et al. 1997, Seite 118ff). Der restriktive Finanzrahmen und die verschärfte Konkurrenz würden den Druck erhöhen, von diesen Möglichkeiten auch tatsächlich Gebrauch zu machen. Die Kassen sahen sich nun also vor allem mit der Aufgabe konfrontiert, das unter den Vorzeichen des Wettbewerbs und der Verpflichtung auf die Beitragssatzstabilität unausweichliche Geschäft der Privatisierung des Krankheitsrisikos in eigener Verantwortung zu betreiben. Gleichzeitig wurden mit der budgetüberschreitenden Erhöhung des kassenärztlichen Honorarvolumens, mit der Errichtung neuer Hürden für die Erhöhung der Beitragssätze und dem Auslaufen der sektoralen Budgetierung den Kassen auf administrativem Wege neue finanzielle Belastungen auferlegt. Auch im Hinblick auf das Ende der sektoralen Budgetierung ging die Rechnung der KBV-Strategen, wenn auch mit einiger Verspätung, schließlich auf. Die in der kassenärztlichen Vergütungsreform vereinbarten Mengenbegrenzungsmaßnahmen veranlaßten die Regierungskoalition dazu, mit dem 2. NOG die Budgetierung der Ausgaben für ambulante Behandlung abzuschaffen. Zuvor hatte sie bereits — im übrigen in einer Zeit, in der den Kassen außerordentlich restriktive Finanzvorgaben auferlegt wurden — die kassenärztliche Klientel mit durchaus großzügigen Zuwendungen bedacht: Per Gesetz wurde die kassenärztliche Gesamtvergütung im Jahre 1995 um insgesamt 840 Millionen DM außerhalb des Budgets erhöht.

Die widersprüchliche Verschränkung unterschiedlicher Steuerungsinstrumente in der staatlichen Gesundheitspolitik kommt auch in den Bestimmungen des 2. NOG zum Ausdruck, mit dem die Regierungskoalition eine neuerliche Reform des Vergütungssystems verordnete, noch bevor die Praxisbudgets überhaupt in Kraft getreten waren. Zum einen ist bei diesen ein fester Punktwert zwar anvisiert, aber keineswegs garantiert, denn nach wie vor floatet er in dem Maße, wie die Punktzahlforderungen aller Ärzte das prospektiv vereinbarte Honorarvolumen übersteigen; zum anderen sehen die Praxisbudgets im Unterschied zum Regelleistungsvolumen bei einem Überschreiten der Punktzahlobergrenze keinerlei weitere Vergütung vor. Mit diesen Regelungen greift der Gesetzgeber zwar auf die zwischen Krankenkassen und KVen erzielte Einigung bei den Praxisbudgets zurück, schränkt aber zugleich mit der detaillierten gesetzlichen Festschreibung einer Vielzahl von Kriterien deren Handlungsspielraum bei der Berechnung des kassenärztlichen Gesamthonorars in bisher nicht gekannter Form ein.

Über diese Bestimmungen hinaus enthält das 2. NOG auch einige wichtige Bestimmungen zur Honorarpolitik, die der gemeinsamen Selbstverwaltung neue Gestaltungsspielräume eröffnen. So räumt es den Vertragsparteien das Recht ein, getrennte Vergütungsanteile für einzelne Arztgruppen zu vereinbaren (§ 85 Abs. 2b SGB V). Damit erhöht es den Einfluß der Kassen auf die regionalen Honorarverteilungsmaßstäbe, bei deren Festlegung sich die KVen bisher mit den Kassen lediglich „ins Benehmen" zu setzen hatten. Schließlich ist es den Parteien der Selbstverwaltung in Zukunft gestattet, im Rahmen von Strukturverträgen (§ 73a SGB V) über solche Versorgungsformen, die einzelnen oder Gruppen von Ärzten die Verantwortung für die Sicherstellung der Versorgung übertragen, auch neue Vergütungsmodelle zu vereinbaren. KVen und Kassen erhalten in diesem Zusammenhang auch das Recht, für bestimmte Leistungen Budgets zu vereinbaren, die im übrigen auch die von den Vertragsärzten veranlaßten Leistungen Dritter einschließen können. Der Klientelismus ist also trotz mancher Erosion noch überaus lebendig, und daher kann auch von einer — wie Döhler und Manow meinen — „Koalitionsauflösung" zwischen der CDU/CSU und der Kassenärzteschaft (Döhler & Manow 1997, Seite 174) keine Rede sein. Die Beziehungen zwischen Staat bzw. Gesundheitsministerium und KBV sind trotz der zunehmenden Brüchigkeit dieses Bündnis nach wie vor sehr eng. Die Kassenärzteschaft kann sicherlich als diejenige Gruppe im Gesundheitswesen gelten, auf die der von den Determinanten der weltmarktorientierten Angebotspolitik ausgehende Ökonomisierungsdruck noch am wenigsten durchschlug. Ob dies unter der neuen Bundesregierung auch so bleiben wird, ist fraglich. Die Koalitionsvereinbarung von SPD und Bündnis 90/Die Grünen ist in dieser Hinsicht recht allgemein. Sie sieht die Einführung eines Globalbudgets, die Stärkung der Hausärzte bei Aufrechterhaltung einer freien Arztwahl sowie eine verbesserte Kooperation zwischen ambulantem und stationärem Sektor vor. Darüber hinaus sollen die von der abgewählten Regierung eingeführten Elemente der privaten Krankenversicherung (Kostenerstattung bei Zahnersatz, Beitragsrückerstattung u.ä.) zurückgenommen werden. Tiefgreifende institutionelle Veränderungen, insbesondere im Verhältnis von Krankenkassen und Kassenärzteschaft, deuten sich einstweilen nicht an.

Literatur

Alber J (1992) Das Gesundheitswesen der Bundesrepublik Deutschland. Frankfurt a.M./New York

Andersen HH, Schulenburg JM, Graf von der (1990) Konkurrenz und Kollegialität: Ärzte im Wettbewerb. Berlin

Behaghel K (1994) Kostendämpfung und ärztliche Interessenvertretung. Ein Verbands system unter Streß. Frankfurt a.M./New York

Bossmann A (1995) Es wird nicht verteilt, sondern umverteilt, in: Der Kassenarzt, 35/24: 20-24

Deppe HU (1978) Medizinische Soziologie. Aspekte einer neuen Wissenschaft. Frankfurt a.M.

Döhler M, Manow P (1995) Formierung und Wandel eines Politikfeldes — Gesundheitspolitik von Blank zu Seehofer (= Max-Planck-Institut für Gesellschaftsforschung, Discussion Paper 95/6). Köln

Döhler M, Manow P (1997) Strukturbildung von Politikfeldern. Das Beispiel bundesdeutscher Gesundheitspolitik seit den fünfziger Jahren. Opladen

Forsa-Institut (1996) Ärzte und Abrechnungsverhalten. In: Deutsche Angestellten-Krankenkasse, Presse aktuell, Nr. 6

Frankfurter Allgemeine Zeitung (1996) vom 25.7.1996

Gerlinger T (1997) Wettbewerbsordnung und Honorarpolitik. Frankfurt a.M.

Gerlinger T, Giovanella L , Michelsen K (1997) Von der Kostendämpfung zum Systemwechsel. Zur „dritten Stufe" der Gesundheitsreform, in: Z. 29: 118-130

Groser M (1992) Gemeinwohl und Ärzteinteressen — die Politik des Hartmannbundes, Gütersloh

Hartmannbund — Verband der Ärzte Deutschlands e.V. (Hrsg.) (1995) Hauptversammlung Baden-Baden 20.-22. Oktober. Dokumentation. Bonn

Hartmannbund — Verband der Ärzte Deutschlands e.V. (Hrsg.) (1996) Hauptversammlung Baden-Baden 18.-20. Oktober 1996. Dokumentation. Bonn

Heinemann GW, Liebold R (1990) Kassenarztrecht, dargestellt und erläutert auf Grund der gesetzlichen Bestimmungen, Verträge, Richtlinien, Satzungsnormen und der Rechtsprechung. Loseblattausgabe, 5. Aufl., Berlin. A 130

Der Kassenarzt (1997) Heft 3

Kassenärztliche Bundesvereinigung (1994) Eckpunkte für eine Weiterentwicklung des Gesundheitswesens: In: Deutsches Ärzteblatt, 91/ 20: B-1067-B-1070

Kassenärztliche Bundesvereinigung (1996) Grunddaten zur kassenärztlichen Versorgung in der Bundesrepublik Deutschland 1996. Köln

Kossow KD (1996) Anforderungen an die zukünftige ambulant-ärztliche Honorar-
gestaltung, in: Forschungsinstitut der Friedrich-Ebert-Stiftung (Hrsg.) Reform
ambulant-ärztlicher Honorierung. Finanzielle Auswirkungen im Gesundheitswesen (= Gesprächskreis Arbeit und Soziales, Nr. 63). Bonn. Seite 41-43

Maus J (1996) Die Mehrheit stimmte für die Praxisbudgets. In: Deutsches Ärzteblatt,
93/38: B-1863-B-1868

Mayntz R (1990) Politische Steuerbarkeit und Reformblockaden: Überlegungen am
Beispiel der Gesundheitswesens. In: Staatswissenschaften und Staatspraxis
1/3: 283-307

Rosewitz B, Webber D (1990) Reformversuche und Reformblockaden im deutschen
Gesundheitswesen. Frankfurt a.m./New York

Stegmüller K (1996) Wettbewerb im Gesundheitswesen. Konzeptionen zur „dritten
Reformstufe" der Gesetzlichen Krankenversicherung. Frankfurt a.M.
Seite 78ff, 153ff, 183ff

Süddeutsche Zeitung (1996) vom 22.7.1996

Webber D (1988) Krankheit, Geld und Politik. Zur Geschichte der Gesundheitsreformen
in Deutschland. In: Leviathan, 16/2: 156-203

Webber D (1992) Die kassenärztlichen Vereinigungen zwischen Mitgliederinteressen und
Gemeinwohl. In: Mayntz R (Hrsg.) Verbände zwischen Mitgliederinteressen
und Gemeinwohl. Gütersloh. S. 211-272

Walter Baumann

Regelleistungsvolumen — ein neues Steuerungsinstrument für die gesetzlichen Krankenkassen?

Anläßlich der Verabschiedung der sogenannten GKV-Neuordnungsgesetze im Frühjahr 1997 wurde auch eine Neufassung der gesetzlichen Regelungen über das System der ärztlichen Vergütung beschlossen, deren Konsequenzen bis heute noch nicht abzuschätzen sind. Der neue § 85 SGB V sieht nun vor, daß die Zahlungen der Krankenkassen (Gesamtvergütung) an die kassenärztlichen Vereinigungen auf einer völlig neuen Grundlage zu berechnen sind: „Die Gesamtvergütung wird auf der Grundlage des Bewertungsmaßstabes nach vereinbarten Punktwerten festgesetzt. In der Vereinbarung (...) werden Werte für das arztgruppenbezogene Regelleistungsvolumen je Vertragsarzt bestimmt."

Die gesetzlichen Neuformulierungen, die offenkundig einen zentralen Strukturparameter der ambulanten Versorgung betreffen, haben erstaunlicherweise in den scharfen politischen Auseinandersetzungen um die Verabschiedung der Gesundheitsreform kaum eine Rolle gespielt. Es ist nicht zu erwarten, daß die Relevanz dieses Systembruchs übersehen wurde. Immerhin läßt der Gesetzgeber weiterhin auch andere Vergütungsformen zu. Die Aussage von § 85 Abs. 2 Satz 9, wonach die Gesamtvergütung abweichend auch wie bisher („als Festbetrag, nach einer Kopfpauschale, nach einer Fallpauschale") berechnet werden kann, deutet zunächst darauf hin, daß auch das System der Kopfpauschale, das sich in der GKV durchgesetzt hat, unverändert fortgeführt werden kann. Daher haben die Kritiker des Gesetzeswerkes in den Formulierungen zur Vergütungssystematik offenbar keinen besonderen Streitpunkt gesehen.

Im Gesetzgebungsverfahren haben die wirtschaftlichen Interessen der Vertragsärzteschaft politisches Gehör gefunden. Ausnahmsweise hat sich an dieser Stelle dagegen von keiner Seite wirklich Widerstand geregt. Erklärtes Ziel der Änderung ist die Stabilisierung der ärztlichen Vergütungssituation. Punktwertverfall und Flucht in die Ausweitung der technischen Leistungen sollen gebremst werden: „Diese Fehlanreize werden durch das neue Vergütungssystem vermieden. Mit dem neuen 'Regelvergütungssystem' erhalten die Ärzte bei festem Punktwert wieder eine verläßliche Kalkulationsbasis für ihr Einkommen." (Bundesgesundheitsminister Seehofer vor dem deutschen Bundestag am 20 März 1997) Die durch das Gesundheitsstrukturgesetz seit 1993 bestehende System einer gesetzlich gedeckelten kollektiven Honorarsumme für die Vertragsärzteschaft wird damit für beendet erklärt.

Zur Erläuterung: Das bestehende Vergütungssystem für die ambulante ärztliche Versorgung ist dadurch gekennzeichnet, daß die gesetzlichen Krankenkassen auf der einen Seite die Honorare für die ärztliche Behandlung ihrer Versicherten in Form einer Gesamtsumme „mit befreiender Wirkung" (§ 85 Abs. 1 SGB V) an die Kassenärztlichen Vereinigungen (KV) entrichten. Der einzelne Arzt erhält sein Honorar überwiegend nach abgerechneter Einzelleistung von der jeweiligen KV. Bei einem System der „gedeckelten Gesamtvergütung" kann der einzelne Arzt seinen Honoraranteil durch vermehrte Leistungsabgabe u.U. zu Lasten anderer vergrößern. Im realistischen Fall, daß diesem Anreiz viele Ärzte unterliegen, muß sich letztlich die Vergütung für die einzelne Leistung (Punktwert) verringern. Da die Folgen des sinkenden Punktwerts für den einzelnen Arzt um so spürbarer sind, je weniger er seine eigene Leistungsmenge vergrößert, entsteht der sogenannte Hamsterradeffekt.

Ausgangspunkte

Die Einführung von Regelleistungsvolumen durch den Gesetzgeber ist der vorläufige Endpunkt einer kaum noch überschaubaren Reihe von Veränderungen des ärztlichen Vergütungssystems, die alle nur zu unbefriedigenden und den innerärztlichen Verteilungskampf letztlich verschärfenden Lösungen geführt haben. Höhepunkt bildete das Desaster der Reform des einheitlichen Bewertungsmaßstabes (EBM), deren Erarbeitung der Gesetzgeber im Gesundheitsstrukturgesetz den zuständigen gemeinsamen Ausschüssen von Ärzten und Krankenkassen zur Auflage gemacht hatte. Von der vorgesehenen Zusammenfassung der zahlreichen Einzelleistungen des EBM zu Leistungskomplexen und einer höheren Bewertung der „sprechenden", nichttechnischen ärztlichen Leistungen versprachen sich damals alle Beteiligten eine deutliche Entspannung und Versachlichung in der Auseinandersetzung um die ärztliche Vergütung. Nach langwierigen Abstimmungsprozessen der Vertragsparteien konnte zu Beginn des Jahres 1996 ein neuer EBM eingeführt werden, der allerdings schon bei seiner Einführung alle Merkmale eines unbefriedigenden Kompromisses trug.

Bereits im Verlauf des Jahres 1996 wurde deutlich, daß sich die dilettantische Einführung des neuen Bewertungsmaßstabes ohne eine ausreichende praktische Erprobung rächen würde. Viele der angestrebten Ziele waren nicht erreichbar, kehrten sich geradezu ins Gegenteil um. Tatsächlich führte die EBM-Reform 1996 zu einem sprunghaften Preisverfall für die ärztlichen

Leistungen und z.T. kaum steuerbaren Verschiebungen im Honorargefüge der einzelnen Arztgruppen. Die unerwartet rasche Ausweitung der abgerechneten Leistungsmenge, gerade auch bei den nun besser bewerteten Gesprächsleistungen, veranlaßte die KV'en zu hektischen „Notbremsungen". Die wiederholten Änderungen an den ärztlichen Honorarverteilungsmaßstäben heizten die Spannungen zwischen den einzelnen ärztlichen Fachgruppen unvermeidlich an. Durchsetzungsfähigkeit und Mehrheitsverhältnisse in den Vertreterversammlungen entwickelten sich damit mehr und mehr zu dem entscheidenden Kriterium, die in vielen KV'en schließlich die Gewinn- oder Verlustrechnung der EBM-Reform einzelner Arztgruppen bei der Honorarverteilung bestimmten.

Wiederholte Korrekturen am EBM und erhebliche Eingriffe zur Abfederung der rd. 30-prozentigen Punktmengensteigerung des Jahres 1996 mündeten Mitte 1997 schließlich in der Einführung von sogenannten Praxisbudgets. Hierauf verständigten sich Spitzenverbände von Kassen und Kassenärzten, um ein völliges Auseinanderlaufen des Vergütungssystems zu verhindern. Zumindest wurde damit eine vorübergehende Stabilisierung des Vergütungssystems erreicht, eine Befriedung und Versachlichung des ärztlichen Honorarstreits ist jedoch nicht in Sicht. Praxisbudgets beinhalten im großen und ganzen fachgruppenspezifische Vergütungsbudgets für jeden einzelnen Arzt in Abhängigkeit von Fallzahl („Krankenscheine") und abrechenbaren (budgetierten/nicht budgetierten) Leistungen.

Unübersehbare Parallelen bestehen zwischen der Einführung von Praxisbudgets durch die gemeinsame Selbstverwaltung und die Aufnahme von Regelleistungsvolumina in den Gesetzestext im Verlauf des Jahres 1997. Zweifellos muß ein Vergütungssystem, so wie es der Gesetzgeber nun vorsieht, auf den Grundlagen und den Erfahrungen, die mit den Praxisbudgets gewonnen wurden, aufbauen. Ein entscheidender Unterschied besteht zunächst vor allem darin, daß die Praxisbudgets unverändert auf einer budgetierten Gesamtvergütung beruhen, die die Kassen an die KV'en entrichten. Dagegen gingen und gehen die regierungsamtlichen Urheber von Regelleistungsvolumina wohl zunächst davon aus, daß eine derartige Vergütungs-Obergrenze entfallen soll.

Eine abschließende Überprüfung und Bewertung des Konzeptes der Regelleistungsvolumina ist sicher noch nicht möglich. Auch wenn die Einführung dieses Konzeptes nicht primär erfolgte, um den Krankenkassen zusätzliche Steuerungsmöglichkeiten für die ambulante Versorgung zur Verfügung zu stellen, sollte dieser Blickwinkel nicht von vornherein ausgeblendet werden. Es stellt sich die Frage, wie die neuen Gestaltungschancen und die ggf. damit verbundenen zusätzlichen Risiken abgewogen werden können.

Regelleistungsvolumen

Folgt man dem Gesetzestext, dann sind Regelleistungsvolumina (RLV) zunächst nur eine andere Berechnungsform für die Gesamtvergütung. Aus dem Sachzusammenhang ergibt sich jedoch, daß auf dieser Berechnungsgrundlage die Gesamtvergütung kaum noch als prospektiv vereinbartes, abschließendes Budget entrichtet werden kann. Ein RLV ist zunächst nichts anderes als die Summe der fallbezogenen (Fall = im Quartal behandelter Patient) Punktzahlen je Arzt. Die Gesamtvergütung der Krankenkassen ergibt sich damit weitgehend aus der Summe aller ärztlichen RLV.

Der entscheidende Punkt der Neuregelung, der die bisherigen Regulierungsinstrumente weitgehend sprengt, ist die prospektive Vereinbarung von (festen) Punktwerten (= Preisen), mit denen die jeweiligen Punktzahlen der im EBM definierten ärztlichen Leistungen vergütet werden. Im Gegensatz zum bestehenden System floatender Punktwerte kann der einzelne Arzt damit für jede von ihm erbrachte Leistung ein garantiertes Entgelt erwarten. Eine Grenze findet der zu vergütende Leistungsumfang jedoch an der zulässigen Fallpunktmenge des Arztes (RLV), denn hier hat der Gesetzgeber bei Überschreitung der Grenze eine Abstaffelung der Vergütungshöhe (Punktwerte) vorgesehen.

Die RLV werden arztgruppenbezogen vereinbart, wobei die Arztgruppen unter Berücksichtigung der (regional nicht einheitlichen) Gebiete und Teilgebiete des Weiterbildungsrechts definiert werden sollen. Der Gesetzgeber hat den Vertragsparteien aufgegeben, bei der Bemessung der RLV neben Fallpunktzahlen und Fallzahlen folgende inhaltliche Aspekte zu berücksichtigen:

– bedarfsgerechte Versorgung
– Zahl und Altersstruktur der Versicherten
– Begrenzung der Leistungsmenge auf das medizinisch Notwendige.

Unter diesen Kriterien ist die Altersstruktur der Versicherten noch am greifbarsten, auch bisher werden schon im System der Praxisbudgets zumindest in grober Unterscheidung für Rentner (KVdR-Versicherte) höhere Fallpunktzahlen vorgesehen.

Die Generalklauseln, Bedarfsgerechtigkeit und medizinische Notwendigkeit, sind im Grundsatz auch im bestehenden Krankenversicherungsrecht (u.a. Wirtschaftlichkeitsgebot laut § 12 SGB V: Die Leistungen müssen ausreichend, zweckmäßig und wirtschaftlich sein. Sie dürfen das Maß des Notwendigen nicht überschreiten.) enthalten. Das Kriterium der Beitragssatzstabilität bleibt prinzipiell eine unveränderte Leitlinie für die Vertragsparteien, auch wenn jetzt deren Gewährleistung mit dem neuen Vergütungssystem gewiß nicht leichter geworden ist. Zweifellos hebt der Gesetzgeber damit jedoch hervor, daß er diese Kriterien zukünftig in direkter Weise von den Vertragspartnern regional zur Versorgungsplanung eingesetzt sehen will.

Alles in allem erwecken die Ausführungen des Gesetzestextes nicht den Eindruck eines bis in letzter Konsequenz durchdachten Systems. Leider wurden hier viele Begriffe auf verschiedenen Ebenen nebeneinandergestellt, die der Interpretationskunst der Vertragsparteien zahlreiche Spielräume eröffnen. Es wird noch einiger Zeit und vermutlich auch einiger Grundsatzentscheidungen von Gerichten bedürfen, bis sich verbindliche Auslegungen herauskristallisieren.

Steuerungsprobleme

Vergütungssysteme für die ambulante Versorgung müssen sich zunächst daraufhin bewerten lassen, inwieweit sie die Leistungsziele des Gesetzes umsetzen helfen. Vom Standpunkt der gesetzlichen Krankenkassen läßt sich das in folgende Zielbereiche aufgliedern, in denen Steuerungsbedarf besteht:

    a) Begrenzung der Leistungsmenge
    b) Leistungs- und Versorgungsqualität
    c) angemessene Preise/Vergütungen

ad a)

Es ist nicht zu übersehen, daß die Ausweitung der ärztlichen Leistungsmenge trotz zeitweiliger gesetzlicher Budgetierung oder grundlohnorientierter Ausgabenpolitik der gesetzlichen Krankenkassen selbst in den letzten Jahren scheinbar unaufhaltsam vorangeschritten ist. Allein von 1990 bis 1996 haben sich die durchschnittlichen GKV-Honorarzahlungen an abrechnende Vertragsärzte von 437 DM auf 572 DM (alte Bundesländer), also um 30 % erhöht (Vgl. Hustadt 1998). Dahinter verbergen sich auch erhebliche Fallzahl-Steigerungen, also die Zahl der abgerechneten „Krankenscheine". Selbst unter großzügiger Berücksichtigung aller Faktoren von Demographie und Morbidität lassen sich für den größten Teil dieser Ausweitung keine medizinischen Begründungen finden (so wird der alterungsbedingte Mehrbedarf der Bevölkerung mit weniger als 0,2% pro Jahr angegeben. Vgl. SVKAiG 1997, Ziffer 396). Allerdings korreliert die Veränderung der Leistungsmenge in besonderem Maße mit der Zahl der an der ambulanten Versorgung teilnehmenden Vertragsärzte (Hustadt 1998). Offenkundig haben sich in der Hinsicht alle beschränkenden Zulassungsregeln der Vergangenheit als unwirksam erwiesen. Die begrenzte Gesamtvergütung hat verhindert, daß die Mengeneffekte noch stärker auf die Zahlungsverpflichtungen der Kassen an die KV'en durchgeschlagen sind. Angesichts der vermehrten Niederlassungen und fallender Punktwerte hat sich dadurch auch die wirtschaftliche Situation einzelner ärztlicher Praxen insgesamt verschlechtert.

An dieser Stelle hält das System der RLV andere Steuerungsmechanismen bereit. Diese beschränken sich im wesentlichen auf Abstaffelungsregelungen für die Vergütung der über das RLV hinaus erbrachte Leistungsmenge. Mit anderen Worten: RLV sehen vor, daß alle Leistungen des einzelnen Arztes bis zur (Punktzahl)-Grenze seines individuellen RLV mit den vereinbarten festen Punktwerten vergütet werden, darüber hinaus werden Leistungen — je nach Überschreitungsgrad des RLV — nur noch mit einem geringeren Punktwert oder ggf. nicht mehr vergütet. Hier ist den Verhandlungspartner viel Spielraum für kreative Regelungen gegeben. (Ironischerweise hat der Gesetzgeber vergleichbare Abstaffelungsregelungen, die im Bereich der zahnärztlichen Vergütung mit nur beschränktem Erfolg bereits bestanden, just mit der Neuregelung der human-ärztlichen Vergütung abgeschafft.) Steigerungen der Fallzahl führen automatisch zu einer Erweiterung des RLV der einzelnen Arztpraxis (möglicherweise könnten auch hier Begrenzungen vereinbart werden). Abgesehen davon, daß es im Einzelfall „besonderen Behandlungsbedarf" und andere, von den begrenzenden Maßnahmen nicht erfaßte Leistungsmöglichkeiten geben wird, erweist sich das Konzept des RLV damit als nur schwach mengenbegrenzend. Selbst wenn die Beeinflussung der erbrachten Leistungen durch den einzelnen Arzt bei RLV in Einzelfällen sogar effektiver sein könnte — was empirisch zu prüfen wäre, so wirken sich ärztlicherseits einfach zu bewirkende Fallzahlsteigerungen direkt auf die Leistungsmenge aus. Damit besteht das zentrale Problem der Krankenkassen offenkundig darin, daß in Verbindung mit den festen (und abgestaffelten) Punktwerten fast jede Erweiterung der Leistungsmenge auf den Vergütungsumfang durchschlägt. Insgesamt muß eine Vergütung nach RLV unter dem Kriterium der „Beitragssatzstabilität" als kritisch angesehen werden.

ad b)

Die seit Mitte 1997 eingeführten Praxisbudgets für die einzelne Arztpraxis auf der Grundlage des bestehenden Systems der Gesamtvergütung haben die Sicherstellung einer differenzierten, patientengerechten Versorgung nicht erleichtert. Als rein fiskalisch ausgerichtete Steuerungsinstrumente, die sich an Durchschnittswerten des verfügbaren Honorarvolumens und der abgerechneten Punktzahlen der ärztlichen Fachgebietsgruppen orientieren, bewirken die Praxisbudgets im wesentlichen eine pauschale Kürzung der seitens der einzelnen Arztpraxis zur Abrechnung eingereichten Punktzahlvolumina. Damit konnte zwar eine Stabilisierung der Punktwerte, also der Preise für die einzelne ärztliche Leistung, erreicht werden, eine sachbezogene Leistungssteuerung findet jedoch nicht statt. Im Regelfall bleiben Punktzahlen, die das einzelne Praxisbudget überschreiten, einfach unvergütet. Inwieweit der spezifische Praxisbedarf und besondere Versorgungsbedingungen geltend gemacht und berücksichtigt werden können, hängt vom Honorarverteilungsmaßstab der jeweiligen kassenärztlichen Vereinigung ab.

Damit fördert das System der Praxisbudgets zweifellos die vertragsärztliche Bereitschaft, Leistungen außervertraglich zu liquidieren oder auch den Patienten das Kostenerstattungsverfahren nahezulegen.

Honorarverteilungsmaßstäbe sind autonomes Recht der vertragsärztlichen Selbstverwaltung, und die Krankenkassen sind hier nur qua Herstellung des Benehmens einzubeziehen. Die Erfahrungen der letzten Monate haben trotz der stabilisierenden Wirkung der Praxisbudgets gezeigt, daß die KV'en immer größere Schwierigkeit haben, die Probleme einer angemessenen Verteilung der Vergütung unter den beteiligten Arztgruppen zu lösen. Statt sachlicher Fragen ist in erster Linie die Durchsetzungsfähigkeit einzelner Fachgruppen von Bedeutung. Unvermeidlich bleiben dabei kleinere Fachgruppen, z.B. einzelne Gebietsarztgruppen, „auf der Strecke" (vgl. auch Partsch 1998). Sofern nicht die Mehrheiten der Vertreterversammlungen in den KV'en entsprechend überzeugt werden können, kann von einem vergütungsbezogenen „Minderheitenschutz" keine Rede sein. Zweifellos zeigen sich hier die unvermeidlichen Grenzen einer „Demokratie" bzw. einer direkten Selbstverwaltung in Vergütungsangelegenheiten.

In dieser Hinsicht beschreitet das RLV-Konzept einen neuen Weg, indem die Kassen in direkter Weise in die Verteilung des Honorarvolumens auf die einzelnen Arztgruppen einbezogen werden. Die Krankenkassen haben hier kaum eine Alternative, wenn sie die Zufriedenheit ihrer Versicherten nicht gefährden wollen. Das Aufbegehren einzelner Arztgruppen gegen die Vergütungssituation wird in der Regel „auf dem Rücken" der Patienten ausgetragen. Die Kassen kommen daher nicht umhin, sich in die Strukturfragen der ärztlichen Vergütung auch regional einzumischen. Der berühmte „Sicherstellungsauftrag" wird damit wohl oder übel ein Stück weit von den Krankenkassen übernommen werden müssen, wenn sie eine ausgewogene Versorgungssituation ihrer Versicherten auf der Grundlage des Sachleistungsprinzips gewährleisten wollen. Es ist daher positiv zu würdigen, daß auf der Grundlage von RLV eine differenzierte vertragliche Gestaltung der einzelnen ambulanten Versorgungsbereiche zumindest theoretisch vorgesehen ist. Eine entscheidende Schwierigkeit muß derzeit darin gesehen werden, daß die entsprechenden Planungsdaten auf Kassenseite nicht zur Verfügung stehen, um dieses Konzept durchgreifend umsetzen zu können. Diese Versorgungsdaten sind vorerst nur bei den kassenärztlichen Vereinigungen verfügbar.

ad c)

Beim bestehenden System der ärztlichen Gesamtvergütung ist vom Standpunkt der Krankenkassen der Preis der einzelnen ärztlichen Leistung zu vernachlässigen. Der „Hamsterradeffekt" bewirkte unvermeidlich einen rapiden Preis-Verfall der einzelnen Leistung, mit der Konsequenz, daß die

Forderungen nach Kalkulierbarkeit des Einkommens in der ärztlichen Praxis um so massiver vorgetragen wurden.

Letztlich basierte das System der Gesamtvergütung in den vergangenen Jahrzehnten weitgehend darauf, daß die Einkommensinteressen aller niedergelassenen Ärzte aus dem pauschalierten Vergütungsaufkommen befriedigt werden konnten. Angesichts der Finanzlage der Krankenkassen und einer — wie die Erfahrungen der Vergangenheit zeigen — weder praktisch wirksamen noch womöglich wünschbaren Zugangs-Steuerung zur ambulanten Versorgung müssen die Vergütungsstrukturen zukünftig strikt leistungsbezogen und nicht einkommensbezogen ausgestaltet werden.

Angemessene Preise für notwendige und sachgerechte ärztliche Leistungen sind daher grundsätzlich vernünftig und legitim, sie sind die Kehrseite einer konsequenten Versorgungssteuerung über den Leistungsbedarf. Die Vergütung ärztlicher Leistungen über feste Punktwerte, die Übernahme des „Morbiditätsrisikos" ihrer Versicherten durch die gesetzlichen Krankenkassen setzt jedoch unabdingbar voraus, daß der Leistungsbedarf auch zutreffend abgebildet und die Leistungsabgabe auf das „medizinisch Notwendige" beschränkt werden kann, und genau dies muß bislang bezweifelt werden (s.o.). Nur dann können sich die Krankenkassen zukünftig als „Einkäufer" von Leistungen betätigen, die mit den Vertragspartnern über Preise und Mengen verhandeln. Das RLV-Konzept geht damit zweifellos einen Schritt in die richtige Richtung, indem arztgruppenbezogene Fallwerte (Fallpunktzahlen) und Fallzahlen zum Gegenstand der Vergütungsvereinbarungen gemacht werden sollen.

Umsetzungsfragen

Bei eingehender Prüfung der Aussagen des Gesetzestextes fallen eine Reihe von Ungereimtheiten auf, die einer Umsetzung des RLV-Konzeptes in der Praxis erhebliche Hindernisse in den Weg stellen. Eine Reihe von Widerständen auf Kassenseite gegenüber diesem Vergütungskonzept sind insbesondere darauf zurückzuführen.

Das Gesetz bleibt letztendlich eine Aussage darüber schuldig, inwiefern RLV arztbezogen oder fallbezogen zu konzipieren sind. Der Logik der Sache folgend müßte eigentlich eine fallbezogene Betrachtungsweise im Vordergrund stehen. Nur über den Leistungsbedarf je Fall (Patient pro Quartal) ist eine konsequente Mengensteuerung vorstellbar, der der einzelnen Kasse als Kostenträger zuzurechnen wäre. Dies entspricht der Sichtweise der einzelnen Kasse, für die jeweils entsprechende Vereinbarungen mit den KV'en zu treffen wäre. Hieraus ergeben sich jedoch eine ganze Reihe von Folgeproblemen: Der einzelne Arzt erhielte nicht nur ein, sondern eine Vielzahl von (womöglich unterschiedlichen) RLV, je nach der Zahl der Krankenkassen der von ihm behandelten Patienten. Da sich das einzelne RLV dann aus der Summe der möglichen Fallpunktzahlen der Patienten einer Kasse ergibt, entstehen in einer Arztpraxis u.U. immer dann Schwierigkeiten, wenn nur sehr wenige Patienten einer einzelnen Kasse behandelt werden (z.B. kein „Patientenmix" aus leichten und schweren Fällen). Angesichts der Kassenvielfalt dürfte es sich um kein seltenes Problem handeln. Aus diesen Schwierigkeiten heraus ist davon auszugehen, daß dem Gesetzgeber eine arztbezogene Sichtweise vorschwebte, die der Systematik der Praxisbudgets entspricht.

Daraus ergibt sich allerdings dann zwingend, daß mindestens für die Punktzahlen kassenübergreifende (wenn nicht sogar verbändeübergreifende, u.U. gemeinsame und einheitliche GKV-) Vereinbarungen zu treffen sind. Im Gegensatz zu den Praxisbudgets, die auf der Grundlage des bundesweit gültigen EBM kassenartenübergreifend konzipiert worden sind, sollen RLV jedoch kassenartenspezifisch (Kassen-Verbände) auf Landesebene verhandelt werden. Eine gemeinsame Vorgehensweise aller Verbände ist nicht vorgeschrieben und in der praktischen Umsetzung auch nicht zu erwarten. Zumindest eine kassenartenbezogene Umsetzung von RLV ist daher fast unvermeidlich, und dies gilt dann genau so für Fallzahlen, Punktzahlen, Abstaffelungsregelungen usw. Der „Fallmix" in der Arztpraxis ist damit nach Kassenarten auszuwerten.

Die Formulierung des Gesetzestextes lassen durchaus auch kassenspezifische Regelungen zu. Angesichts des jeweiligen Mindest-Fallzahlbedarfs, der auf jeden Fall in einer durchschnittlichen Arztpraxis erreicht werden muß, ist es jedoch unwahrscheinlich, daß viele Regelungen „bis hinab" auf die Ebene der Einzelkasse getroffen werden können, ganz abgesehen von dem damit verbundenen Verwaltungsaufwand. Durch diese Voraussetzungen wird jedoch weitgehend unterbunden, daß sich die spezifischen Versichertenstrukturen und der durchaus unterschiedliche Leistungsbedarf der einzelnen Kassen in stärkerem Maße in den RLV-Vereinbarungen niederschlagen können.

Und ein weiterer Hinweis ist erforderlich: Durch den unverändert fortgeltenden Risikostrukturausgleich werden die finanziellen Ausgangsvoraussetzungen der gesetzlichen Krankenkassen weitgehend angeglichen. Die Wirkmechanismen des Risikostrukturausgleichs erlauben keiner Kasse, in nennenswertem Umfang das Ausgabevolumen in einzelnen Leistungsbereichen durch Zugeständnisse bei der Vergütung in die Höhe zu treiben. In dem Maße, wie durch RLV-Systeme die Vergütungsverhandlungen in stärkerem Maße auf Mengen und Preise orientieren, wird auch der Grundsatz „gleicher Preis für gleiche Leistung" an Bedeutung gewinnen. Es wird das gleichwohl Bestreben der kassenärztlichen Vertragspartner sein, die bestehenden Unterschiede in der Vergütungshöhe zwischen den Kassen und Kassenarten auch weiter fortzuschreiben bzw. unter RLV-Bedingungen ggf. noch taktisch auszubauen.

Schlußfolgerungen

Es ist zur Zeit nicht zur erwarten, daß das Konzepte des RLV schnell umgesetzt werden wird. Ein wichtiges Hindernis ist die weitere Reformierung des EBM. Leider hat der Länderausschuß der kassenärztlichen Bundesvereinigung den Entwurf eines neuen Bewertungsmaßstabes im Frühjahr 1998 gestoppt, der bereits im Hinblick auf RLV konzipiert worden war und entsprechend der gesetzlichen Vorgabe die Einzelleistungen noch weiter zugunsten von Leistungskomplexen ersetzen sollte. Damit sollte das Vergütungssystem gegenüber rein ökonomisch motivierten Maximierungsstrategien bei der Abrechnung durch den einzelnen Vertragsarzt stärker immunisiert werden. Diese Ablehnung auf höchster Ebene hat die Bereitschaft der Kassen aus verständlichen Gründen nicht eben beflügelt, sich auf das Experiment RLV einzulassen. Gleichwohl ist davon auszugehen, daß bei zukünftigen Vergütungsverhandlungen zwischen Krankenkassen und Kassenärzten das Thema RLV nicht aus der Welt zu schaffen sein wird und auch nicht umgangen werden sollte.

Es wäre wünschenswert, wenn sich die Kassen auf möglichst gemeinsame Schritte und Inhalte zur Einführung von RLV einigen könnten. Sowohl Punktwerte als Punktzahlen für die verschiedenen Arztgruppen sollten mindestens im Kernbereich der Regelleistungen einheitlich definiert werden. Ansonsten ist die Gefahr unübersehbar, daß der Wettbewerb der Kassen in die einzelne Arzpraxis hineingetragen und dort gewiß nicht zum Nutzen der Patienten ausgetragen wird. Bei der Definition einer Mehrzahl erheblich differierender RLV-Systeme wird der einzelne Arzt nahezu unweigerlich dazu veranlaßt, sein Behandlungsverhalten selektiv auf die optimale Ausnutzung der jeweiligen RLV-Budgetrahmen abzustellen, sofern er überhaupt im Rahmen seiner Arbeitspraxis in der Lage sein sollte, die mögliche Regelungsvielfalt noch zu überblicken. RLV müssen längerfristig so konzipiert werden, daß sie eine realistische Abbildung des Behandlungsbedarfs der verschiedenen Patientengruppen ermöglichen. Es ist ein nicht zu übersehender Nachteil der geltenden Praxisbudgets, daß sie den unterschiedlichen Versorgungsbedarf kaum differenzieren (es gibt nur die Unterscheidung von Allgemeinversicherten und Rentner-Versicherten), so daß für die einzelne Praxis unter Budget-Gesichtspunkten der „leichte Fall" von besonderem Interesse ist.

Alles in allem sollten RLV eine realistische Chance erhalten, als Vergütungskonzept erprobt zu werden. Dabei ist es unverzichtbar, auf überstürzte Neuregelungen zu verzichten, die Erfahrungen der übereilten und nicht ausgereiften EBM-Einführung dürfen nicht in Vergessenheit geraten. RLV bieten den Kassen eine Reihe von zusätzlichen Steuerungsmöglichkeiten, die nach und nach erprobt werden müssen. Sie zwingen allerdings dazu, weitergehende Verantwortung für die Versorgungsstrukturen zu übernehmen und greifen damit tendenziell in Regelungsbereiche der kassenärztlichen Vereinigungen, wie z.b. die Honorarverteilung, ein. Da die kassenärztlichen Vereinigungen ihren Sicherstellungsauftrag oft nur noch unzulänglich erfüllen und den immer zahlreicheren Pflichtverletzungen der Vertragsärzte entweder indirekt tolerierend wenn nicht gar hilflos gegenüberstehen, ist eine stärkere Steuerung durch die Kassen nur konsequent.

Gerade weil der Gesetzgeber bei der Definition von RLV (absichtlich oder nicht) erhebliche Lücken gelassen hat, besteht umgekehrt auch ein beträchtlicher Gestaltungsspielraum, der im Interesse einer patientengerechten Versorgung ausgefüllt werden kann. Hier ist die Selbstverwaltung von Kassen und Vertragsärzten in den Bundesländern aufgerufen, Lösungen zu schaffen, die sich den regionalen Bedingungen entsprechend als tragfähig erweisen. RLV eignen sich u.U. auch dazu, neue Vorschläge für Vergütungskonzeptionen aufzugreifen, die in den letzten Monaten vorgelegt und diskutiert worden sind (vgl. z.B. Krauth u.a 1997). Ergebnisorientierung und Qualitätssicherung der ärztlichen Leistung sollten daher notwendige Bestandteile einer Vergütung in Form von RLV sein.

Literatur

Hustadt A (1998) Daten und Analysen zur Honorarsituation in der vertragsärztlichen Versorgung. In: Die Ersatzkasse 3/98, S. 129-132

Krauth C u.a (1997) Zur Weiterentwicklung des Vergütungssystems in der ambulanten ärztlichen Versorgung. Gutachten für die Bundestagsfraktion Bündnis 90/ Die Grünen, Institut Prof. Schwartz, Medizinische Hochschule Hannover, n.v. Ms.

Partsch M (1998) Ärzte unter Druck? In: Gesundheit und Gesellschaft 8/1998, S 22-25

SVKAiG (1997) Sachverständigenrat für die konzertierte Aktion im Gesundheitswesen. Sondergutachten 1997. Gesundheitswesen in Deutschland, Kostenfaktor und Zukunftsbranche. Nomos, Baden-Baden

Steve Iliffe

The Retreat from Equity

Consumerism, Evidence and the Shift towards a Primary Care in Britain's National Health Service.

We are living in interesting times. The postwar consensus about the Welfare State in Britain was broken by the Thatcher and Major governments (1979-1997) which moved the policy debate from one around universal provision and social solidarity to selective provision and the safety net of subsidiarity. This shift in thinking has paralleled and matched the drift in economic policy towards neo-liberalism, and was given a great boost by the collapse of the planned economies of actually existing socialism. Reflex responses to defend existing health and social services have failed to halt the drift towards subsidiarity, so that new centre-left governments like those of Blair and Schröder have to work with a social agenda and a political process which they have inherited from the very neoliberals whose economic excesses they must correct. Britain's New Labour government has already acted to minimise the impact of market mechanisms on the National Health Service (NHS) by abolishing fundholding and changing contracting arrangements between Health Authorities and Hospital trusts, but it has to work within a Conservative legacy of ideas, laws and working arrangements that cannot be dismantled quickly.

For a period of time it was impossible to debate policy options, such was the political climate inside the National Health Service, and even now alternative approaches are hard to discern. During the eighties and early nineties it was important for critics of the rightward move in health and social policy to find a safe place in which options could be discussed, free of both market imperatives and obsolete socialist ideologies. Such a safe place is still needed, even with centre-left governments in the ascendent across Europe — perhaps even more so, given the lack of political challenge from their left and the constant pressure for compromise with the market coming from the right. The International Association for Health Policy in Europe (IAHPE) has been such a place, and has functioned as a modest think-tank for European academics to debate ideas and consider alternatives. Its lack of sectarian argument, and its considered approach to ideas and investigation, have been due to the leadership of Uli Deppe, who has marked the organisation with his own tolerant, open-minded, warm and critical character. This paper is based on work developed with colleagues in IAHPE, particularly at the Thessaloniki (1995) and Wandlitz (1997) conferences, with some ideas on evidence based medicine stimulated by IAHPE but pursued through the journal 'Health Matters' or with colleagues in the department of Primary Care and Population sciences at the Royal Free and University College London Medical School. Its focus is on three mechanisms that facilitate the growth of market relationships in British health care: consumerism and its mirror image, producerism; evidence based medicine; and the idea of a primary care led NHS. All remain active issues for the Blair government, and all could act as privatisation levers within the public service.

The British Experience

What should be done about Britain's NHS, by a centre-left government that will span two centuries? How far has the internal market introduced in 1990 solved the problems of the health service and how far has it created new ones? And what bold policy initiatives — or small, incremental changes — will the Blair's government need to introduce to enable us to enter the 21st century knowing we have health services which, in the words of the 1946 NHS Act, are still „designed to secure improvements in the physical and mental health of the people (...) and the prevention, diagnosis and treatment of illness".

More than at any time in the past half century, Britain is now at a cross-roads in health policy. The most significant issue now confronting politicians and the electorate is whether the competitive, market-led reforms of 1991 are compatible with the public provision of efficient and equitable health care. The challenge to the New Labour government will be to determine the proper place of market relationships of any kind in achieving public policy goals within a state-funded health service. Whatever the official policy on changing the direction of the NHS reforms after Blair's victory in 1997, this question is far from having been resolved either in Britain or in other countries which are experimenting with market-driven reforms in health care.

For a government of the centre-left, the dilemma is particularly stark. Labour has traditionally harboured a natural antipathy to markets in general and the NHS internal market in particular. Politicians and health policy commentators on the left have been vigorous in both polemical denunciation and detailed critique of the Conservatives' health service reforms from their beginning. Yet, paradoxically, there are now few in the current government who would abandon the purchaser-provider split entirely and force a return to the days of directly managed hospitals and community services. There seems to be a sense that, even if the status quo is unsatisfactory, it is better to go forward than back.

Linked to this reluctance to turn back the clock is a recognition that the market has created new opportunities for the political agenda of the left to be pursued in ways which were simply not thinkable during the last Labour government two decades ago. For example, the purchaser-provider split has, directly or indirectly, weakened objections to the introduction of local democracy to the NHS through merger of health and local authorities, brought into the public domain debates over health care rationing, introduced new levers for controlling the previously unaccountable medical profession, raised the profile of health promotion and public health specialists, gave new impetus to the notion of a primary-care led service and allowed policymakers to consider population-based preventive programmes in the same terms as highly specialised medical care.

For the previous Conservative government the policy dilemmas were more often practical than ideological, but nonetheless real. They drew back from outright privatisation of the NHS, but the fundamental contradiction of managing a complex provider market within tight public expenditure limits produced a constant stream of policy headaches. There was an irreconcilable tension between the desire to allow competition to determine the nature and distribution of health care provision on the one hand, and the need to maintain tight regulation of the market for political reasons, on the other. Whatever the rhetoric of reform, the result was to revert to „planning mode", in which we seemed to be paying for the costs of competition yet receiving none of the promised benefits.

In addition, there was by 1997 the beginning of a sense of disillusion with market-oriented solutions to health care problems, even among those formerly in the ranks of the pragmatic supporters of reform (Ham 1996). First, there was a growing suspicion that a managed market may not actually deliver increased efficiency, either in theory or in reality. Certainly, the regulatory structure of the internal market in the NHS contained few incentives for efficiency (Propper 1995), and the experience of the first five years of the market in practice provided little evidence that the promises of the reformers had been delivered.

Second, those who expected, naïvely, that market disciplines would be a substitute for clear thinking and hard choices over the future of health care, solving at a single stroke all policy problems and removing the NHS from the political limelight, were greatly disappointed. Far from depoliticising the NHS, the attempt to run health care „like a business" raised its political profile even further. In encouraging us to regard ourselves individually as consumers who should always demand the best of care whatever the cost, and collectively as populations who can expect the health service to solve our public health problems and deliver „health gain", the reforms guaranteed a continuing supply of intensely political crises for policy-makers to tackle.

Consumerism and Producerism

The governments of Margaret Thatcher and John Major actively promoted medical consumerism, seeing the critical consumer as a countervailing power to professional dominance and a catalyst to change working against monopolistic tendencies in the National Health Service. The legacy they have left is a climate of popular mistrust towards medicine, to which the medical profession and the NHS have responded with an emphasis on patients as co-producers of health. The present Government's attempt to shift the ideological debate from consumerism to producerism is understandable given the damage inflicted on public services by the Conservatives, but it does not sit comfortably with the evidence and shows how policy makers seek simple, comforting solutions to complex and uncomfortable problems. The reality of the relationships between citizens and professionals suggests that health services need a repetoire of responses to citizen involvement that matches the different experiences and behaviours of an increasingly diverse population.

Consumerism in medicine combines a buyer's challenge to seller's power with lay resistance to professional authority, and is characterised by doubt and caution (not faith and trust), individual or small group action and the perception of health as a tradeable commodity (Haug & Lavin 1983). Medical consumers in Conservative Britain not only challenged professionals individually, but also collectively through the creation of pressure groups (around maternity care in particular) and the generation of new illnesses that divided medical opinion (the best example being chronic fatigue syndrome). Personal and corporate resources were used in the pursuit of consumer interests, through the extension of private health insurance to 12% of the population, and the growth of alternative medicine throughout the eighties and nineties. Public services were influenced by these pressures, with the introduction of a 'Patients' charter', the privatisation of dentistry and optical services, and an emphasis on complaint mechanisms.

Such consumerist attitudes towards medical care appear to be universal, occurring in developed and developing countries, and in market and planned economies. Consumerist behaviour, on the other hand, is relatively uncommon except when people are ill. Illness promotes consumerist behaviour when medical care fails to achieve the result desired by the individual (Haug & Lavin 1983). Chronic illness has a particular significance for relationships between citizens and professionals because by definition it cannot be cured by modern medicine. The development of patient behaviour in the course of a chronic illness appears to go through three phases: naïve trust; disenchantment; and guarded alliance, which may take the form of hero worship, resignation, consumerism and team playing (Thorne & Robinson 1989). Each form of behaviour produces specific patterns of demand for and use of health services, and team playing (producerism) and consumerism are only two of the possibilities. Hero worship may generate a body of opinion that supports a given therapy or therapist, to the extent of demanding reallocation of resources towards the chosen approach and its practitioner. Resignation may result in the withdrawal of the citizen from use of potentially effective services, making a crisis-led intervention at a later stage a real but very disruptive possibility. Public discussion and professional training alike should concentrate on the diversity of patterns of behaviour in the face of illness, not reduce them to a single politically correct conceptual model. However, whilst we may know what we want to achieve with different patients in different settings, we do not necessarily know how to achieve it. The evidence of effectiveness of treatments, educational initiatives or communication strategies is often limited. Such gaps in scientific knowledge prompt a search for simple solutions, and for 'Big Ideas' that will appear solve current problems rapidly.

Evidence Based Medicine

'Evidence based medicine' (EBM) became the 'Big Idea' of the NHS in the mid nineties, and is beginning to make an impact on continuing medical education, policy making and service development, and on the research agenda of the health services. Since no clinician can object to the idea that medical treatment should be based on the best available evidence, the concept of EBM should not be contentious, yet its promotion provoked resistance and controversy (Editorial Lancet 1995, Bradley & Field 1995, Norman 1995, Sackett D 1995).

EBM is not the only contender for the Big Idea title, but it is at the moment the most prominent. 'Patient Centred Medicine' (PCM) is an alternative concept that few clinicians could resist, which would promote and enhance communication skills, foster understanding of the sociology of knowledge, emphasise the impact of power relationships on therapeutic interventions and set a research agenda that includes gender, race and class as key themes. Community Oriented Medicine' (COM) is another, perhaps more contentious, rival idea that would focus on needs assessment and unmet need, barriers to service use, public involvement in priority setting, service development and management, and patient involvement in decision making about and implementation of treatments. Why should EBM, the by-product of a North American approach to medical education (Sackett, Hanyes & Tugwell 1985), become such an attractive idea?

EBM may appear to be old wine in a new bottle, but to understand it only as repackaging underestimates its function as a 'new technology' in health service development. Technology development has parallels with genetics (Farell 1993)). As a set of ideas EBM is not just the mixing of old ideas into a new hybrid, nor is it a small and narrow mutation of ideas. Within EBM ideas about the practice of scientific medicine have been reshuffled to make a product that is much more powerful than the sum of its parts — a recombinant. The advocates of EBM may want it to be a metamorph, producing a dramatic and visible change in the next generation of clinicians. Much of the argument around EBM is about its rightful character, as evolutionary recombinant or as revolutionary metamorph.

This argument is important, but the future of EBM does not depend on the outcome, because it is both in competition with other ideas and faced with the natural resistance to change found amongst clinicians. Whether recombinant or metamorph, its success will depend on its „attacker's advantage" (Foster 1986), that is, its ability either to create a new market for itself, or to extend an existing market, or to provide a solution to old problems in a limited but important market. In my view EBM has become powerful because it appears to function in all three ways.

It is a substitution technology because it replaces one method of learning with a cleaner, truer method. The market of clinicians remains limited, despite its historic growth, but EBM offers it an educational mechanism based on a structured and systemised scientific method of analysing knowledge itself, and leads away from educational approaches that may be commercially biased (by the pharmaceutical industry), dominated by specialist knowledge (through the teaching hospitals and the traditional research community), or shallow (based on anecdote and case series). Rival ideas like PCM and COM do not provide a streamlined and more advantageous way of working, possibly because they require very significant changes in power relationships between clinicians and individual patients, or whole communities. EBM has the advantage of keeping scientific developments within the scientific community.

It is also a replacement technology because it extends the market for useable scientific knowledge to at least two important groups in medical care, public health physicians and managers. Public health physicians have, through EBM, a policy tool for guiding decisions about purchasing clinical care, just at a time when cost containment pressures demand the rationing of such care. Before EBM public health doctors who were trained to think epidemiologically had few ways of deciding how to advice on contracts for say, the management of back pain or menorrhagia, and the crisis of identity for public health physicians in a market environment was palpable. Similarly, managers of health services have in EBM a management tool for controlling clinical activity, something that they have long wanted but never really had. EBM cements the working relationship between strategic thinking (epitomised by public health medicine) and day-to-day tactical management in ways that PCM and COM could not.

Finally, EBM is a placement technology that creates an entirely new market for ways of understanding knowledge itself rather than of applying scientific techniques. Through EBM clinicians will all learn how to ask questions and how to answer them, becoming practitioners in the philosophy of science as well as in its application. To do this we will need teachers and training, books and courses, journals and seminars and in due course, examinations. All these needs will be met by new kinds of educators and scientists, whose expertise will become essential to the proper functioning of medical services in the same way that health economists have become ubiquitous.

EBM appears to have considerable „attackers advantage", and should triumph. But will it? What are its real uses and what are its limitations? The EBM process of systematically reviewing and building upon the evidence gained from good clinical skills and sound clinical experience (Sackett 1995) is likely to assist all clinicians, in the long run, but the task is not as easy as it sometimes appears and the outcome not so immediately powerful or effective as the protagonists of EBM might wish. EBM appears to have three major limitations:

1. Reductionism

The temptation to reduce the complexity of clinical practice and consider, for example, only the treatment of a 'primary diagnosis' neglects the problems of caring for patients with multiple pathology, or without diagnoses at all (Bradley & Field 1995). It also leads to considering only a limited range of treatment outcomes for patients, largely those that are easily quantified. In the example given by Rosenberg & Donald (Rosenberg & Donald 1995) of an older woman with non-rheumatic asymptomatic atrial fibrillation, the EBM approach recommended lifelong warfarin treatment because randomised trials show a reduced risk of stroke following this course. Three other important outcomes were not included in the risk-benefit analysis (Smith 1995), presumably because they are harder to quantify and therefore have not yet been submitted to trials. They are the costs to the patient and to the health care system of daily treatment and regular monitoring; the potential disruption to current or future drug treatments for other conditions; and the results of imposing the sick role by treatment of an asymptomatic condition. In response to criticism advocates of EBM argued that they do not seek to impose a 'party line' on clinical practice and that the circumstances of the patient will always determine actual treatment (Rosenberg & Donald 1995, Sackett 1995). Rosenberg & Donald demonstrated this qualification of EBM's rigour in their example of the treatment of atrial fibrillation by choosing an „International Normalised Ratio" range at the lower end of that shown by trials to be effective because they believe this to be „safer for the patient" (Rosenberg & Donald). Their approach is sensible, but deflates EBM's profile somewhat and makes it into a rather limited way of making a bit more sense of the problems clinicians face. The qualifications to the power of their approach that the proponents of EBM must introduce when challenged about reductionism make their methods more of a recombinant (a useful tool) and less like a metamorph (a discipline in its own right).

2. Professional dominance

Categorising interventions by their effectiveness makes implicit value judgments. Who decides on the outcome? Does lack of evidence mean lack of value? If outcomes are difficult to measure, does intervention not matter at all? Wise clinicians might argue that some patients may opt for treatments that have been shown to be less efficacious than others by EBM, and purchasers may agree to fund such treatments, because patient choice may reflect a complex comparison of benefits and risks, weightings of severities of outcome that do not correspond to the EBM view, and different valuations of time (Joness & Sagar 1995). Will health care managers forced to make resources stretch ever further take the kind of patient-centred view that is central to PCM and on a population scale to COM too, but which EBM struggles to accommodate?

3. Epidemiological bias

The dependence of EBM on epidemiological methods for appraising evidence may lead to the devaluation of the unquanitifiable in clinical practice (Bradley & Field 1995) in the ways described above, but it may also distort understanding of the quantifiable. Charlton argued that EBMs reliance on the results of randomised controlled trials leds its advocates into the classic ecological fallacy — that group averages can tell clinicians what they need to know about causal processes in individuals in the group

(Charlton 1995). The population sampling in mega-trials is non-random and subject to large selection biases, and trials are conducted in specialised research settings rather than in workaday practice, making the generalisability and applicability of trial results even less powerful. Since public perceptions of medicine hinge on being listened to, being taken seriously and being informed, rigorous scientific treatment along EBM lines may miss out the unquantifiable elements of clinical decision making that promote patient understanding or 'compliance'. The response to this criticism that EBM includes an interest in getting research into practice (Rosenberg & Donald 1995) is not convincing, given the pre-occupation of EBM publications with the critical appraisal of trials and its neglect of the huge cultural and communication gap between research workers and practitioners (Owen 1995). Here PCM and COM appear to have the advantage, since scientific medicine is set firmly in a larger context, of patients or of populations.

There is some demand for a trial of the effectiveness of EBM before it is promoted further, with good reason. Norman pointed out the paradox of EBM promoted as an essential part of every clinician's thinking and working in reviewing the study of in-patient care in one unit (Sackett, Haynes & Tugwell 1985). The clinicians' practice was in accordance with published evidence in over 80% of cases. If this result is generalisable then EBM itself does not need much promotion, because the traditional method of sifting scientific knowledge and disseminating new findings through local professional authority seemed to be functional. If, on the other hand, the result was so good because of the presence on the admitting team of an EBM expert then only a limited number of such experts are needed and not all clinicians need to become acquainted with the techniques of EBM itself. Either way EBM is a tool with some use, but not a revolutionary disciple that will transform medicine. However, EBM allows purchasers to become informed consumers, and is an instrument for the regulation of public provision of medical care. As such it is a necessary invention for facilitating market relationships in health care. Without evidence of effectiveness, purchasers with limited resources are not likely to buy services for the public. EBM acts as a kind of currency in the scientific market place.

A Primary Care Led NHS?

Not all medical policies can be challenged by evidence based medicine. The belief that Britain's NHS should be led by primary care is one such policy, introduced by the Conservatives as a mechanism for promoting market relationships in health care. Primary care does not exist, being an abstraction invented by policy experts to describe the patchwork of services in the community that provide the citizen with access to medical care. The largest component of the patchwork is general practice, but community nursing in different forms, and professions allied to medicine contribute to the overall pattern through Community Trusts. This dominance of general practice encourages some doctors to misinterpret their status as the totality of primary care, seeing all other professional groups as subordinate in function and themselves in the central role. General practice can be viewed differently, as a the most problematic element in the patchwork by virtue of its size and style of organisation.

From the perspective of the population's health, general practice is ill-equipped to become the foundation of a reconfigured health service, since the quality of medical care provided by it is so variable and so difficult to change. As a whole general practitioners do well what they are trained for — diagnosis of significant medical problems — but are less effective in the management of long-term illness, and have limited capacity to prevent ill-health, despite considerable efforts to re-train and re-orientate over the last two decades.

One legacy of the diagnostic orientation is a close relationship to the pharmaceutical industry, which remains a major contributor to continuing medical education and underpins the focus on the individual patient, the tendency to medicalise problems and the reliance on chemotherapeutic solutions to problems. Not only does this pattern of biases lead to the neglect of the 'untreatable' — including social dimensions of ill-health like disability and irremediable disorders like dementia — but it minimises any sense of 'public health' and emphasises instead the anecdotal recall of problem-solving experiences.

These experiences are themselves changing in character and narrowing in focus. Since 1980 there has been a slow retreat by general practitioners from acute medicine, with a recent rapid withdrawal from out-of-hours work and the abandonment of much maternity care. The balance has shifted away from acute medical care, where general practitioners apply formidable diagnostic and problem-solving experience, towards the management of chronic disorders packaged together with individual and group preventive work, where skills are more limited (Iliffe 1996). The concomitant change in hospital medicine is in the increase in use of Accident & Emergency departments, the reduction in in-patient stays and the recent sudden rise in emergency admissions.

Neither the background pattern of skills and achievements of general practice, nor the recent changes in work content appear to favour the assumption of a leading role in the NHS by this section of the medical profession. Why should a group of professionals that is refocussing on chronic disease management and responses to risk factors be seen as more competent to direct the development of services than those who take a wider view of population needs?

The former conservative government favoured an individualist approach to health and a commercial approach to service organisation, with the result that the idea of individual doctors buying specialist care for individual patients, or whole groups in a job-lot, had particular attraction. Following Blair's election NHS policy has been re-orientated to advocate the leading role of general practitioners in the application of public health principles, despite the evidence of a decade or more that such a role is not sought by the great majority of the profession. Both camps seek to give general practice a vanguard position it does not merit.

The Market Reforms (1990-97)

The National Health Service is being changed from a State monopoly of medical care organised through a command-and-control structure to a devolved network of 'providers' competing for public funds in a mixed economy of medical care. Britain's general practitioners have been used as both a model of and a lever for this change towards a managed market because they have never been integrated into the control structure of the NHS, but instead have remained contractors used by the Department of Health to provide a protective screen around its hospitals.

General practice organised as a franchise has allowed the NHS to develop a system of primary care of adequate quality (except, perhaps, in the inner cities) at relatively low cost, whilst doctors in primary care have had the economic risks of practice minimised through salary elements in their reimbursement and subsidy of premises and staff costs (Iliffe 1992). The success of this approach may have been one of the factors prompting the government to re-configure the NHS hospital service as a network of Trusts contracted to purchasing (health) authorities.

Up to 1997 thinking about a primary-care led NHS suggested that general practice organised as a franchise could effectively manage the market for specialist service, itself re-organised as a franchise, in the most cost-effective way. However, as I will argue, even if this hitherto untested market management function could be fulfilled by primary care, the result could be greater variations in the quantity and quality of medical care to the population than exist at the moment, and the abandonment of equity as a goal of health care policy.

The 1990 GP contract was part of a broader market reform of the NHS which includes plans that would allow larger general practices to hold their own budgets to by a defined range of services from specialists working in hospitals — the fundholding option. In effect this meant that some general practice franchisees could opt to extend their local autonomy even further, at the price of running greater risks, in order to catalyse the internal market in the NHS. In a sense this promotion of fundholding represented the creation of a 'super franchise', in which the subsidies to general practice were greatly increased, alongside the responsibilities and risks, with the incentive for general practitioners to join being both the possibility of improving patient care and the potential for making greater profits.

The 'super franchise' option re-introduced competition within general practitioners. This competitive threat posed a challenge to the equitable provision of medical care in Britain because fundholding could

- enhance the efficiency of 'better' practices at the expense of weaker ones;
- further transfer some medication costs to users with a consequent increase in 'non-compliance' in those with low incomes;
- redirect funds from deprived areas to more affluent areas through open and hidden administrative costs;
- favour some patients before others regardless of clinical need;
- fail to adhere to a public health agenda;
- substitute generalist for specialist care inappropriately;
- encourage enrollment in private health insurance programmes and reduce the critical pressure on the NHS exerted by the affluent and educated;
- create controlling institutions that serve the interests of a professional group and exclude public influence.

Whilst a few general practitioners embraced the concept of fund holding with enthusiasm at the outset, there was initially widespread concern amongst general practitioners that the administrative structure required would become a considerable extra burden for busy practices that few were in a position to carry. The administrative overload was circumvented by cash support for management skills and information technology, so that an increasing number of general practitioners were drawn towards fund holding.

This level of investment immediately separated fundholders from non-fundholders, — and provided fundholders with efficient internal systems that may have enhanced accessibility (through better appointment systems and time management), improved clinical records (through the need to capture clinical data for costing purposes) and increased practice income through higher rates of claiming fees for items of service. These efficiency gains may have been spin-off's from investment in management systems, favouring those practices that were already better organised at the expense of those that were not.

The economic costs of fundholding were substantial, and included both open costs like management fees, subsidies for computerisation and administrative costs in the practice from the billing and contract review processes, as well as hidden costs like staff time in Health Authorities, Trust hospitals and the Audit Commission (Iliffe & Freudenstein 1994). The opportunity costs of developing fundholding were not debated, but diverting resources to already well endowed shire county practices to enhance their purchasing power whilst not spending development money on primary care services in deprived areas (outside London, which was favoured) is a further challenge to equity.

The political costs were equally significant, given the damage done to equity by fund holders buying speedier treatment for their patients — 'fast tracking' — which appeared impossible to prove but was accepted as fact whenever fundholders and provider units spoke off the record.

Fundholders were as much a threat as an opportunity for local health planning. Fundholders' decisions about placing resources were primarily budget-led because the pressure to avoid overspending was so great. Overspent fundholders simply lacked the money to adhere to wider health policies, even if they had wanted to. Adverse selection of expensive patients could have had a negative impact on uptake of immunisation amongst children, for example, or on the workload of mental health services in a locality.

The costs of specialist care may be reduced by better chronic disease management in the community, and through primary and secondary prevention in general practice, but we cannot be certain about that and the opposite may be true. Good quality primary care may identify more problems amenable to treatment by specialists, whilst inadequate screening, health maintenance and disease management by cost-conscious general practitioners may create more problems for specialists, requiring more money not less to solve them. A mechanism like fundholding that encouraged reduced referral or prescribing on the assumption that other forms of treatment would then develop to make this reduction possible was running far ahead of the evidence.

Private health insurance may have proved a useful tool for fundholders, had New Labour not intervened, since patients using such insurance might have saved the fundholder money that could have been spent on those without insurance. The privately insured patient then appears to be a good Samaritan to the less affluent, but covertly diverts specialist expertise away from the public sector (especially in surgery) whilst diminishing the critical impact of the educated and affluent on the quality of NHS care.

The current coalescence of fundholding and non-fundholding practices into consortia called Primary Care Groups will create mini-Health

Authorities controlled by general practitioners, where there is limited opportunity for public influence or control. Whilst this influence is also absent from current Health Authorities, there is at least the prospect of an adaptation of the existing structure to democratic input, and even to merger with local government. It is difficult to see how Primary Care Groups could match this prospect, except perhaps through the adoption of the kind of 'community oriented' outreach to local populations tried in the USA.

Conclusion

New Labour's approach to reclaiming medical care and the NHS for the public entails risks. Countering consumerism with producerism may not be effective, given the origins of consumerism in medical failure and the variety of responses that citizens may have to illness and disability. In an undemocratic system the insistence by those in powerful positions that subordinates (the patients) act as 'partners in co-production of health' may be seen as patronising and manipulative, and exacerbate the distrust that underlies consumerism. With a small evidence base for modern medical practice and an arguable rationale, EBM has an important but limited role in the evolution of scientific knowledge, but a major part to play as an intellectual rationale for rationing limited resources. The possibility of a primary care led NHS has risen towards the top of the political agenda in Britain on at least two occasions since 1911, but has always been a weak idea trying to become a core concept. The nature of general practice and of general practitioners militates against an inversion of the existing power relationship between hospital specialists and generalists, even though fundholding appeared to offer this opportunity. Fundholding could have eroded any prospect of equitable provision of medical care to the population because it favoured unequal development of services and unequal treatment of individuals. The political imperative to distribute resources justly and according to need is best met through a policy and planning mechanism in which the power of those with an overview of the public's health balances the power of those in daily contact with a population of individuals. Primary Care Groups are a step back from the market mechanism represented by fundholding, but only one step. The retreat from equity has stopped, for the moment, but the forces that work against equity and for market solutions to the problems of health care remain in place.

Literatur

Bradley F, Field J (1995) Evidence-based medicine. Lancet 346:838-9

Charlton BG (1995) Megatrials are subordinate to medical science. BMJ 311:257

Editorial (1995) Evidence based medicine, in its place. Lancet 346:785

Farrell C (1993) Survival of the fittest technologies. New Scientist 137:35-39

Foster R (1986) Innovations. Summit Books

Ham C (1996) Contestability: a middle path for health care. BMJ 312: 70-1

Haug M, Lavin B (1983) Consumerism & medicine: challenging physician authority. Sage, London

Iliffe S (1996) The modernisation of general practice 1980 to 1995 and beyond. The Postgraduate Journal, part 1;72:201-6, part 2;72:539-546

Iliffe S (1992) Thinking through a salaried service for general practice. BMJ 304:1456-7

Iliffe S, Freudenstein U (1994) Fundholding: from solution to problem. BMJ 308:3-4

Jones G W, Sagar S M (1995) No guidance is provided for situations for which evidence is lacking. BMJ 311:258

Norman G (1995) Evidence-based medicine. Lancet 346: 1300

Owen P (1995) Clinical practice & medical research: bridging the divide between the two cultures. Br J Gen Practice 45:557-560

Propper C (1995) Regulatory reform of the NHS internal market. Health Economics 4: 77-83.

Rosenberg W, Donald A (1995) Evidence based medicine: an approach to clinical problem solving. BMJ 310:1122-6

Rosenberg W, Donald A (1995) Authors' reply. BMJ 311:259

Sackett D (1995) Evidence-based medicine. Lancet 346:1171

Sackett DL, Haynes RB, Tugwell P (1985) Clinical epidemiology: a basic science for clinical medicine. Little & Brown, Boston

Smith BH (1995) Quality cannot always be quantified. BMJ 311:258

Thorne SE, Robinson CA (1989) Guarded alliances: health care relationships in chronic illness. Imag J Nurs Sch 21: 153-7

Kai Michelsen

Schweden:
Beispielhaft — auf die eine oder andere Weise

Zur Auseinandersetzung mit den Leitbildern „öffentlich-regulierter Wettbewerb" und „integrierte Versorgungsnetze"

Eingezwängt zwischen „Standortwettbewerb" und Verteilungsauseinandersetzungen läuft die Bilanz der bundesdeutschen Gesundheitspolitik der vergangenen Jahre auf den Wettbewerb zwischen Krankenkassen, erste Öffnungen im Leistungs- und Vertragsrecht und den Versuch, die Beitragssätze stabil zu halten, die paritätische Finanzierung auszuhöhlen und zusätzliche Einnahmequellen zu Lasten von Patienten zu erschließen, hinaus. Die dominierenden Kritikpunkte beziehen sich auf die Gefahren der Risikoselektion im Kassenwettbewerb und der Demontage des Solidarprinzips sowie auf einen mangelnden Wettbewerb auf der Angebotsseite. Die Hoffnungen richten sich auf die Entwicklung von wirtschaftlicheren, innovativen und verzahnten Versorgungsstrukturen. Es zeichnet sich ab, daß die Versorgungslandschaft heterogener wird (vgl. Wasem 1998).

Gegenüber der politisch dominierenden, verengten Auseinandersetzung mit dem Wettbewerb, in der es bei prinzipieller Zustimmung lediglich um seine „richtige" Form geht, wird er allerdings auch grundsätzlicher kritisiert (vgl. Deppe 1998; Braun et al. 1998) und es existieren Überlegungen über den Aufbau von integrierten, regionalisierten, kooperativen, solidarischen und emanzipatorischen Versorgungsnetzen (vgl. z.B. Knoche & Hungeling 1998; ötv 1997; vdää/VDPP 1998), die in ihren Vorstellungen über die Existenz lokaler, konkurrierender Versorgungsnetze im Schlepptau des Kassenwettbewerbs hinausgehen.

In der Auseinandersetzung um das angemessene Leitbild für die zukünftige Entwicklung von Versorgungsstrukturen lohnt der Blick nach Schweden. Im schwedischen Gesundheitssystem sind alle Einwohner einheitlich über eine staatliche Krankenversicherung geschützt, während die Zuständigkeiten für die Finanzierung und Sicherstellung der medizinischen Versorgung weitestgehend auf regionaler Ebene in einer Hand liegen. Der größte Teil der Versorgungsleistungen wird in Einrichtungen des öffentlichen Sektors erbracht, und seit den 80er Jahren wurden die Spielräume zur regionalen Entwicklung der Versorgungsstrukturen erweitert, nachdem die Planungs- und Entscheidungsstrukturen zuvor auf staatlicher Ebene zentralisiert waren. Bieten sich die schwedischen Versorgungsstrukturen damit zum einen für eine Auseinandersetzung mit einem integrierten, regionalisierten Versorgungsnetzwerk an, ist zum anderen eine Auseinandersetzung mit einem Anbieterwettbewerb im Rahmen eines öffentlich regulierten Wettbewerbs möglich. Dementsprechende Reformen zu Beginn der 90er Jahre, u.a. beeinflußt durch die Reorgansiation des britischen NHS, galten den einen als Modernisierung und als positives Beispiel für die Implementierung von Wettbewerbsmechanismen, die gleichermaßen geeignet seien, erstarrte verbürokratisierte Strukturen zu dynamisieren, einen Beitrag zur Ausgabenbegrenzung und Effizienzsteigerung zu liefern, die Zufriedenheit der Bevölkerung mit dem Versorgungsangebot zu erhöhen und (im Gegensatz zu einem Wettbewerb auf der Krankenkassenseite) Gerechtigkeit (equity) in der medizinischen Versorgung zu erhalten (vgl. Saltman & Otter 1992; Saltman & Figueras 1997). Für Wettbewerbsgegner war allerdings der Neoliberalismus in den sozialdemokratischen Wohlfahrtsstaat eingezogen. Die Gesundheitsreformen hätten zum Ziel gehabt, politische Bündnisse wiederherzustellen, aber sie seien gerade für die Kostenkontrolle und die Gerechtigkeit gefährlich (vgl. Diderichsen 1997, Seite 67).

Vor der Auseinandersetzung mit dem schwedischen Gesundheitssystem unter dem Aspekt „integrierte Gesundheitsversorgung" und „öffentlich ulierter Wettbewerb" (public competition) werden im folgenden zunächst die politischen und ökonomischen Rahmenbedingungen skizziert, die auf den schwedischen Wohlfahrtsstaat und das Gesundheitssystem als einen seiner Bestandteile wirkten.

Die schweren 90er Jahre:
Zur politischen und ökonomischen Entwicklung

Noch Ende der 80er Jahre schien Schweden dem Siegeszug neoliberaler Ideologien in verschiedener Hinsicht zu trotzen. Der Sozialstaat war „universalistisch" (alle Einwohner waren einheitlich abgesichert) und Bestandteil eines „Mittelschichts-Wohlfahrtsstaats", in dem Leistungen nicht residual, sondern zur Zufriedenheit auch besser situierter BürgerInnen gewährt wurden. Ein weiteres Kennzeichen des hauptsächlich steuerfinanzierten Sozialstaates war, daß soziale Dienstleistungen (einschließlich der medizinischen Versorgung) in großem Umfang im öffentlichen Sektor erbracht wurden. Auch das Gesundheitssystem konnte als Bestandteil eines sozialdemokratischen Wohlfahrtsstaatsregimes (vgl. Esping-Andersen 1990) betrachtet werden, in dem die Ausformung des Sozialstaats Ausdruck und stabilisierender Faktor der politischen Machtverhältnisse war. Seit den 30er Jahren regierte die sozialdemokratische Partei SAP mit lediglich zwei Ausnahmen (1976 bis 1982 und 1991 bis 1994). Ihre Wahlerfolge in den 80er Jahren, als die sozialdemokratischen Parteien in zahlreichen anderen Ländern in eine Krise gerieten, konnten mit politischen Ressourcen und dem Regierungsgeschick der SAP begründet werden (Esping-Andersen 1990; Merkel 1993). Daß die offene Arbeitslosigkeit in Schweden noch 1990 bei einer hohen Erwerbsbeteiligung unter zwei Prozent lag, wurde als Beleg dafür herangezogen, daß politische Machtverhältnisse Einfluß auf die Entwicklung der Arbeitslosigkeit hatten. Gegner neoliberaler Ideologien konnten auf Schweden verweisen, wenn es darum ging zu belegen, daß ein ausgebauter Wohlfahrtsstaat mit einem großen öffentlichen Sektor und Vollbeschäftigung bei im internationalen Vergleich niedrigen Einkommensunterschieden möglich und ökonomisch nicht von Nachteil ist (z.B. Therborn 1991).

Dies änderte sich in der ersten Hälfte der 90er Jahre, als die SAP in der Regierung von einer Koalition aus konservativen und liberalen Parteien abgelöst wurde und Schweden gleichzeitig in die schwerste ökonomische Krise seit den 30er Jahren geriet. Der politische und der ökonomische Umschwung führten zu erheblichen sozialstaatlichen Einschnitten, und das Wohlfahrtsstaatsregime schien zu bröckeln. Das „schwedische Modell" verlor seinen Glanz und die Bilanz der SAP erschien in einem anderen Licht (vgl. z.B. Lindbeck 1997; Vartiainen 1998; Michelsen 1997). Das „von Schweden lernen" bekam eine neue Bedeutung (vgl. Feld 1997). Das „sozialdemokratische Modell der skandinavischen Länder" gilt als „im Verschwinden begriffen" und angenommen wird eine Konvergenz der unterschiedlichen Wohlfahrtsstaatstypen (Borchert 1998, Seite 167). Ehemals aus der Analyse Schwedens abgeleitete positive Einschätzungen über die Zukunft der Sozialdemokratie werden resigniert revidiert (Fenner 1998).

Andere haben die Hoffnung nicht aufgegeben und betrachten sozialstaatliche Kürzungen und einen Umbau als notwendige Konsolidierung im Sinn einer Stabilisierung (Köhler 1997; Petterson 1997). Die politische Entwicklung scheint diese Hoffnungen zu stützen. Der Linksrutsch in den Wahlen von 1994 zugunsten der SAP, die wieder in die Regierung einzog, war Ausdruck einer zunehmenden Zustimmung zur sozialstaatlichen Absicherung in Reaktion auf die neue soziale Unsicherheit in Folge der ökonomischen Krise und der stark gewachsenen Arbeitslosigkeit (Mau 1998). 1997 kündigte der sozialdemokratische Ministerpräsident Persson das Ende der Sparpolitik und zusätzliche Mittel für die soziale Absicherung und den öffentlichen Sektor an. In den Wahlen von 1998 hatte die SAP zwar erhebliche Verluste hinzunehmen, aber mit der Linkspartei (Vänsterpartiet) und der Christlich Demokratische Partei (Kristdemokraterna) waren zwei Parteien Wahlgewinner, die u.a. die soziale Sicherheit — einmal aus sozialistischer, einmal aus konservativer Sicht — als Thema hervorgehoben hatten (vgl. Regeringskansliet 1998).

Fraglich ist allerdings, wie die Auswirkungen des ökonomischen Einbruchs überwunden werden und in welchem Umfang es gelingt, die insbesondere mit dem deutlichen Anstieg der Arbeitslosigkeit verbundene verschlechterte soziale Lage verschiedener Bevölkerungsgruppen zu verbessern. Von 1991 bis 1993 verringerte sich das Bruttoinlandsprodukt (BIP) in drei aufeinanderfolgenden Jahren und lag erst 1995 wieder über dem von 1990 (soweit nicht anders angegeben, stammen die Zahlenangaben aus OECD Health Data 1998). Die Lohn- und Gehaltssumme blieb real noch 1996 hinter dem Volumen von 1990 zurück. Die Differenz zum verfügbaren Einkommen hat sich in den letzten Jahren erhöht. Die Bruttostaatsverschuldung erhöhte sich als Anteil am BIP von 44,3 Prozent 1990 auf 81,2 Prozent 1994. Seitdem ist sie rückläufig. Die Anzahl der unselbständig Beschäftigten verringerte sich zwischen 1990 und 1997 um 600.000 auf ca. 3,65 Millionen. Die Anzahl der Erwerbspersonen ist in diesem Zeitraum um 300.000 gesunken, die Zahl der Arbeitslosen erhöhte sich um 270.000. Damit stieg die Arbeitslosenquote von 1,7 auf 8,7 Prozent. Im öffentlichen Dienst verringerte sich die Anzahl der Beschäftigten um 350.000 Personen.

Schon Ende der 80er Jahre begannen sich in der Bevölkerung sozioökonomische Unterschiede auszuweiten. Mit der Krise setzte sich dieser Trend verstärkt fort. Besonders betroffene Bevölkerungsgruppen sind junge Menschen, Alleinerziehende und Immigranten. Ebenfalls verschlechtert hat sich die Situation für weniger qualifizierte Erwerbspersonen und Behinderte. Besonders betroffen von der veränderten Arbeitsmarktsituation sind auch in ihrer Arbeitsfähigkeit gesundheitlich eingeschränkte Menschen. Während die sozialstaatlichen Netze trotz erheblicher Kürzungen einem stärkeren Anstieg der Anzahl von Haushalten mit einem Einkommen unter der Armutsgrenze entgegenwirkten, sind die Armen in den 90er Jahren ärmer geworden (Socialstyrelsen 1998a).

Während der Gesundheitszustand der schwedischen Bevölkerung im internationalen Vergleich (gemessen an der Mortalität, der Morbidität, der Säuglingssterblichkeit und dem subjektiven Wohlbefinden) gut ist, könnten sich die sozialen Probleme mittel- oder langfristig in gesundheitliche übertragen. Klagen über Schlafprobleme, Nervosität, Sorgen und Ängste haben zwischen 1988/89 und 1994/95 zugenommen. Junge Menschen klagen häufiger über Kopfschmerzen und Magenbeschwerden. Die Anzahl der Selbstmordversuche hat sich zwischen 1992 und 1995 erhöht. Befürchtet wird, daß schichtspezifische Unterschiede im Gesundheitszustand zunehmen könnten. Insbesondere bei Arbeiterinnen ist die Zahl derjenigen, die aufgrund von Langzeiterkrankungen erheblich in ihrer Arbeitsfähigkeit eingeschränkt sind, deutlich angestiegen (Socialstyrelsen 1998b).

Die Entwicklungen der öffentlichen Finanzen und des Arbeitsmarktes spiegelten sich in den Gesundheitsausgaben und der Beschäftigung im Gesundheitswesen wieder. Die (ausgewiesenen) Gesundheitsausgaben sanken und lagen real erst 1996 wieder über denen von 1990. Während das BIP von 1991 bis 1993 schrumpfte, blieben die Gesundheitsausgaben als Anteil am BIP stabil, bevor sie ab 1994 abnahmen. Zu berücksichtigen ist allerdings, daß durch zwei Reformen 1991/92 und 1993/95, die die Versorgungszuständigkeiten in der Altenpflege und von geistig behinderten Menschen betrafen, in größerem, nicht genau quantifizierbarem Umfang Ausgaben nicht mehr als Gesundheits- sondern als Sozialausgaben erfaßt wurden. Damit verband sich auch eine Verlagerung von Beschäftigten. Die zwischen 1990 und 1997 um etwas über 100.000 auf 344.302 sinkenden „Mann"jahre in den Gesundheitsberufen sind nicht allein auf einen Stellenabbau zurückzuführen. Die Anzahl von ÄrztInnen und ausgebildeten Pflegekräften erhöhte sich sogar (OECD 1994, Seite 273; OECD Health Data 1998).

Die öffentlichen Gesundheitsausgaben lagen als Anteil am BIP 1993 um 0,2 Prozent unter denen von 1990, 1995 fielen sie mit 7,1 Prozent um 0,8 Prozent geringer aus. Ihr Anteil an den Gesundheitsausgaben fiel von 89,9 Prozent 1990 auf 83,3 Prozent 1997. Mit dem verringerten Finanzierungsanteil der öffentlichen Ausgaben sank auch die Erstattungsquote für die durch die Krankenversicherung abgedeckten Leistungen. Sie begann schon in der zweiten Hälfte der 80er Jahre zu fallen. Nach 95 Prozent 1985 erreichte sie 1997 noch 86 Prozent. Im Gegenzug erhöhten sich die Gebühren für die Inanspruchnahme medizinischer Leistungen und verschreibungspflichtiger Medikamente. Bei einer vereinzelten Inanspruchnahme sind sie finanziell spürbar, allerdings ist die Obergrenze für innerhalb von zwölf Monaten insgesamt maximal zu entrichtenden Zuzahlungen niedrig (vgl. Schwedisches Institut 1997; WHO 1996). Während nicht nachgewiesen ist, daß notwendige medizinische Konsultationen aufgrund der bestehenden Gebührensätze aus finanziellen Gründen bei Bevölkerungsgruppen mit niedrigem Einkommen in größerem Umfang unterblieben sind, besteht die Gefahr, daß es bei einer weiteren Anhebung dazu kommen könnte (Socialstyrelsen 1998b, Seite 286f).

Zum Wandel der Zielsetzungen in den Reformen der medizinischen Versorgungsstrukturen

In der gesundheitspolitischen Diskussion wurden zu Beginn der 90er Jahre zwar grundsätzliche Systemalternativen zur bestehenden Krankenversicherung und der Verteilung der politischen Zuständigkeiten und Verantwortlichkeiten diskutiert (vgl. Forsberg 1993; Glennerster & Matsaganis 1994). Schließlich blieb es jedoch, wenn auch mit Modifikationen, beim integrierten, öffentlichen und zunehmend regionalisierten Gesundheitssystem. In der medizinischen Versorgung nehmen die 23 lanstings (Provinziallandtage) eine zentrale Rolle ein. Die Provinzen sind Gebietseinheiten zwischen den Kommunen und dem schwedischen Staat, mit in der Regel zwischen 250.000 und 550.000 Einwohnern. Die Provinziallandtage werden alle vier Jahre gewählt. Ihre umfassendste Aufgabe ist, die medizinische Versorgung ihrer jeweiligen Bevölkerung zu gewährleisten.

Schritt für Schritt wurden den Provinziallandtagen in der Vergangenheit immer mehr Aufgaben in der medizinischen Versorgung und auch in deren Finanzierung übertragen. Der größte Teil der Gesundheitsausgaben wird aus einer von den Provinziallandtagen erhobenen Einkommenssteuer finanziert. Sie betreiben gleichzeitig den größten Teil der Gesundheitszentren und Krankenhäuser. In den 80er Jahren wurden staatliche Vorschriften zur Organisation der medizinischen Versorgung dereguliert und den Provinziallandtagen wurden größere Entscheidungsspielräume eröffnet. Staatliche Aktivitäten beschränkten sich stärker auf Rahmenvorgaben, Zielsetzungen und Evaluierungsmaßnahmen. Die Provinzen sind in Distrikte eingeteilt, in denen die ambulante Versorgung der Bevölkerung sichergestellt werden soll. In diesen befinden sich Gesundheitszentren, aber in der Regel auch kleinere Krankenhäuser (Distriktkrankenhäuser) der Regelversorgung. In der Provinz existiert wenigstens ein Provinzialkrankenhaus für die Schwerpunktversorgung. Mehrere Provinzen bilden eine Gesundheitsregion mit einem Krankenhaus der Maximalversorgung, in der Größenordnung von 900 Betten für die akut-stationäre Versorgung. In einigen Provinzen wurden die Zuständigkeiten zur Sicherstellung der medizinischen Versorgung auf die Ebene der Distrikte verlagert (Anell 1995; WHO 1996).

Zu Beginn der 80er Jahre wurde das schwedische Gesundheitssystem in mehreren Punkten kritisiert: Es war krankenhauszentriert, wurde von Fachärzten dominiert, die Primärversorgung und Prävention galten als unterentwickelt und auf die Macht sowie die Interessen von ärztlicher Profession und Verwaltung wurde zurückgeführt, daß die Erwartungen und Bedürfnisse der schwedischen Bevölkerung bzw. der Patienten nicht ausreichend erfüllt wurden (vgl. Diderichsen 1982; Hammarström & Janlaert 1983). Unter anderem diese Kritikpunkte (dazu kamen nicht zuletzt ökonomische Erwägungen) führten Anfang der 80er Jahre zu Bemühungen, die Primärversorgung und präventive Maßnahmen auszubauen, Primärversorgung und stationäre Versorgung anders miteinander zu verzahnen, die medizinische Versorgung mit anderen sozialen Dienstleistungen zu verknüpfen und im Rahmen einer Dezentralisierung von Entscheidungskompetenzen auch partizipative Strukturen aufzubauen, um auf diesem Weg den Einfluß schwedischer Bürger auf die medizinische Versorgung zu erhöhen (Brogren & Saltman 1985).

Im Hinblick auf das Ziel, die Ausgaben zu begrenzen, waren die Bemühungen erfolgreich. Als Anteil am BIP erreichten die Gesundheitsausgaben in Schweden 1982 mit 9,6 und die öffentlichen Gesundheitsausgaben mit 8,8 Prozent des BIP ein Maximum. 1990, also noch vor dem umfassenderen Einsatz von Wettbewerbsmechanismen, lagen die Gesamtausgaben bei 8,8 und die öffentlichen Ausgaben bei 7,9 Prozent. In geringerem Umfang gelang es auch, Mittel vom Krankenhaus zur Primärversorgung und zugunsten der Pflege umzuschichten. Der Anteil der Gesundheitsausgaben für die stationäre Versorgung verringerte sich zwischen 1980 und 1990 von 50 auf 40 Prozent. Demgegenüber erhöhten sich die Ausgabenanteile für die ambulante ärztliche Versorgung von 6,5 auf 11,4 und die für die Pflege von 12,7 auf 17 Prozent (Schneider et al. 1995). Dennoch ist festzuhalten, daß der Anteil von Allgemeinärzten unter den Ärzten mit 20 Prozent gegenwärtig noch immer niedrig ist und die Anzahl der Patientenkontakte mit einem Allgemeinarzt mit zwischen 2,7 (1982) und 3 (1992) ebenfalls gering ausfällt (BRD in den 90er Jahren etwas über 6) (OECD Health Data 1998).

Mit den „Erfolgen" in der Ausgabenbegrenzung im stationären Sektor und mit der Zielsetzung, die Mittel bevorzugt zur Versorgung alter und chronisch kranker Patienten einzusetzen, verbanden sich allerdings Probleme. Für mehrere selektive chirurgische Eingriffe begannen sich Wartezeiten zu verlängern. Diese Wartezeiten und eine wachsende Unzufriedenheit der Bevölkerung mit dem öffentlich erbrachten Dienstleistungsangebot wurde politisiert bzw. zum politischen Problem. Viele Schweden äußerten in Umfragen ihre Unzufriedenheit mit dem Gesundheitssystem. Die politischen Akteure auf der Ebene der Provinzen sahen sich mit dem Problem konfrontiert, daß die Gesundheitsausgaben nach dem Willen der Regierung nicht erhöht werden sollten, staatliche Transferzahlungen gekürzt wurden, und sie selber als Verantwortliche vor Ort unter politischen Druck gerieten. Diese Konstellation untergrub das Vertrauen in politische Lösungen und ebnete Überlegungen über die Einführung von Wettbewerbsmechanismen den Weg (Diderichsen 1997).

Über die 80er Jahre hinweg trat die Partizipation der Bürger hinter das Anliegen zurück, das Management des öffentlichen Sektors und damit auch der medizinischen Versorgung zu verbessern, um die Qualität der Leistungen und die Effizienz der Leistungserbringung zu erhöhen. Das öffentliche Dienstleistungsangebot sollte „kundenorientierter" erbracht werden (vgl. Naschold 1995; Riegler & Naschold 1997). Gegen Ende der 80er Jahre verstärkten sich Forderungen, Patienten mehr Möglichkeiten einzuräumen, unter den Einrichtungen der medizinischen Versorgung wählen zu können. Nach dem Regierungswechsel 1991 wurde dieses Ziel ambitionierter vorangetrieben. Die konservativ-liberale Regierungskoalition trat u.a. mit den Ankündigungen an, die Kapitalverwertungsbedingungen im privatwirtschaftlichen Sektor zu fördern, den öffentlichen Sektor umfassend zu reorganisieren und Teile seiner Leistungen zu privaten Anbietern auszulagern. Ein gesundheitspolitisches Kernprojekt war die Einführung eines Hausarztsystems, über das die positiv assoziierten Zielsetzungen „Hausarzt" und „Primärversorgung" mit dem Recht zur freien Niederlassung verbunden wurde (zuvor konnten die Provinziallandtage Niederlassungen regulieren), um auch auf diesem Weg das private Angebot zu fördern (vgl. Preusker 1996). Waren die medizinischen Versorgungseinrichtungen zuvor für die Versorgung der Bevölkerung in einer Region zuständig und die Möglichkeiten der Bevölkerung, zwischen den Anbietern medizinischer Leistungen zu wählen, dementsprechend eingeschränkt, sollte „das Geld mit den Patienten fließen" und die konkurrierenden Anbieter zwingen, den Bedürfnissen der Patienten stärker Rechnung zu tragen. Gleichzeitig nahmen — bei erheblichen Unterschieden zwischen den einzelnen Provinzen — Experimente mit Auftraggeber-Auftragnehmer-Modellen zu. In dem integrierten System wurden Gremien gebildet, die für den Einkauf von Leistungen der Bevölkerung eines Distrikts oder einer Provinz zuständig waren. Die Versorgungseinrichtungen, insbesondere Krankenhäuser, sollten als Anbieter medizinischer Leistungen um Versorgungsverträge konkurrieren. Auch private Anbieter sollten einbezogen werden. In den Verträgen wurden Leistungsumfang, Leistungsqualität und die Erstattungssätze festgelegt. Fallpauschalen auf der Basis von DRG´s wurden ebenso eingeführt wie interne Märkte, z.B. für Laborleistungen in Krankenhäusern oder in Form von „Mieten" für Räumlichkeiten.

Als die SAP 1994 wieder in die Regierung einzog, behielt sie die Trennung zwischen Käufern und Anbietern medizinischer Leistungen bei. Die Patienten haben weiterhin die Möglichkeit, zwischen den Versorgungseinrichtungen innerhalb einer Provinz und zum Teil auch darüber hinaus zu wählen. In der Verwendung der für die zur Verfügung stehenden, nun knapperen Ressourcen gewannen jedoch Ansätze zur verbesserten Koordination und Planung wieder an Gewicht. Die Niederlassungsfreiheit wurde wieder abgeschafft bzw. die jeweilige Handhabung den Provinziallandtagen überantwortet. Zum großen Teil übernahmen öffentlich angestellte Ärzte die Hausarztrolle. Es gab wieder verstärkt Anstrengungen, das Angebot medizinischer Leistungen in einer Versorgungskette miteinander zu verzahnen. In anderen Provinzen gingen die „Einkäufer" über ihre Rolle hinaus und intervenierten direkt auf der Angebotsseite. Eine einzelwirtschaftliche Konkurrenz der Krankenhäuser im Sinn der Orientierung an „profit centern" wurde teilweise dadurch konterkariert, daß mehrere Krankenhäuser einem gemeinsamen Management unterstellt wurden. Mehrere Provinzen sind dazu übergegangen, das Versorgungsangebot über ihre jeweiligen Grenzen hinaus gemeinsam zu organisieren. Die Entwicklung der Versorgungsstrukturen wurde nicht mehr von „großen" gesundheitspolitischen Entwürfen, sondern von zahlreichen dezentralen Experimenten und Weichenstellungen in den Provinzen vorangetrieben (vgl. Brommels & Einevik-Backstrand

1995; Brommels 1995 u. 1997; Diderichsen 1997; Holmström 1996; WHO 1996).

Integriertes Gesundheitssystem und/oder „public competition"?

Gemeinsam mit v. Otter vermutete Saltman (1992, Seite 16ff) eine Konvergenz der Gesundheitssysteme — in Richtung „geplanter Märkte". Der öffentliche Sektor sei erstarrt, unflexibel, nicht effizient, er trage den Erwartungen der Bürger nicht Rechnung und setze sich damit der Kritik und politischen Angriffen aus. Als Gegenkonzept zu neoklassischen Modellvorstellungen, deren Wert für Gesundheitsreformen sie bestreiten, stellten v. Otter und Saltman ihr „public competition"-Konzept vor und vertraten die Auffassung, daß sich ein Paradigmenwandel andeute und die schwedischen Reformen in diese Richtung weisen könnten. Unter Rückgriff auf Hegel erhofften sie sich, daß die „These" der Planung mit der „Antithese" des Neoliberalismus in eine „Synthese" münden könnten, die ihrerseits die Basis für eine „strategische Reform" wäre, in der es in einem dynamischen Prozeß zu fortwährenden organisatorischen Veränderungen käme. „Ein anderer Weg, strategische Reformen zu konzeptionalisieren, wäre, daß sie einen Prozeß der ‚kreativen Restrukturierung' in einem öffentlich betriebenen Gesundheitssystem hervorbringen würden, ähnlich aber ohne die sozialen Konsequenzen, die mit Schumpeters Begriff der ‚kreativen Zerstörung' verbunden sind." (Saltman & Otter 1992, Seite 10; eigene Übers.). Ob oder unter welchen Bedingungen dies möglich, ist umstritten. Auch an der Eigendynamik im Sinn der „strategischen Reform", als Entlastung von politischen Entscheidungen und Interessenkonflikten, ist zu zweifeln.

Im Zusammenhang mit der Einführung von Wettbewerbsmechanismen gab es Befürchtungen, daß sich die Qualität der Versorgung verschlechtern oder es im Zusammenhang mit DRGs zu vorzeitigen Entlassungen kommen könnte. Schließlich wurde auch der Verdacht geäußert, daß einzelne Indikationsstellungen für Krankenhausbehandlungen ausgeweitet worden seien (Diderichsen 1997). Die Befürchtungen ließ sich jedoch nicht belegen, auch wenn eine Umfrage unter Ärzten in Stockholm andeutet, daß „Kostenbewußtsein" an Einfluß auf ärztliches Handeln gewonnen hat. Interessanterweise äußerten die befragten Ärzte auch die Vermutung, daß es zwar nicht aufgrund der DRGs, aber im Anschluß an die Ädel-Reform zu Nachteilen für alte Patienten gekommen sei. Mit der Ädel-Reform wurden die Kommunen für die Altenpflege zuständig. Um einer Fehlbelegung von Krankenhausbetten entgegenzuwirken, hatten nun die Kommunen finanziell für einen verlängerten Krankenhausaufenthalt aufzukommen, der nicht mit der medizinischen Notwendigkeit, sondern mit mangelnden Pflegekapazitäten begründet wurde. Die durchschnittliche Verweildauer alter Patienten verkürzte sich und der Anteil der Krankenhaus-Pflegetage für die alten und sehr alten Patienten verringerte sich. Parallel dazu wurde aber eine Zunahme der (Wieder-)Einweisungen berichtet (Quaye 1996).

Die Auswirkungen von Wettbewerbsmechanismen unter Effizienzgesichtspunkten sind umstritten. Auf der einen Seite steht die These, daß sie in der stationären Versorgung die Produktivität erhöht und so dazu beigetragen hätten, Wartezeiten abzubauen. Tatsächlich erhöhte sich die Fallzahl bei verschiedenen operativen Eingriffen erheblich. Kritiker merken allerdings an, daß diese schon vor der Einführung der Auftraggeber-Auftragnehmer-Modelle und auch in Provinzen, die sie nicht eingeführten, zuzunehmen begonnen hätten. Der Einfluß des Wettbewerbs ließe sich auch nur schwer von anderen Reformmaßnahmen isolieren. So wurde 1992 ein Gesetz verabschiedet, in dem Patienten bei einer Anzahl operativer Eingriffe eine maximale Wartezeit von drei Monaten garantiert wurde. Zu diesem Zweck wurden zusätzliche Mittel bereit gestellt. Wurde der Eingriff nicht innerhalb dieser Zeit durchgeführt, hatten die Wartenden die Möglichkeit, die Leistungen eines anderen als des vorgesehen Krankenhauses in Anspruch zu nehmen — auf Kosten der ursprünglich vorgesehen Einrichtung. Aber auch eine Untersuchung über die Effizienzeffekte dieser Regelung stellen einen einfachen Zusammenhang zu Reformmaßnahmen in Frage (vgl. Brommels & Einevik-Backstrand 1995; Tambour 1997).

Festzuhalten ist, daß das Aktivitätsniveau zunahm. Damit verbunden, auch verknüpft mit der wiedereröffneten Niederlassungsfreiheit, drohten jedoch die Ausgaben zu steigen. Bei angespannteren öffentlichen Haushalten hatten viele der politisch Verantwortlichen das Gefühl, die Kontrolle über die Ausgaben zu verlieren. Die Abkehr von ambitionierteren Wettbewerbsmodellen erfolgte, weil diese nicht (kurzfristig) zu geringeren Ausgaben beizutragen schienen. Die knappen Mittel sollten demgegenüber politisch gesteuert und gezielt eingesetzt werden (Whitehead et al. 1996).

Die Erfahrungen mit den Wettbewerbsexperimenten zeigten, daß eine politische Koordination nicht überflüssig, aber unter Konkurrenzbedingungen erschwert wurde. Zumindest wurde es nicht erleichtert, den strukturellen Wandel voranzutreiben, Mittel umzuschichten und Überkapazitäten im stationären Sektor abzubauen (vgl. Anell 1995). Eine wettbewerbsorientierte Steuerung im Rahmen der Auftraggeber-Auftragnehmer-Modelle barg ebenfalls Probleme (Ståhlberg 1997).

Obgleich die schwedischen Erfahrungen mit dem öffentlich regulierten Wettbewerb in der ersten Hälfte der 90er Jahre durch die besondere Situation des Wirtschaftseinbruchs beeinflußt wurden und die zukünftige Entwicklung offen ist, stellt sich für die bundesdeutsche Diskussion beim derzeitigen Stand des Gesundheitssystems die Frage, ob das Leitbild eines integrierten, öffentlichen und regionalisierten Gesundheitssystems nicht wichtiger und attraktiver ist als die Auseinandersetzung mit einem Wettbewerb auf der Anbieterseite. In der schwedischen Debatte waren die eingeschränkten Wahlmöglichkeiten für Patienten, das Fehlen eines Hausarztes, eine verbesserte Kostenkontrolle durch eine Trennung von „Käufern" und Anbietern und die Einführung einer Regulierung durch Verträge von Bedeutung. Diese „Mängel" existieren im Rahmen der GKV nicht. Statt dessen existieren im bundesdeutschen Gesundheitssystem eine Reihe von Problemen, die sich in Schweden nach der Einführung der Wettbewerbsmechanismen abzuzeichnen schienen: Ausgaben zu begrenzen, Überkapazitäten abzubauen, strukturelle Reformen voranzutreiben.

Das Interessante an der schwedischen Versorgungsstruktur ist, daß sie (idealtypisch) statt eines Wettbewerbs auf der Basis ökonomischer Anreizmechanismen einen politischen Wettbewerb ermöglicht. In dem System sind die Verantwortlichkeiten und Kompetenzen klar verteilt. Es existieren Anreize, Ausgaben zu begrenzen und die Versorgung zu optimieren: Die Provinziallandtage erheben Steuern, die sich zwischen den Provinzen unterscheiden und gegenüber Wählern als Kriterium für eine „gute Politik" herangezogen werden können; gleichzeitig sind die Provinziallandtage auch für eine „gute" Versorgung verantwortlich. Der Bürger ist sowohl Steuerzahler als auch potentieller Patient — und er ist Wähler: Die provinzialen Politiker müssen dem Rechnung tragen. Die regionalisierte Struktur mit dezentralisierten Kompetenzen bei einer zentralstaatlichen Evaluierung erlaubt sowohl Experimente mit unterschiedlichen Organisationsformen und -netzwerken in den einzelnen Provinzen als auch systematische Leistungsvergleiche zwischen ihnen. Insofern ließe sich eine andere Art des Wettbewerbs, zwischen den Provinzen und den jeweils verantwortlichen Politikern, austragen. Während Bürger und Patienten sich damit konfrontiert sehen, daß ihre Möglichkeiten der Einflußnahme durch die Interessen der ärztlichen Profession, der Krankenkassen oder auch der öffentlichen Verwaltung eingeschränkt (zu) werden (drohen), bieten regionalisierte Entscheidungsstrukturen demgegenüber die Möglichkeit, Transparenz zu erzeugen und eine Einflußnahme zu ermöglichen. Wer das als weit weg von den gegenwärtigen Strukturen des bundesdeutschen Gesundheitssystems und dementsprechend illusorisch ansieht, sollte sich zumindest auch mit der Realitätsnähe des Begriffs „solidarischer Wettbewerb" auseinandersetzen. Das schwedische Beispiel legt nahe, daß der Umgang mit knappen Ressourcen unter egalitären Gesichtspunkten ein „mehr" an politischen Entscheidungsprozessen, Koordination und Kooperation verlangt.

Literatur

Anell A (1995) Implementing Planned Markets in Health Services: The Swedish Case. In: Saltman RB, Otter C von (Hrsg.) (1995): Implementing Planned Markets in Health Care. Balancing Social and Economic Responsibility. Buckingham. Seite 209-226

Bischoff J, Deppe F, Kisker KP (Hrsg.) (1998) Das Ende des Neoliberalismus? Wie die Republik verändert wurde. Hamburg

Borchert J (1998) Ausgetretene Pfade? Zur Statik und Dynamik wohlfahrtsstaatlicher Regime. Aus: Lessenich S, Ostner I (Hrsg.) Welten des Wohlfahrtskapitalismus. Der Sozialstaat in vergleichender Perspektive. Frankfurt a.M. und New York. Seite 137-176

Braun B, Kühn H, Reiners H (1998) Das Märchen von der Kostenexplosion. Populäre Irrtümer zur Gesundheitspolitik. Frankfurt a.M.

Brogren PO, Saltman RB (1985) Building primary care systems: a case study from Sweden. In: Health Policy 5: 313-329

Brommels M (1996) Grassroots wisdom. In the Nordic countries, local initiatives can often be more important than central policies. In: european health reform Heft 3, Seite 6

Brommels M (1997) All change. The Nordic countries have tried everything from ideology to restructuring — even individual willpower. In: european health reform Heft 5, Seite 11

Brommels M, Einevik-Backstrand K (1995) Sweden goes back to the future. Pragmatism and planning are now replacing ideological reform in the Swedish system. In: european health reform. Seite 8-9

Deppe HU (Hrsg.) (1983) Gesundheitssysteme und Gesundheitspolitik in Westeuropa. Frankfurt a.M. und New York

Deppe HU (1998) Konkurrenz-Solidarität-Umbau. Neoliberale „Umbau"-Politik und das Menschenrecht Gesundheit. In: Bischoff J, Deppe F, Kisker KP (Hrsg.) Das Ende des Neoliberalismus? Wie die Republik verändert wurde. Hamburg

Diderichsen F (1982). Ideologies in the Swedish Health Care Sector Today: The Crisis of the Social Democracy. In: International Journal of Health Services 12: 91-200

Diderichsen F (1997) Marktreformen im Gesundheitswesen und die Beständigkeit des Sozialstaates. Die schwedische Reform im internationalen Kontext. In: Jahrbuch für Kritische Medizin 27. Gesundheit Bürokratie Managed Care. Hamburg. Seite 53-70

Esping-Andersen G (1990) The Three Worlds of Welfare Capitalism. Cambridge

Feld R (1997) Von Schweden lernen... In: Blätter für deutsche und internationale Politik, 42/7: 1104-1112

Fenner C (1998) Parteiensystem und Politische Kultur. Schweden in vergleichender Perspektive. Berlin

Forsberg BC (1993) Health Care Financing in Sweden — What we can expect from the future. In: Health Care and the Common Market. Proceedings of the 8th IAHP (Europa) Conference 1993 in association with Medical World. Seite 19-21

Hammarström A, Janlaert U (1983) Schweden. Aus: Deppe HU (Hrsg.) Gesundheitssysteme und Gesundheitspolitik in Westeuropa. Frankfurt a.M. und New York

Holmström S (1996) Priority Setting in Health Management in Sweden. In: eurohealth, 2/1: 30-32

Knoche M, Hungeling G (1998) Soziale und ökologische Gesundheitspolitik. Standorte und Grundlagen einer grünen Gesundheitspolitik. Frankfurt a.M.

Köhler PA (1997) Dänemark und Schweden: Der „skandinavische Wohlfahrtsstaat" auf Reformkurs. Aus: Sozialer Fortschritt 46/1-2: 25-30

Lessenich S, Ostner I (Hrsg.) (1998) Welten des Wohlfahrtskapitalismus. Der Sozialstaat in vergleichender Perspektive. Frankfurt a.M. und New York

Lindbeck A (1997) The Swedish Experiment. Journal of Economic Literature 35/3: 1273-1319

Mau S (1998): Zwischen Moralität und Eigeninteresse. Einstellungen zum Wohlfahrtsstaat in internationaler Perspektive. In: Aus Politik und Zeitgeschichte Heft 34-35, Seite 27-37

Merkel W (1993) Ende der Sozialdemokratie? Machtressourcen und Regierungspolitik im westeuropäischen Vergleich. Frankfurt a.M. und New York

Michelsen K (1997) Die gescheiterte Transformation des Schwedischen Modells. Marburg

Naschold F (1995) Ergebnissteuerung, Wettbewerb, Qualitätspolitik. Entwicklungspfade des öffentlichen Sektors in Europa. Berlin

OECD (1994) The Reform of Health Care Systems. A Review of Seventeen OECD Countries. Paris

ÖTV (1997) Perspektiven für eine integrierte Gesundheitsversorgung. Reutlingen

Quaye R (1997) Struggle for control. General practioners in the Swedish health care system. Aus: European Journal of Public Health 7: 248-253

Pettersson G (1997) Wohlfahrtsstaat ade? Das „Modell Schweden" im Umbau. Hamburg

Pfaller A, Gough I, Therborn G (Hrsg.) (1991) Can Welfare States Compete? A Comparative Study of Five Advanced Capitalist Countries. Hongkong

Preusker UK (1996) Gesundheitssysteme in Skandinavien. Eine aktuelle Darstellung des schwedischen, norwegischen und finnischen Gesundheitswesens. Bergisch-Gladbach

Regeringskansliet (1998) Swedish Election Guide 98

Riegler CH, Naschold F (Hrsg.) (1997) Reformen des öffentlichen Sektors in Skandinavien. Eine Bestandsaufnahme. Baden-Baden

Saltman RB (1997) Equity and Distributive Justice in European Health Care Reform. In: International Journal of Health Services 27/3: 443-453

Saltman RB, Figueras J (1997) European Health Care Reform. Analysis of Current Strategies. Kopenhagen

Saltman RB, Otter C von (1987) Re-vitalizing public health care systems: a proposal for public competition in Sweden. In: Health Policy 7: 21-40

Saltman RB, Otter C von (1992) Planned Markets and Public Competition. Strategic Reforms in Nothern European Health Systems. Buckingham

Saltman RB, Otter C von (Hrsg.) (1995): Implementing Planned Markets in Health Care. Balancing Social and Economic Responsibility. Buckingham

Schneider M, Biene-Dietrich P, Gabanyi M et al. (1995) Gesundheitssysteme im internationalen Vergleich. Ausgabe 1994. Augsburg

Schwedisches Institut (1997) The Health Care System in Sweden. (http://www.si.se/eng/esveriges/health.html)

Socialstyrelsen (1998a) Social Report 1997. National Report on Social Conditions in Sweden. Stockholm

Socialstyrelsen (1998b) Swedens Public Health Report 1997. Stockholm

Ståhlberg K (1997) Alternative Organisation öffentlicher Dienstleistungen in der skandinavischen Debatte: Skandinavien zwischen Behörden und Wahlfreiheitsmodell. In: Riegler CH; Naschold F (Hrsg.) Reformen des öffentlichen Sektors in Skandinavien. Eine Bestandsaufnahme. Baden-Baden. Seite 89-124

Tambour M (1997) The Impact of Health Care Policy Initiatives On Productivity. In: Health Economics 6: 57-70

Therborn G (1991) Sweden. In: Pfaller A, Gough, I, Therborn G (Hrsg.) Can Welfare States Compete? A Comparative Study of Five Advanced Capitalist Countries. Hongkong

Vartiainen J (1998) Understanding Swedish Democracy: Victims of Success? In: Oxford Review of Economic Policy 14/1: 19-39

Vdää/VDPP (Verein demokratischer Ärztinnen und Ärzte/Verein Demokratischer Pharmazeutinnen und Pharmazeuten) (1998) Perspektive Gesundheit. Thesen und Vorschläge zur aktuellen Gesundheitspolitik; Frankfurt a.M.

Wasem J (1998) Im Schatten des GSG: Gesundheitspolitik in der 13. Wahlperiode des Deutschen Bundestages — eine (vorläufige) Bilanz. In: Arbeit und Sozialpolitik 52/7-8: 18-30

Whitehead M, Gustafsson RÅ, Diderichsen F (1996) Why is Sweden Rethinking Its NHS-Style Reforms? Diskussionspapier. Karolinska Institut Stockholm

WHO (Regional Office for Europe) (1996) Health Care Systems in Transition. Sweden. Copenhagen

Statt eines Schlußworts

Hans-Georg Güse und Norbert Schmacke

Der vermißte Wandel

Brief an die nachfolgende Medizinergeneration

Noch immer oder schon wieder wird über die Reform der Ärzteausbildung gesprochen, auch wenn der letzte Anlauf zur Novellierung der Approbationsordnung soeben beerdigt worden ist. Wann immer wir von den Bedingungen hören, unter denen Ihr heute studiert, fühlen wir uns heftig an unsere eigenen ersten Semester im Medizinstudium erinnert, die mehr als dreißig Jahre zurückliegen. Wir waren studentische Zeitzeugen der Ausbildungsreform von 1970 und möchten Euch hiermit unsere Erfahrungen mit der eigenen Aus- und Weiterbildung im Kontext der Gesundheitsreformen mitteilen. Wenn wir an unsere ersten Monate in der Klinik denken und sie mit den heutigen Verhältnissen vergleichen, dann haben wir vollends den Eindruck, daß sich außer neuer Technik und höher spezialiertem Handwerk nicht viel verändert hat. Dies ist außerordentlich bedrückend, denn wir haben in den drei Jahrzehnten vieles anzustoßen versucht, um die Medizin in Praxis und Lehre zu verändern, und sahen uns dabei stets von einer kritischen Öffentlichkeit bestätigt, die jene Anstöße für längst überfällig hielt. Es stellt sich heute die Frage, ob wir zu schwach waren, die Kräfte der Beharrung falsch eingeschätzt haben, die falschen Argumente benutzt haben oder ob wir wesentliche Ansatzpunkte für eine Veränderung übersehen haben.

Motive und Ziele vor 30 Jahren

1. Unsere Motivation zum Medizinstudium wird sich nicht wesentlich von der Euren unterschieden haben: unser Ziel war, im späteren Beruf eine praktische, nützliche Tätigkeit mit hoher sozialer Anerkennung zu verrichten und eine vielseitige Kompetenz für die Lösung von medizinischen und Lebens-Problemen zu erlangen. Natürlich hatte auch die Zugehörigkeit zur „Ingroup" der Ärzte mit ihrer Nähe zu Menschen, ihrer „Allzuständigkeit" für das tägliche Leben, ihrer Verantwortung und ihren Privilegien eine hohe Attraktivität. („Fragen Sie Ihren Arzt oder Apotheker ...")

2. Der Stolz, Medizinstudenten zu sein, der uns zu Beginn des Studiums nach Überwinden des numerus clausus zunächst bewegte, wurde umgehend durch die Inhalte und Organisation des Studiums gebremst. Wir hatten den Eindruck, wieder in die Schule zu gehen, mit dem Unterschied, daß hier alles sehr viel kälter, abstrakter und beziehungsloser war. Dies war unser erster Schock. Er traf uns in den Semestern 1-4, als wir erkennen mußten, daß dieses Studium nichts mit unseren ursprünglichen beruflichen Zielen zu tun hatte und uns auch keine Orientierung für die Zukunft gab. Vielmehr ging es um die Anpassung an die Hierarchie und um das Trainieren von bestimmten Funktionen und Fähigkeiten, von denen wir primär nicht meinten, daß sie zum Beruf des Arztes gehörten.

3. Schon bald hörten wir von den Diskussionen um die „deutsche Bildungskatastrophe" (Picht), die durchaus etwas mit unserer eigenen Situation zu tun hatte. Weder die Gliederung der Ausbildung noch die Inhalte und Formen der Vermittlung entsprachen unseren Vorstellungen von einer Vorbereitung zum Arztberuf. Wir riefen zur Bildung eines Arbeitskreises Kritische Medizin (AKM) auf und waren erfreut, daß viele Kommilitoninnen und Kommilitonen ansprechbar waren. Offensichtlich kamen wir einem weit verbreiteten Bedürfnis nach. Der AKM wurde für etwa 10 Jahre der Ort, an dem wir über die Krise unserer Ausbildung, die mangelhaften Studienbedingungen, die Chancenungleichheit bei der Studienplatzvergabe, über den numerus clausus, besonders aber über die Krise der Medizin in unserer Gesellschaft diskutierten. Kritische Mediziner-Gruppen entstanden zeitgleich an vielen Universitäten und bereits 1969 stellten diese Gruppen den bundesweit aktiven Fachschaftsrat Medizin.

4. Wir endeckten, daß die Medizin jener Tage vor allem auf jenem Auge blind war: sie ignorierte die psychosoziale Dimension von Krankheit. So wie soziale Ungleichheit, Armut und Verelendung als Ursache von Krankheit in unserem Studium kein Thema war, blieben auch der „Krankheitsbegriff", die „Organisation des Gesundheitswesens", die „Arzt-Patient-Beziehung", die „Soziale Organisation Krankenhaus" und vieles mehr unbefragt. Nach und nach erschloß sich uns ein ganzes Bündel von Problemen, die uns als relevant für unser Studium und unsere spätere Praxis erschienen und die im AKM oder in Veranstaltungen der sich langsam entwickelnden Disziplin „Medizinsoziologie" erörtert wurden. Dabei erwies sich die Lektüre der Veröffentlichungen von Alexander Mitscherlich als Offenbarung, hatte er doch nicht nur die Nürnberger Ärzte-Prozesse dokumentiert, sondern auch in seinen Arbeiten zur Vergangenheitsbewältigung und zur kulturellen und psychosozialen Dimension von Krankheit Schrittmacherdienste geleistet. Zudem imponierte er uns als Persönlichkeit und war eines der wenigen Vorbilder in einer „vaterlosen Gesellschaft".

5. In den Auseinandersetzungen um die Studien- und Approbationsordnung von 1970, die Hochschulrahmengesetze und Hochschulreform erfuhren wir etwas vom Beharrungsvermögen der Hierarchien. Vor allem die Kliniken und ihre ordinarialen Strukturen begegneten uns wie vorsintflutliche Kolosse, die sich zwar durch die studentischen Unruhen etwas aus der Fassung bringen ließen, die aber die Krise letztlich erfolgreich aussaßen. Viele dieser Ordinarien und ihre Untergebenen verkörperten eine Medizin, die Angst machte, Angst vor der Macht, Unbehagen vor der Endgültigkeit fachlicher Urteile und vor ihrer Definitionsgewalt über Schicksale von Patienten und Mitarbeitern. Unser Widerstand gegen dieses System schlug sich in den schier unendlichen Sitzungen der Uni-Gremien nieder, die um neue Verfassungen mit Mitbestimmungsrechten rangen. (Die zunächst hoffnungsträchtigen Bündnisse zwischen Studenten, „fortschrittlichen" Assistenten und Hochschullehrern brachen zusammen, als die Zeit des Aufbruchs verrann.) Die Notstandsgesetze bestätigten uns schließlich in unserer Einschätzung, daß auf höchster Ebene versucht wurde, den Widerstand an den Universitäten und in anderen gesellschaftlichen Bereichen zu brechen und die Gesellschaft zu „formieren".

6. Ein zentrales Thema wurde die Beschäftigung mit der jüngeren deutschen Geschichte und den Verstrickungen der Medizin in den Nationalsozialismus. Wir gehörten zu der ersten deutschen Generation, die sich diesem Kapitel ohne offensichtliche Strafandrohung nähern durfte. Wir entdeckten die Abgründe von Lüge und Vertuschung, wir sahen noch einige Mittäter und Zeugen jener Zeit persönlich und uns dröhnten die Sprüche der Entlastung und Entschuldigung in den Ohren. In den philosophischen Fakultäten wurde über Faschismustheorien heiß debattiert. Teile dieser Theorien und die ans Licht gebrachten Tatsachen schwappten auch in unsere funktionale, „wertneutrale" Welt der Medizin herüber und erzeugten Fassungslosigkeit und Wut über soviel Menschenverachtung gerade bei jenen, welche die Humanität zum Leitbild ihres Berufs gemacht hatten. Wir entdeckten unter den ehrwürdigen, respektheischenden Verfechtern des ärztlichen Ethos auch Zuschauer, Dulder oder gar willige Helfer der KZ-Versuche. Wir diskutierten die Probleme der „falschen" und „richtigen" Autorität, des „autoritären Charakters", der Notwendigkeit und Fragwürdigkeit der Hierarchie im Krankenhaus und ihre Verbindung zum Geld.

7. Die Kommandostrukturen des Krankenhauses hatten wir in den Krankenpflegepraktika bereits hautnah erlebt und gefühlt, wie es den „kleinen Leuten" auf der Station, den sogenannten „medizinischen Hilfsberufen" erging und welche Verhaltensnormen von den verschiedenen Berufsgruppen verlangt wurden. Wir hatten etwas von dem Druck erlebt, den ein Chefarzt auf das Klima einer Station ausüben kann, aber auch etwas von der starken, zuweilen dominierenden Rolle der Stationsschwester. Anpassung, Maulhalten und Tabus beherrschten den Stationsalltag. Arbeitsrecht, Mitbestim-

mung, tarifliche Besoldung waren damals nur in Ansätzen vorhanden. Wir hatten die feste Absicht, in unseren späteren Funktionen zur Auflösung dieser Strukturen beizutragen.

8. Die Patienten wurden in diesem System „versorgt", d.h. ihnen wurde von Ärzten und Pflegekräften deutlich gemacht, was ihnen gut tat. Wir sahen, wie sich die Patienten diesem System anpaßten, mehr oder weniger freiwillig in kindliche Rollen zurückfielen und dabei häufig auch noch dankbar erschienen. Ihre Kommunikation mit den Ärzten war stets asymmetrisch: ihre Erkrankung beließ sie in einer hilflosen Empfänger-Rolle. Ärzte und Pflegepersonal zogen Bestätigung aus dieser Rollenaufteilung.

Wir suchten nach Erklärungsmustern für diese Verhältnisse und orientierten uns vorwiegend an Texten amerikanischer Medizinsoziologen. Aber da uns die amerikanische Soziologie suspekt war und wir die Veränderung der Basis unserer Gesellschaft (Kapitalismus) als Voraussetzung für die Reform des Überbaus (hier Strukturen des Gesundheitswesens) betrachteten, wandten wir uns wieder den tagespolitischen Aktivitäten und Auseinandersetzungen zu. Als der Chirurg Hans Mausbach 1971 öffentlich grundsätzliche Kritik an diesen Strukturen äußerte, (ARD-Bericht „Halbgötter in Weiß"), wurde es erstmals für einen von uns ernst: er wurde aus dem Dienst des Nordwest-Krankenhauses in Frankfurt als „Nestbeschmutzer" entlassen.

9. Die vorgenannten Phänomene hatten nach unserer damaligen Einschätzung eine gemeinsame Quelle: das privatwirtschaftlich organisierte, profitorientierte Wirtschaftssystem — den Kapitalismus, gemeinsamer Nenner aller Mißstände. Entsprechend heftig war unsere Kapitalismuskritk und unser Eifer, uns intellektuell mit dem Marxismus zu beschäftigen. Unsere Artikel in Studentenzeitungen, unsere Flugblätter und Wahlaufrufe für die Studentenparlamente konzentrierten sich auf die vorgenannten Themen und wir hatten damit den zeitgemäßen Erfolg. Nicht zuletzt studierten wir auch noch Medizin. Wir hatten den Ehrgeiz, ein gutes Examen zu machen und vor den Ordinarien, die wir kritisierten, auch fachlich zu bestehen. Schließlich wollten wir gute Ärzte werden, es besser machen als die Generation vor uns und uns möglichst nah an der Ideallinie bewegen, von der wir gestartet waren — ein anspruchsvolles Programm.

Bilanz

Nach Studium und mehr als 20 Jahren Berufspraxis sowie ebenso langen gesundheitspolitischen Aktivitäten auf verschiedenen Ebenen erscheint uns die Bilanz ziemlich ernüchternd.

1. Das Thema „Kostenexplosion" im Gesundheitswesen übertönt heute jede rationale Diskussion über Leistungen und Strukturen. Die Vokabel ist

uns nicht neu — sie wurde bereits 1970 erfunden. Das gesamte Feld der Medizin steht primär aus ökonomischen Motiven auf dem Prüfstand. Eine inhaltliche Diskussion wäre sicherlich nicht weiter beängstigend, wenn es den Ärzten und ihren Sprechern gelänge, mit Öffentlichkeit und Politik über die Rolle der Medizin in unserer Gesellschaft sinnvoll und produktiv zu streiten. Leider sind den meisten Delegierten der Kassenärzte und Ärztekammern aber die internen Verteilungskämpfe wichtiger. In der Folge werden die Proteste der Ärzte gegen politische und gesetzgeberische Eingriffe in das Gesundheitswesen ausschließlich als Lobbypolitik zugunsten rein ökonomischer Interessen wahrgenommen.

2. Die Medienschelte über die praktizierte Medizin hat zugenommen, immer mehr Menschen wenden sich von der sog. Schulmedizin ab und suchen Zuflucht bei alternativen oder esoterischen Behandlungskonzepten. Die Ärzteschaft ist bislang nicht in der Lage, diese Entwicklung als Krise ihrer Konzepte zu begreifen und neue Wege der Kommunikation mit den Patienten zu beschreiten. Nur in Ansätzen finden auch seriöse Debatten darüber statt, was mit „Qualität" einer medizinischen Behandlung gemeint sein kann und was Laien und Patienten dazu beitragen können. Bevorzugt ziehen sich Ärzte-, Krankenkassen- und Politikvertreter in „Expertengremien" in die Hinterzimmer zurück, um anschließend die „Leistungsempfänger" mit ihren Entscheidungen zu konfrontieren. Zögerlich wird der Patient als „Kunde" entdeckt und im gleichen Moment vermarktet. Unabhängige Patientenberatungsstellen haben Seltenheitswert.

3. Die Hierarchien in den Krankenhäusern haben sich konsolidiert. Chefärzte sollen im Rahmen der neuen „fortschrittlichen" Gesellschaftsformen der Krankenhäuser (z.B. GmbHs und Kapitalgesellschaften) noch zusätzliche Kompetenzen übertragen bekommen und als leitende Angestellte auch formal Personal- und Finanzentscheidungen treffen können. Die Kommunikationsprobleme zwischen ärztlichem und pflegerischem Bereich haben sich verschärft, auch weil der Pflegebereich in einem neu erwachten Selbstverständnis berechtigterweise die Abgrenzung zum ärztlichen Bereich sucht. Teamarbeit wird zwar allseits gefordert, aber selten umgesetzt. Mangelndes Training, Statuskonflikte und hektische Rotationspläne setzen einer echten Teamentwicklung enge Grenzen. Die Pläne für eine Strukturreform der Kliniken wurden von den ökonomischen Problemen überrollt und sind aus den Agenden der Politiker verschwunden.

4. Die Ausbildung der Studenten und Ärzte im Praktikum und die Facharzt-Weiterbildung sind angesichts der hohen Bewerberzahlen, der befristeten Arbeitsverträge, der ökonomischen Orientierung und der vielfältigen, fachlichen Spezialisierungen noch stärker zu einem Steuerungs- und Herrschaftsinstrument der Chefärzte, Oberärzte und Verwaltungen geworden. Für die aufsichtspflichtigen Ärztekammern ist nicht mehr kontrollierbar,

was in der Weiterbildung wirklich geschieht. Dies steht im fundamentalen Gegensatz zur öffentlich geforderten Qualitätssicherung.

5. Die Arbeitsbedingungen der Krankenhausärzte haben sich verschlechtert. Zwar wurden die Stellenpläne seit 1970 deutlich erweitert. Dafür werden aber immer mehr Patienten in immer kürzerer Zeit mit immer intensiveren und spezielleren Maßnahmen behandelt. Eine rationale Diskussion darüber, ob dies auch sinnvoll und notwendig ist, erscheint angesichts der Interessengegensätze nicht möglich. Die Anforderungen an die Qualität der Behandlung nehmen gleichfalls zu. Das Krankenhaus wird zu einer Gesundheitsmaschine. Die Gewerkschaften sind in die Defensive gedrückt und laufen zumeist hinter der Entwicklung her. Die Konkurrenz unter den Krankenhausärzten um Stellen, Karriere, Einfluß und Pfründe hat zugenommen, befördert die funktionalistische Auffassung vom Job und beeinflußt die Kommunikation zwischen Arzt und Patient negativ.

6. Die Strukturen des Gesundheitswesens haben sich in den letzten fünfundzwanzig Jahren nur marginal verändert. Stationärer und ambulanter Sektor bekämpfen sich, genauso wie Fachärzte und Hausärzte, obwohl die Themen Integration und Vernetzung seit dreißig Jahren auf den Tagesordnungen aller gesundheitspolitischen Tagungen stehen. Wie damals geht es auch heute um den Anteil am Honorarkuchen, um Macht und Einfluß, kaum jemals um die gemeinsame Verantwortung für die Patienten. Die Verteilungskämpfe sind härter geworden, da die finanziellen Zuwächse in den letzten Jahren geschrumpft sind. Hier schlagen gesellschaftliche Phänomene wie Massenarbeitslosigkeit und internationale Wirtschaftskonkurrenz durch. Die Bereitschaft, einen Konsens über das gemeinsame gesellschaftliche Ziel einer möglichst wirksamen, unschädlichen und kostengünstigen Beratung, Diagnostik und Therapie der Patienten zu erzielen, hat abgenommen.

7. Rationalität findet auch dort nur mühsam Raum, wo sie sich den Ärzten unmittelbar anbietet: in der von ihnen selbst zu verantwortenden Diagnostik und Therapie. Zwar konnte v.a. in den angelsächsischen und skandinavischen Ländern „evidence based medicine" zu einer breiten Bewegung werden, d.h. die Propagierung von wissenschaftlichen Entscheidungskriterien in den Feldern, die einer klassisch wissenschaftlichen Untersuchung von Effektivität und Schadlosigkeit zugänglich sind. In der Bundesrepublik allerdings besteht der Eindruck, daß diese Diskussion Ängste um die „Therapiefreiheit" des einzelnen Arztes auslöst. Es wird die Unvergleichbarkeit der „Fälle" beschworen, als wenn es keine Lehrbücher, Lehrmeinungen und Standards gäbe, die immer schon Handlungsanleitungen waren. Auch hier wird die Chance verpaßt, mit der Öffentlichkeit in einen Dialog über Möglichkeiten und Grenzen der Medizin zu treten. Der Mythos vom Arzt soll offensichtlich bewahrt werden, um ökonomische Handlungsfrei-

heiten zu konservieren. Unrealistische Versprechungen der Ärzte und überhöhte Erwartungen der Patienten gehen so allzu oft eine unheilvolle Allianz ein (Schmacke 1997).

8. Daß die Berufszufriedenheit der Ärzteschaft mittlerweile auf einem Tiefpunkt angekommen ist, verwundert in dieser Situation nicht. Ärztinnen unterliegen dabei nicht nur oft der bekannten Doppelbelastung. Sie erfahren zudem nach wie vor unmittelbare Benachteiligungen in ihrer beruflichen Laufbahn und leiden häufig an dem männlich dominierten, auf Maximalleistungen orientierten Kommunikationsklima. Sexismus gehört auch im Gesundheitswesen zum Alltag. Beide Geschlechter sind hoch frustriert von ihrer berufliche Praxis; Untersuchungen ergaben, daß weniger als ein Drittel aller Ärztinnen und Ärzte ihren Beruf wieder wählen würden (Dt. Ärzteblatt 1996, Seite C-731, Jonitz 1995 Seite 17, s.a. Henry 1998). Für diese Unzufriedenheit werden in der Literatur primär die Arbeitsbelastungen sowie die sozialen und ökonomischen Unsicherheiten angeführt. Wieweit sich hier aber auch die lange angestauten Probleme der ärztlichen Sozialisation, der schlechte Kommunikationsstil, der Verlust des ursprünglichen Arztbildes und die Defizite in den Beziehungen zu den Patienten Bahn brechen, harrt noch der Untersuchung. Fest steht, daß unzufriedene Ärzte keine guten Berater und Therapeuten ihrer Patienten sein können. Unzufriedenheit und Unlust führen einstweilen noch eher zu mangelnder Veränderungsbereitschaft, zum Trott in alten Routinen und zur Suche nach Kompensation außerhalb des Berufs als zur Forderung nach einem grundlegend reformierten Gesundheitswesen.

9. Es sind vorwiegend die Experten, die über die Reform des Gesundheitswesens diskutieren. So veröffentlicht ein hochkarätiger Rat von Sachverständigen der Bundesregierung jedes Jahr mehrere hundert kluge Seiten über notwendige Reformen. Es werden zahllose Tagungen und Symposien abgehalten und Entschließungen verabschiedet. Die Gesundheitsreformen aller Bundesregierungen reihen sich seit 1958 wie brüchige Perlen auf einer morschen Kette. Erfolge, die sich vornehmlich auf Sparziele beschränken sollten, wurden zwar jeweils beschworen aber nie erreicht. Es mußte stets nachgebessert werden. Die Strategie der Regierungen war zumeist, inhaltliche Veränderungen medizinischer Praxis über wirtschaftliche Verknappung und verstärkte Konkurrenz der Ärzte und Krankenhäuser herbeizuführen und der Auseinandersetzung um die Inhalte aus dem Weg zu gehen: eine verwirrte Öffentlichkeit und konsternierte Patienten blieben zurück.

10. Die Reformen werden wenig Erfolg haben, wenn wir keinen Zugang zur der komplizierten und verstrickten Kommunikation zwischen Patienten und ihren behandelnden Ärzten finden. Hier ist der Ort, wo Entscheidungen über Ansprüche und Leistungen, alternative Wege der Versorgung, soziale und psychische Unterstützung und Aufklärung gefällt werden. Hieraus

entwickeln sich Konsequenzen für den kurz- und mittelfristigen Gesundheitszustand des einzelnen Patienten, sein Gesundheitsbewußtsein, seine Zufriedenheit, seine psychische und soziale Situation, seine berufliche und familiäre Zukunft, sein Arztbild und seine „Patienten-Souveränität". Wir müssen die weniger paternalistischen Kommunikationsformen, das Zuhören, das ernstgemeinte Zulassen von Laienauffassungen zu Krankheit und Gesundheit dringend erlernen. All dies muß zentraler Gegenstand der Reform des Ausbildungs- und Versorgungssystems werden, gepaart mit strukturellen Veränderungen der Arbeitsorganisation in den Institutionen.

Das Lernen der Kommunikation — damals und heute

Diese Art von Kommunikation haben wir in unserem Studium weder gelernt noch aktiv erfahren — wir haben uns in Ermangelung professioneller Anleitung lediglich von unserem „gesunden" Menschenverstand leiten lassen. Aus Euren Berichten entnehmen wir, daß es Euch heute noch immer ähnlich geht. Wenn wir aus dem großen Kapitel Kommunikation zwischen Arzt und Patient das kleine Mosaiksteinchen „Information über die vorliegende Erkrankung und Empfehlung zur Medikation" betrachten, müssen wir feststellen, daß nur etwa 30% der Patienten mit klaren Vorstellungen über ihre Erkrankung und ihre weiteren Behandlungsschritte das Krankenhaus oder die Praxis verlassen (Luban-Plozza & Knaak 1979, Seite 51). Wir wissen gleichfalls, daß viele Patienten andere Wege gehen, als ihnen von „ihrem" Arzt „verordnet" wurde — sie verweigern die Medikamente oder suchen ohne Rücksprache parallel andere Therapeuten auf — vielfach Auswirkungen einer verunglückten Kommunikation.

Das Arzt-Patient-Verhältnis wird durch die „Asymmetrie" der Beziehung belastet, in der sich der Patient — soweit er nicht z.B. durch die Chronizität seiner Erkrankung zum Experten geworden ist — in der Rolle des Hilfesuchenden und Uninformierten befindet, während der Arzt die Rolle des Hoffnungsspenders und Retters einnimmt. Der Arztes soll zudem häufig noch fachlicher Experte, Berater, Dienstleister, Anlaufstelle für psychosoziale Probleme, neutraler Beobachter, Handwerker und Techniker in einer Person sein. Diese Erwartungen spielen erfahrungsgemäß von Fall zu Fall und in unterschiedlicher Gewichtung im Arzt-Patient-Verhältnis eine Rolle und heften sich an eine Arzt-Person, die selbst Voreinstellungen, Assoziationen, Emotionen, Konflikte und Erwartungen in die Beziehung zum Patienten einbringt. Kann an dieser Stelle der gesunde Menschenverstand genügen? Kann man dieses kompexe Thema mit ein paar Wochenstunden intellektueller Beschäftigung mit medizinischer Psychologie und Soziologie im vorklinischen Studium bearbeiten?

Kann es hingenommen werden, daß maßgebliche Ordinarien noch 1982 die ärztliche Sozialisation auf folgende Weise banalisieren: „Die für die Identität des Arztes entscheidenden Werte und Verhaltensweisen werden nicht «beigebracht», sondern man schnappt sie auf und zwar durch intensive und fortlaufende persönliche Kontakte mit Kollegen und Dozenten. Das gelingt aber nur, wenn einer möglichst großen Zahl von möglichst qualifizierten Hochschullehrern eine überschaubare Zahl von Studenten gegenübersteht" (Arnold u.a. 1982, Seite 20). Die Autoren meinen ferner, daß für „die Einbeziehung sozialer und psychologischer Elemente in die Diagnose und Therapie, die Erfassung des Menschen in seiner leib-seelischen Einheit durch den Arzt (...) neben gründlichen naturwissenschaftlichen Kenntnissen an erster Stelle nicht einfach ein Wissen, sondern eine Persönlichkeit (erforderlich ist), deren Charakterwärme sich aus Bildung und Geist ergibt." Soziologie und Psychologie seien daher aus dem Fächerkanon des Medizin-Studiums wieder zu beseitigen, da sie nicht zielführend seien (ebd. Seite 61).

Wege der Sozialisation

Unter dem Begriff der professionellen, ärztlichen Sozialisation ist der „Prozeß der Übernahme und Aneignung von Normen, Werten und Selbstverständnis der Profession, der Antizipation beruflichen Lebens sowie der Einübung in die entsprechenden professionellen Fertigkeiten zu verstehen. (...) Er umfaßt sowohl den Bereich der «kognitiven», instrumentellen und fachspezifischen Kompetenzen als auch den «affektiven» Bereich der normativ-sozialen Orientierung (...) und der berufsbezogenen Leitvorstellungen." (Helfen u.a. 1987, Seite 321; s. auch Merton u.a. 1957).

In der Literatur wird die Sozialisation von Medizinstudenten in der Regel als eine Geschichte von Brüchen und Schockerlebnissen beschrieben. Dem können wir aus eigener Erfahrung nur zustimmen.

Bemerkenswerterweise ähneln sich die Strukturen ärztlicher Ausbildung und Sozialisation international, denn auch amerikanische Studenten haben gleiche Erfahrungen gemacht und diese als überaus traumatisch erlebt (Shem 1978; Harrison 1982; Stoeckle 1987; Klass 1987; Konner 1987). Tatsächlich werden grenzüberschreitend und sicherlich nicht zufällig im Medizinstudium und später auch in der Klinik sog. Meta-Lernziele vermittelt und eine Sozialisation gefördert, die im elementaren Widerspruch zu den ursprünglichen Vorstellungen und Erwartungen der „Scholaren" stehen und zu den Schockerlebnissen führen. Schlimmer noch: Diese Lern- und Sozialisationsziele prägen wesentlich die spätere ärztliche Berufspraxis, vor allem die Beziehung zu den Patienten und zum therapeutischen Team.

Zugespitzt lassen sich aus unserer heutigen Sicht die Lern- und Sozialisationsziele folgendermaßen zusammenfassen:

1. Da mehr Lerninhalte in kurzer Zeit memoriert werden müssen als dies überhaupt möglich und sinnvoll ist, geht es um das sportliche Training des Kurzzeit-Gedächtnisses und notgedrungen um den Mut zur Lücke. *Die zu bewältigende Aufgabe heißt also:* Übe Gelassenheit im Umgang mit Wissenslücken oder täusche geschickt über Wissenslücken hinweg, optimiere mit kühlem Kopf das Verhältnis von (Lern-)Aufwand und (Prüfungs-) Erfolg — es kommt aufs Durchkommen, auf das Bestehen der Prüfung, nicht auf das Problemverständnis an. Diszipliniere Dich zum entscheidenden Zeitpunkt.

2. Viele Professoren haben sich dem individuellen Kampf gegen die „Studentenflut" verschrieben. Sie wollen selektieren und anhand selbstgewählter Kriterien die Zahl der Studenten reduzieren. *Die zu bewältigende Aufgabe heißt also:* Trainiere frühzeitig Deine Prüfungstechnik und versuche stets, nicht negativ aufzufallen, denn die Unauffälligen werden am wenigsten behelligt. Sei froh, wenn der Nachbar auffällt, dann wird der Prüfer von Dir abgelenkt.

3. Das Bestehen von Prüfungen ist wesentlich abhängig von einer Taktik des gezielten Lernens anhand von Antwortkatalogen und einer Beherrschung der Prüfungssituation. *Die zu bewältigende Aufgabe heißt also:* Lerne von Deinen Vorgängern und ihren Prüfungserfahrungen, merke Dir vor allem die Tricks und gerate nicht in Panik. Wenn Du mogelst, tue es geschickt und nur mit dem/r engsten Vertrauten. Prüfungen sind Teil des Wettbewerbs, der künftig Kern medizinischer Praxis sein wird.

4. Medizin ist keine exakte Wissenschaft, sondern beruht auf Erfahrungen einzelner, die diese irgendwann einmal dokumentiert haben. Lerninhalte werden also wesentlich von Dozenten definiert, auf deren Eitelkeiten, und Profilprobleme eingegangen werden muß, will man die Prüfungen überstehen. *Die zu bewältigende Aufgabe heißt also:* Lerne leiden ohne zu klagen und übe Dich im Umgang mit den (willkürlichen) Eigenheiten der großen Vorgesetzten. Widerstand macht nur Probleme. Vertraue auf Dich, daß auch Du diese Situation überstehen wirst. Folge den Anweisungen und orientiere Dich an der Tradition.

5. Ganz besonders wichtig in den mündlichen Prüfungen ist ein selbstbewußtes Auftreten, eine „ordentliche" Präsentation und eine angenehme Erscheinung. *Die zu bewältigende Aufgabe heißt also:* Erkundige Dich nach dem angemes-

senen und akzeptierten Stil des Auftretens und handele danach — die Präsentation hat große Bedeutung für den Erfolg — jetzt und in Zukunft.

6. Das Studium ist besonders zu Beginn vollgestopft mit Initiationsriten und unangenehmen Ritualen (anantomische Präparations-Kurse, Tierversuche, Befolgen von Hygieneritualen usw.) Dabei werden die „Scholaren" kritisch beobachtet sowie ihre psychische und physische Belastungsfähigkeit und ihre Fähigkeit getestet, sich im Berufsfeld angemessen zu bewegen. Dies ist häufig wichtiger als Kenntnisse und Fertigkeiten.

Die zu bewältigende Aufgabe heißt also: Bewältige negative Empfindungen und Gefühle und gib Dich völlig unbeeindruckt. Überspiele die Angst mit routiniertem Auftreten. Zeige keine Schwäche, denn diese wird als Versagen ausgelegt. Wer zur „Gilde" gehören will, muß einstecken können. Mut ist wichtiger als Bedenken zu äußern. Vermeide, mit anderen über Deine Gefühle zu sprechen — sie werden Dich nicht verstehen wollen. (Quasebarth 1997)

7. Im Krankenhaus werden vor allem die Fähigkeiten geprüft, sich in ein spezielles soziales Gefüge einzuordnen mit vielen ungeschriebenen Gesetzen und Handlungsmustern sowie hohem Konkurrenzdruck. Hier wird darauf geachtet, daß sich der oder die „Neue" bewährt, daß er/sie psychische und physische Belastungsfähigkeit und eine „lonely cowboy"-Mentalität beweist, Souveränität dort zu demonstrieren, wo Wissen und Fähigkeiten fehlen, Angst zu verdrängen, keine Diskussion über eigene Probleme zuzulassen, Routinetätigkeiten und das Management auf der Station zu beherrschen, als „guter Arzt" nach den hausinternen Kriterien zu erscheinen und einer mittelalterlichen Hierarchie zu dienen. Hier gilt nach wie vor der Satz von Mitscherlich: „Um auf die Medizinschulen zurückzukommen, die hierarchische autoritäre Struktur der Kliniken und Krankenanstalten ragt wie ein Stück des voraufklärerischen Absolutismus in die Gegenwart." (Mitscherlich 1966, Seite 39)

Die Funktion des Zynismus

Der Prozeß vom Studenten zum „Kliniker", häufig als Transformation bezeichnet, produziert „Zynismus" und viele Autoren berichten erstaunt darüber (z.B. Hafferty 1988 u. 1991, Quasebarth 1997). Zynismus tritt bereits zu Beginn des Studiums auf und verselbständigt sich bei vielen Kollegen im Laufe der Berufsjahre. Er wird zu einem ständigen Begleiter in Gesprächen unter Ärzten auf Kongressen und im Erfahrungsaustausch über Patienten. Zynismus ist nach landläufigem Verständnis die einseitige Verkündung einer Wahrheit bei (bewußter) Verletzung allgemeiner Normen. Zentrale Funktion des Zynismus ist die psychische Befreiung von diesen Normen. Im Falle der Mediziner erscheint der Zynismus als Versuch, aus den Rollenanforderungen, die häufig allzu quälend und erdrückend empfunden werden, zu entweichen (Conrad 1988). Da dies in der Öffentlichkeit kaum erlaubt ist, weil ein solches Verhalten den Status der Mediziner in Frage stellen könnte, taucht der Zynismus in der Regel nur unter „Gleichgesinnten" in Form von Witzen oder den „cadaver storys" auf.

Uns erscheint er als empfindlicher Gradmesser für die Spannung zwischen ursprünglichen Berufsvorstellungen und tatsächlicher Praxis (so z.B. im Studium) und zwischen empfundenen Patientenerwartungen und den Möglichkeiten darauf einzugehen (so z.B. in der Situation als Arzt in Krankenhaus und Praxis). Darüber hinaus ist der Zynismus ein Ventil für die als unausweichlich erlebten beruflichen Konflikte z.B. mit der Hierarchie, den ökonomischen Verhältnissen, den Mitarbeitern oder der Öffentlichkeit. Häufig enthält der Zynismus der Ärzte auch eine Portion Selbstbeschädigung, da jeder Angehörige der Berufsgruppe weiß, daß Zynismus eigentlich unethisch und daher nicht erlaubt ist. Zynismus ist letztlich das Ergebnis erzwungener Anpassung, wie dies Becker u.a. schon 1961 empirisch nachgewiesen haben.

Folgen der mangelnden Reflexion unserer Sozialisation

Auch wir haben diesen Transformationsprozeß durchlebt und wir waren schlecht darauf vorbereitet. Kennzeichnend ist, daß der Marburger Kongreß „Medizin und gesellschaftlicher Fortschritt" von 1972, der ans Ende unserer Studentenzeit fiel, das Thema Sozialisation systematisch aussparte, obwohl er sich grundsätzlich mit der Kritik am Ausbildungs- und Gesundheitssystem beschäftigte. Unter dem Thema „ärztliche Ausbildung" wurde nur der numerus clausus und die „demokratische Hochschulreform" abgehandelt (Deppe u.a. 1973). Was mit uns während der Ausbildung geschah, auf welche Sozialisationsziele hin wir ausgebildet worden waren, blieb ausgeblendet, obwohl die wegweisenden Untersuchungen zu dieser Zeit bereits veröffentlicht waren (z.B. Becker u.a. 1961).

Rückschauend müssen wir feststellen, daß wir die Mechanismen dieser Sozialisation nicht durchschauten. Uns gelang es zwar vorzüglich, einen intellektuellen Disput über die Strukturen des Gesundheitssystems und des Krankenhauses, über ökonomische und fachliche Modelle zu führen, wir haben aber — vielfach bis heute — nicht gelernt, mit den problematischen Facetten unserer Rollen umzugehen und dabei auch einen Blick auf uns selbst mit unseren Ängsten und Erwartungen zu wagen. Entsprechend hat sich auch unser Arztbild in einem ähnlichen Transformationsprozeß verschoben: vom patientenbezogenen Arztbild zu einem karriere- und wettbewerbsbezogenen, leistungsorientierten, funktionalen Arztbild, das nebenher vorzüglich in die Organisation Krankenhaus paßt (Sieverding 1992). Tatsächlich fällt auf, daß Ärzte erfahrungsgemäß fehlen, wann immer Veranstaltungen, Kurse und Gruppenarbeiten zur Kommunikation oder zum Problem der Arzt-Patient-Beziehung im Krankenhaus angeboten werden — sieht man von den seltenen Balint-Gruppen und den Treffen der ärztlichen Berufsgruppen ab, die sich professionell mit diesen Fragen beschäftigen.

Nach Eintritt in die Facharztausbildung am Krankenhaus sahen zwar viele von uns noch die Notwendigkeit, sich gewerkschaftlich zu organisieren und/oder in den Ärztekammern zu kandidieren. Innerhalb des Krankenhauses bemühten wir uns zudem um eine bessere Kooperation mit den anderen Berufsgruppen im Krankenhaus. Zwar entgingen wir im Lauf der weiteren Jahre auf diese Weise den schlimmsten Formen des Zynismus und der weit verbreiteten Unzufriedenheit mit dem Arztberuf. Unter der Routine und dem Einfluß der Verhältnisse haben allerdings auch wir die traditionellen Normen, Werte, Einstellungen und Rituale unseres „Berufsstandes" übernommen. Als wir schließlich selbst Ausbilder und Dozenten waren, haben wir sogar ähnlich gehandelt wie jene Ordinarien und haben sie an die jüngeren Kolleginnen und Kollegen weitergegeben — vielleicht manchmal sogar nach der Devise: Warum soll es Euch besser gehen als uns? Es wäre in diesem Zusammenhang sinnvoll gewesen, sich die Ergebnisse der Befragungen junger Ärzte im Praktikum anzuschauen, um auszuloten, mit welchen Arbeitsbedingungen, Ängsten und Überforderungen sie umzugehen haben (wobei das wirkliche Risiko oftmals die Patienten tragen). So berichtet z.B. ein Arzt im Praktikum: „Einarbeitungszeit sage ich jetzt mal: Eine Stunde. Das ist ein absoluter Witz, man wird im Prinzip ins kalte Wasser geschmissen (...). Am zweiten Tag wirst Du in der Ersten Hilfe eingesetzt (...). Du hast keine Ahnung und behandelst da die Erstverletzten (...)." (Klaus 1994, Seite 65).

In diesen Anleitungs- und Ausbildungssituationen werden die oben genannten Elemente der Sozialisation von Ärzten in die Praxis umgesetzt und stürzen uns in der Folge in immer die gleichen Kommunikationsprobleme innerhalb des Krankenhauses sowie mit Patienten und Öffentlichkeit.

Resultat der bisherigen Sozialisation zum Arzt ist last not least die Hinwendung zur Spezialisierung und die Abwendung vom Hausarztprinzip, allgemeiner: die Abneigung gegenüber komplexen Zusammenhängen und die Bevorzugung möglichst begrenzter, handwerklich betonter Aufgabenfelder. Der mühsame Kampf um die Etablierung der Allgemeinmedizin als einer Grunddisziplin mit einem eigenen Betreuungs- und Versorgungsauftrag legt Zeugnis ab von der Fehlorganisation der Aus- und Weiterbildung von Ärzten. Dabei geht die hohe Wertschätzung gegenüber hochspezialisierten Ärzten und Disziplinen einher mit der Neigung, sich in — vermeintlich oder tatsächlich — fachlich besser abgrenzbare Gebiete zu begeben, in denen es neben einer besseren Vergütung keine dezidierte und langstreckige Verantwortung für den „ganzen" Patienten mit all seinen Sorgen, Erwartungen und Verständnisschwierigkeiten gibt.

Wege aus der Einbahnstraße

Verbunden mit der 1970 erschienenen soziologischen Studie von Freidson zur professionellen Vorherrschaft von Ärzten innerhalb der gesundheitlichen Versorgung begann vor dreißig Jahren die Thematisierung der Krise der Ärzteprofession. Deutschland erreichte diese Debatte relativ spät, weil die Ärzteschaft lange Zeit ihre dominierende Rolle innerhalb der Selbstverwaltung der solidarischen Krankenversicherung wahrnehmen konnte und eine Krise hier nicht wahrgenommen wurde. Zur Profession gehört — Ärzte wollen dies häufig nicht wahrhaben — mehr als ein absolviertes Hochschulstudium. Die Gesellschaft fordert von der ärztlichen Profession ein allgemein akzeptiertes Erklärungsmuster für die vitale gesellschaftliche und individuelle Frage nach Gesundheit und Krankheit. Entsteht bei wichtigen gesellschaftlichen Gruppen der Eindruck, daß diese delegierte Aufgabe nicht zufriedenstellend bearbeitet wird, geht das Vertrauen in die Berufsgruppe Schritt für Schritt zurück und die Profession verliert zugleich das Recht auf die Verwaltung der eigenen ökonomischen Angelegenheiten. Es verwundert nicht, daß unsere Berufsgruppe völlig neu um ihre Akzeptanz ringen muß, denn sie hat bisher keine Lösungen angeboten für die Probleme des Verteilungskampfes um die verfügbaren finanziellen Mittel, für die Probleme des heutigen Krankheitenpanoramas (der Anteil chronischer Krankheiten und Beschwerden nimmt zu und deren Heilbarkeit ab). Schließlich formuliert die öffentlich publizierte Meinung ganz unverholen, daß sich die Ärzteschaft zu lange um die Pfründe und weniger um die Qualität der Versorgung gekümmert habe. Gelingt uns nicht, plausible Lösungen anzubieten, wird uns das Schicksal der mittelalterlichen Gilden ereilen und wir werden von neuen Machtkartellen abgelöst.

Ein „Zurück zu alten Zeiten" kann es nicht geben. Die Ärzteschaft wird nicht umhin können, auf das zu hören, was ihr aus der Öffentlichkeit und von Patienten entgegenschallt. Alle internationalen Erfahrungen, zunehmend auch empirische Studien belegen, daß Patientenzufriedenheit in den hoch entwickelten Gesundheitssystemen sich erst dann wieder einstellt, wenn die Ärzteschaft von ihrer chronischen Selbstüberforderung und Selbstüberschätzung und von dem Mißverständnis der paternalistischen Allzuständigkeit und Besserwisserei abläßt. Die Medikalisierung immer neuer Teilbereiche der Gesellschaft kann keine Lösung sein. In der Arzt-Patient-Beziehung muß das paternalistische Modell der Gesundheitserziehung vom Modell der Gesundheitsberatung abgelöst werden, das die Komponenten der gegenseitigen Achtung, der Aufmerksamkeit für psychodynamische Prozesse und der Rationalität enthält.

Ein Blick in die neuere Literatur zur Qualität der Arzt-Patient-Beziehung zeigt, daß ein patientenorientierter Kommunikationsstil kein Zauberwerk ist. Er ist erlernbar, führt zu höherer Patientenzufriedenheit wie größerem Wohlbefinden und befördert Heilungs- und Bewältigungsprozesse; und er vergrößert letztlich auch die Arbeitszufriedenheit in der Ärzteschaft (siehe z.B. Delbanco 1992; Kaplan u.a. 1995; Roter u.a. 1997). Es ist sicher kein Zufall, daß nach wissenschaftlichen Untersuchungen Ärztinnen die erwünschte Grundhaltung und die erforderlichen Kompetenzen in stärkerem Maße aufweisen als ihre männlichen Kollegen (im Überblick bei Brink-Muinen u.a. 1998). Wir haben die Notwendigkeit zu einer entsprechenden grundlegenden Veränderung der Arztrolle in unserer Studien- und Klinikzeit nicht gesehen, wir waren letztlich auch stark von dem an männlichen Leistungsvorstellungen orientierten System geprägt, das wir so vehement kritisiert hatten.

Wenn die Ärzteschaft bereit wäre, die Partnerschaft mit dem Patienten ernst zu nehmen, würde sie aus der Selbstverpflichtung befreit, immer und überall zuständig und fehlerfrei sein zu müssen, sie könnte sich deutlich von der damit verbundenen psychischen Anspannung lösen und Arbeitszufriedenheit wiedergewinnen. Vor allem könnte sie den Weg zu einer rationaleren Diskussion über Möglichkeiten und Grenzen der Medizin leichter beschreiten. Verteilungskämpfe würden weniger vor dem Hintergrund von Statuskonflikten sondern mehr der Sache wegen geführt.

Diese Umsteuerung setzt allerdings voraus, daß die Akteure im Gesundheitswesen bereit sind, ihre Tätigkeit auch von außen, ohne Parteilichkeit und mit dem nötigen Abstand professionell betrachten zu lassen. Dies heißt für die Arzt-Patient-Beziehung Supervision und Beratung, für die Systembetrachtung Versorgungsforschung und Qualitätsmanagement. Eine Profession, die sich an die Spitze solcher Veränderungen stellt, hat allemal gute Chancen, die gesellschaftliche Reputation in den Teilen wiederzuerlangen, wo sie weggebrochen ist. Das Eingeständnis der Grenzen eigener Macht und Vollkommenheit wird natürlich mit zunehmender Präzision und Wirksamkeit der diagnostischen und therapeutischen Instrumente immer schwieriger — dies vor allem dann, wenn auch in der Öffentlichkeit die Tendenz zur Entpersönlichung und zur Ablehnung von Verantwortlichkeit für sich und die Gesellschaft zunimmt. Wir Ärzte sollten gerade deshalb unseren Klienten helfen, die Kompetenz für ihren Körper und ihre Handlungen wiederzuerlangen.

Wie kompliziert und belastend das Arzt-Patient-Verhältnis sein kann, bringt oftmals erst der Rollenwechsel vom Experten zum „Medizin-Erleidenden" zu Tage. Erfahrungsberichte von Ärzten, die diesen Rollenwechsel selbst erfahren mußten, lehren Erschreckendes über die Unfähigkeit zu einer kompetenten, das heißt die Situation der Kranken erfassenden Kommunikation. Auch dann, wenn die handwerkliche Leistung der Mediziner bewundernswert ist und eine vollständige Heilung am Horizont erscheint, wird immer wieder eingeklagt, die Ärzte, Pflegekräfte und alle anderen betreuend Tätigen möchten sich doch nur eine Minute hineinversetzen in die andere Rolle: „Wir müssen die Zeit verlängern, die Studenten dafür aufbringen, die Psychologie der Krankheiten zu verstehen, während sie ihre Arbeit verrichten", resümiert die krebskranke Ärztin Poulson. Und der am Schilddrüsenkrebs operierte Arzt und Gesundheitswissenschaftler Hungeling gibt in seinem Erfahrungsbericht eindrückliche Beispiele für die Unfähigkeit der Therapeuten, Patienten in ihrer Situation zu begreifen.

Es könnte der Eindruck entstehen, wir wollten dem Gesundheitswesen eine psychotherapeutische Heilkur verschreiben und hätten die Kritik an den Rahmenbedingungen ad acta gelegt. Dem ist keineswegs so. Unsere Kritik aus den 70er Jahren ist so aktuell wie damals und von anderen Seiten vielfach bestätigt. Sie war allerdings „kopflastig" und hat den Blick auf uns selbst und unsere Rollen verstellt. Wir haben zu wenig wahrgenommen, wie die Verhältnisse in Ausbildung, Klinik und Praxis unser Verhalten gegenüber Patienten und Mitarbeitern beeinflussen und wie wir mit den offenen und „geheimen" Aufträgen an uns umgehen. Dies genauer und entspannter betrachten zu können, bedarf es neuer, alltagstauglicher Konzepte für das Studium wie auch für das Krankenhaus, die mit viel Kreativität entwickelt werden müssen.

Auch unsere Einstellung zu den Auseinandersetzungen um die Verteilung der Ressourcen innerhalb der Gesellschaft ist in ein neues Stadium getreten. Wir mußten uns mühsam daran gewöhnen, daß die Mittel (Personal, Qualifikation, Finanzen, Zeit, Geräte) zu jedem Zeitpunkt gesellschaftlicher Entwicklung grundsätzlich beschränkt und für einen Teilbereich (hier Gesundheitswesen) nicht beliebig, sondern nur auf Kosten eines anderen Bereichs vermehrbar sind. Unsere Aufgabe in den nächsten Jahren wird daher sein, möglichst rationale Entscheidungsgrundlagen für die Verteilung dieser Mittel vorzubereiten und die Frage zuzulassen, nach welchen Prioritäten unser Gesundheitswesen künftig entwickelt werden soll. Wir dürfen uns auch vor dem Problem nicht verstecken, daß mehr professionelle Leistungen im Gesundheitswesen durchaus nicht zwingend den Gesundheitszustand der Bevölkerung verbessern. Angehobene allgemeine Bildung und verbesserte soziale Lage haben in bestimmten Situationen gesellschaftlicher Entwicklung einen sehr viel durchschlagenderen Erfolg (Evans u.a. 1994).

Liebe Medizinstudentinnen und Medizinstudenten, Ihr seid heute in der nicht beneidenswerten Lage, mit überwiegend traditionellen Unterrichtsmustern und unter häufig noch bedrängenderen Rahmenbedingungen als wir eine Zukunftsvision entwickeln zu müssen, was bedeutet, einen weiteren Gordischen Knoten durchschlagen zu müssen. Vielleicht ist dieser Brief ein Angebot für eine Zusammenarbeit zwischen den „Alten", die die Reform des Gesundheitswesens nicht aus den Köpfen bekommen und den „Jungen", die die verwirrenden Strukturen dieses Systems in ihren Köpfen erst einmal ordnen müssen. Auf diesem schwierigen Weg mag ein Wort von Victor W. Sidel, N.Y., helfen, der 1997 jungen Medizinstudenten riet:

> *„When you find the weight of your responsibility heavy, may you never hesitate to ask for help. And when the responsibility is too large to be born alone, as are most of the community responsibilities I have suggested, may you work with others — health workers, patients, families and community members — in meeting these responsibilities. And please don´t forget, take care of yourselves, your families, and your friends because only then will you truely be able to work effectively for the goal of others."*

Zitierte und weiterführende Literatur

Arnold M, Grundmann E, Heimann H, Lasch HG, Mattern H, Ungeheuer E (1982) Die Ausbildung zum Arzt in der Bundesrepublik Deutschland. Denkschrift zur Reform der ärztlichen Ausbildung. Bleicher Verlag, Gerlingen

Balint J, Shelton W (1996) Regaining the Initiative. Forging a New Model of the Patient-Physician Relationship. Journal of the American Medical Association 275: 887-891

Becker H, Geer B, Hughes E C, Strauss A L (1961) The Boys in White: Student Culture in Medical School. University of Chicago Press, Chicago

Brink-Muinen A van den, Bensing JM, Kerssens JJ (1998) Gender and Communication Style in General Practice. Medical Care 36: 100-106

Buchinger K (1997) Organisation und die Expertise des Nicht-Wissens. In: Trägergemeinschaft Katholischer Krankenhäuser im Bistum Trier (Hrsg.) Gesundheitswesen - QUO VADIS. Eigendruck, Trier

Calman KC (1998) The Potential for Health. How to improve the Nation's Health. Oxford University Press, Oxford, New York and Tokyo

Chantler C (1998) Reinventing Doctors. British Medical Journal 317: 1670-1671

Clade H (1998) Krankenhäuser — Immer mehr Mobbing-Fälle. Deutsches Ärzteblatt 95: 1901-1902

Conrad P (1988) Learning to doctor: Reflections on Recent accounts of the medical school years. Journal of Health and Social Behaviour 29: 323-332

Cruess L, Cruess SR (1997) Teaching Medicine as a Profession in the Service of Healing. Academic Medicine 72: 941-952

Delbanco T L (1992) Enriching the Doctor-Patient Relationship by Inviting the Patient's Perspective. Annals of Internal Medicine 116: 414-418

Deppe HU (1969) Zum Objekt der Medizin. Argument 50/3: Seite 284-298

Deppe HU, Kaiser G, Lüth P, Mausbach H (1973) Medizin und gesellschaftlicher Fortschritt. Pahl-Rugenstein Verlag, Köln

Evans RG, Barer M L, Marmor T R (1994) Why are Some People Healthy and Others not? The Determinants of Health and Populations. Walter de Gruyter, New York

Freidson E (1970) Professional Dominance The Social Structure of Medical Care. Atherton Press, New York

Freidson E (1994) Professionalism Reborn. Theory, Prophecy and Policy. University of Chicago Press, Chicago

Freidson E (1998) Professionalism and Institutional Ethics. In Baker R, Caplan A, Emanuel L, Latham S (eds.), The American Medical Ethics Revolution. Johns Hopkins University Press, Baltimore

Göbel S, Remstedt S (Hrsg.) (1994) Medizinische Reformstudiengänge. Mabuse-Verlag, Frankfurt a.M.

Good BJ, DelVecchio Good MJ (1993) „Learning Medicine". The Construction of Medical Knowledge at Harvard Medical School. In: Lindenbaum S, Lock M (Hrsg). Knowledge, Power & Practice. The Anthropology of Medicine and Everyday Life. University of California Press, Berkley and Los Angeles. Seite 81-107

Greenhalgh T, Hurwitz B (1999) Narrative based medicine. Why study narrative? British Medical Journal 318: 48-50

Habeck D, Schagen U, Wagner G (1993) Reform der Ärzteausbildung. Blackwell, Berlin

Harrison M (1982). A Woman in Resicence, Fawcett, New York

Helfen P, Kühnel SM, Sommerkorn IN (1987) Hamburger Medizinstudenten im Praktischen Jahr — Ergebnisse einer Längsschnittuntersuchung zur professionellen Sozialisation von Medizinern aus der Sicht der Betroffenen. Deutscher Studienverlag, Weinheim

Henry S (1998) Stressed Out. Hippocrates 12: 46-52

Hungeling G (1999) Krebs — oder Tumor ist wenn man trotzdem lacht. Mabuse 24: 56-60

Inui TS (1998) Establishing the doctor-patient relationship: science, art, or competence? Schweizer Medizinische Wochenschrift 128: 225-230

Jonitz G (1995) Die Spitze des Eisbergs. Kommentar zur Untersuchung über Lebensqualität und Belastungen von Krankenhausärztinnen und -ärzten. Berliner Ärzte 10/95: 17-18

Kaplan SH, Gandek B, Greenfield S, Rogers W, Ware JE (1995) Patient and Visit Characteristics Related to Physicians's Participatory Decision-Making Style. Medical Care 33: 1176-1187

Klass R (1987) A not entirely benign procedure. Plume & New American Library, New York

Klaus H (1994) Zur beruflichen Qualifikation von Ärzten im Praktikum und Assistenzärzten: Arbeitsbedingungen im Krankenhaus. Wissenschaftliche Arbeit im Rahmen der Abschlußprüfung im Studiengang Public Health an der TU Berlin

Konner M (1987) Becoming a Doctor. A Journey of Initiation on Medical School. Penguin, New York

Krause E A (1996) Death of the Guilds. Professions, States, and the Advance of Capitalism 1930 to the Present. Yale University Press, New Haven and London

Leibfried S (Hrsg.) (1967) Wider die Untertanenfabrik. Handbuch zur Demokratisierung der Hochschule. Pahl-Rugenstein Verlag, Köln

Lens P, van der Wal G (1997) Problem Doctors. A Conspiracy of Silence. IOS Press, Amsterdam, Berlin, Oxford, Tokyo and Washington

Luban-Plozza B, Knaak L (1979) Der Arzt als Arznei. Deutscher Ärzteverlag, Köln

Marion R (1993) Learning to play God. Fawcett, New York

Merton RK, Reader GG, Kendall PL (eds.) (1957) The Student-Physician. Introductory Studies in the Sociology of Medical Education. Harvard University Press, Cambridge

Mitscherlich A (1966) Krankheit als Konflikt. Studien zur psychosomatischen Medizin, edition suhrkamp, Frankfurt a.M.

Ong LML, Haes JCJM de, Hoos AM, Lammes FB (1995) Doctor-patient communication: a review of the literature. Social Science and Medicine 40: 903-918

Pabst R (1998) Approbationsordnung für Ärzte — Mut zu unkonventionellem Neubeginn. Deutsches Ärzteblatt 95: 2006-2007

Pauli HG, Schüffel W (1998) Wandel des Denkens in der Medizin? Wandel der ärztlichen Ausbildung? In: Schüffel W, Brucks U, Johnen R, Köllner V, Lamprecht F, Schnyder U (Hrsg.) Handbuch der Salutogenese. Ullstein Medical, Wiesbaden. Seite 245-259

Picht G (1964) Die deutsche Bildungskatastrophe. Analyse und Dokumentation. Olten, Freiburg

Poulson J (1998) Bitter Pills to Swallow. The New England Journal of Medicine 338: 1844-1846

Quasebarth A (1997) Arzt-Patienten Kommunikation in der medizinischen Ausbildung. LIT Verlag, Münster

Richards RW (ed) (1996) Building Partnerships. Educationg Health Professionals for the Communities they serve. Jossey-Bass Publishers, San Francisco

Robert Bosch Stiftung (1991) Reform der Medizinerausbildung — Widerstreit und Konsens. Eigenverlag, Stuttgart

Roter DL, Steewart M, Putnam SM, Lipkin M, Stiles W, Inui TS (1997) Communication Patterns of Primary Care Physicians. Journal of the American Medical Association 277: 350-356

Schmacke N (1997) Ärzte oder Wunderheiler? Die Macht der Medizin und der Mythos des Heilens. Westdeutscher Verlag, Opladen

Schwan R, Langewitz W, Stosch C (1998) Arzt und Patient: Überlegungen zur Salutogenese des Arztes. In: Schüffel W, Brucks U, Johnen R, Köllner V, Lamprecht F, Schnyder U (Hrsg.) Handbuch der Salutogenese. Ullstein Medical, Wiesbaden. Seite 261-264

Sharpe V A, Faden A I (1998) Medical Harm. Historical, Conceptual, and Ethical Dimensions of Iatrogenic Illness. Cambridge University Press, Cambridge

Shem S (1978) House of God. Transworld Public., New York

Simpson M, Buckman R, Stewart M, Maguire P, Lipkin M, Novack D, Till J (1991) Doctor-patient communication: the Toronto consensus statement. British Medical Journal 303: 1385-1387

Sidel VW. The Social Responsibility of the Physician. Journal of the Royal Society of Health (im Druck)

Sieverding (1992) Berufskonzepte von Medizinstudierenden: Kongruenzen und Diskrepanzen zwischen Selbstkonzept, beruflichem Idealkonzept und Karrierekonzept. Zeitschrift für Arbeits- und Organisationspsychologie 36 NF 10: 157-166

Stoeckle JD (1987) Physicians train and tell. Harvard Medical School Alumnia Bulletin 61 Winter: 9-11

Thom DH, Campbell B (1997) Patient-Physician Trust. An Exploratory Study. The Journal of Family Practice 44: 170-176

Thorne SE, Robinson CA (1989) Guarded Alliance: Health Care Relationships in Chronic Illness. IMAGE: Journal of Nursing Scholarship 21: 153-157

Autorinnen und Autoren

Abholz, Heinz-Harald, Prof. Dr.
Abteilung für Allgemeinmedizin, Universität Düsseldorf,
Moorenstraße 5, 40225 Düsseldorf

Baumann, Walter, Dr.
Techniker Krankenkasse — Landesvertretung Hessen,
Mörfelder Landstraße 45, 60598 Frankfurt a.M.

Beck, Winfried, Dr.
Orthopädische Gemeinschaftspraxis, Atzelbergstraße 46,
60389 Frankfurt a.M.

Berlinguer, Giovanni, Prof. Dr.
Dipartimento di Biologia Animale e dell'Uomo,
Università di Roma „La Sapienza", P. le Aldo Moro 5, I- 00185 Roma

van den Bussche, Hendrik, Prof. Dr.
Arbeitsschwerpunkt Allgemeinmedizin und Gesundheitssytemforschung,
Universitätskrankenhaus Eppendorf, Martinistraße 52, 20246 Hamburg

Dörner, Klaus, Prof. Dr. Dr.
Fichtenstraße 16, 33334 Gütersloh

Elsner, Gine, Prof. Dr.
Institut für Arbeitsmedizin, Zentrum der Psychosozialen Grundlagen der
Medizin, Universität Frankfurt, Theodor-Stern-Kai 7, 60590 Frankfurt a.M.

Gerlinger, Thomas, Dr.
Consultant, Schloßstraße 110, 60486 Frankfurt a.M.

Güse, Hans-Georg, Dr.
Consultant, Elsasser Straße 16, 28211 Bremen

Hart, Julian Tudor, Dr.
Visiting Professor Royal Free Hospital London, Gelli Deg, Penmaen,
Swansea SA3 2 HH,

Iliffe, Steve, Dr.
Reader in General Practice, Royal Free Hospital Medical Schools,
Rowland Hill St., London NW3 2PF

Jordan, Jochen, PD Dr.
Klinik für Psychosomatische Medizin und Psychotherapie,
Universität Frankfurt, Theodor Stern Kai 7, 60590 Frankfurt a.M.

Kaupen-Haas, Heidrun, Prof. Dr.
Institut für Medizinische Soziologie, Universitätskrankenhaus Eppendorf,
Martinistraße 52, 20246 Hamburg

Lenhardt, Uwe, Dr.
Arbeitsgruppe Public Health, Wissenschaftszentrum Berlin,
Reichpietschufer 50, 10785 Berlin

Michelsen, Kai
Institut für Medizinische Soziologie, Universität Frankfurt,
Theodor-Stern-Kai 7, 60590 Frankfurt a.M.

Müller, Rainer, Prof. Dr.
Zentrum für Sozialpolitik, Universität Bremen, Parkallee 39, 28209 Bremen

Navarro, Vicente, Prof. Dr.
Dept. of Health Policy and Management, The Johns Hopkins University,
624 North Broadway, Baltimore MD 21205, USA

Rosenbrock, Rolf, Prof. Dr.
Arbeitsgruppe Public Health, Wissenschaftszentrum Berlin,
Reichpietschufer 50, 10785 Berlin

Sigusch, Volkmar, Prof. Dr.
Institut für Sexualwissenschaft, Zentrum der Psychosozialen Grundlagen der
Medizin, Universität Frankfurt, Theodor-Stern-Kai 7, 60590 Frankfurt a.M.

Schmacke, Norbert, PD Dr.
Akademie für öffentliches Gesundheitswesen in Düsseldorf,
Auf'm Hennekamp 70, 40225 Düsseldorf

Schagen, Udo, Dr.
Institut für Geschichte der Medizin, Freie Universität Berlin,
Klingsorstraße 119, 12203 Berlin

Schmitthenner, Horst
IG Metall, Lyoner Str. 32, 60528 Frankfurt

Stegmüller, Klaus, Dr
HLT Gesellschaft für Forschung Planung Entwicklung,
Abraham-Lincoln-Straße 38-42, 65189 Wiesbaden

Trojan, Alf, Prof. Dr. Dr.
Institut für Medizinsoziologie, Universitätskrankenhaus Eppendorf,
Martinistr. 52, 20246 Hamburg

Urban, Hans-Jürgen
IG Metall, Lyoner Str. 32, 60528 Frankfurt

Wanek, Volker, Dr.
Institut für Medizinische Soziologie, Universität Ulm,
Am Hochsträß 8, 89081 Ulm

Waller, Heiko, Prof. Dr. Dr.
Zentrum für Angewandte Gesundheitswissenschaften,
FH Nordostniedersachsen und Universität Lüneburg,
Wilschenbrucher Weg 84, 21335 Lüneburg

Wulff, Erich, Prof. Dr.
Groß-Buchholzer Straße 29, 30655 Hannover

Reihe Psychosoziale Aspekte in der Medizin

Hrsg.:
**PD Dr. Jochen Jordan und
Prof. Dr. Hans-Ulrich Deppe**

– Psychosomatik

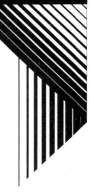

Norbert Lübke
„Die Krankheit ist nur ein Teil meines Lebens"
Krankheitsbewältigung in Selbsthilfegruppen
ISBN 3-88864-092-X · 210 Seiten · 35 DM

Christiane Bleich
Übergang zur Erstelternschaft – Die Paarbeziehung unter Streß?
ISBN 3-88864-226-4 · 215 Seiten · 38 DM

H. von der Hardt, P. Hürter, K. Lange, G. Ullrich
Versorgungssituation chronisch kranker Jugendlicher
beim Übergang in das Erwachsenenalter –
Expertise für das Bundesministerium für Gesundheit
ISBN 3-88864-241-8 · 208 Seiten · 32 DM

Christoph Schmeling-Kludas, Hans L. Wedler
Integrierte Psychosomatische Medizin in der internistischen
Abteilung eines Allgemeinen Krankenhauses
Entwicklung, erreichte Versorgungsqualität und Evaluation
ISBN 3-88864-243-4 · 105 Seiten · 26 DM

Gerald Ullrich
Mucoviszidose – Beiträge und Bibliographie zu psychosozialen
Aspekten einer lebenslangen Erkrankung
unter Mitarbeit von: H.-J. Bartig, R. Busse, H. von der Hardt, K.
Lux, B. Rodeck, C. Smaczny, G. Steinkamp, T.O.F. Wagner, J.
Weber, E. Wellendorf, T. Welte
ISBN 3-88864-254-X · 1998 · 235 Seiten · 38 DM

Wilfried Laubach
Intensivmedizinisches Handeln aus institutioneller
und individueller Sicht
ISBN 3-88864-256-6 · 1998 · 295 Seiten · 39 DM

Reihe Psychosoziale Aspekte in der Medizin

– Gesundheitspolitik

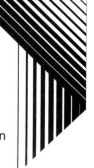

Volker Wanek
Machtverteilung im Gesundheitswesen
Struktur und Auswirkungen
ISBN 3-88864-062-8 · 440 Seiten · 58 DM

Thomas Gerlinger, Hans-Ulrich Deppe
Zur Einkommensentwicklung bei niedergelassenen Ärzten
ISBN 3-88864-070-9 · 110 Seiten · 28 DM

Klaus Stegmüller
Wettbewerb im Gesundheitswesen – Konzeptionen zur
„dritten Reformstufe" der Gesetzlichen Krankenversicherung
ISBN 3-88864-207-8 · 330 Seiten · 45 DM

Matthias Wismar
Gesundheitswesen im Übergang zum Postfordismus –
Die gesundheitspolitische Regulierung der Fordismuskrise in
Großbritannien und der Bundesrepublik Deutschland
ISBN 3-88864-209-4 · 330 Seiten · 45 DM

Thomas Isenberg, Jürgen Malzahn (Hrsg.)
Wieviel Krankheit können Sie sich noch leisten? – Kritische Bewertung
aktueller Reformvorstellungen zur Gesetzlichen Krankenversicherung
ISBN 3-88864-091-1 · 320 Seiten · 45 DM

Hans-Ulrich Deppe
Soziale Verantwortung und Transformation von
Gesundheitssystemen – Beiträge zur Gesundheitspolitik
ISBN 3-88864-229-9 · 150 Seiten · 28 DM

Annette Leppert
Arbeitsschicksale bei psychischer Erkrankung – Eine medizin-
soziologische Untersuchung an einer psychiatrischen Ambulanz
ISBN 3-88864-246-9 · 102 Seiten · 26 DM

Hans-Ulrich Deppe (Hrsg.)
Medizin und wirtschaftlicher Wettbewerb
ISBN 3-88864-267-1 · 135 Seiten · 26 DM

Veröffentlichungen zur Sozialmedizin bei VAS

Aad Dorduijn, Ingrid Geiger, Horst Heinemann
Gesundheitsförderung – vom alltäglichen Umgang mit der Utopie
Das Handbuch zum Arbeitsbuch
ISBN 3-88864-087-3 · 170 Seiten · 28.80 DM
Das Arbeitsbuch zum Handbuch
ISBN 3-88864-094-6 · DIN-A-4 · 120 Seiten · 28.80 DM

Horst Heinemann (Hrsg.)
Die Ottawa-Frage – Was wird in zehn Jahren von den Ideen
der Ottawa-Charta zur Gesundheitsförderung übrig sein?
Vorwort: Lotte Kaba-Schönstein
ISBN 3-88864-240-X · 1997 · 170 Seiten · 30 DM

Horst Heinemann (Hrsg.)
Stadtentwicklung und Gesundheit
Beiträge von A. Brandenburg, A. Dietrich, W. Hinte, M. Janßen, M. Kolbe,
H. Legewie, A. Richter, K.-P. Stender, B. Stumm, W. Süß, A. Trojan,
N. Wohlfahrt, I. Zimmermann, W. Zühlke
ISBN 3-88864-257-4 · 1998 · 250 Seiten · 36 DM

F. Lamprecht, R. Johnen (Hrsg.)
Salutogenese – Ein neues Konzept in der Psychosomatik?
3., überarbeitete Auflage
ISBN 3-88864-064-4 · 1997 · 266 Seiten · 40 DM

W. Senf, G. Heuft (Hrsg.)
Gesellschaftliche Umbrüche – individuelle Antworten
ISBN 3-88864-074-1 · 1995 · 355 Seiten · 40 DM

Hans Willenberg (Hrsg.)
Handeln – Ausdrucksform psychosomatischer Krankheit und Faktor der Therapie
ISBN 3-88864-200-0 · 1997 · 215 Seiten · 39 DM

M. Franz, W. Tress (Hrsg.)
Psychosomatische Medizin – Ankunft in der Praxis
ISBN 3-88864-230-2 · 1997 · 240 Seiten · 35 DM

H.-Ch. Deter, H.H. Studt (Hrsg.)
Psychotherapeutische Medizin und ihr Kontext – Gesundheitspolitische,
historische und fachübergreifende Aspekte eines neuen ärztlichen Gebietes
ISBN 3-88864-244-2 · 1997 · 140 Seiten · 35 DM

Verlag für Akademische Schriften
Kurfürstenstraße 18
60486 Frankfurt-Bockenheim
Telefon (069) 779366, Fax (069) 7073967
E-Mail 069776419@t-online.de

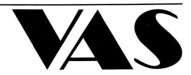